손가락
건강지압

손가락을 사랑하는 만큼 건강해진다.

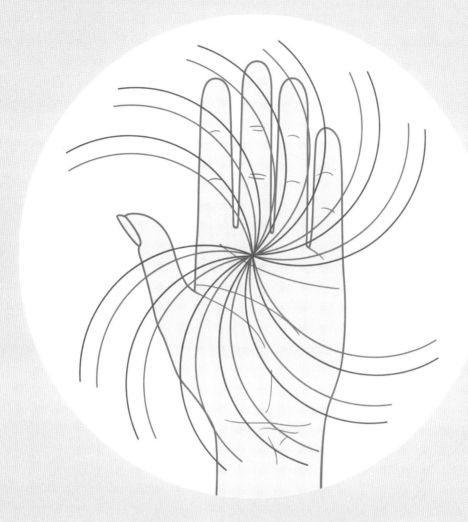

손가락
건강지압

저자
사겸 이완수

바른북스

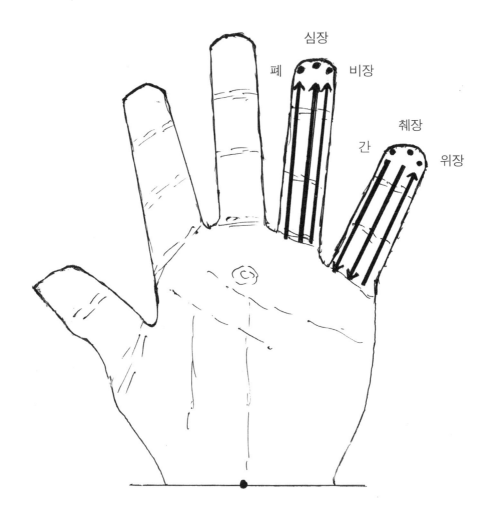

12장부의 혈행도 손바닥 쪽

5지 3혈 → 간, 췌장, 위장

4지 3혈 → 폐, 심장, 비장

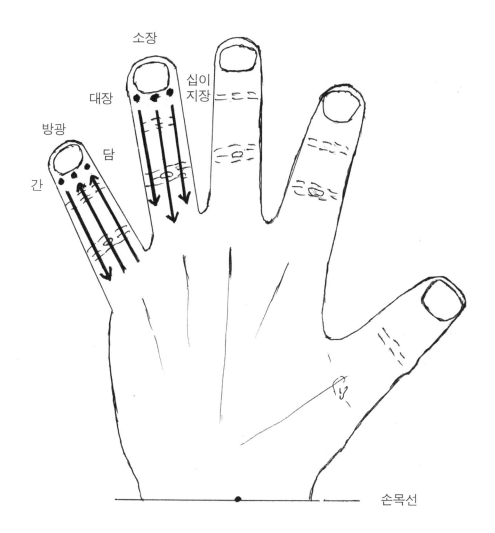

12장부의 혈행도 손등 쪽

5지 3혈 → 신장, 방광, 담

4지 3혈 → 대장, 소장, 십이지장

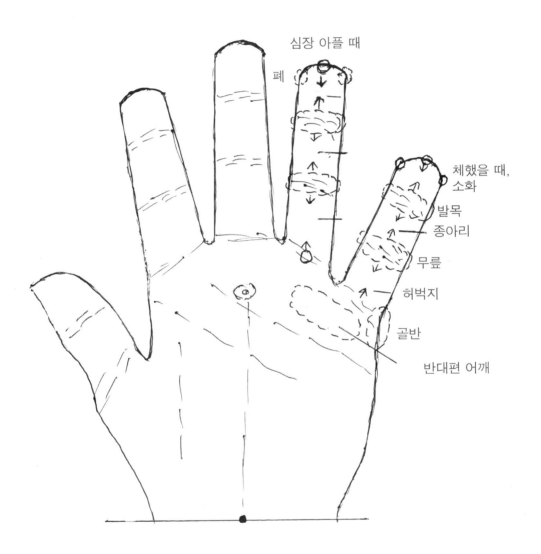

심장 아플 때

폐

체했을 때,
소화

발목

종아리

무릎

허벅지

골반

반대편 어깨

신체 통증반응구 치료지압점 손바닥 쪽

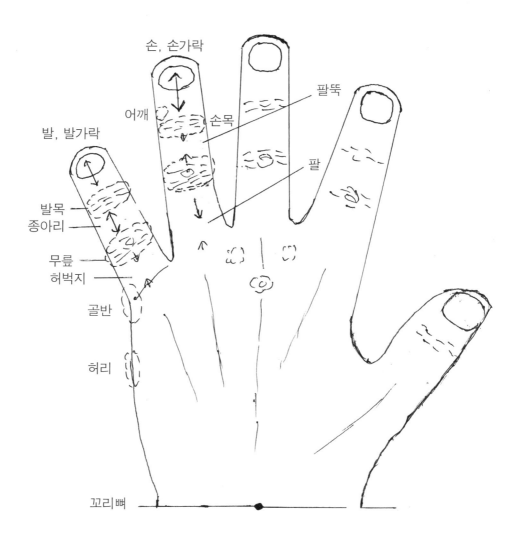

손, 손가락

팔뚝

어깨

손목

발, 발가락

팔

발목

종아리

무릎

허벅지

골반

허리

꼬리뼈

신체 통증반응구 치료지압점 손등 쪽

양손사혈점

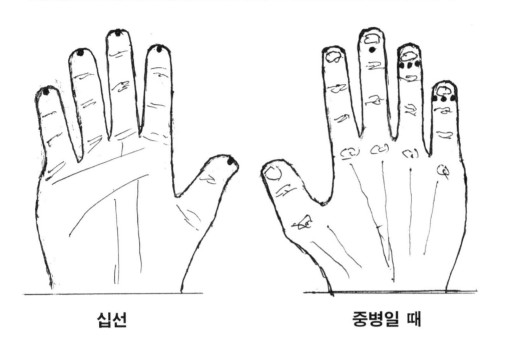

십선   중병일 때

양손 기본 지압점

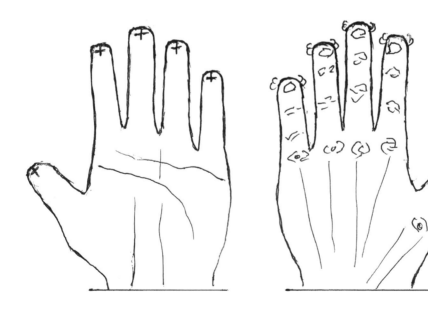

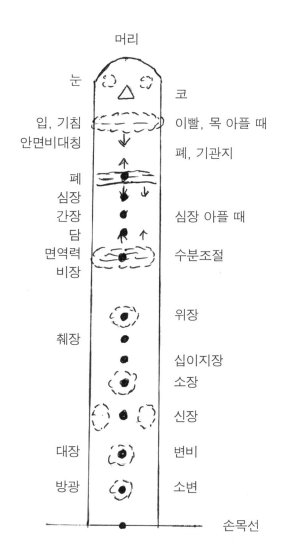

3(중)지 손바닥 지압법

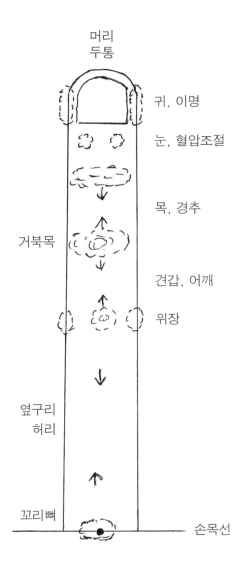

머리
두통

귀, 이명

눈, 혈압조절

목, 경추

거북목

견갑, 어깨

위장

옆구리
허리

꼬리뼈

손목선

3(중)지 손등 지압법

기유혈

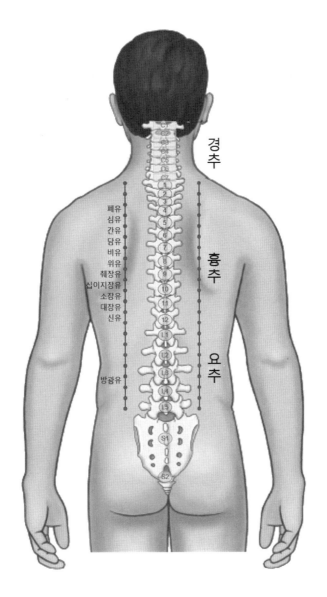

기유혈은 뇌 중앙신경에서 내려온 중추신경이 목 경추를 지나
척추인 흉추, 요추에서 각 장기를 향해 들어가는
좌우 신경점으로 척추뼈 중앙에서 좌우 각각 1.5cm 부위다.

혈액 순환도

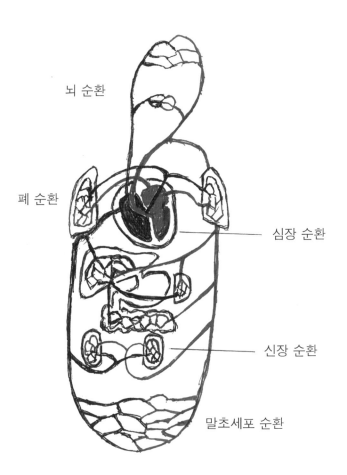

뇌 순환

폐 순환

심장 순환

신장 순환

말초세포 순환

손가락을 사랑하는
만큼 건강해진다.

　현대 의학의 발달로 각종 암과 난치, 불치의 병과 장애들이 과학기기와 의술의 획기적인 발전으로 개선되고 완치에 이르고 있다.

　현대 의학뿐 아니라 동방 의학(한국, 중국, 일본의 한방) 요법이나 서방의 자연 치료요법, 그리고 동서양을 망라한 민간요법들이 이미 발병된 병의 증상을 완화시키고 완치하는 데 목적을 두고 있으며, 수술 후 회복을 위해 각종 약물요법과 물리치료 방법들을 동원하여 재활치료에 힘쓰고 있다.

　지압요법은 동서양을 넘어서 인간이 아플 때 가장 먼저 사용한 최초의 진단 방법이며 치료법이다.

　엄마 손(할머니 손)이 약손이라는 것은 어른, 아이 할 것 없이 모두가 아는 사실이다. 머리가 아프면 자신도 모르게 손이 이마에 올라가고 배가 아프면 배를 움켜쥐거나 쓰다듬고 팔다리가 아프면 두드리고 주무르게 되고 가슴이 아프거나 숨이 막히면 주먹으로 가슴을 치는 행동들은 누가 가르쳐 주지 않아도 사람이 선험적(본능적)으로 타고난 자기 보호와 방어 능력이며 조상 대대로 물려받은 가장 좋은 치료법이 아닌가 생각된다.

　지압도 경락(경혈) 지압이니 경락 마사지, 부분이나 전신 마사지 등이 있는데, 지압은 글자 그대로 손가락으로 경혈(경락)점을 누르거나 비벼 자극하는 것으로 경락 지압이나 같은 말이다.

　그러나 전신 마사지나 경락 마사지는 받고 난 후 시원하고 한결 몸이 가뿐하지만 자주 하면 습관화될 수 있으므로 1주일에 1회 정도가 적당하고 몸의 쌓인 피로를 풀어주는 데나, 운동선수나 장시간 같은 자세로 앉아서 사무를 보거나 작업하는 관계로 근육이 뭉친 사람들에게는 많은 도움이 된다.

　하지만 특별한 내장 장기의 병증(암이나 종양, 궤양이나 림프샘염증 등)이 있는 사람에게는 간혹 병 증상이 더욱 악화되는 경우가 있을 수 있고 특히 경락 마사지의 경우 병증이 해당 장기의 기능 저하에서 오는지 아니면 기능 항진에서 오는지에 따라 마사지의 방법이 달라야 하는데 무조건 경혈만 따라 하다 보면 좋아지는 때도 있으나 오히려 더 심하게 악화될 수도 있다.

　서점에 나와 있는 일반 지압 마사지, 경락 마사지, 발 건강 마사지 책들이 많다. 일반 국민 대중이 누구나 쉽게 이해하고 익혀서 손쉽게 응용할 수 있지만 응용할 수 없는 것도 있다.

　저자가 이 책에서 소개하고자 하는 지압법은 저자 스스로 수십 년 동안 관심을 가지고 주위 분들에게 시술해 오던 중 2000-2001년에 걸친 2년여 동안 수지침을 연구하여 응용해 본 결과 수지침의 14경 혈에 의한 상응 요법이 아주 과학적이고 체계적으로 통증 해소와 원인치료에 만족할 만한 성과를 얻게 되었다.

그러나 수지침의 14경 혈에 대한 배당에 일부 문제점이 있고 장부의 음양 대각관계도 옳지 않다. 혈의 흐르는 방향에 따라 가감하므로 통증을 줄이는 데는 효과가 있다.

허준 선생님의 《동의보감》은 당시뿐 아니라 현대에도 귀중한 의학적 보고이고 뛰어난 치료법이다. 당시 음양오행설은 유교 성리학의 영향 아래 있던 조선의 사회뿐 아니라 한방의학에서도 최고의 권위 있는 가치였다.

수지침과 한방의학에서 주장하는 음양오행설은 우주와 자연의 순환하는 이치를 설명하려는 중국 유교 사상의 철학적 노력이지 과학적으로 증명되어 확증된 정설이 아니요, 진리도 아니다. 음양의 대각관계는 물론 오행설도 이치에 맞지 않는다.

의학적인 면에서 자연 순환의 법칙을 이해하여 인체의 구조를 소우주로 생각하고 인체의 건강 유지와 질병 치료에 응용하고자 한 것이지만 너무 황당한 방향으로 나아가 의과학적으로 인정받기 어렵다.

해부학과 신경학적으로 현대 의학에서는 사계절의 변화와 기후와 환경에 따라 인체의 적응과 병 발생의 원인이 다양해지고 있음이 증명되고 있지만, 음양 장부의 전이나 목 화 수 목 토 상호와 대각 견제의 오행 관계는 적절치 못하다. 사상체질의 분류도 음식의 다양함만큼 딱 들어맞는 체질은 없다. 더욱이 동서양의 모든 음식이 세계화된 오늘날에는 체질도 뒤죽박죽 섞여 있는 짬뽕과 같은 형태다.

<u>오늘의 의학이 어제의 의학에 바탕을 두고 있지만, 어제의 의학은 결코 오늘의 의학이 될 수 없다.</u>

코페르니쿠스의 지동설이 나오기 전까지 천동설은 누구도 의심치 않는 과학

적 지식이요 진리였다. 지금은 터무니없는 꿈이긴 하지만 달을 넘어 화성에 집을 짓고 살겠다는 과학의 시대다.

근래에 자주 TV 방송이나 신문 매체를 통해 심근경색이나 뇌졸중, 뇌경색과 뇌출혈, 고혈압과 중풍 등에 의해 갑작스러운 인사불성으로 인한 돌연사의 문제와 노령화사회가 급진전 되면서 노인성 치매 문제가 방치할 수 없는 사회문제로 대두되고 있다.

치매는 혈액 순환이 잘 안되어 뇌 신경세포가 영양부족으로 인해 활성화되지 못하고 죽으므로 세포괴사의 부위에 따라 운동장애와 기억상실 같은 증상이 나타나는 것이다. 면역력이 떨어지는 것과도 직접적인 상관관계에 있다 할 것이다.

손가락 지압은 인체의 5대 순환 작용인 혈액 순환과 립프 순환, 소화 대사 순환, 기 순환과 신경 순환을 활성화하는 최적의 치료법으로 면역력을 향상하는 모든 질병의 예방법이다.

손 발가락 지압법은 만병통치의 치료법이 아니다. 100% 만족하는 환자도 있지만, 손가락이 너무 아프다는 사람이 많다. 신체의 상처 부위나 통증 부위를 직접 치료하는 것이 아니라 반응구인 손가락을 지압하는 치료법이라 손가락이 아프다. 반응구의 통증으로 신체의 통증을 치료하는 치료법이기 때문이다.

힘든 노동이나 여성들의 가사, 운동선수들이나 군 복무 중의 힘든 기초 훈련 중에 허리를 다치는 경우가 많은데 신속한 응급처치와 치료를 받지 못해 만성 통증으로 발전되고 치료해도 잘 낫지 않아 후유증이 심하고 뒤늦게 수술을 받다가 사망에 이르게 된 보도를 접하면서 손쉬우면서도 효과가 탁월한 유사시의 응급처치법과 함께 질병 예방과 통증과 재활치료에 효과가 아주 뛰어난 손

발가락 지압법을 소개하기로 마음먹게 되었다.

100세 시대에 건강하기를 바라지 않는 사람은 없을 것이다. 누구든지 건강한 삶을 원한다면 손가락 건강지압을 배워 시술해야 한다. 손가락을 사랑하는 만큼 건강해지기 때문이다.

바라기는 이 손가락 지압법이 가정에서 일터에서 운동장에서 교통 혼잡한 도로에서 갑자기 일어나는 응급상황의 현장에서 당황하지 않고 침착하게 대응하여 사랑하는 가족과 동료와 그리고 이웃의 고귀한 생명을 살리고 지키며, 값진 봉사의 현장에서 사랑을 실천하는 데 작은 도움이 되기를 바란다.

한 가지 이 책의 외국어 표기가 독일어로 되어 있는 것은 저자가 독일어 교제인 자연 치료요법 책을 공부하며 썼기 때문이며 다른 외국어의 소양이 없는 탓이라 독자들의 양해를 구한다.

2006년 1월 저자 드림

목 차

책을 내면서

045 | 의식이 있을 때

PART Ⅱ

손 발가락 지압법

103 | 증상별 지압법

PART Ⅳ

오미와 기능성 식품

PART V **자연 치료요법**

응급처치

응급처치란
무엇인가?

　　응급처치란 말 그대로 자연재해나 화재, 교통사고나 운동 중 부상이나 작업 중 사고와 갑작스러운 질병이나 해충에 물려 생명이 위급한 상황에서 사람의 생명을 살리고 상처를 보호하기 위해 119 구조대가 도착하기 전이나 병원에 도착하기 전에 취하는 맨 처음의 긴급 처치를 뜻한다.

‖ 응급처치의 중요성

1) 정신을 차리게 하여 의식을 유지 시킨다.

2) 인사불성 시에 기(생기, 흡기, 혈기) 막힌 것을 뚫어주어 의식을 회복시킨다.

3) 상처의 지혈과 감염을 차단하여 보호한다(외과적).

4) 신경과 근육, 뼈의 놀란 경직과 어긋남을 맞추고 진정시킨다.

5) 병후와 회복 후의 후유증을 예방한다.

‖ 응급처치의 종류

응급처치의 방법에는 환자의 상태에 따라 지압법, 사혈법, 인공호흡법과 심폐소생술, 외과적 지혈법, 상처 소독과 상처 보호를 위한 압박붕대법, 지주대(부러진 뼈 보호), 얼음찜질 등 다양하다.

‖ 증상과 상황에 따른 응급처치 방법

1) 외과적 상처 – 지혈과 압박붕대(재해, 운동, 교통사고)

2) 외과적 골절, 탈구, 타박상 – 지주대, 얼음찜질

3) 급체, 식중독, 어지럼증 – 지압, 사혈

4) 심신허약 정신적 충격에 의한 인사불성 – 지압, 사혈

5) 독가스 중독 – 사혈, 냉수, 인공호흡

6) 물에 빠져 맥과 호흡이 없을 때 – 사혈, 인공호흡, 심폐소생술

7) 뇌출혈, 심근경색, 고혈압, 중풍 – 사혈, 심폐소생술

8) 해충에 물렸을 때 – 사혈, 흡입 배출(부황)

상식적으로 다 잘 알고 있는 듯, 하면서도 실제상황에서는 선뜻 나서지 못하고 우왕좌왕하는 경우가 많으므로 인공호흡법과 심폐소생술을 알기 쉽게 설명한다.

인공호흡법(호흡과 의식이 없을 때)

1) 제일 먼저 열 손가락 끝에서 사혈한다.

2) 반듯이 눕히고 허리띠를 풀고 상의 단추를 따고 벗긴 후, 상체부에 베개나

담요를 말아 넣어 높여준다.

3) 양팔을 머리 위로 올려 잡아당긴 후, 다시 굽혀 환자의 가슴에 대었다 폈다
를 여러 번 반복한다.

4) 인공호흡법에는 두 가지 방법이 있는데 하나는 입을 막고 코에 숨을 불어
넣는 것과 둘은 코를 막고 입으로 숨을 불어 넣는 방법이다.

두 방법 모두 먼저 환자의 입을 벌려 혀를 앞으로 당긴 다음 이물질이 있으
면 제거하고 정수리를 목 쪽으로 약간 밀며 아래턱을 들어 올린 후, 숨을 깊이
들여 마셔서 한 손으로 입을 막고 코에 불어 넣거나 코를 막고 입에 강하게 불
어 넣는다.

2회 하고 5초간 쉬고 다시 2회 하기를 숨이 돌아올 때까지 반복한다.

흔히 죽은 것을 숨이 넘어갔다고 하는데 이것은 숨이 넘어간 것이 아니라 혀
가 넘어간 것이다. 병이 중하여 물이나 음식을 못 넘기고 숨을 못 쉬어 넘기지
못하면 죽는 것이다.

숨넘어가는 소리(꼴깍?)는 인체의 기가 졸(다하여)하며 장기의 기능이 멎는 과
정에서 목 부위가 수축하며 숨이 못 넘어가게 혀가 목구멍 쪽으로 빨려 들어
가(넘어가) 기도(숨통)를 막아 호흡이 끊어져 죽는 것이다. 그러므로 먼저 기도를
막고 있는 혀를 앞으로 당겨 숨통을 터준 다음 인공호흡을 해야 한다.

5) 환자가 어린아이의 경우는 코와 입에 한 번에 입을 대고 조금 약하게 불어
넣는다.

심폐소생술(심장마비 호흡과 맥이 없을 때)

1) 제일 먼저 열 손가락 끝에서 사혈한다.

2) 반듯이 눕히고 환자의 머리맡에 무릎을 꿇고 앉거나 침대 위에 눕혔을 때는 옆에 서서 환자의 심장 부위인 양 유두의 중앙 위치에 30cm 높이에서 주먹을 가볍게 쥐고 바닥 쪽으로 두세 번 내려친다.

3) 위치는 명치 꼭짓점에 세 손가락(2, 3, 4지) 위쪽에 손바닥 밑 부분을 대고 두 손을 포개어 팔굽을 편 채, 상체를 굽혀 체중을 실어 15회 압박 후, 2회 인공호흡을 실시한다.

4) 4회 실시 후 맥과 호흡을 확인하고 단, 산소 호흡기를 사용할 때는 5초 사이를 두고 압박하며 맥과 호흡이 돌아올 때까지 계속 반복한다.

사혈법

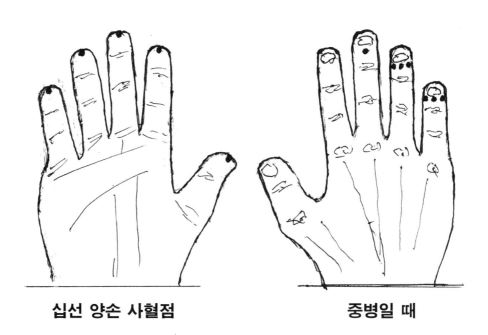

십선 양손 사혈점   **중병일 때**

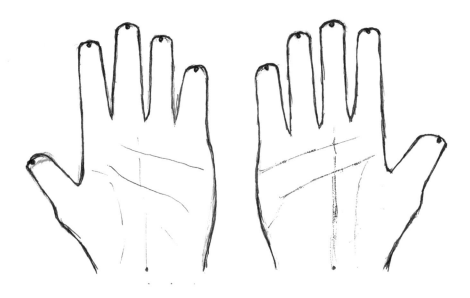

십선혈 사혈점

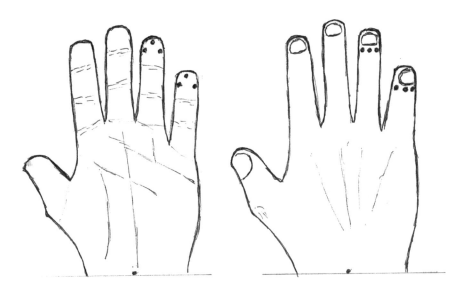

양손 12기 정혈

사혈이란 막힌 기를(생체전기) 뚫어주어 피를 빼주므로 정체된 피를 다시 통하게 하여 혈액 순환을 다시 활성화하므로 높아진 뇌압과 열, 혈압을 내려주고 근육의 수축을 풀어주어 눌리고 좁아진 혈관을 넓혀주어 심장의 부담을 덜어 정상을 회복시키는 촉진제 역할을 한다.

팔다리의 쥐나 급체, 위경련, 협심증이나 심근경색과 고지혈증으로 인한 목 경동맥이 막히거나 고혈압, 동맥경화증으로 뇌출혈이 발생했을 경우 가장 손쉽고 빠르고 가장 효과가 뛰어난 응급처치 방법이, 곧 사혈이다.

현대 의료진 중의 일부가 과학적으로 증명되지 않은 사혈의 무용설과 오히려 해롭다는 주장을 내세우고 있으나 사혈은 많은 피를 빼는 것이 아니라 막힌 물꼬를 터주는 역할처럼 한두 방울이면 족하고 직접 상처 부위가 아닌 온몸의 상응 점이 나타나는 손가락 끝쪽에서 하므로 아무 해가 없는 아주 과학적이며 안전한 응급처치 방법이다.

물론 시술자와 시술 도구, 환자의 손을 소독하는 것은 상식이지만 다급한 상황에서는 사혈침만 소독된 것이면 손은 소독하지 못해도 해가 되지 않는다.

습 부황이라고 하는 사혈 부황은 큰 종기에 근이 박혀 고름과 함께 썩은 피가 뭉쳐 있는 경우나 타박상으로 너무 심하게 멍든 부위와 어깨 부위 등에 심한 근육이 뭉치므로 거무튀튀하게 피가 통하지 않을 때 조심스럽게 시술해야 할 것이다.

비만한 뱃살을 뺀다거나 어깨와 허리가 아프다고 죽은 피를 빼내야 병이 낫는다는 잘못된 지식이나 나쁜 피를 빼서 버리면 모든 병이 낫는다는 허황된 속임수에 빠져 함부로 많은 피를 빼내면 오히려 건강에 더 해롭고, 잘못하면 일시 혈액 부족 현상으로 빈혈을 일으키고 심한 경우 목숨을 잃을 수도 있다.

명이 들거나 몸의 말초에 이른 피는 영양분을 세포에 전달해 주고 대신 찌꺼기들을 받아 검붉게 된 더러워진 혈액이지 결코 빼내어 버려야 할 해롭거나 나쁜 피가 아니다.

우리 몸의 탁해진 피는 정맥혈관을 통해 우리 몸의 피로물질인 찌꺼기를 신고 신장으로 들어가 사구체에 의해 걸러져 찌꺼기는 방광을 통해 오줌으로 배설시키고 깨끗해진 피는 다시 간장으로 보내져 새로운 영양소를 받고 심장으로 가서 폐로 보내져 산소를 충전한 다음, 좌심방으로 가서 대동맥과 비장을 통해 다시 온몸으로 보내진다.

심하게 뭉치거나 타박상으로 멍든 곳에는 안티푸라민을 바르고 랩을 덮고 싸매면 통증과 멍이 쉽게 풀린다.

현재 시중에 나와 있는 사혈침은 너무 굵어서 통증이 심하고 출혈이 많을 수 있다. 의식이 없는 경우에는 상관이 없으나 의식이 있는 환자에게는 수지침을 2-3개 꽂았다 빼는 사혈이면 족하다.

‖ 사혈의 중요성은

첫째, 막힌 기를 통하게 하여 의식을 회복시키는 것이요.
둘째, 심장과 뇌를 비롯한 말초 세포에 최대한 빨리 혈액과 산소를 공급하여 세포의 괴사를 막고 병의 진행을 막아준다.
셋째, 치료 중 후유증을 예방하고 회복 후, 후유증의 치료에도 최고의 효과를 나타낸다.

병원에 와서도 정신이 들 때까지 6시간 단위로 사혈하면 좋고 후유증으로 마비가 왔을 때는 십선혈과 해당 기정 혈과 통증점에서 1일에 1회, 2-일에 1회,

1주일에 1회 등 회복되는 경과에 따라 횟수를 조절하며 사혈하고 중증 환자는 완치된 후에도 2주에 1회, 1개월에 2회 등으로 사혈해 주는 것이 재발 예방에 좋다.

기본 응급처치법

1) 간단한 인사불성에는 양손 3지 끝 손톱 앞 중앙을 +로 5초간 강하게 자극하고 끝 마디를 상하좌우로 자극한다. 양손 열 손가락 중앙을 +로 5초간씩 자극한다. 의식이 없을 때는 사혈한다.

2) 양손 1지와 2지 사이 뿌리 부분 오목한 곳(합곡, 사관 혈)을 5초간씩 강하게 자극한다.

3) 3대 소생 혈 −

1, 양손 3지 끝 중앙 혈(백회)과 손톱 밑 중앙

2, 양손 손바닥 손목 선 바로 위 중앙 혈(회음)

3, 양손 5지 등 바깥 혈을 자극하거나 사혈한다.

4) 중증에는 열 손가락 끝(십선혈)에서 사혈하고 기본 건강지압을 한다.

5) 심한 어지럼증과 빈혈 환자는 많은 사혈을 금한다.

의식이 없을 때

순간, 한때 의식을 잃는 것을 인사불성이라 하고 그로 인해 갑자기 쓰러지는 것을 졸도 또는 실신이라 한다.

대개 눈을 뜨지 못하고 기절한 상태로 숨을 쉬고 맥박이 있는 경우와 호흡은 없으나 맥은 약하게 뛰는 경우와 호흡과 맥박이 모두 없는 경우 등 여러 가지 원인에 따라 상태도 다르다.

1) 귀밑 목 경동맥을 확인하고 맥이 없거나 부정 맥으로 심히 약할 때는 심 폐소생술을 한다.
2) 편히 눕히고 넥타이 등 옷을 풀어주고 얼굴을 옆으로 돌리고 머리에 얇게 베게 하고 다리 쪽을 높여준다.
3) 여름철엔 서늘한 그늘로 옮기고 겨울철엔 따뜻하게 체온을 보호하기 위하여 담요 등을 덮어주고 실내에선 창문을 열어놓는다.
4) 사혈 시에는 손가락을 소독한다.

1. 쇼크로 정신을 잃었을 때(119 호출)

1) 양손 3지 끝 마디를 상하좌우로 각각 2분간 지압하고 열 손가락 끝을 +로 강하게 자극한다.
2) 양손 4지 중앙과 바깥쪽 혈을 지압하고 양손 4지 3혈을 손가락 끝쪽으로 비벼준다.

2. 빈혈, 뇌일혈, 일사병, 열사병

1) 양손 3지 3마디를 상하좌우로 각각 2분간 자극하고 양손 열 손가락 끝을 + 로 자극한다.
2) 양손 3지 1마디 중앙과 1마디 선 중앙, 2마디 선 중앙 양쪽을 +로 자극한다.
3) 깨어나면 일사병이나 뇌일혈의 경우 차지 않은 물에 소금을 조금 타서 마시게 하고 특히 열사병의 경우에는 과로에서 오기 때문에 영양제 주사나 의사의 치료가 필요하다. 완전히 회복되면 머리와 몸을 찬 물수건으로 식혀주고 찬물을 많이 마시게 한다.
4) 적포도주를 1/2잔 마시면 혈액 순환이 빨리 되고 힘이 나며 정신을 빨리 차리게 하여 정상 회복을 도와준다.

3. 뇌졸중(중풍), 뇌출혈(119 호출)

얼굴색이 붉고 관자놀이 근처에서 맥이 벌떡거리는 것이 보이며 커다랗게 코를 골면 뇌출혈이다. 뇌출혈 시에는 환자를 절대로 움직이면 안 되고 그 장소에서 방도 옮기면 안 되며 조용하게 머리 쪽을 약간 높게 하고 손발을 따뜻하게 덮어 체온을 보호한다.

1) 양손 3지와 4지 끝을 상하로 2분, 좌우로 2분간 강하게 지압하고 쉽게 의식이 돌아오지 않으면 열 손가락 끝에서 사혈한다.
2) 병원으로 옮겨 회복된 후에도 양손 손 발가락 끝을 +로 자극하고 손발을 수시로 지압하여 늘 체온을 따뜻하게 보호 · 유지시켜 준다.

4. 심근경색(심장마비, 119 호출)

심장병, 심혈관(관상동맥) 질환으로는 협심증과 심근경색이 제일 많다. 땀을 흘리고 얼굴이 창백해지며 불안해한다.

협심증은 심장근육의 산소 부족으로 조여드는 듯이 답답하고 쥐어짜는 흉통과 압박감이 목과 턱, 어깨에까지 미치며 숨을 잘 못 쉬게 하는 통증이 3-10분 계속되고 심근경색은 이보다 통증의 강도가 심하고 20-30분 이상 지속된다.

구역질하는 때도 있으며, 어떤 사람은 통증 없이 갑자기 '억' 하고 쓰러지기도 한다.

1) 양손 4지 3혈을 지압하고 손가락 끝쪽으로 비벼준다.
2) 양손 3지 끝과 1마디 선 중앙과 1마디 중앙을 사혈하고 양손 4지 3혈을 사혈한다.
3) 즉시 병원으로 옮겨 치료하고 회복된 후에도 양 손 발가락 끝을 2시간마다 지압한다.

4) 1일 2회 이상 손발을 각각 20분씩 적외선 등으로 치료한다.

5. 급체, 위경련, 심한 복통

1) 양손 5지 끝을 좌우상하로 2분간 지압하고 3혈을 자극하고 손바닥 쪽으로 30회씩 비벼준다.
2) 양손 4지와 2지 바깥 혈과 양 손바닥 중앙과 3지와의 사이 중앙 부위를 + 로 자극하고 지압한다.
3) 평소에 잘 체하고 소화 기능이 약한 사람은 양손에 1일 2회 20분씩 적외선 등으로 치료한다.

6. 식중독, 설사, 복통과 두드러기

1) 양손 5지 3혈을 자극하고 손바닥 쪽으로 비벼준다.
2) 두드러기와 가려움증이 동반할 때는 발포 칼슘을 물에 타서 마시고 손바닥 중앙 부위를 뜨겁게 비벼준다.
3) 설사가 심하면 즉시 걸러 마신 원두커피 가루를 말려서 다시 한번 타게 볶은 가루를 큰 한술 물에 개서 복용한다.

7. 뱀이나 독충에 물렸을 때<small>(119 호출)</small>

1) 물린 부위의 윗부분 심장에 가까운 부위를 끈으로 묶어 지혈하여 독의 상승을 막고 즉시 119를 호출하여 병원으로 가야 한다.

2) 상처 부위를 넓게 사혈하여 1차로 피를 짜낸 후, 물린 부위가 손이면 4지와 2지 등 바깥 혈에서 사혈하고 손등 쪽으로 비벼주고 물린 부위가 발이면, 5지 3혈을 사혈하고 손바닥 쪽으로 비벼준다.

3) 뱀에 물렸을 때는 석우황 가루를 1T 스푼 물로 먹고 물에 조금 개어 상처에 바른다. 등산이나 성묘, 낚시 등 벌과 뱀이 나올만한 산이나 강가에 갈 때는 맥주와 석우황 가루를 지참하는 것이 좋다.

독충에 쐬거나 물린 경우 흐르는 물에 씻고 집게로 벌침이나 털을 뽑아낸 후, 뭄파스를 바른다.

특히 벌에 쏘였을 때는 맥주를 마시고 침을 빼고 맥주를 바른다.

8. 가스중독, 화재<small>(119 호출)</small>

밀폐된 공간에서 숯불이나 연탄가스, 오래된 터널이나 지하창고, 가스 보관 창고 등에 들어갔다가 이산화탄소나 아황산가스에 중독되면 얼굴이 검붉은 색으로 변하고 눈이 충혈되며 호흡과 맥이 약해지고 졸리며 가사 상태에 빠지게 되고 심하면 질식사하게 된다.

1) 신선한 공기 있는 곳으로 옮겨 눕히고 옷을 풀어준 다음, 열 손가락 끝에서 사혈하고 인공호흡을 한다.

2) 심한 경우 즉시 병원으로 옮겨 치료를 받아야 하지만 정신이 들어 깨어나

면, 차나 커피 얼음 넣은 물이나 아이스크림을 먹게 한다.

3) 정신이 든 후에도 4지와 2지 3혈과 3지 3마디 선을 +로 자극하고 3지 중앙
과 함께 손가락 끝쪽으로 비벼주고 손 전체를 따뜻하게 비벼준다.

9. 물에 빠져 맥과 호흡이 없을 때(119 호출)

1) 제일 먼저 열 손가락 끝에서 사혈하고 양손 3지 2마디 선에서 3마디 중앙
사이를 지압하고 양손 4지 3혈을 +로 자극하고 손가락 끝쪽으로 비벼준다.

2) 얼굴을 땅을 보게 하고 가슴 부위에 손을 넣어 들고 등을 3-5회 쳐준 다음,
혀를 꺼내어 물을 토하게 한다.

3) 손을 겹쳐 이마를 대고 눕힌 후 머리 쪽에 앉아 엄지를 가운데로 양손을 쫙
펴서 등에 대고 팔꿉을 펴, 체중을 실어 지그시 누르며 지압한다.

4) 상체를 올리며 양 팔꿈치를 잡고 허리를 펴며 위로 당겼다 놓았다 하기를,
물을 토하고 의식을 회복할 때까지 계속 반복한다.

그래도 회복이 안 되면 심폐소생술과 인공호흡을 실시하고 즉시 병원으로
옮겨 치료해야 한다.

10. 사고나 운동 부상으로 출혈(119 호출)

1) 상처의 상부를 묶어 지혈하고 상처 부위를 소독한 후, 압박붕대나 깨끗한
수건으로 싸매어 지혈과 상처 보호를 하며 수건이나 거즈를 갈지 말고 위에
덧대어 싸맨다.

2) 양손 5지와 1지 안쪽 혈과 4지와 2지 중앙과 바깥 혈을 지압하고 손가락 끝쪽으로 비벼준다.

3) 양손 4지 3혈을 자극하고 손가락 끝쪽으로 비벼주고 지압하며 즉시 병원으로 옮긴다.

4) 물을 달라고 해도 절대로 물을 주어서는 안 되며 깨끗한 거즈나 물수건으로 입술과 혀를 적셔준다.

5) 상처에 유리 조각이나 칼, 나무 조각 등이 박혀 있을 때는 절대로 빼면 안 된다.

6) 상처 부위를 심장보다 위쪽을 향하게 유지하고 즉시 병원으로 옮긴다.

의식이 있을 때

1. 호흡곤란 시(119 호출)

신체 허약이나 갑작스러운 심적 충격으로 숨이 차고, 순간적으로 호흡곤란이 올 수 있다.

혈중 염도(정상 염도 0.9%)가 부족하면 산과 알칼리의 정상 비율이 깨어져 숨이 가빠지며 손이 오그라드는 현상이 나타나고 근육이 경직되며 경련이 일어나고 심근경색이 되어 심장마비를 일으키기도 한다.

신장병으로 동맥 혈액 중에 탄산가스가 부족하게 되면 산성 과다로 산혈증을 일으켜 변칙적인 이상 반응으로 뇌수를 자극 흥분시켜 오랫동안 숨을 멈추었다, 아주 약하게 숨을 들이쉬기를 반복하는 호흡곤란을 일으킨다.

1) 양손 4지 끝을 상하좌우로 2분 이상 지압하고 경추 7번 부위를 가볍게 쳐 준다.

2) 양손 4지와 2지 끝 3혈을 +로 5초간씩 자극하고 손가락 끝쪽으로 비벼준다.

3) 조금 인정되면 심호흡을 천천히 길게 5-10회 하게 힌다. 쉽게 회복되지 않으면 인공호흡을 실시하거나 산소마스크를 이용하고 즉시 병원으로 옮긴다.

2. 급체, 위경련

음식을 너무 급하게 먹어서 체하거나 너무 강한 자극성 음식(아주 맵고 짜고 쓰고 신 것)에 식도나 위가 경련을 일으켜 손발이 차고 얼굴이 하얘지며 진땀이 나고 숨을 제대로 못 쉬며 복통으로 주저앉을 때

1) 양손 5지 끝을 상하좌우 각각 2분간씩 지압한다.

2) 양손 5지 3혈을 +로 5초간 자극한 후 손바닥 쪽으로 비벼준다.

3) 대부분은 위의 처치로 정상 회복되나 그래도 증상이 쉽게 호전되지 않을 때 양손 5지 3혈과 4지 등 바깥 혈을 사혈한다.

3. 식중독, 복통, 설사, 구토

상한 음식을 먹었을 때 식중독에 의한 위경련과 복통은 곽란이라고 한다.

설사하고 토하지는 않으며 복통이 극심한 건곽란이 있고
설사와 함께 토하기도 하고 복통이 심한 습곽란이 있다.

1) 양손 5지 끝을 상하좌우로 각각 2분간씩 지압한다.

2) 양손 5지 3혈을 +로 자극하고 손바닥 쪽으로 비벼준다.

3) 양손 4지 바깥 혈을 자극하고 손끝 쪽으로 비벼주며, 3지 1마디 선 중앙을 +로 지압해 준다.

4) 식중독으로 두드러기가 나고 가려울 때는 발포 칼슘을 물에 타서 마시면 바로 가라앉는다.

5) 다소 안정이 되면 사용한 원두커피 가루를 말려서 볶은 것을, 물에 개서 큰 한술 먹는다. 설사가 완전히 멎을 때까지 식후에 1술씩 먹는다.

6) 위경련으로 인한 복통과 구토는 쉽게 가라앉지 않는다. 이때에는 양손 5지 3혈 3마디 선에 은색 봉을 2마디 선에는 금색 봉을 붙이면 5분 안에 가라 앉는다.

4. 찬 음식과 스트레스성 설사

1) 양손 5지 끝을 상하좌우 2분간씩 지압한다.
2) 양손 4지 안쪽 혈과 등 바깥쪽 혈을 +로 자극 후 손가락 끝쪽으로 비벼준다.
3) 대부분 머리가 심하게 아프므로 3지 2마디에서 끝까지 지압하여 통증점을 찾아 통증이 없어질 때까지 지압한다.
4) 적외선 등으로 손바닥과 등을 20분 쬐고 손을 따뜻하게 비벼준다.
5) 설사 후, 사용한 원두커피 가루 볶은 것을 1술 먹고 설사가 멎을 때까지 매 식후 30분에 먹는다.

5. 멀미(차, 배, 고산증, 고층 엘리베이터)

차멀미나 뱃멀미, 높은 산을 오르거나 높은 곳을 오르는 케이블카 또는 고층 건물의 엘리베이터로 빠른 순간에 오를 때 메스껍고 진땀이 나며 얼굴이 하얘지고 어지러움을 느끼는 증상.

1) 양손 5지 끝을 상하좌우로 각각 2분간씩 지압한다.
2) 양손 열 손가락 끝을 강하게 지압하고 손을 따뜻해질 때까지 지압하고 시원한 물을 마신다.
3) 심하면 양손 5지 3혈 3마디 선에 은색, 2마디 선에 금색 서암봉을 붙이면 5분 안에 가라앉는다.

6. 협심증(급성 흉통, 119 호출)

가슴이 답답하고 식은땀이 나며 가슴이 찌르는 듯 아파서 갑자기 주저앉을 때, 심장근육의 경련으로(쥐 나는 것) 인한 통증으로는

심장이 조여드는 것 같은 심한 통증이 5-10분간 계속되면 협심증이다. 흔히 말하는 화병은 협심증의 초기 증상이다. 통증이 15-30분간 오래 계속되면 진심 통으로 심근경색이다.

1) 양손 4지 끝을 상하좌우로 각각 2분간씩 지압한다.
2) 양손 4지와 2지 끝 3혈을 +로 자극하고 손가락 끝쪽으로 비벼준다.
3) 양손 손바닥 중앙부터 3지 2마디까지 +로 자극한다.
4) 증상이 회복되면 천천히 크게 심호흡을 10회 하고 협심증이나 심근경색의

전조증상일 수 있으니 전문병원에서 치료한다.

7. 두통

단 한 번도 두통을 느껴보지 않은 사람은 없을 것이다. 그만큼 자주 그리고 누구에게나 나타나는 흔한 통증이 두통이다. 흔한 증상인 만큼 그 원인도 다양하고 통증의 정도와 치료법도 여러 가지다.

1) 양손 3지 끝 마디를 상하좌우로 지압하여 심한 통증 부위를 중심으로 강약을 조절하며 통증이 멎을 때까지 지압한다.
2) 전두통, 편두통, 후두통, 관자놀이 등 통증 위치에 따라 3지와 5지에 나타나는 통증 부위가 다름으로 2마디부터 3마디에서 통증점을 찾아 +로 자극하고 지압한다.
3) 쉽게 가라앉지 않는 극심한 두통은(부상이 아닐 경우) 고혈압이나 동맥경화 등의 환자에게 많아 뇌출혈 등의 위험이 있고 뇌 신경이나 뇌막염, 뇌종양 등이 의심되므로 급히 병원으로 옮긴다.
4) 감기와 고열에 의한 두통은 약을 복용해야 하지만 경미한 통증은 지압으로 거의 진정된다.
   안정이 되면 따뜻한 차를 한잔 마시고 눈을 감고 따뜻하게 쉰다.

8. 삐끗 허리(급성 요통)

무거운 것을 들거나 아침에 자고 일어나다가 갑자기 허리를 삐끗하여 아프거나 운동하다 넘어져서 다치는 허리 통증은 대부분 척추뼈에 이상이 있는 것이 아니라 허리 부위의 근육이 놀라거나 충격으로 뒤틀리거나 경직되면서 옆에 지나는 신경을 압박하기 때문이다.

1) 양손 5지 등 끝 마디 바깥쪽에서 통증점을 찾아 지압한다.
2) 아픈 쪽 발바닥 안쪽 복사뼈 아래 부위에서 통증점을 찾아 강하게 20분 이상 지압이나 500번 이상 두드리며 반대쪽 발바닥도 10분 정도 지압한다. 6시간 정도 사이를 두고 1일 2회 실시한다.
3) 발바닥 통증 부위와 5지 통증점에 파스를 붙이거나 안티푸라민을 바르고 싸맨다. 보통 2일이면 낫지만 심한 경우, 디스크나 근육이 터져서 출혈이 있는 경우 통증이 오래가고 염증이 생길 수도 있다. 심하게 다쳤을 때는 병원에서 정확한 진단을 받아 치료한다.

9. 치통

충치나 치주염 따위로 잇몸이 붓고 열이 나며 통증을 참기 어렵거나 발치 등 치과 치료 후에 오는 통증

1) 양손 3지 3마디 선에서 아래위로 통증점을 찾아 +로 자극하고 통증이 가라앉을 때까지 양 손가락을 번갈아 지압한다.
2) 음양수(40-45°C) 끓은 물과 찬물을 반반 섞은 물로 입을 자주 헹구어 뱉고 또 마신다. 카밀레(카모마일)차를 진하게 자주 마신다.

10. 쥐 날 때(근육경련)

근육경련을 쥐가 난다고 표현하는 것은 근육의 뒤틀리는 움직임이 쥐가 웅크릴 때와 닮은 데서 온 것이고, 근육이 운동이나 육체적 노동이 심하여 피로가 누적된 과로에서 많이 오고 아이들의 경우 영양결핍으로 인한 근육의 미발달과 혈액 순환장애로 인해 많이 일어난다.

근육경련은 손이나 팔보다 발가락이나 종아리, 심한 경우 허벅지에서도 많이 발생하며 위경련이나 협심증이라고 하는 심근 경련도 위나 심근을 싸고 있는 근육들에 혈전 등 이유로 혈액 공급이 제대로 안 되어 근육이 뒤틀리고 경직되면서 근육과 혈관 사이에 있는 신경을 압박하기 때문에 극심한 통증이 발생하는 것이다.

1) 다리와 발은 쥐 나는 쪽, 5지 등 둘째 마디와 셋째 마디 사이에서 통증점을 찾아 지압한다.
2) 손과 팔은 쥐 나는 쪽 4지 등 2와 3마디 사이에서 통증점을 찾아 쥐가 풀릴 때까지 지압한다.
3) 팔은 4지 1마디, 허벅지일 때는 5지 1마디 통증점을 찾아 지압한다.
4) 쥐(경련)가 나는 것은 전해물질인 마그네슘이 부족할 때 발생하므로 발포 마그네슘을 물에 타서 마신다. 마그네슘은 혈관을 확장시켜 혈액 순환을 좋게 하므로 근육 뭉침과 경련이 풀어진다.

11. 딸꾹질

1) 양손 3지 2마디와 3마디 사이를 지압하여 통증 부위를 +로 자극하고 딸꾹

질이 멎을 때까지 지압한다.

2) 양손 4지 안쪽 혈을 +로 자극하고 손가락 끝쪽으로 비벼주고 양손 5지 바깥쪽 혈을 +로 자극하고 손바닥 쪽으로 비벼준다.

3) 손등과 손바닥 전체를 따뜻하게 비벼주고 따뜻한 차를 한 모금씩 천천히 씹어서 마신다. 꿀을 한 숟가락 먹으면 쉽게 멎는다.

12. 손목이 시고 아플 때, 삐었을 때

1) 4지 3마디를 지압하여 통증 부위를 +로 자극하고 손목 통증이 없어질 때까지 상하좌우로 3시간마다 2분간씩 지압한다.

2) 심하게 삐었을 경우는 밤에 잘 때 4지 3마디 통증 부위에 파스를 붙이고 손목에 안티푸라민을 바르고 싸매고 잔다.

3) 적외선 등으로 손바닥과 손목을 1일 2회 20분씩 치료한다.

13. 발목이 시고 아플 때, 삐었을 때

태어나면서부터 상체가 크고 아킬레스건과 발목이 가늘어 잘 넘어지고 발목을 잘 삐는 아이들이 많다.

1) 다친 쪽(아픈 쪽) 5지 3마디를 지압하여 통증 부위를 시큰거림이 없어질 때까지 지압해 준다. 3시간마다 2분간씩 지압한다.

2) 심하게 삐었을 때는 밤에 5지 3마디 통증 부위에 파스를 붙이고 발목에는 안티푸라민을 바르고 싸매고 잔다.

3) 5지와 손바닥을 적외선 등으로 1일 2회 20분씩 치료한다. 2일이면 완치되고 평소에 5지를 자주 지압하면 인대가 튼튼해져 평생 발을 잘 삐지 않게 된다.

‖ 참고로 발목과 5지 통증 부위는

발목 앞쪽 통증 - 5지 3마디 선 안쪽과 바깥쪽 혈 통증

발목 안쪽 통증 - 5지 3마디 선 중앙과 5지 등 바깥 혈 통증

바깥쪽 통증 - 5지 등 3마디 선 중앙과 안쪽 혈 통증

발목 뒤쪽 통증 - 5지 등 3마디 선 중앙 혈과 발뒤꿈치 아킬레스건 통증이 심하므로 이곳을 지압한다.

14. 갑자기 혈압이 오를 때

1) 양손 3지 끝을 상하좌우로 2분간씩 강하게 지압한다.
2) 양손 3지 등 손톱 밑 통증 부위를 +로 자극하고 통증이 멎을 때까지 지압한다.
3) 적외선 등으로 손바닥과 손등 전체를 1일 2회 20분씩 치료한다.

15. 코 막힘과 콧물

1) 양손 3지 3마디 중앙 볼록한 곳을 번갈아 가며 코가 뚫리고 콧물이 멎을 때까지 자주 지압한다.

2) 양손 4지와 5지를 자극하여 통증 부위를 +로 자극하고 통증이 멎을 때까지 지압한다.

3) 양 손등과 손을 자주 비벼 손을 항상 따뜻하게 유지하고 적외선 등으로 1일 2회 20분씩 손을 뜨겁게 치료한디.

16. 빈혈, 어지럼증

1) 양손 3지 3마디 끝 양쪽과 상하 통증 부위를 2분간 2시간에 한 번씩 지압한다.

2) 양손 5지 3마디 통증 부위를 통증이 멎을 때까지, 지압한다.

3) 양쪽 귀를 위아래 옆으로 10회씩 당겨준 후, 귀를 접어 쥐고 접었다, 폈다를 10회 한다.

17. 피곤하여 눈이 아프고 침침할 때

1) 양손 3지 3마디 윗부분과 등 손톱 밑 통증 부위를 +로 자극하고 통증이 멎을 때까지 자주 지압한다.

2) 양손 5지 등 3마디 중앙 통증 부위를 +로 자극하고 통증이 멎을 때까지 지압한다.

3) 손바닥을 뜨겁게 비벼 1일 여러 번, 눈에 대준다.

4) 백내장과 녹내장을 예방하고 노안을 막고 눈 건 강을 지키기 위해 루테인 성분이 많이 함유된 아보카도, 케일, 시금치, 달걀, 당근, 고구마 등을 즐겨 먹는다.

18. 소아 경기

어린아이가 열이 많을 때 갑자기 헛소리하며 사지를 뒤틀 때 당황하지 말고 먼저 혀를 깨물지 않도록 헝겊 감은 젓가락이나 작은 막대를 입에 물린다.

왼손 2지의 바깥쪽 호구에서 1마디가 풍관, 2마디가 기관, 3마디가 명관으로 3관에 나타나는 청색의 핏줄 무늬는 풍증과 통증이 심한 경우다.

정상적 3관의 색 무늬는 홍·황색으로 은은하게 보일 듯 말 듯 하나, 이상한 색 무늬가 보이면 병증으로, 색이 옅으면 경증이고 짙으면 중증이다.

청색에 자흑색이면 위험하고 무늬가 날로 깊어지면 병이 더하고 옅어지면 날로 회복되는 상태다.

1) 양손 2지와 4지 바깥쪽 1, 2, 3마디 혈을 강 자극한다.
2) 양손 열 손가락 끝과 3지 등 손톱 밑과 3마디 선 중앙을 강하게 지압한다.
3) 양손 5지 3혈은 손바닥 쪽으로 4지 3혈은 손가락 끝쪽으로 비벼준다.

19. 코피가 자주 날 때

1) 제일 먼저 양손 3지 3마디 중앙 부위를 2분간 지압한다.
2) 코피는 굳어 붙지 않도록 고개를 숙이고 살살 풀어낸다.
3) 3지 3마디 중앙에 가는 고무줄을 감았다가 1분 후에 풀어 다른 손 3지 3마디 중앙에 감았다, 풀기를 반복하는 놀이를 1회에 5번, 1일 3회 한다. 3일만 계속하면 완치된다.

20. 어깨 아플 때

공부나 사무, 컴퓨터나 생산직 작업등으로 오랜 시간 같은 자세로 일하다 보면 어깨 근육이 경직되고 뭉쳐서 혈액 순환이 잘 안되므로 신경을 압박하여 손과 팔이 저리고 짜증이 나며 뒷머리까지 아프게 된다.

또 골프나 배구 등 운동이나 힘든 일로 어깨 근육에 심한 타격이나 무리한 과로로 팔이 안 올라가고 운동은커녕 일상생활에도 적응하기 힘든 어깨통증이 발생한다.

흔히 50대에 많이 온다고 하여 오십견이라 했으나 요즈음엔 컴퓨터와 스마트 폰 때문에 20-30대나 아이들에게도 많은 증상이다.

1) 양손 3지와 4지 등 뿌리 부위 통증점을 지압한다.
2) 양손 손바닥 4지와 5지 뿌리 부분 통증점을 지압하고 어깨가 한쪽이 심할 경우 반대쪽 손바닥을 집중적으로 1일 2회 1회에 2분간 지압한다.
3) 양손 3지 등 1마디와 2마디 선 부위에서 통증점을 찾아 2분 이상 지압한다.
4) 목운동 – 상하, 좌우, 목 돌리기 운동을 각각 10회씩 1일 3회 이상 실시한다.
5) 1일 2-3회 2일간 지압해도 낮지 않고 어깨와 손 지압 부위가 손도 못 대게 통증이 심하고 벌겋게 부어오르면 인대가 끊어졌거나 **신경염증**일 때가 많다.

근육통이나 근육염, 근육파열로 근육 인대가 찢어지거나 석회가 낀 경우는, 지압으로 치료가 되지만 인대가 끊어졌을 때는 봉합 수술을 해야 하고 또는 **신경염증**일 경우 신경외과 의사의 진단과 치료를 받아야 한다.

PART

손 발가락
지압법

인간의 우수성과
손 건강관리

‖ 인간의 우수성은

1) 좋은 두뇌를 가진 것과
2) 두 발로 움직이며 손을 자유자재로 사용하는 데 있다.

　사람의 신체활동 중 손목에서 손가락까지의 운동량이 가장 많다. 그에 따라 가장 자주 다치고 통증이 많이 발생한다.

　마비나 저림 현상, 냉증과 감각 이상, 무좀, 습진, 운동 곤란, 부기와 통증, 떨리는 수전증, 찌릿하고 힘을 쓸 수 없는 경우 등이다.

　이러한 질병들을 일으키는 요인으로는

1) 지나친 운동과 힘든 노동과 농사일
2) 손빨래 등 여성들의 끊임없는 가사일

3) 각종 사무기기의 장시간 사용으로 인한 손가락과 손목의 무리한 사용과 생산직의 장시간 같은 자세로 일하는 관계로 어깨와 목 경추 근육의 경직 등 신경의 압박에서 온다.

제1경추 이상이면 - 1지와 2지의 저림, 냉한 감, 마비와 무력증, 고혈압, 저혈압, 두통, 불면증, 만성 피로, 신경과민, 어지럼증, 구역질과 간질, 소아마비와 두피와 얼굴뼈, 뇌와 귀 부위의 교감신경 통증 등 증상이 나타난다.

제2경추 이상이면 - 시신경과 청각신경에 영향을 주어 눈이 침침해지고 난시, 사시, 알레르기, 귀와 안질환, 졸도, 부비동, 가슴뼈, 혀와 앞이마, 유양돌기에 영향을 주어 두통이 발생된다.

제3경추 이상이면 - 볼과 귀, 얼굴 뼈와 치아, 안면 삼차신경과 제5 뇌 신경에 영향을 주어 비염과 여드름, 습진, 발진, 불안, 초조, 신경통과 신경염, 심장이 두근거린다.

제4경추 이상이면 - 코와 입술과 입, 귀로 통하는 관에 영향을 주어 난청, 중이염, 갑상샘과 이하선염이 발생하고 어깨와 삼각근 통증, 입과 입술 통증, 4-5번 척추디스크 등을 유발한다.

제5경추 이상이면 - 1지와 2지의 통증이 심하고 성대와 인두, 인후선에 영향을 주어 목이 잘 쉬고, 편도선염, 목과 어깨통증, 5-6번 디스크, 목 쓰라린 증상이 나타난다.

제6, 7경추 이상이면 - 3지와 삼두박근 통증이 심하고, 편도선, 폐렴, 후두염, 질식성 호흡곤란, 후두 경련, 목이 뻣뻣하게 경직되고, 어깨서부터 손가락까지 저리고 당기는 통증이 나타난다.

제7, 8경추 이상이면 - 4지와 5지 통증이 심하고, 손등과 손바닥의 감각이 무디고, 마비 증상과 통증이 나타나고, 점액낭염, 갑상샘 이상, 감기에 잘 걸리고 등 위쪽 동통이 나타난다.

손의 질병들은 대개 치명적이 아니기 때문에 치료에 등한시하기가 쉽다. 작은 증상도 대수롭지 않게 여기면 중증이 되고 손 마비에까지 이른다.

찬 손을 치료하지 않으면 면역력이 떨어지고 손발, 귀 끝 등, 말초혈액 순환 장애를 일으켜 동상에 잘 걸리고 손발이 썩어 들어가는 버거씨병 등에 걸릴 수 있다.

모든 질병 치료에 앞서 손발의 건강관리부터 잘해야 할 것이다.

‖ 손을 건강하게 지키려면

1) 손 운동을 많이 하면 면역력이 향상된다.
2) 손을 자주 비벼주어 항상 손을 따뜻하게 유지해라! 손이 차면 면역력이 쇠약해진다.
3) 1일 2회 이상 손가락 끝을 자극하는 기본 건강지압을 꾸준히 한다.
4) 손끝에 힘을 모아 주먹을 쥐었다 펴기를 자주 하며 수시로 두 팔을 크게 벌려 심호흡을 여러 차례하고 손을 털어준다.
5) 적외선 등으로 1일 2회 20분간씩 손을 뜨겁게 치료한다.

지압이란
무엇인가?

　지압이란 글자 그대로 아무런 도구를 사용하지 않고 손가락으로 눌러 자극하는 것이다.

　손가락으로 온몸의 기혈과 경혈을 자극하여 그 순환을 도와 극성한 것은 방해하여 절제시키고 병약한 것은 자극을 주어 그 작용을 촉진해 주어 모든 장기에 활력을 불어넣어 주므로 정상적으로 활동하게 하여 상하고 병든 부위를 낫게 하고 병들거나 상하지 않도록 미리 예방하는 데 효과가 매우 좋다.

　물론 암이나 종양, 교통사고 등 큰 부상은 수술하고 약을 먹고 항암치료를 받는 것이 기본이다. 그러나 병후의 빠른 회복이나 후유증(마비나 수족관절 굴절과 허약증) 치료에는 적외선과 함께 손가락 지압만큼 효과적인 치료법은 없다 할 것이다.

‖ 지압(수기요법)의 종류

마뉴엘라(맨손) **테라피**(Manuella Therapie) - 라틴어에서 온 프랑스어로 안마, 마사지, 지압, 정형, 추나 등 도구를 사용하지 않고 맨손으로 하는 모든 치료법을 맨손 요법이라 한다. 손으로 만지고 대고 누르고 쓰다듬고 두드리고 압박하고 꼬집고 비틀고 밀고 당기며 비비는 등, 손으로만 치료하는 방법을 말한다.

카이로(맨손) **프락틱**(Chiro Praktic) - 라틴어에서 온 그리스어로 도구를 사용하지 않고 손으로만 치료하는 방법인데 특히 비뚤어진 척추와 목뼈와 어깨, 골반 등 자세를 바로잡는 정형, 체형교정요법이다.

한국에서는 도수치료라고 하며 목과 팔다리 관절, 척추와 골반 등 틀어진 체형을 교정하여 통증을 치료하는 방법으로 한방에서는 추나요법으로 한의사가 직접하고, 양방에서는 정형외과 통증의학과 등에서 물리치료사가 치료한다.

추나(Chuna)**요법** - 중국 전통 지압으로 An은 누르고(지압), Mo는 쓰다듬고(혈행 따라 마사지) Umfasst는 꼬집고, 통증 부위, 경락점을 박동에 맞춰 빠르게 진동(파동)시키거나 지압한다. 즉 일본의 안마와 같은 것이다.

추나요법은 한방에서 근골격계를 손으로 밀고 당기고 마찰시켜 풀어준 후 틀어진 목과 척추를 가볍게 교정하는 치료법이다.

1차 요법은 - 급성으로 발생한 가벼운 근육통 치료
2차 요법은 - 디스크, 척추 협착증, 어깨관절, 만성 요통 등 퇴행성 질환 치료

메르디안(경혈) **테라피**(Meridian Therapie) - 경혈 마사지로 12장부의 혈행을 따라 허와 실을 진단하여 보사법으로 지압하고 마사지하는 경혈 요법인데, 흔

히 경락 마사지라고 한다.

마사지(Massage)는 - 신체의 전신이나 관절과 근육이 아프고 피곤할 때 맨손으로 비비고 누르고 주물러 뭉치고 경직된 것을 푸는 방법으로 혈액 순환과 림프 순환이 활성화되어 독소와 피로물질 배출과 가벼운 통증 완화에 효과가 있다. 피로회복이 가장 큰 효과다.

이름도 여러 가지로 경락 마사지, 림프 마사지, 아로마 테라피(향료 기름), 태국 마사지, 섹션 마사지 등이 있다.

레플렉스쪼넨(반응구) **테라피**(Reflexzonen Therapie) - 손과 발의 신체 반응구를 이용한 간접적인 지압과 마사지 방법들이다.

반응구 요법에는 이 침이나 발바닥 반사요법이 잘 알려져 있으나, 저자도 발관리사 자격증을 가지고 있지만 과학적 이론과 반응구에 맞지 않는 엉터리다. 발바닥에는 발에 있는 6장부 중 신장혈의 시작점인 용천 한 군데밖에 없다.

최고의 반사요법은 한국의 유태우 박사가 개발한 수지침 요법과 본 저자가 개발한 손가락 지압요법이 과학적 이론으로나 효과 면에서 가장 우수한 요법이요, 특히 손가락 지압법은 아무런 도구를 사용하지 않기 때문에 누구나 배워서 사용하기에 쉽고 도구 사용으로 인한 감염이나 해가 진무하다.

‖ 혈행과 경락이란 무엇인가?

1) 한방에서 흔히 경락(신경)이라는 용어를 사용하는데 혈행과 경락을 혼합하여 한 가지로 사용해 사람들에게 혼란을 주고 있다.

"경락은 인체의 기가 운행되고 연락되는 길이다."라고 설명하고 있다. 즉 신경은 통하지 않는 곳이 없이 말초에까지 다 통한다. 락은 거미줄이나 그물처럼 서로 교차되어 이어져 있음을 뜻한다. 경락은 신경이 이어지고 교차되는 분포와 흐름을 말한다.

2) 인체에는 12장부가 있고 12장부는 혈관을 통해 장부와 신체의 말초에 혈액과 기가 전신에 순환된다.

12장부 중에 발의 6장부는 췌장, 간장, 신장(발바닥) 3장은 발가락 끝에서 시작하여 장기를 향해 몸으로 흐르고, 위장, 방광, 담 3부는 머리와 얼굴에서 시작하여 장기를 거쳐 발가락 끝에서 끝난다.

손의 6장부 중, 심장, 비장, 폐장 3장은 장기로부터 시작하여 어깨를 거쳐 손가락 끝으로 흐르고, 대장, 소장, 십이지장 3부는 손가락 끝에서 시작하여 어깨를 거쳐 얼굴과 머리에서 끝난다.

3) 우리 온몸에는 혈관과 나란히 신경과 림프관이 뻗어 있다.

신경과 혈관을 합하여 한자로 경혈이라 한다. 글자 그대로 말 그대로 경혈이다. 혹 경맥이라고도 한다. 맥을 혈관(맥관)에서 보기 때문에 맥은 경맥이 아니라 혈맥이다.

경은 신경이고 락은 신경이 그물이나 거미줄처럼 서로 긴밀하게 연결되어 연락하는 것을 말한다. 즉 경락은 신경과 신경이 연락되어 통하는 길이요 경락점은 침을 놓거나 지압하는 자리다.

침을 신경이 연결되는 부위의 중요한 빈자리에 정확하게 놓으면 통증이 없다. 숙련상태에 따라 침을 맞을 때, 아픈 정도가 다른 것이 이 때문이다. 배우고 있는 실습의에게 맞으면 통증이 심하고 심지어 피가 나는 경우도 있는데, 그것은 혈관이 피하지 못하게 손가락으로 꼭 누르고 혈관과 신경을 동시에 찌르기 때문이다.

장부 이상에서 오는 병증을 치료하기 위해서 하는 지압이나 마사지는 경락점을 지압하고 주물러주는 것이지만 장부의 허실을 따져 가감해야 하는 장부 조절법은 진맥과 진단을 통해 마사지하고 비벼주는 방향이 결정되기 때문에 진맥과 진단법을 배우지 않은 사람들의 경락 마사지나 지압은 매우 위험하기 그지없다.

침을 놓는 경락점이 지압할 때도 같은 경락점이다. 마사지는 혈행과 경락을 따라 하는 것이다. 그러므로 경락 마사지란 말은 잘못된 것이고 경혈 마사지라고 해야 옳은 것이다.

전통 한방 지압은 침놓는 자리에 침 대신 손가락으로 누르는 자극으로 통증을 완화하고 뭉친 근육을 풀어주는 치료법이다. 15-30초를 누르기 때문에 통증이 심한 환자는 받기가 어렵고 부작용이 있을 수 있다.

4) 기와 혈은 항상 일정한 방향으로 흐르게 정해져 있다.

신경도 나가는 길과 돌아오는 길이 부위마다 다르게 정해져 있다. 혈액이 동맥을 통해 나아가고 정맥을 통해 돌아오며 신경 역시 뇌에서 지시가 나가는 길과 조건 반사와 인식이 뇌에 전달되는 길이 따로 정해져 있다.

사람의 몸과 생체전기

인간 육체의 생명은 우리 몸에 흐르고 있는 원기와 생기는 심장의 박동과 전신의 말초 세포에서 발생하는 생체전류에 의해 체온이 유지된다.

원기는 우리 몸이 부모 사랑의 결실로 살과 피와 유전자를 물려받고 그 형상을 닮아 잉태(출생)될 때 받는 생기이다.

후천적 생기는 모유와 곡기와 호흡을 통해 얻어지는 생명 유지를 위해 필요한 필수 에너지다.

또 생기는 생체전기(약 5-6v, 9-10uA의 생체전류)인 에너지를 말하고 우리 몸의 각 세포조직으로부터 장기와 사지를 움직이는 동력이며 혈액과 호흡과 신경을 통하게 하여 구석구석까지 영양을 전달하고 체온을 유지하며 조절한다.

이 에너지가 경혈(신경과 혈관), 즉 우리 몸의 말초혈관과 말초신경까지 전달하고 다시 돌아오게 하는 순환 작용을 하므로 우리가 살아서 움직이며 살고 있는 것이다.

우리 몸은 내외부의 여러 요인으로 생체전류가 약해지거나 막히게 되면 기가 막혀 혈액 순환이 안 되고 숨이 막히며 신경이 마비되고 뇌파가 전달이 안 되어 처음에는 고통을 느끼다가 빠른 조치가 취해지지 않으면 병이 들고 의식을 잃게 되고 사망에 이르기도 한다.

사람이 늙어서 죽는 것은 이 원기가 약해지고, 다해서 생기가 없으므로 활동이 멎고 시들어 버리는 것이다. 병들어 아픈 것은 병의 사기가 우리 몸의 생기와 면역력(원기)보다 강하여 일부 장기가 병이 들고 온몸이 고통을 당하며 허약해지는 것이다.

현대 의학에서 심장은 동방결절의 자율성 리듬에 의해 박동하는데 이 박동으로 자율적으로 약 5-6v, 10uA의 생체전류가 발생하고, 전신의 60-100조 개의 세포에서 발전하여 생체 에너지를 생산한다.

또 하나의 원기는 생명의 기운, 즉 사랑의 기운이 자율성 리듬을 준다고 봐야 옳을 것이니 장기의 조직이나 몸이 생기기 이전에 생명의 분자들인 난자와 정자의 움직임으로부터 결합하고 세포분열 함이 모두 이 사랑의 힘으로 이루어지기 때문이다.

지압의 원리

지압은 손가락을 이용해 우리 몸의 말초신경과 세포의 끝인 손발과 손 발가락 끝을 누르고 주물러 온몸과 각 장부를 다스리는 것이기 때문에 건강한 사람은 스스로 할 수 있으며, 환자의 경우는 배우자나 가족 중의 한 사람이 배워서 할 수 있고, 가족 간에 피차 교대로 해주면 부부애, 형제애 등, 가족 간의 사랑이 날로 좋아져서 행복한 부부, 웃음과 건강이 넘치는 행복한 가정으로 변화될 것이다.

이것은 지압하는 사람의 손가락 끝에 온몸의 정기가 모으고 불쌍히 여기고 (측은지심) 고통을 함께 나누고자 하는 사랑의 기운이 지압을 받는 사람의 말초신경인 손 발가락을 통해 온몸에 전해지기 때문이요, 마음과 영혼 속에 단비처럼 촉촉이 스며들기 때문이다.

지압하는 시간도 손과 발을 한 번에 하려면 1시간 30분 걸리므로 지압하는 사람은 매우 힘들고 자신의 원기가 많이 소모됨으로 시술자는 스스로 건강해야 하므로 손가락 지압을 많이 해야 하고 무엇보다 환자를 불쌍히 여기고 사랑하는 마음이 충만해야 한다.

사람의 몸과 마음을 동시에 치료할 수 있는 능력은 우리 생명의 근원인 사랑의 기(힘, 능력) 외에는 없기 때문이다. 저자는 가족이나 환자를 지압할 때 기도 하며 한다. 50분-1시간 동안에 700번 이상 사랑한다고 속으로 말한다. 사랑하는 아무개를 불쌍히 여기고 강건하게 해달라고 빌면서 한다. 저자 나름의 명상 수련법이기도 하다.

기를 단련한 무술의 고수들이 손가락 하나로 원수나 미워하는 상대의 급소를 눌러 죽일 수도 있는 것같이, 아무런 살상 무기를 갖지 않은 맨손으로(손의 완력이나 주먹이 아닌) 그것도 손가락 끝만으로 마음먹기에 따라 사람의 생명을 죽이기도 하고 죽어가는 사람의 목숨을 살릴 수도 있다.

손가락 지압은 손에서 신체의 12장부에 해당하는 12경혈과 경락점을 이용하여 손가락으로 눌러 통증 반응으로 병증을 진단하고 치료하는 방법이다.

기존 신체 부위에 직접 하는 지압과 마사지가 성행하고 있으나 신체 부위에 대한 강한 지압이나 마사지는 전문 지압사나 마사지사가 할 수 있는 것으로 아무나 잘못하면 오히려 병이 더 나빠지고 다칠 수도 있으므로 매우 조심해야 한다.

지압의 작용과 효과

신경에는 자율신경과 기능 신경의 두 종류가 있고 중앙(중추)신경과 말초신경으로 구분된다. 중추신경은 뇌와 척추에 걸쳐 있고 중추신경 외의 말초신경은 신경세포와 통로(다발)를 따라 조직이 그물망처럼(경락) 전개되며 서로 연결되어 있다.

자율신경 조직은 주로 의식반응과 단단한 뼈와 근육을 주관하고 기능 신경 조직은 대체로 무의식반응과 내장기관, 호르몬 분비기관과 소장, 대장 근육의 연동운동을 주관한다.

우리 몸에는 30,000여 개의 교감신경이 분포되어 있는데 그중 손에 교감신경이 15,000여 개나 분포되어 있어서 전신에 분포된 교감신경 수와 거의 같다. 즉 우리 몸의 전체 교감신경 중 1/2이 손에 집중되어 있다. 그만큼 손은 인간의 활동에 가장 큰 역할을 담당하고 있다.

전체의 1/3인 10,000여 개가 얼굴에 집중되어 있고 그 절반인 5,000여 개가 음식을 먹고 말을 하는 입에 집중되어 있다. 그만큼 인간의 삶에 가장 중요한 역할을 하는 기관이 손과 입이다.

인체와 지압의 5대 작용

인체에는 다섯 가지 순환 작용이 있다.

1) 혈액 순환 작용 - 피는 흡수된 영양분을 싣고 말초혈관에 이르러 산소에 의해 태워져서 열과 에너지를 발생시켜 체온조절로 냉증을 없애주고 신체를 활력 있게 해준다. 기 순환의 두 가지, 에너지와 산소, 곧 공기의 순환도 모두 혈액 순환과 함께한다.

2) 림프 순환 작용 - 비장과 각 림프 기관에서 만들어진 림프액이 혈액과 함께 말초까지 빠르게 순환하며 면역기능을 강화하고 외상 시에 혈액에 앞서 나가 세균을 방어하고 상처를 보호하며 아물게 한다. 소장에서는 음식물을 통해 들어온 세균을 죽이고 음식물 죽이 소화 흡수되기 전에 썩지 않게 방어한다.

3) 신경 순환 작용 - 뇌와 중추신경의 명령과 말초신경의 통증이나 충격을 빨리 전달하도록 신경을 활성화해 마비를 예방한다. 신체 모든 장기의 작용을 주관하고 자율신경의 교감신경은 신체가 느끼는 흥분과 통증을 뇌에 선달하고 부교감신경은 흥분과 통증을 가라앉히는 호르몬 배출을 명령하여 흥분과 통증을 감소시킨다.

4) 에너지(기) 순환 작용 - 기는 생체전기 에너지로 생기다. 음양의 기를 조절하여 신체리듬을 유지하고 장기의 부족(허)과 넘침(실)을 조절하여 치료하고 기능을 회복시킨다.

인체의 기는 생체전기의 에너지 기와 호흡의 산소와 공기의 기, 두 가지가 있다. 두 가지 기 모두 혈액 순환으로 세포에 작용하지만, 기체의 경우는 식체처럼 에너지가 아닌 공기가 막히는 것이고, 기 막힐 때는 혈액 순환이 안 되어 산소와 에너지가 통하지 않는 것이다.

5) 신진대사(소화계) 작용 - 먹은 음식이 소화 기관을 통해 영양소로 흡수되어 혈액 순환을 통해 인체의 세포에 전달되면 에너지 생성이 이루어져 피로물질과 찌꺼기를 배설하고 새로운 에너지, 생기로 채워지는 대사 순환 작용으로 인체에 생명의 기운을 넘치게 한다.

사람이 내장 장기의 이상이나 질병, 외부충격이나 마음과 뇌에 스트레스를 받으면 교감신경의 작용으로 흥분과 통증을 느끼게 된다. 부교감신경은 교감신경에 의해 느끼는 통증이나 흥분을 억제하고 진정시키며 조절하는 작용을 한다.

그리고 대뇌 운동중추의 절반이 손을 움직이는 데 사용된다. 그것은 사람이 하는 활동과 움직임의 대부분 2/3 이상이 손을 통해 이루어지기 때문이다.

손에는 교감신경이 몸 전체와 똑같이 분포되어 있을 뿐 아니라 손에 몸 전체의 반응구가 분포되어 있어서 심신의 충격으로 불안이나 흥분에 격해 있을 때 두 손을 꼭 잡아주기만 해도 안정되고 만족감과 위로를 받을 수 있는 것이다.

사람은 스트레스를 받으면 교감신경의 작용으로 스트레스 호르몬인 코티졸이 증가하여 흥분하고 긴장하게 되며 바로 풀리지 않고 쌓이게 되면 근육이 경직되면서 신경을 압박하게 되어 통증을 유발하고 그 상황에서 일시적으로 벗어나게 되면 긴장이 풀리면서 경직되었던 근육이 풀어지며 온몸에서 힘(기운)이 쭉 빠져나가는 것을 느끼게 되는데, 이것이 반복되다 보면 만성 피로가 되고 근육에 응결 부위가 생기고 혈액 순환장애를 일으켜 만성 통증으로 진행된다.

이럴 때 지압으로 경혈점을 자극하여 생기(생체전기, 펌프작용으로)를 발전시켜 원기를 회복시켜 주면 혈액 순환이 원활하게 되어 근육과 장기에 축적되는 찌꺼기와 피로물질들을 빨리 배출시키도록 도와주므로 마음속의 스트레스와 긴장과 근육의 경직을 한 번에 풀어주어 새 힘을 얻게 한다. 또한 뇌에 기억되는 통증을 없애주어 통증의 재발을 방지해 준다.

무엇보다 심장에서 발끝까지 혈액을 보내는 데는 심장박동(Pump)의 힘만으로 충분하나 직립 보행하는 인간의 발끝으로 내려간 피를 다시 심장으로 돌려보내는 데는 그 여력이 부족하다. 그래서 오후나 저녁때가 되면 팔다리가 무겁고 온몸이 피곤해지는데, 그나마 제대로 된 걸음걸이(경중 걸음)가 이 힘을 보충해 주는 것이다.

발이 제2의 심장이라는 말이 여기서 유래되었으며 잘 걷기 위해서는 발과 다리가 건강해야 한다. 특히 손 발가락 끝의 지압은 인공박동(Pump) 작용과 같아서 기대 이상의 효과가 있다.

그러므로 손을 항상 따뜻하게 유지하고 다치지 않도록 보호해야 하며 손 운동과 지압을 수시로 하면 항상 머리가 맑고 온몸의 건강 상태를 최상으로 유지할 수 있다. 특히 셋째(3지, 중지) 손가락은 머리와 경추, 중추신경의 반응구이기 때문에 칼에 베이거나 삐지 않도록 더욱 조심해야 한다.

지압 치료의 대상

일반 전신 지압에서는 암 환자나 큰 수술을 한 후의 중환자와 출혈성 환자(명이 잘 드는)와 내장 장기 기능부전과 골다공증 환자와 임신부들은 지압하면 안 되지만, 손 발가락 지압에서는 누구도 문제 되지 않는다.

1) 허약자 - 특별히 어떤 병이라고 현대 의학이나 한방에서 진단되지 않는 허약체질, 영양결핍으로 보약을 먹거나 식욕부진과 만성 피로에 시달리거나 성장이 부진한 어린이를 포함하여 감기에 잘 걸리고 눈이 쉽게 피로하며 시력이 갑자기 나빠지고 원기가 부족한 병약자와 허약자가 받아야 한다.

2) 건강한 사람 - 건강한 사람도 계속적인 건강 유지를 위해 기본 건강지압과 양손을 따뜻하게 비벼주고, 주물러주고, 문질러주며 털어주는 손 운동으로 몸 전체의 체온을 정상으로 유지해 주므로 질병을 예방할 수 있다.

3) 임신부 - 임신한 여성에게도 손 발가락 지압은 이롭고 아무 해가 되지 않는다. 일반 전신 지압이나 도구를 이용한 발바닥 지압 등은 임신 5개월 이전과 만삭 시기에는 해롭고 위험한 것이 사실이지만 손 발가락 지압은 약을 함부로 먹으면 안 되는 임신부에게는 오히려 적외선 요법과 함께 두

통, 편두통, 치통, 급체, 구역질(입덧)과 멀미, 감기와 불면증 등에 가장 안전하고 효과적인 건강 유지와 관리 방법이다.

4) 암 환자, 중병환자, 대 수술자 - 임신부와 마찬가지로 중병이나 암 환자들은 신체 부위를 직접 지압할 수도 없고, 지압해도 안 된다.

지압하다 잘못하면 증세가 더 나빠질 수도 있고 만약 림프관에 전이가 된 경우에는 1-2일 혹은 몇 시간 내에도 암이 전신으로 퍼질 수 있다.

그러나 손 발가락 지압은 적외선 요법과 함께 가장 효과적이고 안전하여 암 뿐 아니라 모든 질병과 회복 후의 관리 방법으로 각 장부와 몸 전체의 기본 면역력과 원기를 증진하여 건강을 유지 시켜주며 무엇보다 극심한 통증을 덜어주는 데 탁월한 효과가 있다.

‖ 적용 범위

1, 두통

2, 목 통증, 목이 뻣뻣할 때

3, 어깨와 팔

4, 팔다리 쥐 날 때

5, 좌골 신경통(엉덩이, 고관절)

6, 손과 발 저리고 아플 때

7, 등 결림

8, 관절통

9, 허리 다쳤을 때, 요통

10, 생리통, 갱년기

11, 턱관절, 치아

12, 목과 척추 측만증

13, 인대(건염, 삐었을 때)

14, 불면증

15, 두뇌를 좋게 한다(치매 예방).

16, 이명, 어지럼증

17, 뇌졸중 후유증

18, 안면마비(구안와사, 삼차신경통)

19, 교통사고 후유증

20, 잘 체할 때 등등

지압 전후의 준비(유의) 사항

1) 시술자는 먼저 손을 깨끗이 씻고 손톱이 날카롭지 않은지 확인한 후, 심호흡으로 호흡을 안정시키고, 손을 털어 나쁜 기를 털어내고 손을 비벼 따뜻하게 만들어 기도하는 마음으로 정신을 집중하여 손에 사랑의 기를 모은다.

2) 피시술자의 손발을 씻기고 손 발가락을 차례로 잡아채어 나쁜 기와 피로를 털어내고, 오른쪽 엄지손가락부터 지압한다.

3) 몸의 아픈 통증 부위를 손가락 상응 부위에서 찾아 통증이 해소될 때까지 지압한다.

4) 지압이 끝나면 손과 발을 털어주고 양손을 어깨 위로 들어 올려 손바닥을 하늘로 향하게 하고 좌우로 흔들어 천기를 받아들인다.

5) 지압을 받은 후 30분 안에는 찬물을 마시지 말고 찬물과 찬 것을 손에 대지 않는다.

지압의 방법

일반 지압에서는 대개 엄지손가락으로 경혈점을 누르고 양 엄지를 포개어 누르며 손가락 전체와 손바닥, 팔꿈치와 무릎을 이용해(카이로 프랙틱) 누르기까지 하고 꼬집거나 압박, 진동법(추나)을 사용하기도 하고 지압봉 같은 도구를 사용하기도 한다.

그러나 손가락 지압은 단지 엄지와 검지(1지와 2지. 물론 다른 손가락도 사용할 수 있다)를 사용하여 손 발가락 끝을 자극하는 것으로 누구든지 손쉽게 배워 스스로 또는 가족과 어려운 이웃에게 기쁨을 주고 사랑을 나누는 봉사를 할 수 있다.

1) 일반 지압의 경우는 신체의 병증 부위와 통증 부위를 직접 시술하므로 지압의 세기와 누르는 시간에 극히 주의해야 한다.
피시술자의 상태와 병증에 따라 아파도 참아야 하는 정도의 세기가 다르고 통증의 강약에 따라 지압의 세기와 시간도 조절해야 하는 어려움이 있다.
2) 그러나 손가락 지압에 있어서는 아픈 신체의 반응구와 상응점을 손과 손가락에서 찾아 지압한다. 피시술자의 기분이 좋을 정도로 약간 아프면서 시원함을 느끼는 정도와 아파도 참을만한 세기로 지압한다.
3) 먼저 통증 반응구를 찾기 위해 아픈 쪽의 손과 손가락을 보통의 세기로 지압한다. 통증 부위가 나타나면 피시술자의 찡그리는 표정을 보고 물어보아 강약을 조절하며 지압한다.
4) 손가락 반응점의 통증이 약해지면 신체 통증 부위의 통증이 가라앉는다. 통증이 완전히 멎을 때까지 지압한다.

지압의 세기는 건강한 어린아이들이 아무리 지압해도 아무 통증을 느끼지 않는 정도의 세기이다.

‖ 지압할 때 꼭 지켜야 할 사항

1) 손 발가락 끝과 손가락 끝 14경혈점의 지압은 +로 하는데 가로와 세로 각각 7초 이상을 넘으면 안 된다. 손 발가락 끝의 십 선 자극은 인체의 혈액 순환을 촉진하는 생체전기 발전에 5-7초 정도의 자극이면 충분하고 그 이상이면 과잉이 되기 때문이다.

손가락 끝과 경혈, 경락점은 가로와 세로 각각 5초면 합 10초가 되기 때문에 가장 이상적이다. 발가락 끝은 무디므로 가로와 세로 각각 7초 정도 자극이면 자율신경이 해당 장기에 자극을 전달하여 각 장기를 깨워 그 기능을 활성화하는 데 충분한 시간이다.

2) 시술자는 손톱을 항상 짧고 매끄럽게 관리해야 하며 늘 상처 없이 건강해야 하고 시술 전 깨끗이 씻고 소독해야 한다.

손가락 지압은 일반 지압처럼 오래 누르고 있는 것이 아니라 5초 동안에 약 15회 정도 눌렀다 떼었다를 반복하는 순간 자극 지압법이다.

3) 보통의 통증 해소나 질병 예방 차원의 건강지압은 1일 1-2회면 족하다. 만성병이나 중병이라도 1일 3회면 충분하고 그 이상은 오히려 해로울 수 있다.

치과 치료 후의 통증이나 두통의 경우는 통증이 가라앉을 때까지 계속해도 되며 양 손가락을 번갈아 가며 하고 한 곳을 2-5분씩 지압하면 대부분 가라앉는다.

4) 암이나 내상, 장기의 중병에는 수술이나 항암치료와 약 복용 등 현대 의학의 시술을 받으면서 지압을 보조 치료 수단으로 이용해야지 지압을 만병 통

치술로 오해하면 안 된다.

지압은 막힌 기를 뚫어주어 혈액 순환을 잘되게 하여 원기를 북돋아 인체의 자연치유 능력인 면역력을 촉진해 주는 역할을 하므로 질병의 빠른 회복과 병 발생을 예방하는 것이요. 근육과 신경의 긴장을 풀어주어 정신적으로도 안정 을 되찾게 해주는 것이다.

5) 지압이 끝난 후에는 심호흡(복식호흡)을 크게 5차례 정도 하여 긴장을 풀어주 고 손을 털어주어 나쁜 기운을 털어낸다.

기본 건강지압

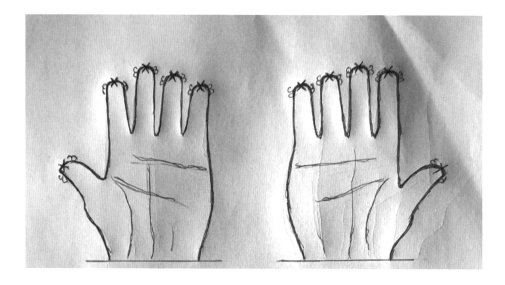

기본 건강 지압

× 엄지 손톱으로 교차 자극

{} 손톱 끝 좌우, 상하 지압

건강한 사람이 건강 유지를 위해 꼭 필요한 기본적인 지압이며 모든 병과 통증 치료에 앞서 1차적으로 해야 하는 기초지압으로 건강한 사람은 1일 1-2회, 환자는 1일 3회 실시하면 아주 좋다.

일반 지압이나 마사지는 통증점을 직접 지압하고 마사지하지만, 손가락 지압은 손가락에 나타나는 신체의 통증 반응점을 찾아 지압하는데 손가락 반응 부위에 통증이 심하다. 통증으로 통증을 치료하는 치료법이다.

1) 오른쪽 1지부터 시작하여 열 손가락 끝을 5초 동안에 15회 정도의 속도로 +(십자)로 지압한다.

2) 손톱 가장자리의 밑 부분 양쪽을 1지와 2지로 쥐고 5초 동안에 15회 정도의 속도로 각 손가락을 좌우 상하로 30초간씩 지압한다.

3) 오른쪽 1지부터 시작하여 열 발가락 끝을 +로 각각 5초 동안에 15회 정도의 속도로 지압한다.

4) 발톱 가장자리의 밑 부분 양쪽을 1지와 2지로 쥐고 5초 동안에 15회 정도의 속도로 각 발가락을 30초간씩 지압하고, 발가락 뿌리 부분 역시 같은 방법으로 30초간씩 지압한다.

5) 병증이 한쪽에만 있을 경우라도 양 손발을 모두 시술하며 아픈 쪽의 통증 반응 부위를 두 배 이상 지압한다.

통증(Pein, Ache, 독어 Schmerzen, Wehtun), 통각이란 무엇인가?

통증은 아픔이다. 아픔을 느끼는 것이다. 통증은 신체의 상처와 잠재적인 조직손상으로 인한 통각, 곧 뇌 신경이 아픔을 인식하는 것이다.

통증은 인체가 보내는 SOS, 위험신호다. 아프니 빨리 원인을 제거하고 치료해 달라는 호소다.

뇌에는 100조-1,000조의 시냅스가 있다. 뇌는 시냅스의 변화로 기억이 저장된다. 시냅스는 신경세포인 뉴런이 만나는 접점이다.

형광 발색 시스템을 통해 신경세포가 시냅스를 만들어내는 과정을 알 수 있다.

신경세포의 작용과 기능구역을 알아내어 만든 지도인 FMRI를 통해 뇌 기능 매칭을 알 수 있다.

실제 상처 부위의 통증을 느끼는 신체적, 감각적 통증과 뇌 신경이 느끼는 신경적 통증, 환상증과 정신적 고통으로 분류하는데 모두 한 가지로 뇌 신경이 느끼는 고통이다.

통증의 원인 – 통증의 원인은 염증과 냉증과 다침이다. 사고로 살이 타박상을 입어 붓고 찢어지며, 혈관이 다치고 터져 피가 나고 인대가 찢어지며 끊어지고, 뼈가 깨지고 부러지며 신경을 압박하고 다쳐서 느끼는 고통 때문이다.

염증은 아래 염증 항에서 자세히 설명한 것처럼 외상, 내상과 말초 세포 분열시 에너지 발생 후 남은 찌꺼기 등이 썩어 발생되고 냉증은 혈액 순환장애로 말초 부위에서 에너지 생산이 안 되어 차고 굳어진다.

통증과 신경의 통로 – 척수는 척추신경의 연결고리로 척추 마디 디스크 위에 있어 척추 마디 마디에서 각 장부로 들어가는 척추신경과 연결되어 있다.

통증은 신경의 길을 따라 나타난다.

혈액 순환과 통증 – 혈액은 체중의 약 8%요 혈관의 길이는 10만 km로 1일 6L의 혈액을 공급한다.

혈액 순환이 잘 안 되면 1) 사지 냉증, 피부색이 변하고 2) 냉증으로 어혈이 생겨 통증이 발생하고 3) 혈전, 콜레스테롤, 동맥경화로 이어진다.

무한 통증(CRPS) - 최고의 통증이 10이고 통증이 없는 상태가 0일 때 8-9의 통증이 간헐적 또는 지속적으로 계속되는 것을 말한다.

어떤 외상의 통증도 완전한 치료가 안 되어 통증이 남으면 만성 통증이 된다.

통증은 통각처에서 – 이온을 통해 척수에 전달되고 – 중추신경을 통해 – 뇌 신경으로 전달된다. 통증의 신경전달에 따라 말초성 통증과 중추성 통증으로 나눈다. 처음 통증이 발생한 통각처에서 느끼며 심하면 중추신경을 따라 뇌까지 통증을 느낀다.

신체적, 감각적 통증 - 말초신경섬유가 반응하는 것으로 열, 냉과 기계적 상처와 소독할 때의 통증과 눈과 코에 자극이 강한 독소가 들어갔을 때 느낀다.

신경계 통증 - 말초신경이나 중추신경의 손상으로 인한 지속적인 통증이다. 오래되어 혈액 순환이 안 되고 뭉쳐서 굳어지면 감각장애의 마비가 온다.

정신적 고통 - 정신질환자들보다 보통 사람들이 느끼는 정신적 불안으로 소외감과 대인기피증, 광장과 빛 공포증 등인데 모두 신경호르몬의 과잉 또는 과소 분비에서 오는 현상이다.

통증의 영향을 미치는 뇌 부위는 정서와 감정을 지배하는 뇌 신경 부위로 느끼는 소외감과 우울증, 죽고 싶은 충동 등을 잘 다스려 불안한 마음을 안정시키면 통증도 줄어든다.

환상통 - 대부분 신체 일부의 절단환자가 겪는 만성 통증으로 사고 당시의 충격과 아픔, 질단 당시의 아픔과 신체 일부의 상실감에서 온다.

알레르기성 통증 - 보통의 알레르기 증상은 가려움증과 두드러기, 눈 가려움과 목 안이 마르고 혀가 말리고 조이는 현상과 드물게 두통이 나타나고 특정한 관절(무릎) 통증이 심하게 발생하기도 한다.

말초성 통증 - 신경 말단에 펩티드, 세로토닌, 히스타민 등의 신경호르몬이 신경섬유에 자극을 전달하여 척수를 통해 뇌의 시상부까지 통증 정보가 전달된다. 캡사이신은 매운맛과 통증을 동시에 느끼는데, 갑자기 열을 발생시켜 체온을 상승시킨다. 매운 통증으로 통증을 치료하기도 한다.

중추성 통증 - 펩티드 호르몬이 분비되어 척수에서 시냅스로 만들어져 연수와 뇌교를 통해 뇌간에 도달하여 소리 지르고 찡그리는 고통에 따른 반응을 하고 중뇌에서 대뇌피질 전체에 전달되고 반대로 통증 부위로 하달된다.

인체의 자동 통증 조절 장치 - 인체의 신경계에는 비통증성 감각 정보를 담당하는 굵은 신경섬유가 있어서 억제성 개체인 뉴런을 활성화해 통증이 뇌로 전달되는 문을 닫는 역할을 한다. 그러나 척수에서 신경섬유를 통해 통증 전달 신호가 전달되면 억제성 뉴런이 억제되고 관문이 열려 통증 정보가 전달되며 자동으로 통증 조절을 한다.

통증 조절 - 뇌간으로부터의 하행성 억제 조절과 개체 뉴런의 흥분과 억제성으로 조절된다. 자율신경 중 교감신경은 통증을 느끼게 하고 부교감신경은 통증을 줄여주는 역할을 한다.

외상 치료 부위의 통증관리 - 외상이 치료된 후에도 대부분 후유증으로 만성 통증이 남는데 환부의 근육신경통이다. 거기다 환상통증까지 발생한다. 이유는 뇌 기억세포의 통증 기억이 삭제되지 않고 남아 있기 때문이다.

완치의 개념 - 손가락의 반응구에서 통증이 완전히 없어질 때까지 치료하면 뇌세포의 통증 기억이 삭제된다. 뇌에 통증의 기억이 남아 있으면 날이 궂거나 다친 시기가 돌아오면 극심한 통증이 재발되는데 손 발가락 반응구에서 통증이 없어질 때까지 치료하여 뇌의 통증 기억을 완전히 지우면 만성 통증과 신경통이 치료된다. 후유증이 나타나지 않아야 완치다.

신체적인(Somatische, Koerper) 통증은 피부, 내피, 근육과 관절, 뼈와 연결조직에 나타나는 통증이다.

내장과 창자(Viszeralen, Eingeweide)는 속이 빈 장기와 막으로 팽창된다. 신경 경련성(Neurogen, Spasmen) 콜릭(Kolik은 산통과 같은 통증)과 평활근(Glasmuskel)의 천공(Perforation) 등으로 염증이 발생한다. 내장과 연결된 신경이 다치면 민감한 급성(Akut) 통증이 발생된다.

마음의 부정적인 생각은 몸의 아픔과 질병으로 나타난다. 몸의 환부의 고통은 뇌 신경(마음)이 아픈 것이다.

불면증은 신경 불안정증으로 원인이 다양하다. 지나친 흥분이나 성적인 불만족과 마음에 안 드는 불만이 가득 차거나 쓸데없는 걱정 때문이다.

가장 좋은 치료법은 손 발가락 지압법과 기도와 명상인데 기도와 명상은 같은 것으로 사랑(하나님께)에 자신의 심신과 일상의 모든 것을 맡기고 빠져버리는 것이다. 만사는 마음먹기에 달렸다고 말은 잘하지만 스스로 그렇게 사는 사람은 많지 않다.

손 떨림의 경우 나는 안 떤다. 내 손은 정상이다. 떨리지 않는다. 하며 떨림을 내던져 버려라!

현대 의학에서 기계로 진단이 안 되는 두 가지 병은 면역력 결핍과 불면증, 영양흡수 능력 부족과 운동 부족 등에서 오는 만성 피로증후군과 신경섬유 통증이 있다.

모든 질병이 그렇지만 특히 통증은 시초에 가벼울 때 치료가 쉽다. 통증을 참다가 병원을 찾았을 때는 이미 질환이 되어 있다. 초기의 통증은 원인을 진단하여 약(진통제)보다 자연 치료요법으로 치료하면 효과가 좋다.

날씨 변화는 통증과 깊은 연관이 있다. 인체도 자연의 일부로 기압과 수분의 영향을 받는다. 비가 오려고 하면 특히 중추신경의 지배를 받는 허리와 상처 부위의 신경통이 심해진다.

인체의 모든 기관과 활동을 주관하는 것은 뇌다. 마음과 영혼과 정신과 생각과 신체의 움직임이 다 뇌 신경에 달렸다. 인체는 몸과 마음이 신경으로 연결되어 있고 뇌 신경의 지배를 받는다. 심신의 병 모두 뇌 신경 병증이다.

고통은 결코 참된 인간을 만들어주지 않는다. 사람이 삶의 과정에서 여러 가지 고난과 시련을 겪을 수 있지만, 그것이 고통이 되어서는 안 되며 더욱 고통을 참고 견디는 어리석음에 빠져서는 안 된다.

고통은 할 수 있는 대로 빨리 해소되어야 한다. 특히 말기 암 환자나 신경섬유통증 환자의 무한 통증과 만성 통증은 인간의 존엄성마저 파괴하기 때문이다.

신체의 통증은 뇌 신경을 더욱 자극하므로 신체의 모든 기능을 악화시킨다.

통증 치료는 곧 신경 치료로 흥분된 자율신경을 조절하여 가라앉혀 정상을 되찾게 하는 것이다.

통증 치료에는 두 가지 방법이 있는데 하나는 의료적 치료로 항염, 항생제 복용이나 통증 주사는 일시적으로 통증을 줄여주는 것이요, 호르몬 주사는 치료를 돕지만 부작용이 심하다. 물리치료와 지압 마사지 등 인위적인 노력으로 빠르고 좋은 효과가 기대되나 부작용과 통증과 비용 문제들이 있다.

둘은 자연 치료요법으로 인체의 스스로 치료회복 능력을 기다리는 것이다. 인체의 구성 본질인 흙(자연, 물)으로 돌아가 좋은 공기와 알맞은 식이요법과 적당한 운동과 편히 쉼을 통한 정신적 안정을 얻는 오랜 기다림의 인내심이 필요한 요법이다.

그중에 가장 좋은 방법은 인체 생명의 본질인 사랑요법이다. 성서에서 나사렛 예수나 그의 제자들인 베드로와 요한, 사도 바울 등의 기도와 손으로 만져 주심을 통해서 또는 옷자락만 만져도 수십 년 된 고질병이 한순간에 낫는 기적을 낳는 사랑의 능력이다.

저사는 손가락 지압요법으로 환자들을 치료하면서 극심한 통증을 견뎌야 하는 고통을 보며 하나님 저에게 더 큰 사랑의 능력을 주셔서 고통 없이 환자들의 병이 낫게 해주소서 하고 기도할 때가 많으나 기도한다고 아무에게나 그런 능력이 허락되는 것은 아니다.

통증을 일으키는 염증의 원인이 혈액 순환장애로 관절 부위에 염증이 많은 혈액이 정체되어 근육이 뭉치고 냉증이 생기며 근육과 혈관이 부어 신경을 누르기 때문에 발생한다.

자연 치료요법 중에서 손 발가락 지압은 혈액 순환이 잘되게 하여 염증과 통증을 일으키는 찌꺼기를 빨리 걸러 배출하기 때문에 관절염 치료에도 효과가 좋은 것이다.

운동이나 작업, 사고 등으로 다치고 상처가 났을 때 외과적 치료로 상처가 아물고 멍이 풀리지만 통증은 오래 계속된다. 이유는 인체가 충격을 받거나 상처가 났을 때 피부 안에 있는 근육도 다치는데 살을 싸고 있는 막, 곧 인대(힘줄)가 찢어지거나 살이 붓고 염증이 생기기 때문이다. X레이 사진은, 인대가 파열되거나 끊어진 것은 나타나지만 인대 주머니 근막이 찢어진 것은 나오지 않는다.

외부 상처 치료와 함께 항염제와 통증 주사와 진통제로 대부분 좋아지지만 완치된 것은 아니다. 인대(근막)가 찢어지거나 파열되면 회복이 오래 걸린다. 상처 부위를 만지면 오히려 해가 되고 손가락에서 상응 부위를 찾아 지압하면 통증이 줄어들며 빨리 낫고 인대도 튼튼해진다. 손의 통증 반응구를 찾아 지압하는 손가락 지압의 통증 치료는 신경 치료다. 신경이 통증을 느끼기 때문이다. 극심한 통증은 뇌 신경세포를 손상하여 죽게 만든다. 그러므로 통증은 빨리 없앨수록 좋다.

인간의 가장 반가운 표시는 서로 얼싸안는(포옹) 것이다. 처음 보는 사람이면 몰라도 가족 간에 부부간에 친구 사이에 가까운 이웃과 성도 사이에 더 나아가 직장동료 사이에 만날 때마다 얼싸안고 반기면 우리 마음이 기쁘고 행복감에 취하게 된다.

인간의 삶은 정해진 어느 시간이나 장소에서의 명상과 신앙수련보다 하루하루 살아가는 일상의 생활 속에서 이 사랑을 실천하여 서로 진심으로 사랑을 나누면 우리 몸과 신경이 안정되고 푸근해져 긴장이 풀어지므로 힘이 솟고 면역 기능이 향상되어 병마를 물리치고 이기므로 건강한 삶을 살 수 있다.

진통제에는

1) 일반진통제로 – 근육통과 관절염 등에 사용하는 비스테로이드성 소염진
   통제와 감기, 몸살, 두통, 치통 등에 사용하는 해열진통제가 있다.
2) 마약성 진통제로 – 중추신경에 연결되는 이온 통로를 차단(마비시켜)하는
   중추성 진통제가 있다.

인대, 힘줄, 근막(영어 Tendon, Fibre, Fascia, 독어 Sehnen, Faser, Faszien)이란 무엇인가?

영어 Fibre, 독어 Faser는 섬유, 실, 힘줄을 뜻한다.

근육(살)을 싸고 있는 영어 Fascia, 독어 Faszien은 힘줄막, 근막을 뜻한다.

영어 Tendon, 독어 Sehnen(Ligament)은 인체의 연결조직으로 영어 Connecti ve Tissue, 독어 Binde Gewebe로 인대다.

인대는 한마디로 영어로 텐돈(Tendon), 독일어로 제넨(Sehnen)이다.

화저는 제넨이 실로 된 힘줄이란 뜻이고 화스찌엔은 제넨이 살을 싸고 있는 힘줄 주머니라는 뜻이다.

인대는 1) 뼈에 붙어 단단하고 질긴 넓은 붕대처럼 된 반트 인대 2) 살(근육) 을 싸고 있는 힘줄(근막) 인대 3) 아킬레스건처럼 부드럽고 탄력 있는 관절 부위와 근육 사이를 채우고 있는 엘라스틴, 콜라겐 인대 등 세 부분으로 나눈다. 근막은 힘줄 주머니다.

인대와 근막은 인체조직에서 가장 넓은 부피를 가지고 있다. 이제까지 피부 가 가장 넓은 인체조직이라고 배우고 알고 있었으나 인대로 연결된 근막이 피

부보다 훨씬 넓다.

　근막 중 가장 큰 부위가 흉막과 복막이고 다음이 허벅지 등 살을 싸고 있는 근막이다. 살은 아무리 많아도 힘을 쓸 수 없다. 힘살이 말해주듯 힘줄 주머니 근막이 살을 싸고 있으므로 근육(힘살, Muskel)이 힘을 쓸 수 있는 것이다.

인대의 역할은

1) 인체의 틀인 골격과 장기와 관절 등을 지탱하여 인체의 구조를 완성한다. 뼈는 인체의 형태 골격을 세우는 중요한 역할을 하지만 스스로 움직이고 지탱하고 운동이나 힘을 쓸 수 없다.

　근육이 움직이고 힘을 쓰고 운동할 수 있게 하는데 근육이 힘을 쓸 수 있는 것은 힘줄 주머니가 살을 싸고 있기 때문이다.

2) 인대가 인체를 움직일 수 있게 한다. 운동과 일, 힘쓰는 일, 말과 씹는 것, 보고 듣는 것, 손으로 잡고 쥐고 구부리고 일어나고 걷는 골격, 심장, 내장과 배변까지 힘과 움직임이 필요한 모든 곳에 근육이 있는데, 인대가 없으면 모든 신체활동이 불가능하다. 인간의 몸은 자연 생태적으로 움직이게 만들어졌다.

3) 인대(힘줄, 근막)를 움직이게 하고 부드럽게 유지하는 것이 엘라스틴과 콜라겐 인대다. 피부와 몸을, 젊고 탄력 있게 만든다. 유방의 형태와 탄력을 유지하는 인대를 쿠퍼 인대라고 하는데 엘라스틴과 콜라겐이 줄어들면 유방 상태가 찌그러들고 아래로 처진다. 또 목과 얼굴, 관절 부위에 주름이 많이 생긴다.
　골고루 적당히 먹고 적당히 일하고 꾸준히 운동하는 것이 최선의 비결이다.

4) 신체의 특정 자세를 유지할 수 있게 해주는 수의근이 반트 인대다. 그중에 뼈와 관절을 움직이게 해주는 인대를 골격근이라고 하는데 힘줄이라는 강하고 탄력 있는 조직과 신경의 명에 따라 탄력 있게 늘어나고 수축할 수 있는 힘줄로 이루어져 있다. 반트 인대는 근육을 뼈에 고정하는 역할을 하고 힘줄(근막)은 맹장 신호에 따라 뼈를 잡아당겨 관절을 움직이게 하는 역할을 한다.

힘줄을 건(근)이라 하고 힘살을 근육이라 하는데 근육은 살, 곧 고기를 근막(힘줄 주머니)이 싸고, 있는 것이다.

5) 관절을 유지하는 것은, 연골이 아니라 연골과 관절을 보호하는 인대의 역할이 가장 중요하다. 다치거나 운동 부족, 무리한 운동으로 인대가 늘어나 상하고 약해지면 퇴행성 관절염 등이 발생한다. 관절 부위의 인대가 늘어난 것이 염좌(삔 것)요. 무릎인대가 끊어지면 걷지 못하고 어깨인대가 끊어지거나 늘어나면 팔을 올리지 못하고 통증이 심하다.

관절 부위는 무릎의 십자인대같이 뼈와 뼈를 연결하여 관절뼈와 콜라겐을 보호해 주는 크고 넓은 인대가 있다.

연골은 관절의 물렁뼈, 오돌뼈로 관절을 부드럽게 움직이게 해주는 콜라겐 인대다. 흔히 연골이 닳는다고 말하는데 연골은 실상은 콜라겐이 줄어드는 현상이다. 관절을 부딪치거나 다치면 겉 상처는 치료되어도 속 콜라겐 인대가 파열되거나 염증이 생겨 통증이 계속되는 것이다.

<u>유일하게 무릎관절에는 앞부분에 마개뼈(슬개골)가 있다. 인체가 서고 걷는 데 무릎이 가장 중요한 역할을 하므로 무릎관절을 보호하기 위함이다. 무릎 뚜껑(마개)도 콜라겐이 싸고 보호한다.</u>

무릎관절 대퇴골 머리와 경골 머리 사이에는 척추관절같이 디스크가 있다.

연골인 물렁뼈와 콜라겐이 줄어들면 연골디스크도 닳아 뼈와 뼈가 부딪쳐 심한 통증을 유발한다.

또 다친 상처는 아물고 나았어도 통증이 계속되는 것은, 상처 안쪽의 근육을 싼 근막이 찢어져 아물지 않았기 때문이다. 다 나았어도 통증이 없어질 때까지 안티푸라민을 바르고 싸매며 상응 부위 손가락을 지압해야 한다.

키가 줄고 힘이 빠지고 근육이 감소되는 것을, 근육이 빠지고 키가 줄어든다고 말하는데, 아니다! 운동 부족과 콜라겐 등 영양 섭취 부족으로 무릎 뒤 오금지 넓은 반드인대가 뻣뻣하게 굳고 짧아져 당기므로 약해진 척추가 주저앉아 척추 협착증이 발생되며 키가 줄어드는 것이다.

누워서 한쪽 무릎을 굽히고 양손으로 깍지껴 배 쪽으로 당기면 다른 쪽 다리가 들리면 들린 쪽 다리 인대가 짧은 것이다. 원인은 척추나 골반이 삐뚤어진 것이다. 골반과 척추를 치료하고 꾸준히 운동하면 개선된다.

인대를 부드럽고 튼튼하게 유지하는 비결은 -

돼지 족발과 껍데기와 소 다리 도가니, 닭발과 오돌뼈 등 콜라겐이 많은 음식을 적당량 자주 먹는다(흡수율 10%). 효소로 발효시킨 카놀라유와 콩기름, 적ㆍ녹색 채소 등은 90% 흡수되며 동물과 생선에 없는 항산화 성분도 풍부하다.

가벼운 맨손체조(스트레칭)와 중 정도의 근력 운동을 1시간씩 1주일에 4번 이상 꾸준히 하는 것이다.

‖ 인대의 종류

1) **반트**(밴드) **인대** – 뼈와 뼈, 관절을 연결하는 굵고 넓은 인대로 관절을 굽히고 펴고 움직이는 인체의 골격과 형태를 유지하는 기둥 역할을 한다.

2) **힘줄 인대** – 반트 인대와 근막을 연결하는 질기고 탄력 있는 엘라스틴, 콜라겐 인대다.

3) **근막 인대**(힘살 인대) – 살을 싸서 보호하고 힘을 쓸 수 있게 하는 힘줄의 주머니(인대 주머니)로 늘어나고 수축하는 엘라스틴 작용을 한다.
    인대와 힘줄은 근막(힘살)보다 탄력적이나 많이 늘어나지 않고 무리한 운동이나 일로 다쳐서 늘어나면 통증이 심하고 쉽게 정상으로 회복되지 않는다.

4) **콜라겐 인대** – 근육의 사이사이를 채우고 모든 관절의 물렁뼈가 콜라겐 인대다. 아킬레스건처럼 구부리고 탄력이 필요한 부위는 콜라겐 인대로 되어 있다.

5) **장경 인대** – 장경 인대는 골반과 허벅지 부위를 연결하는 반트 인대로 인체 중 가장 크고 넓고 긴 힘 있는 인대다. 근막장근, 대둔근, 중둔근, 외측광근 등의 근막이 합쳐져 허벅지 바깥 부위 대퇴골의 바깥쪽을 지나 경골(무릎) 상단에 붙어 있는 긴 인대다. 장골(골반뼈)에서 경골(무릎)까지 이어져 있어 장경 인대라 부른다.

무릎 바깥쪽 통증은 반월상 연골판 손상과 장경 인대의 마찰에 의한 통증이다.

장경 인대 증후군은 -

1) 불균형한 자세의 반복되는 일이나 심한 운동에서 온다.

2) 고관절 외 전근의 약화에서 온다.

3) O 디리와 골빈과 칙추가 틀어져서 한쪽의 장경 인대가 짧아져 골반 골두와 마찰이 생기고 무릎 바깥쪽으로 체중이 많이 실려 통증이 심하다.

4) 등산 내리막길이나 계단, 자전거, 축구, 달리기, 걷기, 스쿼트 등은 통증이 더 심해지고 인대와 근막의 튼튼한 탄력성을 위해 종합적인 신체운동인 맨손체조가 가장 좋고, 인대가 늘어나서 통증이 심할 때는 손가락 지압 치료가 가장 효과적이다.

심장근육과 내장근육은 의지의 지배를 받지 않고 자율적으로 움직이는 불수의근으로 수축과 이완을 반복하는 항상성이 있어 생명을 유지한다.

운동을 안 하면 인대와 힘줄, 근막의 탄력성이 떨어져 수축과 이완이 잘 안되고, 인대가 굳어져 힘을 못 쓰게 되고, 척추뼈를 당겨서 척추 협착증의 원인이 되며 키가 급격히 줄어든다.

인대가 굳어지면 약한 부딪힘에도 파열되거나 끊어지기 쉽다.

염증(Infection, Entzuendung)이란 무엇인가?

염증은 모든 생물에게 생길 수 있다. 건강한 사람이나 약 체질이나 마찬가지이고 건장한 운동선수들에게는 과도한 에너지 사용으로 찌꺼기와 유해한 활성산소가 많이 발생하여 일반인보다 더 많은 염증이 생긴다. 염증이란 말은 불붙는다는 의미의 라틴어 인플라마티오(Inflamatio)에서 유래되었다.

따라서 염증이 발생되면 열이 오르고 심한 통증이 함께 온다. 열은 세균을 죽이고 찌꺼기를 태우지만, 정상 세포도 상하고 너무 높으면 세포가 삶아지고 타서 죽는다. 그래서 해열제를 먹어 열을 내리는 것이다.

염증의 원인은 -

1) 음식이나 음료수와 호흡을 통해 내부 장기에 병원균이 침입하여 감염되어 발생하고 발병된다.

2) 사고나 심한 운동으로 외부적 충격이나 자극으로 세포가 손상되고 병원균의 침입 등 해로운 자극으로부터 몸을 보호하기 위해 일어나는 면역체계의 저항이요 생물학적 면역반응이다.

3) 세포의 분열 과정에서 인체의 면역력이 떨어지면, 노화(죽은)된 세포 사체의 흡수처리가 안 되어 쌓여 썩는 것이 염증이다.

4) 세포분열 과정에서 수분과 산소 부족, 항산화물질의 분비 부족으로 활성산소가 급격하게 늘어나 세포를 공격하므로 세포들이 죽어 염증이 발생된다. 혹 죽지 않고 살아남은 비정상 세포를 좀비 세포라 하여 마치 좀비에게 물리면 좀비가 되듯이 이 좀비 세포가 정상 세포를 전염시켜 세포들을 병들게 한다고도 말한다.

   병든 좀비 세포든, 죽은 찌꺼기든 마찬가지로 염증을 일으키는 원인이 된다.

5) 인체의 어느 부위에 상처를 입게 되면 그 부위는 주변 조직보다 전기 저항이 높아지므로 전류가 잘 통하지 않는다. 전류가 적게 흐르면 세포에 필요한 절대 전류량이 줄어들고 이로 인해 염증 반응이 발생하여 통증과 국소 발열, 부종과 발작 등이 나타난다.

피부나 근육이 상처를 받으면 근육은 스스로 보호하기 위해 수축하는데 근육이 수축하면 혈류량이 줄어들어 산소량과 영양소도 줄어든다. 노폐물은 배설되지 못하고 쌓이게 되어 부종과 통증이 더 심해진다.

염증은 + 양전하를 띤다. 그래서 열이 오른다. 염증이 있는 조직 부위와 질병의 핵심에 자유라디칼이라는 활성산소가 병을 더 악화시키는데 활성산소가 양전하 + 분자이므로 어스로 땅에 접촉하면 - 음전하인 자유전자가 통하여 염증 과정에서 양전하를 띤 활성산소가 줄어들거나 중성화되어 염증과 통증이 줄어든다.

즉 - 음전하를 띤 자유전자가 불(염증)을 꺼버리기 때문이다. 따라서 인체가 맨발로 땅을 딛고 살 때는 항상 접지(어싱)가 되어 음전하가 충분함으로 공중(하늘)의 라디칼한 양전하와 정전기로부터 보호를 받았다.

비전도체인 고무와 화학물질로 된 신발과 콘크리트와 아스팔트, 그리고 땅에서 높이 떨어진 고층 아파트의 도시에 살면서 지기(땅의 음전하)가 통하지 못하니까 생체전기가 약해지며 피곤하고 병들고 노쇠해지며 고통에 시달리는 것이다.

흔히 남성들의 성 기능이 떨어지는 것을 두고 양기 부족이라고 말하는데, 위에서도 말했지만, 남녀 상관없이 - 음전하, 음전자가 부족하고 + 양전하, 양전자가 성하므로 정기가 메마른 것으로 양기 부족이 아닌 음기 부족 상태를 말한다.

다시 말하면 인간은 천기(+ 양기)와 지기(- 음기) 사이에서 조화를 이루며 서 있는(살아가는) 존재인데, 지기(음기)가 차단되면서 양기(열, 염증)에 의해 메말라 가는 것이 현대 인간의 모습이라는 말이다.

이슬에 젖은 잔디밭이나 흙, 땅을 맨발로 1일 30분-1시간 정도 걷거나 눕거나 앉아서 즐기는 것은 우리 몸에 부족한 자유전자, - 음전하, 지기를 받아들이고 넘치는 + 양전하 양기를 줄이는 상태여서 약해졌던 원기가 빠르게 채워져 회복되므로 염증이 줄어들고 통증이 나아지며 몸의 리듬이 정상으로 회복되어 질환이 호전된다. 접지는 바로 배터리를 충전기에 꽂아놓은 것과 같은 이

치이다.

완치판정을 받은 암 환자들의 사례를 보면 수술 후에나 항암치료 중이거나 병원 치료 후에 공기 좋은 산골이나 바닷가에서 나무와 흙, 바닷물(소금물이 전도율이 높다)의 기, - 음전자를 직접 발과 몸으로 받고 적당한 활동과 천연음식으로 건강을 회복한 것이 대부분이다.

우리 몸의 염증이나 질병은 음기인 자유전자 부족 현상으로 양기 부족에서가 아니라 양기 충천으로 진액이 마르고 시드는 것이다.

‖ 급성염증과 만성 염증

염증은 급성염증과 만성 염증으로 나뉘는데,

급성염증은 - 외상이나 타박상, 골절과 염좌(삐는 것) 등으로 상처가 났을 때 림프구와 백혈구, 또 활성산소의 출동으로 환부가 붓고 발갛게 열이 나며 생기는 염증으로 심한 통증이 동반된다. 응급처치와 약물 복용으로 치료가 잘되면 상처가 아물고 염증이 가라앉는다. 다치지 않아서 통증이 없는 것이 좋지만, 다쳤을 때 나타나는 급성염증은 우리 몸을 보호하기 위해 생기는 좋은 염증, 이로운 염증이라 할 수 있다.

외상의 환부는 미세한 경우는 소독하고 지혈만 해도 염증 없이 아물지만, 상처가 큰 경우에는 빨리 낫지 않고 염증과 더불어 붓고 열이 나고 통증이 심하다. 상처가 크고 심할 때는 테타누스(파상풍) 주사 후, 수술을 하고 항생제 복용과 외용연고와 거즈로 상처를 소독하고 보호함으로 세균감염을 막아 치료해야 한다.

뾰루지 같은 종기나 생이 손가락 등의 염증은 안티푸라민을 바르고 싸매면 2일이면 낫는다. 눈 다래끼 같은 경우는 상처 중앙의 눈썹을 하나 뽑고 안티푸라민을 바르면 1일 만에 낫는다.

상처가 치유되면 맑은 림프액 막이 피부를 보호하고 피부 세포조직이 회복되어 아문다. 이러한 치유과정이 끝나면 면역반응 때 생긴 다량의 활성산소(자유라디칼)는 몸속에 있는 자유전자(- 음전하)나 항산화물질과 결합하여 중화된다.

상처의 고름은 침입한 병원균, 세균과 박테리아와 우리 몸의 면역체인 림프액과 혈액 속의 백혈구가 싸워 죽이고 죽어서 생긴 찌꺼기와 손상된 환부의 잔해다.

사이토카인 폭풍 – 인체의 호흡기와 폐에 바이러스 같은 병원체의 감염으로 인해 인체의 면역체가 교란되어 일어나는 급성 이상 반응으로 42도를 넘나드는 고열과 오한 증세가 심하며 구토와 설사, 두통과 저혈압이 나타나고 의식을 잃을 수도 있다.

사이토카인은 외부 침입자를 막기 위해 세포에서 분비되는 면역 효소들이 과다하게 분비되어 발생하는 염증 유발 사이토카인, 곧 염증성 사이토카인이 과도하게 분비되어 일어나는 현상으로 마치 폭풍이 불어오듯 갑작스럽게 강하게 발생하는 일종의 과잉 자가 면역 현상이다. 항암제가 독하여 부작용으로 간에 염증을 일으켜 간 수치가 상한선까지 오르면 사이토카인이 발동하여 * 류머티스 수치가 갑자기 10배 이상 오른다.

증상은
1) 미세한 반응 시 보통 해열제로 치료한다.
2) 24시간 이내에 안정되는 약한 반응도 있다.

3) 장기 반응 시 나은 후에 부작용으로 신부전이나 폐 기능이 약화 되고 찌그러들 수 있다.

4) 폐렴 증상으로 강한 혈압강하제와 항생제, 산소 호흡기 사용이 필요하다.

패혈증 - 사이토카인이 발생하면 패혈증으로 동시다발적인 여러 장기부전이 발생해 사망에 이른다. 패혈증은 침입 균에 대한 사이토카인 자가 면역폭풍으로 침입 균은 물론 정상 세포까지 죽고 혈액이 부패하여 고름으로 변하는 증상이다.

식중독과 같이 소화기의 급성 감염은 설사와 심한 복통을 동반하며 두통과 열도 오른다.

내부 장기의 염증은 항생제 복용으로 치료하는데 혈액검사 등을 통해 염증이 완전히 사라질 때까지 복용해야 한다.

그러나 식중독은 별다른 약이 필요 없이 커피 가루 복용으로 간단하게 해결된다.

만성 염증은 - 장기의 급성 감염이나 외상의 상처가 빨리 치료되지 않고 오래 지속되면 혈관을 통해 병원균이 전신으로 퍼지며 만성 염증이 된다. 환부의 조직파괴가 진행되면 면역반응으로 다량 발생한 활성산소가 주위의 건강한 세포까지 공격하게 되고 조직파괴가 계속되면 큰 피해로 이어진다.

활성산소가 면역반응에 중요한 역할을 하다가 임무가 끝나면 소멸하거나 중화되어야 하는데, 체내에 항산화물질이나 - 음전하 원기가 부족하면 면역반응이 종료되지 않고 적군이 아닌 아군을 공격하는 반역이 일어난다. 이것이 자가 면역질환이요 만성 염증이 된다.

정상적으로 염증이 치료되지 않고 만성 염증이 되는 것은 우리 몸에 - 음전하를 띤 자유전자의 부족, 곧 전자결핍 때문이다. 자유전자 에너지의 다른 이름이 곧 면역력이다. 한방용어로는 원기다. 원기 부족이다.

사람이 태어날 때 가지고 태어난 생명력을 원기(생체전기)라 한다. 원기를 유지하기 위해 보충해 주는 것이 생기다. 어린아이가 성장하면서 체력을 지탱하고 인간의 활동을 위해 음식을 통해 얻는 에너지를 생기라 한다. 또 다른 하나의 생기는 땅(흙)과 몸을 접촉하여 받아들이는 지기(- 음전하)로 지구 전자기를 직접 얻는 생기도 원기다.

생기를 통해 원기가 유지될 때 건강한 생활을 할 수 있는데 과도한 일과 운동, 가정과 밖에서 받는 스트레스로 고통을 받으면 염증이 생기고 양기가 치솟아 열과 통증이 발생한다. 이런 일이 오래되거나 자주 반복되면 음식을 잘 못먹게 되고, 피로를 풀어 정상으로 회복시켜 주는 잠을 못 자게 하여 생체리듬이 깨져서 생기가 없어지므로 원기가 줄어들고 쇠약해져서 병이 드는 것이다.

원기가 부족하면 만성 염증이 모든 만성 질환과 노화를 촉진하고 발생시켜 수명을 단축한다. 활성산소에 의한 염증 반응으로 염증성 노화라고도 한다.
미세한 만성 염증은 소리 없이 타들어 가는 불과 같아서 혈관조직을 서서히 망가트리므로 피부노화와 함께 흰머리가 나고 온몸의 세포가 노화되기 시작한다.

위궤양이 매운 음식이나 스트레스 때문이 아니고 헬리코박터균의 감염(염증) 때문이라는 것을 밝힌 호주의 두 의학자가 노벨의학상을 받았다.

심혈관질환도 콜레스테롤의 문제가 아니라 혈관의 염증에 의한 것이다. CRP(C 반응성 단백질) 수치가 높으면 심혈관질환이나 심장마비, 뇌졸중을 일으킬 확률이 매우 높고, 제2 당뇨, 암 등 모든 병은 만성 염증과 관계가 있다.

만성 염증은 심장과 뇌에 혈액을 공급하는 혈관 내벽에 염증을 일으켜 심장마비와 뇌졸중을 초래한다. 뇌 신경세포를 파괴하여 치매와 알츠하이머병을 일으키기도 한다. 또 비정상 세포를 증식시켜 암세포로 변하도록 촉진한다. 대부분 중, 노년층의 합병증과 노화, 각종 심각한 질환과 통증의 원인이 진행성 만성 염증으로 발생한다. 치료하지 않고 방치하면 면역계가 제 기능을 못 하게 되어 류머티스 같은 자가 면역질환이 발생 된다. * 류머티스 수치가 천천히 올라간다.

중, 노년층 사망자의 대부분이 염증 질환으로 사망하는데 대표적인 것이 폐렴이다.

맨발로 흙을 밟는 접지가 염증과 활성산소의 활동을 멎게 하여 교감신경의 흥분도 진정시킨다. 혈액의 응고 정도를 점도라 하는데, 점도가 높은 혈액은 백혈구 표면의 − 음전하양과 관계한다. 이를 제타 전위라고 하는데 건강한 피는 9.3mv-15mv 사이로 평균 12.5mv(미리볼트)다.

흙에서 받는 지기는 천연 항응고제이다. 제타 전위가 낮은 혈액은 끈적끈적하여 혈전이 잘 생겨 혈액의 흐름을 방해하므로 혈압이 오르고 당과 나트륨이 함께 결합하여 혈관 벽에 눌어붙어 쌓이면 동맥경화가 발생한다.

전기 에너지는 − 에서 +로 흐른다. 인체의 기도 강한 곳에서 약한 곳으로 이동한다. 땅, 지표면은 − 음전하(v), 자유전자의 보고이다. 지구 자기장, 자유전자, − 음전하의 원기를 받아서 살아가는 것이 인간과 자연이다.

인체는 위로 태양 빛에서 따뜻함과 치유의 광선인 원적외선을 받고 자외선 B를 통해 비타민 D를 합성한다. 아래로 땅에서는 지기(흙)를 통해 항염증 에너지와 생체전기 에너지를 전해 받는다.

우리 몸의 염증이나 질병과 통증은 - 음전하를 띤 전자 부족 현상이다. 최상의 건강 상태는 인체의 음기와 양기가 조화를 이루어 중화될 때이다. 심장 동방결절의 심장근육세포가 만들어내는 생체전기는 심장의 수축과 이완에만 사용된다.

인체의 각 세포에서 생체전기 발전이 약해지면 인체가 약해진다. 염증으로 원기인 음전자가 부족하고 양전자가 많아지면 몸이 불타는 듯 고통을 느끼게 된다. 심장의 동방결절이 아주 고장이 나면 심장박동기(건전지)를 달아 생명을 유지하지만, 다른 허약에서 오는 문제는 땅과의 접촉을 통해 음전자를 보충함으로 인체 전체의 원기를 회복할 수 있다.

증상별 지압법

1. 소화불량, 식후복만증

1) 기본 건강지압을 실행한다.

2) 양손 5지 끝 3혈을 +(십자)로 자극하고 손가락 끝을 엄지와 검지로 쥐고 1분간씩 지압한다.

3) 양손 4지 끝 바깥 혈을 엄지와 검지로 쥐고 1분간 지압하고 3지 1마디에서 손바닥 중앙 부위까지 +로 넓게 지압한다.

2. 구토, 설사, 복통에

1) 기본 건강지압을 실행한다.

2) 양손 5지 3혈을 +로 자극하고 손바닥 쪽으로 각각 10초간씩 비벼준다.

3) 양손 4지 등 바깥 혈을 손등 쪽으로 비벼주고 양 손바닥 중앙에서 손목 선 까지, 따뜻하게 비벼준다.

4) 사용 후 말려서 다시 볶은 원두커피 가루를 설사 후 바로 한 숟가락 물에 개 어 먹고, 매식 전이나 식후 30분에 설사가 멎을 때까지 먹는다.

5) 어린이들(초등학교 학생까지) 설사에는 바나나를 1-2개를 먹고 토스트 양면에 소금을 조금 뿌려 약간 타게 구워 먹여도 잘 듣는다.

3. 만성위염, 자주 체할 때

1) 기본 건강지압을 실행한다.

2) 양손 5지 끝을 식후 바로 좌우 상하로 1-2분간 지압한다.

3) 양손 4지 끝 바깥 혈도 같은 방법으로 1분간 지압한다. 양 손바닥을 항상 따뜻하게 자주 비벼준다.

4. 만성 설사

1) 기본 건강지압을 실행한다.

2) 4지 등 3혈을 +로 지압하고 손등 쪽으로 10초 이상 비벼준다.

3) 3지 1마디 선 중앙을 +로 지압하고 아래로 손목 선까지, 골고루 자극하고 손바닥을 따뜻하게 자주 비벼준다.

4) 사용 후 말려서 다시 볶은 원두커피 가루를 설사 후 바로 물에 개어 한 숟가 락 먹고 설사가 멎을 때까지 매식 후 30분에 먹는다. 2일째부터는 저녁 식

사 후 1회, 3-5일간 먹으면 낫는다.

∥ 설사의 원인

급성 설사

1) 감염에 의한 - 식중독(포도상구균, 이질균, 박테리아 등) 외국 감염지역 체류, 집단 감염(단체식사 후)으로 갑자기 열이 오르고 비위가 상하며 배가 아프고 토한다.

2) 약에 의한 - 항생제나 혈당제(당뇨약), 심장약이나 설사제 복용 등으로

3) 음식 알레르기 - 조미료, 우유제품(유당 효소 부족) 체질에 안 맞는 특정 음식이나 과일과 채소

만성 설사

4) 정신적 요인 - 스트레스, 공포증, 정신적 충격과 마음속의 갈등에서 오는 지나친 긴장 등

5) 과민성 장 증후군 - 식후 1시간 후쯤에 배가 살살 아프고 갑자기 변의가 오며, 설사와 변비를 번갈아 하고 1일 3회 이상 화장실에 간다.

6) 소화효소 부족 - 만성 당뇨와 락타아제 효소 부족과 젖당 분해효소가 부족하면 담석, 담낭염, 간염 등으로 기름기 도는 변에서 지독한 냄새가 나고 비타민과 미네랄 흡수 부족으로 신체 이상이 오고 체중이 감소한다.

7) 독소에 의한 - 알코올, 커피, 니코틴 등과 중금속 중독(어패류와 진흙 물고기)

8) 호르몬 분비 이상 - 췌장, 소장 등의 병과 갑상선 기능 항진 등으로

피 섞인 설사

9) 대장 폴립이나 종양 - 피 섞인 변, 설사와 변비를 번갈아 하며 체중이 줄어든다.

5. 위장병 치료와 소화 기능을 좋게 하는 법

급만성 위장질환은 너무 급한 식사로 침의 분비가 부족하거나 위산의 과다, 또는 과소 분비와 간과 담의 기능 이상으로 담즙의 농축과 배출이 조화롭지 못하거나 췌장의 소화효소 분비 부족 등 소화기 장부 기능의 이상과 허약으로 인해 소화 기능에 이상이 오는 것이다.

식욕 감퇴, 헛배부름(복만증), 가스가 차고 트림과 되새김질, 꾸룩꾸룩 소리가 나고(장명), 한 술만 먹어도 답답하고 그득한 증상과 변비와 설사를 반복하고 항상 피곤하며 빈혈, 두통 관절통 등이 나타난다.

위장질환은 또 심장과 비장이 허약할 때도 많이 오므로 심장과 비장, 위장을 동시에 함께 치료해야 한다.

위장질환은 불규칙한 식사와 과식으로 인해 위가 늘어나고 위산과다가 되어 위벽이 상함으로 속 쓰림과 위염이 생기고, 심하면 위궤양이 되고 빨리 치료하지 않으면 위암으로 발전할 수 있다.

대부분 식후에 배가 아프거나 체하면 소화제를 먹고, 조금 더 심하면 위장약을 먹는데, 소화제와 위장약이 위병을 키우는 경우가 많다.

소화불량과 식후복만증, 명치가 아프고 가슴이 답답하며 머리가 아프고 구토증이 나는 증상들은 위장병이 아니라 간 기능이 약하거나, 담낭이나 담도에 결석이나 혹이 생기고, 특별한 경우 담도가 찌그러져 붙어 담즙이 제대로 배출되지 못해서 생기는 병증으로 황달이 심하게 나타난다.

간은 침묵의 장기가 아니다. 염증이 심하면 열이 오르지만, 암 종양은 상당히 커지도록 별다른 증상이 없고 혈액검사에서도 대부분 정상으로 나오기 때문이다. 간 기능이 약한 증상은 제일 먼저 소화가 안되고 다음으로 눈이 쉽게 피곤하고 충혈이 잘되며 이유 없이 피곤할 때는 간담의 이상이니, 즉시 혈액검사와 초음파 검사를 받아서 간담의 이상 유무를 확인해야 한다.

손발이 냉하고 잘 체하고 복통 설사가 자주 나는 사람은 항상 음식과 물을 끓여서 따뜻하게 먹고 마시며 음식을 항상 따뜻한 곳에서 먹는다.

1) 기본 건강지압을 매일 2회 꾸준히 실행한다.
2) 양손 3지 1마디 중앙과 1마디 선 중앙에서 손바닥 중앙까지 +로 지압하고 손바닥이 따뜻하게 자주 비벼준다.
3) 양손 4지 3혈과 5지 3혈 끝을 좌우 상하로 2분간씩 지압한다.
4) 자극성 강한 음식을 피하고 소식과 규칙적인 식사와 음식을 따뜻하게 먹고 적당한 운동을 매일 꾸준히 한다.
5) 수수 2:1 검은콩의 비율로 볶아서 차를 끓여 오래 마시면 소화 기능이 좋아진다.

6. 변비, 만성 변비

1주일에 3회 정도 별 고통 없이 변을 보면 변비가 아니다.
변의가 있어도 3일 이상 보지 못하고 출구가 찢어져 피가 나거나 허리가 아플 정도로 힘이 들고 설사와 단단한 변을 번갈아 볼 때 변비라고 한다.

변비는 운동 부족, 편식(미식과 수분 부족), 원기 허약(면역, 저항력 부족), 대장의 기능 허약 등에서 많이 온다. 그중에도 운동 부족과 물을 잘 안 마시고 거친 음식을 싫어하는 편식에서 가장 많이 생기고 이로 인해 대장 기능 저하와 영양 불균형 상태를 가져와 저항력이 부족해져 원기가 허약해진다.

심해질수록 피로와 권태감에 빠지고 어깨 결림이 발생 되고 요통과 함께 4, 5번 요추의 추간판에 이상이 생겨 좌측으로 디스크가 생기고 다리가 당기고 저린 증상이 나타난다.

변비가 오래되면 대장의 어느 한 부분이 협착되거나 확장되어 변이 눌어붙고 변통이 잘 안되는 경우가 생긴다. 독소가 흡수되어 신경과민이나 스트레스가 축적되고 심하면 치질, 장 출혈, 탈장되고 위장장애와 간장병과 내장 혈액 순환장애로 심계 항진, 부정맥, 심장 통과 가슴이 답답하고 울렁거리는 허혈성 심장병 등이 오며 불면증, 두통, 치통 및 요통, 디스크 발생에 피부 가려움증과 주름이 많이 생긴다.

특히 여성 허리디스크의 60%가 변비에 의해 발생 되고 자궁질환과 유산, 하복통의 원인이다.

1) 기본 건강지압을 1일 2회 실행한다.
2) 양손 손바닥 중앙 부위를 넓게 손목 선까지 +로 지압하고(1일 3회) 손목 쪽으로 비벼준다.
3) 양손 4지 등 3혈을 +로 지압하고 등 2혈은 손등 쪽으로 바깥 혈은 손가락 끝쪽으로 비벼준다. 소아와 여성의 악성 변비는 4지 3혈도 손가락 끝쪽으로 비벼준다.
4) 1일 1시간 이상 맨발로 흙을 밟으며 걷고, 제자리 뛰기 30분, 줄넘기 200회를 하고, 양 발바닥 뒤꿈치 통증 부위를 주먹으로 400회 이상 두드려준다.
5) 하루 세 끼 식사를 잡곡밥, 시래기, 시금치, 바나나, 과일, 무, 감자, 고구마, 참깨, 잣 등 섬유소가 많은 채식을 많이 먹고 체내의 열(장열)을 내려주고 진

액을 공급해 주는 김, 미역, 다시마, 파래 등 해초류를 많이 먹으면 좋다.

6) 아주 심한 변비에는 건자두를 1일 3회 매 식사 후, 30분에 3개 정도 먹고 변이 부드러워지면 1개로 줄이고 매일 정상적인 변을 보면 그만 먹는다. 1회 복용 후 변이 안 되면 15-20개를 먹고 2일째는 10개를 먹는다. 놀랄 정도로 많은 양의 변을 보면 숙변까지 완전히 해결된다.

7) 사용 후 말려서 다시 볶은 원두커피 가루를 저녁 식사 1시간 후에 큰 한 숟가락을 많은 양의 물로 먹는다.

7. 소변이 잘 안 나올 때

1) 기본 건강지압을 실행한다.
2) 양손 5지 등 중앙 혈을 +로 지압하고 손가락 끝쪽으로 10초 이상 비벼준다.
3) 손목에서 손바닥 아래쪽과 손등 중앙 부위를 지압하고 자주 비벼주며 적외선 등으로 손바닥과 하복부를 1일 2회 20분씩 치료한다.
4) 귀리와 잡초씨, 겉보리를 살짝 볶아 차로 끓여, 식수 대신 매일 마시면 간과 비장의 기능을 강화하여 혈액 순환이 잘되고 소변을 잘 보게 된다.
   보리차 정도의 묽은 커피를 1일 여러 잔 마신다.
5) 전립선 비대증으로 소변이 잘 나오지 않을 때는 말린 가지를 살짝 볶아 가루를 내어 1일 1회 4g을 따뜻한 물로 먹는다.

8. 소변이 너무 잦을 때

1) 1일 2회 이상 기본 건강지압을 실행한다.

2) 양손 5지 등 중앙과 바깥 혈을 +로 지압하고 손등 쪽으로 10초 이상 비벼준다.

3) 양손 3지 1마디 선 중앙을 +로 지압하고 손목 선에서 손바닥 중앙까지 +로 지압하고 뜨겁게 1일 10회 이상 비벼준다.

4) 양 허벅지를 교대로 꼬며 골반 조이기와 항문 조이기(항문호흡) 등 항문과 방광의 괄약근을 강화하는 여러 가지 운동을 매일 한다.

5) 1일 2회 뜨거운 물 5분 찬물에 1분 교대 좌욕한다. 뜨거운 물에 20분 반신욕 후, 양 허벅지와 하복부에 5분 정도 샤워기나 호스로 아래쪽으로 찬물을 뿌린다.

6) 손등 손목 선 중앙 부위를 자주 지압하고 적외선 등으로 손 발바닥과 하복부를 1일 20분 치료한다.

9. 위궤양, 십이지장궤양

1) 기본 건강지압을 1일 2회 이상 실행한다.

2) 속이 쓰리고 아플 때는 양손 5지 끝을 좌우 상하로 2분 정도 통증이 가라앉을 때까지 지압한다.

3) 궤양 치료 약을 8-12주 정도 복용하면 대부분 치료되고 양배추를 즙과 살짝 쪄서 먹는다.

4) 1일 2회 적외선 등으로 손바닥 20분, 명치와 복부 궤양 부위를 20분간 치료한다.

5) 위염이나 위궤양에는 1일 3-4잔의 찬물 반에 끓은 물 반을 섞어 42-45°C의 따끈한 물(정수기 이용) 음양수를 씹어 삼키듯 천천히 마시고 결명자차나 인삼, 홍삼차를 따끈하게 1일 2잔 이상 마신다.

10. 과민성 소장 증후군

장 운동신경은 감정을 지배하는 신경과 같은 신경으로 감정의 변화에 극히 예민하게 반응한다.

음식에 따라 알레르기 반응으로 오는 복통과 설사가 있을 수 있고, 너무 차거나 맵고 짠, 자극성이 강한 음식에 대한 반응으로도 나타난다.

커피가 소장의 연동운동에 자극을 주고 대장암의 예방에 효과가 있지만, 반대로 진한 커피를 너무 많이 마셔도 과민성 장 증후군의 발생 원인이 된다.

증상은 여러 가지인데 –

1, 설사형은 1일 3회 이상 10회까지 설사를 하고

2, 변비형은 1주일에 3회 미만으로 배변하고

3, 혼합형은 설사와 변비를 번갈아 하고, 식후 1시간 안에 복통이 있고 화장
   실에 가게 된다.

1) 기본 건강지압을 1일 2회 이상 실행한다.

2) 항생제는 오히려 병을 키우므로 금물이고 박하차, 결명자차, 보리차 등을
   따뜻하게 많이 마시며, 찬 음식을 피하고 채소류도 늘 따뜻하게 익혀 먹는
   다. 토기가 없으면 미음 등 영양 섭취를 계속해야 하며 급성 장염에도 굶으
   면 안 된다.

3) 사용 후 말려서 다시 볶은 원두커피 가루를 설사 후 바로 따뜻한 물에 개어
   한 숟가락 먹고 매일 식후 1시간에 한 숟가락씩 설사가 완전히 멎을 때까지
   복용한다. 심한 경우도 5일이면 완치된다.

4) 반신욕이나 족욕 등 하복부를 항상 따뜻하게 유지하고 적외선 등으로 양손
   과 하복부를 1일 2회 20분간씩 치료하면 설사는 물론 냉증 치료와 면역력
   향상, 자궁물혹 치료에 좋다.

5) 아이들은 바나나 3개 정도와 토스트를 약간 타게 구워 먹으면 설사가 빨리 멎는다.

6) 1일 5km를 맨발로 흙(땅) 위를 걷거나 제자리 뛰기와 걷기, 줄넘기와 스트레칭을 30분씩 매일 하면 쉽게 좋아진다.

대장염이나 장 궤양 같은 염증성 질환은 과민성 장 증후군과 달리 복통이 심하고 혈변과 거기에 따른 빈혈도 발생하며 1일 5-10회 이상 화장실에 가게 된다. 대장에 림프액을 내보내는 막창자 꼬리의 이상이나 맹장 수술 등으로 대장에 림프액을 보내지 못하면 대장 내에 염증이 잘 생기고 심하면 궤양으로 발전된다.

과민성 장 증후군은 소장 내 세균의 균형이 깨지는 데서부터 시작된다.

이상적인 장내 세균의 비율은

유익균 25-30%, 중간균 60%, 유해균 5-10%인데 유익균과 유해균의 적당한 비율은 85%:15%라고 한다.

유익균은 유산균으로 정상적으로 건강할 때는 기회주의자인 중간균의 60%가 유익균 편에 서서 80% 이상의 유익균 역할을 한다. 그러나 식중독균 등 밖에서 유해균이 들어와 감염되거나 중독되면 중간균은 대장균 편에 붙어 70-80%의 유해균이 되므로 복통과 설사를 일으키는 것이다.

대부분의 과민성 장 증후군 환자들이 편식으로 인해 유익균이 너무 적어서 면역력이 떨어진 상태로 기회주의자인 중간균이 항상 대장균 편에 서 있기 때문이다.

장내 세균의 작용

1) 음식물과 함께 들어온 병원균과 독소, 발암물질, 식품첨가물, 수돗물의 염소와 환경호르몬 등의 화학물질을 분해하여 독을 제거한다.
2) 소화와 흡수 등 인체의 대사에 관여한다.
3) 인체 면역력의 70%를 담당하는 소장의 세균은 비타민과 호르몬을 생산하여 면역 작용을 활성화해 자연치유력을 높여준다.
4) 약 3,000여 종류 이상의 효소를 만들어내는 장내 세균들은 체내 효소를 만드는 데도 깊이 관여한다.

소장의 연동운동은 다른 자율신경의 작용과는 다르게 교감신경이 운동을 억제하고 부교감신경이 운동을 촉진한다. 대장의 연동운동을 통해 변의 형태를 변화시키고 조절하여 직장으로 내려보낸다.

소장의 기능이 떨어져 연동운동이 제대로 안 되면 변이 대장을 통과하는 시간이 길어져서 지속적인 대장 벽의 수분흡수 작용으로 수분이 흡수되어 변이 굵고 단단해져 배변 횟수가 줄어들어 배변을 힘들게 하는 변비가 된다.

문제는 변비로 인해 장에 독소가 오래 머물고 장벽을 통해 흡수되어 혈액과 여러 장기로 올라가 각종 피부질환인 여드름, 습진, 아토피가 발생되고 해로운 세균이 다량 증식되어 복통과 설사를 일으키고 용종과 암 발생의 원인이 되기도 한다.

500-700여 종의 장내 세균의 전체 무게는 약 1.5-2kg 정도나 되고, 1일 배변 시 해로운 균뿐만 아니라, 유산균도 1억 마리나 배출되고, 대변량의 40%는 세균의 무게다.

사람마다 각자 장내 세균의 종류가 약간씩 다르다. 160여 종에 100-150조

마리 이상의 세균을 보유하고 있다. 그래서 같은 음식을 같은 양을 먹어도 세균의 종류에 따라 에너지 대사량이 다르므로 비만이 결정된다.

대장은 반드시 조습이 조화를 잘 이루어야 한다. 조열이 과하면 변비가 되고 한습이 성하면 설사가 된다.

설사가 멎지 않고 계속되면 탈수증상과 인체가 탈진상태에 빠진다. 약으로도 치료가 되지 않아 뼈와 가죽만 남아 주사로 영양을 공급하지 않으면 살아남지 못한다.

20세기 말부터 대변 이식술이 연구 개발되어 실험에 성공함으로 시술되고 있다. 대변 이식이 필요한 것은 클로스트리듐 디피실리균(Clostridium Difficile)의 특성 때문이다. 이 세균은 우리 몸에서 별 이익이나 해가 되지 않던 정상균이었는데, 갑작스러운 장내 환경의 변화로 나쁜 방향으로 진화하여 독소를 내뿜기 시작하였다.

이 독성을 막기 위해 강력한 항생제를 투여해도 실패하는데, 이유는 이 균이 포자 상태로 잠복하는 능력이 있어 죽지 않고 오히려 독한 항생제가 이로운 세균들만 죽인다. 항생제 투여를 멈추면 포자에서 기어 나와 독성을 내뿜으며 잡초처럼 왕성하게 번식한다.

대장에서 대장균은 소장에서 넘어온 음식 찌꺼기를 발효시키고 썩혀서 여분의 영양분과 수분을 흡수함으로 대변을 반쯤 단단하게 만들어 배출하는 역할을 하는데, 소장에서 죽이 썩으면 대장균이 급속하게 번식하며 이런 환자는 설사를 계속하여 면역력이 떨어지게 된다.

인체 면역기능의 70%가 소장에 있는 것은 생기를 보충하기 위해 섭취한 음식이 소화되어 소장에서 말초혈관을 통해 흡수되고 유산균 같은 유익균이 많이 살기 때문이다. 소장에 유해균이 많아 영양분이 흡수되기 전에 유해균에 의해 음식 죽이 썩게 되면 설사로 쏟아내는 것이다.

장내 세균의 비율은 유익균 85%(실제 유익균 20%)에 유해균 10~15%인데 유익균의 비율이 20% 이하로 떨어지면 중간균에 의해 유해균이 80% 이상이 되어 영양분이 흡수되기 전의 죽을 썩게 만들어 독소를 뿜으며 물로 되어 나오는 것이다.

만성 설사 환자의 장 속에는 이익균인 유산균류가 적거나 심한 경우, 거의 없는 사람도 있다. 이런 사람에겐 백약이 무효하니 건강한 사람의 변을 장 속에 이식하여 유산균 등 유익균의 조화된 장내 세균의 환경을 만드는 대변 이식술이 개발된 것이다.

대변을 이용한 질병 치료는 여러 가지로 활발하게 연구되고 있는데, 장 속의 유해균 중에는 비만세균인 엔테로 박터와 메타노브라비 박터 스미스에 균이 있다.
엔테로 박터는 소장 내부에 살면서 신진대사를 방해하여 몸속에 지방이 쌓이도록 하고, 메타노브라비 박터 스미스는 소화 활동을 조절하는 수소를 잡아먹어 소화를 빨리 되게 하므로 식욕을 유발한다.
그래서 비만 치료를 위해 건강하며 마른 사람의 대변을 비만한 사람의 대장에 이식하여 비만을 치료하는 것이다.

그런데 먼저 장내 세균을 조절하기 위해 장벽에 눌어붙은 지방과 찌꺼기(숙변)를 제거하기 위해 장 청소를 해야 한다.

사용 후 다시 볶은 커피 가루는 설사를 치료할 뿐 아니라 장 청소를 힘들지 않고, 무료로 고통 없이 깨끗이 해주는 명약이다.

어떤 사람은 커피 가루를 먹으면 배고픔을 잊어 비만 식이요법으로 최고라고 자기 체험을 말하는 이도 있다.

똥이 약이다, 하고 무슨 묘약이라도 발견한 것처럼 야단법석을 떨 필요는 없다. 동양 특히 우리나라에서는 오래전부터 똥을 약으로 사용해 왔다. 대표적인 것이 술에 만취하여 인간의 능력을 뛰어넘는 만용이나 주사를 부리다가 정신을 잃고 쓰러져 흔히 골병이 들면 백약이 무효하다. 이럴 때 우리 조상들과 자연 치료요법사(한의사?)들은 똥독에 술 거르는 용수를 넣어 똥물을 걸러서 환자에게 먹였다.

모든 약이 효험이 없던 사람도 한 대접 또는 두어 차례 먹고 나면 2-3일 안에 멀쩡하게 일어났으니 명약 중의 명약이요 우리 조상들의 뛰어난 지혜가 아닐 수 없다.

동양 중국이나 조선에는 왕후장상의 건강 상태를 살피기 위해 똥을 맛보는 내시까지 따로 있었다는 이야기도 있으나 기록상으로는 조선 시대 허준 선생의 《동의보감》에 똥은 치료되지 않는 독한 종기나 환부에 바르기도 하였고 해열, 해독작용이 있다고 기록되었다.

이것은 똥 속에는 해로운 균과 함께 이로운 균과 유산균도 1억 마리 이상이 섞여 나오기 때문에 이로운 균에 의한 해독 효과가 아닐까 생각된다.

코알라나 코끼리 같은 동물은 억센 나뭇잎과 풀을 먹고 사는데, 그 새끼들은 그런 억센 섬유소를 소화할 수 있는 능력이 없다. 그래서 그들은 어미가 싼 똥을 새끼가 먹는다. 그럼으로써 새끼의 장 속에 없던 거친 섬유소를 소화시킬 수 있는 세균(효모)을 보유하게 되는 것이다.

특히 코알라의 주요 먹이인 유칼립투스잎은 독성이 강하므로 새끼가 직접 먹으면 해로우니까 어미가 먹고 독을 약하게 해독한 똥을 먹이므로 독을 이기는 저항력이 길러지는 것이다. 또 코끼리는 소변으로 새끼를 목욕시키기도 한다.

사람도 마찬가지다. 사람은 두 발로 서서 직립 보행하고 두 손을 이용할 수 있으므로 만물의 영장이 되었지만 특별한 것은, 여성이 임신하면 유방이 커지고 유성이 활발하게 활동하여 아기가 태어나면 먹일 모유를 만들어 저장하며 모유를 먹는 동안 영아에게 없는 유지방을 소화 시키는 효소를 만들어 모유 속에 배출시키므로 소화를 돕는다.

단장 증후군 - 인구 10만 명 중에 24.5명 정도 발병되는 단장 증후군이라는 병이 있다. 단장 증후군은 태어날 때부터 선천적으로 소장의 길이가 짧은 경우는 극히 드물고 장의 이상으로 외과적 수술로 절반 이상 제거했을 때 발생하는 소화 흡수 불량증이다.

소장은 서양인이 6m, 동양인, 한국인은 6-7m인데, 1/3 이하인 2m 이하가 되면 음식물이 발효흡수 될 시간이 부족하여 바로 대장으로 넘어가 쏟아내는 것이다.

원인은 -
1) 유아 때 태변이 완전히 배출되지 않고 눌어붙어 장폐색이 되면 심한 복통과 함께 우유 먹은 것을 토하고 소장이 꼬이며 협착되어 빨리 풀리지 않으면 괴사하는 일리우스(Illius)라는 질환으로 소장을 절제 수술한 경우
2) 맹장염을 방치하여 복막염이 된 경우 소장과 대장에 염증이 생기고 썩어 절제 수술한 경우
3) 소장 내의 염증과 종양과 크론병의 치료로 절제 수술한 경우
4) 외부의 충격으로 소장이 칼에 찔리거나 파열되어 절제 수술한 경우

5) 계속된 과식이나 잘못된 운동 등에 의해 탈장으로 수술한 경우

증상은 -

1) 끊임없는 복통과 구토 증상, 불편감과 소화되지 않은 설사와 임죽색의 미끈거리는 고약한 냄새 나는 지방변을 보고

2) 소장 기능부전으로 단백질과 영양결핍으로 심한 전신부종과 빈혈, 체중감소, 근육 쇠약, 성장 장애, 복부팽만과 십이지장궤양, 패혈증 등 합병증이 발생한다.

치료는 - 이제까지 특별한 치료법이 없어 영양제 주사로 생명 연명을 하고 있으나 멀지 않은 장래에 3D나 4D 프린터로 생체 인공 장기를 만들어 시술하면 건강한 삶을 되찾을 수 있으리라 염원한다.

11. 식중독, 두드러기

1) 기본 건강지압을 실행한다.

2) 심하지 않으면 5지 3혈을 자극하고 손가락 끝을 지압한다.

3) 양손 4지 등 3혈을 지압하고 손등 쪽으로 비벼준다.

4) 두드러기가 나면 발포 칼슘제를 물에 타 마시고 두드러기 난 곳에 바르면 쉽게 가라앉는다.

5) 사용 후 말려서 다시 볶은 원두커피 가루를 설사 후 바로 물에 개어 한 숟가락 먹으면 식중독 설사는 한 번에 멎는다. 페퍼민트나 캐모마일 차를 따뜻하게 여러 잔 마신다.

12. 식욕부진(키 안 크는 아이)

1) 기본 건강지압을 1일 2회 이상 실행한다.

2) 양손 4지 3혈을 +로 지압하고 손가락 끝쪽으로 비벼주고 등 3혈은 손등 쪽으로 1일 3회 10초 이상 비벼준다.

3) 양손 5지 3혈을 +로 지압하고 손바닥 쪽으로 10초 이상씩 비벼준다. 5지 중앙 혈의 통증점을 자주 지압한다.

4) 밀가루 음식을 자주 먹되 밀가루와 당분의 독을 제거해 주는 생강차를 자주 마시고 양손을 항상 따뜻하게 자주 비벼주고 털어준다.

5) 샐러드나 나물무침에 식초를 사용하여 식욕을 돋우어 주고, 영양이 골고루 들어 있고 철 함유량이 많은 밤을 1일 3-5개씩 꾸준히 먹인다.

6) 인삼차나 홍삼차를 매일 1잔 이상 꾸준히 마신다.

13. 만성 피로증후군, 대상포진

1) 기본 건강지압 1일 2회 실행한다.

2) 양손 3지 끝에서 손목까지 +로 반복하여 지압한다.

3) 양발 뒤꿈치 위 아킬레스건을 7cm까지 위, 아래로 오르내리며 1일 2회 이상 지압한다.

4) 발이 무겁고 피로할 때는 양손 5지 통증점을 지압한다.

5) 적외선 등으로 1일 3회 20분씩 손바닥과 손등을 따뜻하게 치료하고 손을 자주 비벼주고 주물러 항상 따뜻하게 유지한다.

대상포진은 - 지나친 과로와 면역력이 떨어지면 입술이 붓고 터지며 입 양쪽 가장자리가 찢어지는 헤어페스(입술에 나타나는 대상포진)에 걸린다. 더 심하면 가

습 아래에서 겨드랑에 이르는 신경절을 따라 물집이 생기고 표현하기 힘든 통증이 나타나며 입술과 턱, 눈가와 귀 쪽으로도 생긴다.

6) 입술포진에는 독일제 다이넥산(Dynexan) 입안 연고가 잘 듣는다. 약국에 국산 제품도 니와 있다.

7) 독일제 연고 쪼비락스와 즉시 내과에서 대상포진약을 처방받아 복용한다.

8) 양손 3지와 4지에서 통증점을 찾아 20분 이상 지압한다. 통증 때문에, 손가락 지압이 통증이 심하지만 잠을 못 잤던 사람도 곯아떨어져 자고 나면 통증이 덜하고 힘이 난다. 증상이 완전히 없어질 때까지 약을 먹어야 하고 비타민 B 복합제를 먹으면 재발을 예방한다.

14. 초기 감기

춥고 열이 나며 두통이 있으면 감기가 든 것으로(걸린 것) 땀을 내어 열을 내려줘야 한다. 혀뿌리와 목구멍이 마르고 충혈되는 것은 편도선염으로 목감기가 자주 드는 원인이 되고 주로 하복부 냉증에서 온다.

이런 사람은 손발을 중점적으로 냉수마찰을 꾸준히 하고, 냉수욕하면 좋다.

몸이 전체적으로 허약하면 만성 피로가 쌓이게 되고 늘 감기를 달고 살게 마련이다. 이런 사람은 손가락 지압과 적외선 등으로 손과 발을 1일 2회 30분씩 치료하면 온몸이 따뜻해지고 건강해진다. 모든 감기에 최상의 예방과 치료법이다.

맑은 콧물이나 재채기는 코감기나 알레르기 반응으로 나온다. 문제는 코 막힘인데 코 내부의 구조 기형에서 오는 것은 정형 수술로 쉽게 해결이 되지만 비염, 만성 비염, 축농증으로 발전할 수 있으므로 빠른 처치가 중요하다.

특히 3살 이하의 아기들은 코 막힘이 오래 계속되면 뇌에 산소공급 부족으로 뇌 성장에 장애가 되고 따라서 자극이 둔해져 지능 발달에 지장을 받아 머리가 나빠질 수 있으므로 빨리 대처해야 한다.

양손 3지를 자주 지압해 주고, 양쪽 코안에 안티푸라민을 바르고 콧등에도 발라주면 콧물감기와 코 막힘이 쉽게 풀리고 뇌 기능과 성장에 적당한 자극이 주어져 머리가 맑고 좋아지게 된다.

1) 기본 건강지압을 1일 2회 이상 실행한다.
2) 양손 4지, 5지를 지압하여 통증점을 골고루 지압한다.
3) 목감기로 열이 높을 때는 3지, 4지 중앙 혈과 5지 등 바깥쪽 혈을 자극하고 3지 2마디 선에서 3마디 선 부위를 +로 지압하고 통증점을 통증이 멎을 때까지 지압한다.
4) 감기 기운이 있는 초기에는 양손 3지 등 3마디 선 주위를 지압하여 통증점을 지압하고 적외선 등으로 손과 뒷 목덜미 통증 부위를 각각 20분씩 치료하고 따뜻한 차를 약간 달게 두어 잔(홍삼차, 쌍화차, 유자차, 레몬차 등) 마시고 눈을 감고 눕거나, 앉아서 쉬면 곧 회복된다.

15. 콧물감기, 코 막힘과 비염

맑은 콧물이나 재채기는 코감기나 알레르기 반응으로 나온다. 알레르기약을 먹어서 나으면 감기가 아니다.

문제는 코 막힘인데 선천적으로 코 내부의 구조 기형에서 오는 것은 정형 수술로 쉽게 해결이 되지만 비염, 만성 비염, 축농증 등으로 발전할 수 있으므로 빠른 처치가 중요하다.

1) 기본 건강지압을 1일 2회 이상 실행한다.
2) 양손 3지 3마디 선에서 볼록한 중앙 부위를 +로 지압하고 콧물과 재채기가 멎을 때까지 지압한다.
3) 손 전체를 따뜻하게 골고루 비벼주고 적외선 등으로 뜨겁게 치료한다.
4) 잘 때 안티푸라민을 소량 양쪽 코안과 콧등에 바르고 자면 숨도 편하고 비염 축농증이 쉽게 치료된다.

16. 기침, 가래에

1) 기본 건강지압을 실행한다.
2) 양손 3지 3마디 선 상하를 +로 지압하고 통증점을 찾아 기침이 멎을 때까지 지압한다.
3) 양손 4지 안쪽 혈을 자주 지압한다.
4) 적외선 등으로 손발과 가슴과 목을 1일 2회 20분 치료한다.
5) 건도라지 달인 물이나 밤껍질 삶은 물, 모과와 생강차를 따뜻하고 약간 달게 마시고 기침이 오래된 것은 무나 배를 갈아서 꿀이나 황설탕에 재어 냉장고에 두고 1일 4회 15일 정도 먹으면 효과가 있다. 무청(매실청 담듯이)도 좋다.

오랜 해수 기침의 특효약으로는 살구씨를 갈아 황설탕에 같은 비율로 재어 3개월 이상 발효시켜 심할 때는 1일 2회 보통은 저녁 식후 1회 1T 스푼 먹는다.

17. 기관지 천식

천식 환자는 특히 봄, 가을 환절기에 증상이 악화되므로 옷을 따뜻하게 입고 밤에 잘 때도 따뜻하게 덮고 자며 습기로부터 항상 몸을 보호해야 한다. 특히 가을에 습기로 상하면 겨울철에 해수 기침을 일으키니 조심해야 한다.

천식의 원인 - 1) 알레르겐 2) 환경오염물질에 의한 호흡기 감염 3) 흡연, 아황산가스, 오존 등 대기 오염물질

우리나라 대표적 4대 알레르기 원인물질은
1) 집먼지진드기
2) 꽃가루(계절성 나무, 풀잎, 집안의 꽃 화분)
3) 고양이나 개의 털
4) 알터나리아 곰팡이

특히 소아 천식의 70-80%가 집먼지진드기가 원인이고 냉습한 환절기에 발작이 더욱 심하다.

천식의 증상 -
1) 폐색증으로 기관지 잡음과 쌕쌕거리고 기침을 심하게 한다.
2) 일반적으로 밤이나 새벽, 그리고 운동 후에 증상이 심하고 낮에는 약해진다.
3) 이것은 밤에는 기온 차로 기관지가 좁아지고 찬 공기에 쉽게 위축되면서 가래 배출 능력이 떨어지기 때문이다.
4) 기관지에 염증이 동반되면(기관지염) 가래가 심하게 끓고 콧물이 나며 기침이 발작적으로 심하면 숨쉬기가 어려워져 질식사할 수도 있다.
5) 심호흡과 4지 끝 지압을 꾸준히 하고 음식 섭취 후 알레르기 발작으로 눈이 가렵고 목이 막히며 기침 발작 시에는 신 김치 등 해독 식품을 빨리 먹

고 양손 3지 3마디 선 부위를 2-3분간 지압한다.

6) 수분 섭취가 중요하므로 따끈한 물이나 차를 천천히 씹으며 자주 마셔서 목과 입안과 기관지와 폐가 마르지 않도록 한다.

7) 주의할 점은 통증과 열이 있을 때, 천식 환자는 천식 발작의 원인이 되는 아스피린(ASS)을 먹으면 안 된다.

8) 코로 숨을 들이쉬고 입술을 가볍게 다문 채로 소리 내지 않고 숨을 내쉰다.

천식 질환의 필수 요법으로

1) 걷고 앉아 있을 때나 누워 있을 때 항상 입을 다물고 말을 많이 하지 않으며 침을 자주 삼켜 기관지와 폐가 촉촉이 윤택해지게 하고, 생채소나 찬 음식을 피하고 여름에도 익혀서 항상 따뜻한 음식을 먹는다(이열치열).

2) 단백질 식품(두부, 달걀, 오리고기, 닭 가슴살)을 많이 먹고 탄수화물(쌀밥, 국수, 감자)을 줄이되 특히 저녁 식사는 적게 먹고 탄수화물 섭취를 줄인다.

3) 마음을 다스려 화를 내지 말고 항상 착하고 사랑하는 마음을 품고 늘 밝게 웃으며 햇볕을 많이 자주 쬐고 냉방을 피하며 특히 밤에 잘 때는 가슴까지 잘 덮고, 여름에도 부채질하지 말고, 체중조절을 해야 하며 마른 사람은 식물성 지방이나 생선 등의 불포화지방을 많이 섭취하여 항상 정상 체중을 유지해야 한다.

4) 물과 가까운 운동으로 수영이나 소나무 숲 걷기를 자주 하며 코로 들이마시고 입으로 내쉬는 복식호흡을 1회에 10회 1일 3-4회 꼭 실시하고 외출에서 돌아오면 바로 깨끗이 씻는다.

거하는 방은 자주 환기하고(1일 3차례, 1회 20분간) 햇볕 잘 드는 방이 좋고 이불은 햇볕에 말리고, 집먼지진드기를 털어낸다.

1일 1회 이상 꼭, 바닥 물청소를 하고 습도는 60%를 유지해야 하며 애완동물이나 꽃 화분 등은 금물이고 담배는 실내 공기가 탁해지면 기침이 심해지므로 집 안에서는 가족들의 금연도 필수적이다.

5) 적외선 등으로 1일 2회 이상 목과 가슴 부위와 손발을 각각 20분씩 뜨겁게 치료하고 1년에 2회 동북쪽 찬 바닷바람을 1주일간 매일 2-3시간 쐰다.

치료 -

1) 기본 건강지압을 1일 2회 이상 실행한다.
2) 양손 4지를 골고루 지압하고, 손가락 끝 통증점을 2-4분간 지압한다. 특히 왼손 4지 바깥 혈을 자주 지압하여 통증을 없애주면 비장이 튼튼해져 면역력이 향상된다.
3) 양손 3지 2마디 선에서 3마디 선 부위를 +로 지압하고 통증점을 찾아 자주 지압한다.
4) 살구씨(행인)를 황설탕과 1:1로 갈아서 3개월 이상 발효시켜 밤에 1T 스푼씩 복용하면 해수 기침과 가래 천식에 효과가 좋다. 심한 경우 1일 2회 복용한다.
5) 적외선 등으로 1일 2회 이상 손발과 가슴과 목 부위를 뜨겁게 치료한다.
6) 황새 냉이(매운 냉이)를 봄철에 3-4주간 매일 샐러드로 먹고 말려두었다가 차로 마신다.
7) 천식에 특효인 곰보배추를 그늘에 말려 차로 마시고 담금주로 마신다. 갑상샘이나 심폐 기능을 좋게 하여 감기 예방에도 효과가 크다. 가을에서 봄 사이에 전초(뿌리째)를 캐서 사용한다.

8) **프로폴리스** - 천연 항생제로 벌이 꿀을 모으는 과정에서 자연히 채취된 꽃과 나무의 물질과 벌의 타액이 섞여 만들어진 물질(화분)로, 어린이 천식에는 100% 완치 효과가 나타난다고 알려져 있다.

18. 편도선염, 목이 쉬고 아플 때

오한, 발열, 두통과 고열이나 전신 근육과 관절통이 나타나며 심하면 말도 잘 못 하고 음식과 물도 삼키기 이려우며 감기에 잘 걸린다.

1) 기본 건강지압을 1일 2회 이상 실행한다.
2) 양손 3지 3마디 선 부위를 +로 지압하고 통증점을 통증이 멎을 때까지 자주 지압한다.
3) 적외선 등으로 목과 양손을 각각 20분씩 1일 3회 이상 치료한다.
4) 초가지붕의 썩은 짚 속에 사는 매미 굼벵이를 20마리쯤 잡아 썩은 짚에 물을 부어 거른 물로 끓여서 편도선이 뜨거울 정도로 따끈하게 1일 3회 편도선을 지져주고 삼킨다. 한번 나으면 아무리 심한 감기에 걸려도 평생 다시는 편도선염이 재발하지 않는다.

19. 호흡 기능을 좋게 하는 법

약하고 느린 호흡(Hypoventilation)은 1분간의 호흡 횟수가 정상(16-18)보다 훨씬 적어 폐포(기포)의 환기가 잘 안되면 산소 부분압력이 줄어들고 탄산가스 부분압력이 높아져 혈액상의 산소 부족 상태가 된다(호흡 기능부전 상태).

원인 –
1) 흉곽이나 복부가 아파서 약한 숨을 쉬게 된다.
   예를 들어 수술한 후나 다쳤을 때 또는 늑막염이나 폐렴을 앓을 때
2) 건강이 안 좋은 상태, 중병이나 수술 후 쇠약해졌을 때
3) 호흡기관 근육이나 기관지 염증으로 호흡중추에 이상이 있을 때

급하게 내뿜는 빠른 호흡(Hyperventilation), 즉 헐떡이는 숨은 1분간의 호흡 횟수가 정상(16-18)보다 훨씬 많아(신체의 신진대사에 필요한 것보다) 폐포의 환기가 잘 안되어 탄산가스 부분압력이 줄어들고 산소 부분압력이 높아져 탄산가스를 너무 많이 내보내어 혈액 중에 탄산가스 부족 상태가 된다.

원인 -
1) 혈액 중에 칼슘 부족으로 호르몬 장애 - 호르몬 활동성 종양이나 비타민 D 호르몬 부족, 예비 호르몬 부족
2) 정신적 충격이나 히스테리로 극심한 흥분과 고열
3) 신진대사의 불안정이나 변이
4) 중추신경 장애와 산소 부족 반응

증상은 - 환자는 극도의 공포심과 불안에 떤다.

‖ 응급처치

환자를 안정(안심)시키고 작은 비닐봉지나 마스크로 코와 입을 막아 내쉰 숨을 도로 들이마시게 한다. 그러면 혈중 탄산가스 농도가 균형을 찾아 숨이 고르게 되고 안정을 되찾게 된다.

심호흡을 10회 정도 시키고 이런 증상의 환자는 발포 칼슘제를 1주일에 2회 복용하고, 호흡이상 느낌이 오면 즉시 심호흡을 깊고 길게 하는 연습을 평소에 생활화한다.

호흡정지 상태에서는
1) 즉시 사혈하고 119를 호출한 후, 숨 쉬는 데 장애가 되는 입안과 목구멍의 이물질 제거 후 혀를 당긴 후, 턱을 올려 입이 벌어지게 하고 상의 단추와

넥타이를 풀고 목을 곧게 펴고 상체를 높여준다.

2) 인공호흡(입 - 코로, 입 - 입으로)

3) 주먹 바닥으로 가슴을 2-3번 치고, 심장 압박 마사지를 한다.

호흡곤란 상태에서는

1) 혈전으로 폐혈관 폐색, 폐동맥과 정맥이 막히면 폐경색이 되어 숨을 못 쉬고 갑자기 사망하는 경우가 일어난다.

2) 오른쪽 심장(심실방)에 짐이 되어 혈액 순환이 안 되고 피가 한쪽으로 몰려 위험에 빠진다.

3) 얼굴색이 파랗게 질리면 즉시 119를 호출하고 환자는 상체를 높여 편안하게 눕히고 창문을 열어 환기하고, 발도 약간 높여준다. 상태가 심각할 때는 사혈하고 인공호흡이나 산소마스크를 사용한다.

즉시 응급처치를 하지 않으면 몇 분 안에 생명을 잃게 되고 너무 늦어도 호흡 기관지나 호흡중추와 기관지 근육에 마비가 올 수 있다.

보통 숨이 찬 것은 이산화탄소를 정상적으로 배출시키지 못할 때 생긴다. 목의 경동맥의 한 위치에서 신경세포가 이를 감지하여 뇌에 전달함으로 운동이나 힘든 일을 멈추게 한다. 즉시 두 팔을 크게 벌리고 가슴을 펴 깊게 들이마시고(흡기) 팔을 앞으로 내리며 배를(허리) 크게 구부리며 길게 내쉰다(호기). 3번 정도 하면 바로 회복된다.

‖ 천식 치료를 위한 면역기능과 호흡 기능 강화법

1) 양 손바닥 중앙에서 3지 끝까지 +로 오르내리며 골고루 지압해주고 특히 3지 2마디 선에서 3마디 중앙까지 집중적으로 지압한다.

2) 양손 4지 3혈을 1일 3회 이상 지압하고 손가락 끝쪽으로 비벼준다.

3) 가슴을 최대로 펴고 내쉬는 심호흡(복식호흡)을 1일 3회 이상 1회에 10회 정
   도 매일 꾸준히 실행한다.
4) 침을 자주 삼키고 물은 1일 2-3L 조금씩 씹듯이 자주 마신다.
5) 골고루 영양을 섭취하고 흡연과 술은 절대 금하고 손 발가락 지압과 적외선
   치료와 가벼운 유산소 운동을 꾸준히 매일 한다.

‖ 복식호흡과 건강

사람이 태어날 때 우는 것은 울음보가 터지거나 붙어 있던 입이 떨어지는 것
이 아니라 어머니 배 속에서는 탯줄을 통해 산소와 영양을 공급받아 자라다가
엄마의 자궁에서 세상 밖으로 나와 스스로 코로 숨을 쉬어야 하는데, 기도를
열었다 닫는 구개가 열리면서 첫 번째 숨이 터지며 나오는 것이 울음소리다.

사람이 어린아이 때는 배가 볼록 솟았다가 내려오는 복식호흡을 하다가 걷
기 시작하면서 복식호흡과 흉식호흡을 함께하고 더 자라서 흉곽이 발달하면,
흉식호흡으로 바뀐다.

흉식호흡은 코로 가슴과 폐까지만 들이쉬고 내쉬는 얕고 빠른 정상호흡이요
복식호흡은 의식적으로 복막이 팽창하도록 깊고 느리게 하는 호흡이다.

보통 성인의 흉식호흡은 1분에 16-18회 정도이고 복식호흡은 1분에 6회 숨
을 쉰다.
흥분했거나 숨이 찰 때 강한 스트레스나 정신적 충격을 받았을 때는 즉시 1
분에 5회 정도의 깊고 긴 복식호흡을 2분 정도 하면 안정을 찾을 수 있게 되는
데 이것이 심호흡이다.

건강한 사람은 깊고 느리고 고르게 숨을 쉰다.

따라서 깊고 느리고 고르게 쉬는 호흡을 익히면 건강해질 수 있다.

∥ 호흡의 가스 교체

우리는 보통 흡식, 곧 들숨에서는 산소만 들이쉬고 호식, 곧 날숨에서는 탄산가스만 내쉬는 것으로 알기 쉬운데 그렇지 않다.

가스	흡식(들숨)	호식(날숨)
질소(Stickstoff)	78%	78%
산소(Saurstoff)	21%	15%
탄산가스	1%	4%
습기, 흔적 Edel 가스	-	3%

사람은 1분에 7.5L의 공기를 들이쉬고 7.5L의 공기를 내쉰다.

복식호흡에서는 보통 호흡보다 2-3L의 공기를 더 들이쉬고 1L의 공기를 더 내쉰다. 따라서 폐포에 예비 공기의 양이 많아지고 그만큼 산소량이 풍부해져 건강에 이롭다.

흡식에서는 호식보다 산소를 6% 더 들이쉬고 탄산가스는 1%를 들이쉬며 호식에서는 산소를 6% 적게 내쉬고 탄산가스는 3% 더 많이 내쉬는 것이요, 질소는 흡식과 호식에서 같은 양이다.

우리 몸의 혈액에 공급된 산소 중 3%는 혈장 속에 녹아들고 97%는 적혈구가 신고 말단 세포에 배달되어 에너지를 만드는 데 사용된다.

‖ 복식호흡의 건강효과

1) 심폐 기능을 좋게 한다.

폐는 심장에서 보낸 혈액에 산소를 공급하는 기관이기 때문에 심호흡을 하여 산소가 폐에 가득 차면 혈액에 산소가 충분해져 심장이 정상적으로 운동을 계속하여 튼튼해지고 횡경막을 상하로 확장하고 수축시키므로 폐활량이 커져 폐의 기능 또한 좋아진다.

2) 위와 장의 운동을 좋게 하여 소화를 잘 시키고 변비를 예방한다.

흉막이 확장, 수축하며 복막도 함께 팽창과 수축을 반복하게 되므로 배의 근육이 단련되고 복압이 커져 위의 소화 운동을 돕고 소장과 대장을 자극하여 연동운동을 활발하게 해주어 소화 흡수와 배설작용을 잘하게 되므로 소화불량과 변비를 예방, 치료해 준다.

3) 체지방을 태워 비만을 예방한다.

세포 내의 에너지 신진대사를 활발하게 하여 체지방을 줄여준다. 복식호흡을 30분 하면 30분 걷는 만큼의 에너지가 소비되고 배 근육을 사용하므로 뱃살 빼는 데도 효과가 좋다.

4) 흥분과 스트레스, 불안과 쇼크가 빨리 가라앉는다.

스트레스를 받거나 화가 나서 흥분하면 교감신경이 활발해져서 심장박동과 호흡이 빨라지고 불규칙하게 거칠어진다. 혈관이 수축하고 심신이 긴장하게 된다. 이럴 때는 심호흡을 길게 5회 하면 부교감신경이 활성화되어 심장박동과 호흡이 안정되고 산소공급이 많아지므로 혈관과 근육의 긴장이 풀리며 정상으로 안정을 되찾게 된다.

횡격막에 붙어 있는 미주신경이 부교감신경을 지배하는데 복식호흡이 미주신경을 자극하여 부교감신경을 활성화하기 때문이다.

5) 우울증, 불안장애, 근육긴장을 해소한다.

우울증이나 대인기피증, 공황장애 등 불안한 증세는 정신병이 아니라 긴장병이다. 갑작스러운 충격이나 놀람, 오랜 기간의 따돌림 등으로 받은 스트레스가 혈관과 심장, 폐와 근육에 영향을 미쳐 심장박동이 빨라지고 호흡이 가빠지며 혈관이 충혈, 확장되어 혈압이 오르고 온몸의 근육이 긴장하여 경직된다.

이러한 증상이 반복되다 보면 어깨와 목에 힘이 들어가 굳어진다. 그러다가 긴장이 풀리면 긴장이 풀리는 동시에 온몸의 힘이 싹 빠져나가며, 팔다리에 맥이 풀리고 심하면 온몸이 아프기 시작한다.

이런 증상이 나타나면 즉시 심호흡을 5회 실시하고 손가락 지압을 하면 증상이 개선되고 안정된다. 평소에 복식호흡과 손가락 지압을 꾸준히 연마하고 실행하면 쉽게 극복할 수 있다.

6) 스트레스를 풀어주고 집중력을 높여준다.

시험이나 면접, 운동 시합을 앞두고 불안하고 부담감에 긴장되어 잠도 잘 이루지 못하고 한숨이 나기도 한다. 또 과격한 운동 후나 어떤 충격으로 호흡이 가쁘고 온몸이 긴장되었을 때는 즉시 심호흡을 5회 실시하고 손가락 지압을 하면 몸과 마음의 긴장과 호흡이 쉽게 정상적으로 회복되고 머리도 맑아져 집중력도 높아진다.

‖ 복식호흡의 연마와 실시

1) 코로 천천히 5초 동안 깊고 길게 들이쉬며 배를 최대한 내민다.

2) 입을 약간 벌린 상태로 후–우 하고 7초 동안 내쉬는데 배가 최대한 등에 붙게 수축시켜 천천히 내쉰다.

3) 코로 5초 동안 들이쉬고 5초 동안 내쉰 다음 5초 동안 단전(배꼽 아래 부위)에 힘을 주어 숨 멈추기를 반복하는 것이 단전호흡이다.

4) 복식호흡은 처음에는 1분에 6회 정도 하고 차차 1분에 4회 하며 단전호흡은 1분에 4회 하고 1분에 2회로 줄여간다.

5) 1일 3회 이상 1회에 5분씩 하면 건강이 날로 좋아지고 평소의 호흡을 복식호흡으로 하게 되면 최상의 건강법이라 할 것이다.

20. 오십견, 팔 저림증

특별히 다치지 않고 평상시보다 무리한 일을 안 했을지라도 50세를 전후해서 많이 나타나는 근육의 노화와 뭉침에 따른, 어깨통증을 흔히 오십견이라 하는데, 대장 혈이 흐르는 어깨 부위에 발생하고 대장질환이나 특히 변비가 심한 여성들에게 많이 나타나는 통증으로 실제로는 모든 어깨통증의 5%에 불과하다.

인체 중 360도 회전이 가능한 관절은 어깨관절의 회전근뿐이다. 팔꿈치 아래 손목과 손을 많이 사용하는 일을 힘들게 하면 손목뿐 아니라 팔꿈치와 팔, 어깨가 심하게 아프다. 일하는 중간중간에 어깨를 상하좌우, 앞뒤로 돌려 풀어주어야 한다.

폐암이나 간암, 위암과 소화불량 등 장부질환에서 오는 어깨통증은 중추신경이 장부로 들어가는 등 유혈 부위 통증이 심하다.

힘든 일이나 스포츠, 오랜 시간 같은 자세로 같은 동작을 반복하는 생산직이나 사무기기의 사용 등으로 어깨 근육이 피로하게 되는데 풀어주지 않고 계속 쌓이다 보면 어깨와 목덜미의 근육이 뭉쳐서 뻐근하다가 어느 날 갑자기 목이 안 돌아가고 어깨가 아프며 팔을 올리기 힘든 상황이 오면 '어이쿠, 이거 오십 견이로구나 이제 인생의 내리막길에 들어섰군!' 하고 질망에 빠지게 된다.

오십견은 외상이나 어깨관절의 둥근 뼈에서 팔로 연결된 인대(힘줄)와 뼈에 산화물질인 칼슘과 석회가 침착되어 굳어지므로 팔을 60도나 90도로 올리기 에도 많은 통증을 느끼고 위로는 올릴 수 없게 된다.

이런 증상은 어깨에 큰 힘을 쓰지 않고 왼 종일 집안 궂은일(잡다한 작은 일)에 시달리며 운동을 하지 못하는 어머니들에게 많다.

경추 4-7번의 이상은 등과 목 어깨와 팔, 손에까지 통증과 저림 증상이 나타 난다. 통증 주사나 약 그리고 침으로도 잘 낫지 않고 오래가는 경우가 대부분 이지만 의외로 손가락 지압으로 쉽게 낫는다.

근래에는 컴퓨터와 핸드폰 등의 발달로 생활방식이 바뀌면서 잘못된 자세와 오랜 시간 같은 자세로 일하거나 컴퓨터, 스마트폰 게임과 TV 등의 원인으로 20- 30대와 어린이들도 어깨통증이나 팔 저림 증상들이 나타나므로 이제는 오십견이라는 말이 무색해지고 말았다.

대부분의 어깨통증은 경추 이상에서 온다. 무거운 머리를 받치고 있는 목은 뇌 신경이 온몸으로 내려가는 통로이기 때문이다. 또 어깨인대 이상이나 관절의 염 증(류머티스)과 석회로 굳어지는 경우는 운동 부족에서 오고 그리 많지 않다.

교통사고나 그 후유증, 심한 운동으로 목을 다치는 경우 목 디스크가 탈출하 고 인대가 손상을 입어 목과 어깨통증의 원인이 된다. 심하면 척추와 사지마비 까지 발생한다.

혈관과 신경뿐 아니라 근육(힘살) 또한 인대(힘줄)로 연결되어 발끝(손끝도)에서 머리까지 연결되어 있어 발바닥이 아픈 것을 치료하지 않으면 발목과 종아리로 올라가고 무릎이 아픈 것을 치료하지 않으면 골반(고관절)과 허리에 이상이 생기고 통증이 심하며 허리를 빨리 치료하지 않으면 어깨와 목이 아프며 두통까지 생기고 심하면 척추 측만증과 등허리가 굽어지기까지 한다.

오십견은 대장질환과 생애 전환기의 노쇠에서 오는 어깨통증의 대표적인 예이고 통증 부위에 따라 각 장기의 질환과 깊은 관계가 있다. 심근경색이나 심장 계통 질환은 왼쪽 어깨의 앞부분과 척추 왼쪽과 날개뼈 사이에 통증이 심하고, 간 질환과 간암, 폐종양이나 폐암 환자는 척추 오른쪽과 날개뼈 사이가 아프다. 횡격막 이상은 힘든 작업이나 운동할 때 호흡조절을 잘못하여 생기는 늑막비후나 염증에서도 어깨통증이 심하게 나타난다.

모든 어깨통증은 혈액 순환장애로 기가 잘 통하지 않기 때문이다. 많은 장부의 경혈이 어깨 부위를 지나기 때문에 대부분의 어깨통증은 장부의 이상과 직접 연관되어 있으므로 3지와 4지, 5지의 통증점을 찾아 해당 장부의 경혈과 통증점을 치료하면 장부 자체의 병과 어깨의 통증이 함께 좋아진다.
이렇게 다른 장부의 질환에 의한 어깨통증은 외면상으로 아무 이상이 나타나지 않는다.

1) 기본 건강지압을 1일 2회 실행한다.
2) 양손 3지와 4지 등 양 손가락 사이 통증점을 지압하고 심하면 3지 등 1마디 통증 부위도 넓게 지압한다.
3) 왼쪽 어깨통증이면 오른손 손바닥 5지와 4지 뿌리 부위에서 통증점을 찾고 오른쪽 어깨통증이면, 왼손 손바닥 5지와 4지 뿌리 부위에서 통증점을 찾아 각각 2-5분씩 지압한다.
   1일 3회, 4시간 간격을 두고 하면 극심한 장부 이상에서 오는 것이 아닌,

보통의 오십견은 2일이면 완전히 해소된다.

4) 팔 저림증은 견 통과 뒷목, 승모근 통에서 많이 오고 또 갑상샘 기능과 관계가 크기 때문에 3지 1-3마디 선 주위에서 통증점을 +로 지압하고 4지 등 3마디 선에서 1마디까지 +로 통증점을 찾아 골고루 지압한다.

5) 재발을 막기 위해 손을 자주 털어주고 양손을 뒤로 깍지 껴, 어깨와 가슴을 최대한 뒤로 제치며 심호흡을 10회 1일 2회 한다.

6) 어깨통증은 대부분 목 경추 이상에서 오므로 양 손가락 3지의 통증점을 지압하고, 목운동을 실행한다. 앞뒤로 10회, 좌우 옆으로 10회, 좌우 돌리기 10회를 1일 2회 하면 통증이 개선된다.

7) 손가락 지압으로 2일간 치료해도 낫지 않으면 거의 오십견 통이 아니다. 어깨인대 파열이나 근육파열, 어깨관절 석회화, 근육염이거나 심한 경우 **신경염증**으로 어깨는 물론 손 지압 부위마저 손도 못 대게, 아프며 벌겋게 붓는다.

이런 경우엔 즉시 지압을 중단하고 신경내과나 외과를 찾아 정확한 진단을 받고 **신경염증**일 때는 약물치료를 받아야 한다.

장기 이상에서 오는 어깨통증은 해당 장기의 질환을 정확하게 진단하여 치료하는 것이 우선이다.

실제로는 어깨힘줄(인대) 파열(찢어짐)이 어깨통증의 15% 이상을 차지하므로 진단에 따라 심하면, 봉합 수술을 받아야 하고 예방을 위해 스트레칭, 맨손체조 등 가벼운 운동을 꾸준히 해야 한다.

많이 움직이고 중요한 부위의 근육은 인대의 힘줄이 살을 싸고만 있는 것이 아니라 살 속에, 들어가 있어 살 속에 힘줄이 많이 들어간 고기 부위는 질기다.

특히 어깨 회전근과 엉덩이 골반 등 큰 관절 부위와 허벅지와 알통 근육들이다. 골반은 오래 앉아 있어 눌려서 통증이 많고 어깨는 운동을 안 해 굳어지고 너무 많이 하면 찢어지고 심하면 끊어져서 통증이 심하다.

21. 목, 경추 이상

제1경추는 머리를 떠받치는 기둥(Atlas)이다.

제2경추는 받치는 기둥(Axis)으로 이 둘을 연결하는 관절은 디스크가 아니라 양쪽에 스프링 받침처럼 받치고 있고 뼈가 링으로 되어 있어 목을 좌우로 돌릴 수 있으며 관절을 강한 엘라스틱 인대가 연결하고 있어서 아래위로 끄덕일 수 있게 되어 있다. 그리고 관절 링과 인대 가운데 연결 막을 통해 뇌척수와 척수가 통과하여 흐르고 동맥과 정맥혈관이 통과한다.

제3-7경추까지는 같은 모양으로 양쪽에 척추 구멍이 있어 뇌 신경이 통과하여 척추신경으로 연결되는데 양어깨에서 손에 이르는 신경은 경추 1-4 부위에서 가로로 비스듬히 통과하면서 7번에서 좌우 반대쪽으로 교차하여 통하므로 어깨통증 반응이 반대쪽 손바닥에 더 심하게 나타나고 치료도 반대쪽에서 더 효과적이다.

잠을 잘못 자거나 불편한 베개 등으로 잠자고 나서 목이 아프고 잘 돌아가지 않거나, 세수하거나 양치질하다, 삐끗하거나 같은 자세로 오랜 시간 책상에 앉아 컴퓨터 작업이나 사무를 본 후, 목의 근육이 굳어 있다가 갑자기 다른 방향으로 돌리거나 움직일 때 경추뼈 사이에 신경이 끼이거나 심한 경우 디스크가 튀어나오거나 굳어진 근육이 신경을 압박해 일어나는 통증이다.

아주 심한 통증과 때로는 어깨와 팔까지 저리고 아프다.

대개 근막통증증후군이라 하는데 경추, 척추, 요추와 관절 부위에서 자주 발생한다.

원인은 - 높은 베개 사용과 손과 어깨의 과로에서 오고 잘못된 자세나 교통사고 등으로 목을 다쳐, 목 디스크에 이상이 생겨 경추 양쪽으로 내려가는 중추신경을 압박하면 목이 심하게 아프고, 어깨와 허리가 아프며 다리 쪽으로 저림 증상이 오고, 심하면 통증과 마비가 올 수 있다.

주위에 있는 팔로 내려가는 신경을 압박하면 -

첫째, 코골이와 팔 저림 현상이 오고
둘째, 통증이 한곳에 머물러 있지 않고 목과 어깨통증 원인의 80%이고
셋째, 팔과 손가락까지 아프며 손가락 끝에 힘이 빠진다.

치료는
1) 주의할 점은 함부로 목을 틀거나 목운동을 하면 안 된다. 먼저, 양손 3지를 지압하여 통증점을 찾아 통증이 해소될 때까지 양손을 번갈아 지압하면(5분 정도) 통증이 줄어들고 목이 잘 돌아간다.
2) 목운동을 천천히 앞뒤로 10회, 좌우로 10회 하면 어깨통증이 가라앉고 목도 좋아진다.
3) 두 손을 깍지 껴 뒤통수를 앞으로 20초간 당겼다 놓고, 머리 위로 반대쪽 귀에 손바닥을 대고 20초씩 교대로 당겨준다.
4) 어깨도 아프면 양 손바닥 4지와 5지 뿌리 부위를 지압하고 어깨 돌리기 운동을 한다.
5) 침대에 바로 누워, 고개를 침대 밑으로 내리고 10분간 유지한다. 1일 2회 하는데 처음엔 5분, 10분으로 늘리되 1회에 10분을 초과하지 않는다.

평소에 과로하면 속이 울렁거리고 메스꺼운 사람은 메스꺼움과 멀미, 어지럼

증이 나타날 수 있다. 중단했다가 다시 시도한다. 평소에 몰랐던 목 디스크 증상이나 팔 저림 증상이 나타날 수 있다.

6) 의자에 앉아서 두 팔을 뒤로 돌려 마주 잡거나, 서서 한발을 앞으로 내디디고 고개를 뒤로 젖혀 가슴을 최대한으로 벌리며 5초간 숨을 들이쉬고, 힘을 빼며 입술을 약간 벌려 7초 동안 천천히 내쉬는 복식호흡(심호흡)을 1회 10번 1일 2회 한다.

7) 자세 교정 운동 – 바로 누워 양팔을 벌려 손바닥을 바닥에 대고 무릎은 굽혀 한쪽 무릎을 포개어 종아리를 포갠 쪽으로 밀며 숨을 들이쉬고 허리와 어깨가 당기도록 힘을 주어 5초 동안 있다가 무릎을 바로 세우며 5초 동안 숨을 내쉰다. 한쪽으로 15회씩 번갈아 하고 1일 2회 하면 허리와 어깨통증이 개선된다.

골반이 틀어져 허리가 항상 아프고 척추가 틀어져 어깨가 한쪽으로 처진 것이 바로 잡힌다. 척추 변형과 곱추등을 수술한 환자도 이 운동으로 재변형을 예방할 수 있다.

‖ 목 디스크 자가 진단과 치료

1) 양손을 머리 정수리에 얹고 살며시 누르며 좌우로 밀 때 목 옆에서 어깨와 팔이 찌르르하며 목이 아프다.

2) 머리를 좌나 우로 돌릴 수 없고 앞과 뒤로 젖힐 수 없으며 물과 음식을 먹기에도 힘이 든다.

3) 손과 팔이 저리고 마비감이 느껴진다.

4) 직선형 경추는 머리와 어깨 사이 목을 수건이나 얕은 베개를 받쳐 자므로 교정해야 한다.

5) 양손 3지 통증점을 지압하면 대부분 치료된다. 수술 해야 될 정도로 심하지 않으면 카이로 프락틱 요법으로 경추의 어긋난 마디를 바로잡아 치료

하기도 한다.

22. 턱관절 장애(얼굴 비대칭)

증상 - 음식을 씹거나 입을 벌릴 때 소리가 나고 통증이 있다. 두통과 뒷목이 아프고 잘 때 이를 간다. 귀에서 소리가 나고 한쪽 귀가 잘 안 들리고 아프며 약간 위로 올라가 있다.

어깨와 등이 아프며 요통도 있다. 몸이 한쪽으로 기울고 한쪽 다리가 짧고 떨리거나 저림 증상이 있다.

안면 비대칭이 있고 신경이 예민하고 현기증이 잘 난다. 치열이 엉망이다. 음식을 한쪽으로만 씹는 잘못된 습관에서 주로 온다.

교정 법 -

1) 기본 건강지압을 매일 1회 이상하고 양손 3지 3마디 선에서부터 3마디 전체를 지압하여 통증점을 찾아 통증이 없어질 때까지 지압한다. 심한 사람은 1일 3회, 1회에 3분 정도 한다.

2) 오른쪽이 틀어졌으면 왼쪽 어금니에 얇은 잣대나 막대를 물고 왼쪽으로 틀어졌으면 오른쪽에 문 채로 제자리 걷기를 100회 한다. 무릎을 최대한 위로 높이 올리고 팔도 어깨높이로 올린다. 1일 아침저녁으로 2회 하면 2-3일이면 교정된다.

3) 음식을 먹을 때 발달되지 않은 쪽으로(안 씹던 쪽) 씹어 먹고 교정 후에는 양쪽으로 골고루 씹어 먹는다.

4) 치과에서 치아교정 치료를 받아야 하고 함부로 양악수술을 하면 치아와 턱

관절, 얼굴까지 변형되고 평생 고통에 시달릴 수 있으니 꼭 필요한 경우가 아니면 금해야 한다.

23. 발목을 삐거나 통증, 족저근막염

1) 기본 건강지압을 실행한다.
2) 아픈 쪽 5지 3마디에서 통증 부위를 찾아 발목의 통증이 없어질 때까지 지압하고 반대쪽 5지도 2분 정도 지압한다.
3) 발목을 잘 삐는 사람은 허리와 골반에 이상이 있으므로 허리 통증을 치료하고 골반 체형을 바로잡아 주면 좋아진다. 또 모든 관절은 담혈과 신장혈에 연결되어 있으므로 함께 치료해야 한다.

양발 뒤꿈치 위 아킬레스건을 1일 2회 각각 5-10분 지압하고 발목을 안쪽으로 15회, 바깥쪽으로 15회 돌려 발목 인대를 풀어준다. 5지 3마디를 자주 지압하면 인대가 튼튼해져 잘 삐지 않는다.

4) 심하게 삐었을 때는 3시간 안에는 발목 부은 곳에 얼음찜질하고 3시간이 지나면 안티푸라민을 바르고 싸매면 멍과 부은 것, 통증이 빨리 가라앉는다.

족저근막염은 손목 터널 증후군과 같은 증세로 발목 인대의 부상이나 허리와 골반통에서 오는 통증으로 골반에서부터 종아리까지 마비감이 있고 종아리에 통증이 있으며 심한 경우 발바닥에 열감이 심하고 발가락 통증 때문에 잠을 못 잘 정도다.

치료는
1) 기본 건강지압을 1일 2회 이상 실행한다.

2) 아픈 쪽 5지 3마디 부위를 지압하여 통증점을 2분간 반대쪽과 교대로 1일 3회 이상 지압한다.

3) 아픈 쪽 발가락을 지압하여 통증점을 2분간 1일 3회 이상 지압한다.

2-3일이면 낫지만, 심하면 1주일 이상 통증이 완전히 없어질 때까지 치료를 계속해야 한다.

24. 무릎 통증

1) 기본 건강지압을 실행한다.

2) 아픈 쪽 5지 2마디에서 통증점을 찾아 통증이 없어질 때까지 지압하고 반대쪽 5지도 2분간 지압한다.

3) 걷다가 무릎이 아프면 즉시 멈추어 앉아서 5지를 지압하여 무릎 아픈 것이 나아진 다음에 계속 가야 한다. 아픈 것을 참고 무리하면 인대가 늘어나 관절까지 무리가 올 수 있다.

4) 1일 2회 적외선 등으로 양손을 20분간 치료하고, 무릎 통증 부위를 10분간 쬐고 부었을 때는 밤에 잘 때 부은 곳에 안티푸라민을 바르고 싸매고 자면 부기가 잘 빠진다.

무릎뿐 아니라 손목과 모든 관절이 아픈 사람은 닭발, 돼지껍질, 도가니탕을 평소에 자주 먹고, 묵으로 만들어 먹는 것도 좋다. 굴과 생선, 달걀, 귤과 견과류와 함께 먹으면 흡수가 잘된다.

근육과 근육 사이와 관절의 인대에는 엘라스틴과 콜라겐이 많이 붙어 있고 혈관의 내막도 콜라겐으로 채워져 있어 혈관과 인대 건강에 좋고 통증도 빨리 낫는다.

25. 손목을 삐거나 통증

　　주부 살림 병이라고도 하고 한국에서는 명절 증후군이라고도 한다. 손빨래나 걸레 등을 손으로 꽉 짤 때, 명절 음식 장만하느라 많은 칼질로 손목에 무리한 힘이 가 인대가 늘어나 손바닥으로 통하는 신경을 압박하여 나타나는 통증이다. 또 넘어질 때 손을 짚어서 다치는 경우가 많다.

　　빨리 치료하지 않고 오래되면 사용할 때마다 통증이 심해지고 부은 인대가 굳어지며 정중신경을 계속 압박하게 되면 손목 터널 증후군이라고 하여 자칫 수술해야 하는 상태로 나빠질 수 있다.

　　손목을 많이 사용한 날에는 양손 4지 3마디 선 부위를 골고루 지압하여 통증을 없애주면 손목 인대가 정상으로 줄어들어 통증이 없어진다.

1) 기본 건강지압을 실행한다.
2) 아픈 쪽 4지 2마디에서 통증점을 찾아 통증이 없어질 때까지 지압하고 반대쪽 4지도 2분 지압한다.
3) 아픈 쪽이 손바닥 쪽이면 4지 3혈을 +로 지압하고 손가락 끝쪽으로 비벼주고 손등 쪽이면 4지 등 3혈을 +로 지압하고 손등 쪽으로 비벼주고 손 전체를 따뜻하게 골고루 비벼준다.
4) 삐었을 때는 3시간 안에는 얼음주머니로 냉찜질하고 3시간이 지나 열이 내린 후에는 부은 곳에 안티푸라민을 바르고 싸맨다.
5) 손가락이 아플 때는 4지 3마디 전체를 지압하여 통증점을 찾아 지압하면 풀린다.
6) 손목을 자주 삐거나 시큰거리는 사람은 평소에 양손 4지 3마디 부위를 자주 지압해주면 인대가 튼튼해져 잘 삐지 않게 되어 동시에 예방과 치료가 쉽게 된다.

손 발목 인대뿐 아니라 전신의 근육 인대 강화에 좋은 음식은 - 매일 사과 1개, 고추 5개, 돼지 살코기(안심) 100g, 소금 적당량 섭취

26. 팔꿈치 통증

1) 기본 건강지압을 실행한다.

2) 아픈 쪽 4지 2마디에서 통증점을 찾아 통증이 없어질 때까지 지압하고 반대쪽 4지도 2분간 지압한다.

3) 심할 때는 3시간 간격으로 4지를 지압하고 밤에는 2마디에 파스를 붙이고 부어오른 팔꿈치에는 안티푸라민을 바르고 싸맨다.

4) 테니스나 야구 탁구 등 어깨나 팔꿈치를 많이 사용하는 운동은 팔꿈치와 손목 통증을 유발하는데 평소에 4지 2-3마디를 자주 지압하면 예방과 치료가 쉽게 된다.

27. 손 저림과 손목 터널 증후군

말초혈액 순환장애는 그리 많지 않고 심한 운동이나 손을 많이 사용하는 직업이나 식당 일, 가사로 류머티스 관절염, 목 경추 디스크로 인한 어깨통증, 갑상샘 기능 저하증과 파킨슨 치매의 초기 증상과 당뇨병에 의해서도 나타난다.

손 저림증은 크게 둘로 나누는데

뇌졸중에 의한 손 저림증

1) 갑자기 한쪽 손에서만 나타난다.

2) 손바닥과 손등 양쪽에서 저림과 통증이 있다가 없어졌다를 반복한다.

3) 입술 주위가 저리고 언어장애 등이 동반된다.

4) 심하면 반신마비가 나타난다.

말초혈액 순환장애로 인한 손 저림증

1) 손 저림보다 손가락 통증이 심하고 손가락 끝이 차다.

2) 찬물에 손을 넣으면 손가락 끝이 희게 변한다.

3) 손의 땀 분비에 변화가 생긴다.

4) 손목 부위의 맥박이 약해진다.

손목 터널 증후군은 손목에서 손바닥과 손가락으로 통하는 통로(터널)를 정중신경과 손가락을 굽히고 펴는 근육의 힘줄(인대)이 통과하는데 근육이나 인대가 과로로 붓거나 굳어지거나 염증이 생겨 신경을 누르므로 통증과 마비로 저린 증상이 나타난다. 1지부터 4지의 손바닥 쪽의 감각이 둔해진다.

목 경추와 어깨통증을 오래 치료하지 않거나 너무 심할 때 함께 발생하기도 한다.

여성들은 요리와 빨래, 청소 등 넘치는 가사와 특히 명절 때 많은 일이 겹쳐 손을 많이 사용함으로 손목이 붓고, 시리며 아픈 증상이 자주 나타난다.

1) 기본 건강지압을 1일 2회 실행한다.

2) 아픈 손 4지 3마디 부위를 골고루 지압하여 통증 부위를 통증이 없어질 때까지 지압하고 반대쪽 4지도 2분간 지압한다.

3) 손 저림이나 손목 터널 증후군일 때에는 4지 6 혈을 +로 자극하고 손가락

끝에서 1마디까지 통증점을 찾아 골고루 지압한다.

4) 양손을 좌우로 자주 돌리는 운동하고 손가락 끝에 힘을 주어 손을 자주 털어주고, 적외선 등으로 양손과 손목을 1일 2회 20분씩 치료한다.

|| 손발 저림에 대하여

원인 - 손발 저림은 원인이 다양하다.

1) 뇌혈관질환, 뇌경색, 뇌출혈 전조증상과 후유증
2) 목 디스크, 목 근육경직에서 50% 발생
3) 어깨부상, 견비통
4) 손목, 발목 터널 증후군은 - 무리한 손 사용과 힘든 주방 가사 등으로 발생하고, 전신의 1/2이 손에 분포된 자율신경이 손목을 통과해 손바다으로 들어가고, 발목을 통해 발바닥으로 들어가는데 이를 정중신경이라고 한다. 정중신경의 저림은 1, 2, 3지 바닥 쪽으로 나타난다.
5) 척추질환 - 요통, 요실금, 다리 저림
6) 암질환 - 항암치료, 항암제, 진통제는 신경을 파괴하고 마비시킨다.
7) 장부질환 - 손이나 발로 통하는 장부에 혈액 순환이 잘 안 될 때, 손발 냉증, 하복부 냉증, 손발, 어깨통증이 온다.
8) 손 발목이나 팔굽, 무릎, 어깨와 고 관절, 목이나 허리를 운동이나 부상 등으로 다쳤을 때, 인대가 늘어나고 근육이 터져 통증이 심하다.
9) 오래 한 자세로 일하는 직업과 컴퓨터 사무와 스마트폰에 의해 손, 어깨 통증과 저림이 오고, 장시간 페달을 밟는 택시와 장거리 운전기사와 서서 오랜 시간 일하는 직업으로 신발과 발의 불편한 자세는 말초혈관의 혈액 순환장애로 발 저림과 마비, 발바닥 아치의 인대가 붓거나 족저근막염 등이 발생한다.

원인 – 손 발가락과 손발과 팔다리의 저림과 통증은 대부분 말초혈관의 혈전에 의한 혈액 순환장애 현상으로 말초동맥경화의 시작이다.

증상 – 힘을 쓸 때 통증이 심하고 손발을 털거나 가볍게 운동하면 덜 아프고 밤에 잘 때 통증과 열감이 있고 저림이 더욱 심하고 심하면 잠을 못 잘 지경이다.

치료 –

1) 손가락 기본 건강지압을 1일 3회 꾸준히 한다.
2) 손가락과 손목, 팔의 경우 아픈 쪽 4지 끝부터 지압하여 통증점을 찾아 1일 3회 지압한다.
3) 발가락과 발목, 다리의 경우 아픈 쪽 5지 끝부터 지압하여 통증점을 찾아 1일 3회 지압한다.

28. 빈혈, 현기증

어지러운 증세는 여러 가지 원인에서 오는데 귀의 이상에서 오는 경우와 빈혈증에서 오는 것이 대표적이다.

빈혈이란? 말 그대로

1) 피가 부족한(허혈) 경우와
2) 혈액 속에 적혈구가 적거나
3) 혈색소(헤모글로빈, 철분)가 부족한 현상이다.

둘 다 골수에서 만들어지고 응축되는데 붉은 혈색소는 단백 분자로 4개의 아미노산 단백세포로 구성되어 있으며 혈장 세포의 1/3을 차지한다.

‖ 혈액(피)의 구성과 역할

혈액(피)의 구성

1) 적혈구 2) 백혈구 3) 혈소판 4) 혈장으로 되어 있나.

피의 몸체는 - 42%로

용량	적혈구	백혈구	혈소판
용량	5,000,000UL	5,000UL	200,000UL
역할	산소 운반	면역, 세균 방어	혈액 응고

핏물인 혈장은 - 58%로 물 90%와 단백질 8%(알부민과 혈청으로 발전), 이온, 포도당, 호르몬, 효소 2% 비타민, 효소, 요산과 부수 물질로 되어 있고 역할은 영양소와 수분을 운반한다.

1) 운송 작용 - 혈액은 적혈구가 영양분과 산소를 운반하고 에너지 발생 후, 대사물질 과정의 찌꺼기와 탄산가스를 배출시킨다.
2) 완충 작용 - 외부로부터의 충격이나 자극에 반응하여 피하고 혈관을 수축시켜 방어하며 충격을 완화해 상처의 출혈을 적게 하고 빨리 아물게 한다. 침이나 주사기 바늘에도, 혈관이 피하며 수축과 팽창을 계속한다.
3) 혈관 내의 산성과 알칼리성(PH Wert 수소 함유량)을 조절하여 중성 또는 약알칼리성을 유지한다.
4) 혈액은 골수에서 만들어지고 소량이 간과 비장과 흉선에서 만든다. 인체의 총혈액량은 5-6L이며 우리 몸의 혈관의 총길이는 12만 km로 대동맥에서 품어져 나와 시속 210km로 전신을 한 바퀴 돌아오는 데 약 46초가

소요된다.

아기가 태어난 후에는 백혈구, 적혈구, 혈소판 등 혈액의 분자(입자)들은 골수에서 만들어지는데 머리와 갈비뼈, 가슴뼈와 척추, 골반과 허벅지와 팔뚝뼈 등, 큰 뼈에서만 생성된다.

림프액만은 예외로 림프 기관인 비장과 흉선, 림프 멍울에서 따로 만든다.
혈액세포의 면역 작용은 매 초에 2백만 이상의 혈액 분자를 필요로 한다.

성인의 적혈구 정상 수치는

	해모글로빈	적혈구
여성은	12-15g/dl	3.5-5.0 b/ul
남성은	13.6-17.2g/dl	4.3-5.9 bb/ul

성인은 약 3조의 적혈구를 가지고 있으며 크기는 7.5um로 1열로 나열하면 지구 주위를 다섯 번 돌 수 있는 길이가 된다.

백혈구의 구성

과립구 60%와 림프구 40%로 구성되어 있으며 이 비율은 자율신경의 지배를 받아 조절 변화한다.

교감신경은 통증을 느끼게 하고 병이 발생함을 알리며 과립구를 증가시킨다.
부교감신경은 통증을 줄여주고 병을 예방하기 위하여 림프구를 증가시켜 병원균과 싸우고 예방하며 병을 빨리 낫게 하고 흥분을 안정시킨다.

자연 치료요법은 우리 몸이 외부의 바이러스와 병원균의 공격으로부터 방어하고 면역력을 키워 스스로를 지키는 방어력을 갖게 한다.

혈액(피)의 기능

1) 에너지 생성 – 혈액 순환 작용으로 혈장(탄수화물, 지방, 단백질, 섬유소) + 산소(적혈구)에 의해 말초에서 산화되어 힘과 열, 에너지를 발생시키고 활성산소와 노폐물을 배출한다.

2) 체온유지 - 말초에서 힘(에너지)과 열을 발생하여 정상 체온 36.5°, 유지

3) 면역기능 - 백혈구와 림프액이 세균과 독소방어

4) 응혈 기능 - 림프액과 함께 혈소판이 피를 응결해 상처 보호와 혈액 보존

5) 완충 작용 - 외부로부터의 충격이나 자극(침이나 주사 등)에 빠르게 반응하여 피하고 혈관을 수축하고 방어하며 충격을 완화해 상처의 출혈을 적게 하고 빨리 아물게 한다.

혈색소의 작용은

1) 혈색소는 산소와 산화탄소를 운반하고 혈관을 부풀게 하여 완충 작용을 한다.

2) 성분은 철 성분 집단으로 폐에 산소를 잘 흡착, 침전시키고 동맥혈을 통해 세포조직에 산소를 운반하고 잘 전달할 수 있게 한다.

3) 혈액병(혈우병, 백혈병), 심장병, 심혈관(관상동맥) 질환 등으로 심장 통이 있을 때 염증, 종양, 위궤양이나 위절제수술, 편식에 의한 변과 소변 색이 짙을 때, 알코올 중독, 복용 약의 부작용, 여성 생리 동반성 출혈, 성관계 후, 자궁근종으로 인한 출혈, 노인성 동맥경화 시에는 뇌혈관에 산소공급이 부족하게 되어 심한 빈혈을 일으키기도 한다.

증상 – 철분이 부족하면(헤모글로빈) 손톱이 우툴두툴해지고 잘 부러지며 탈모가 생기며 피부가 창백하고 탄력이 없으며 손금이나 손톱의 분홍색이 없어지

고 거칠어지고 손톱가에 굳은살이 생기고, 입 양쪽 아귀가 갈라지고 빈혈이 심하다.

또 늘 피곤하여 정상 활동이 제약을 받고 얼굴이 창백하고 피부와 눈꺼풀이 투명한 색을 띤다.

빈혈은 대체로 혈액과 혈관 이상, 영양결핍과 이석의 균형 이상에서 오지만 다른 질환의 증상으로도 많이 나타난다.

특히 신장병, 위 출혈성 궤양, 자궁출혈 등 만성 출혈성 질환에서 많다.

빈혈 증상에도 불구하고 산소는 세포에 충분히 공급되지만, 심장박동이 빨라진다. 전체적으로 몸이 긴장되며 호흡곤란이 온다.

자주 민감하게 추위를 잘 타며 심한 빈혈은 산소공급 능력이 떨어진다. 또 머리카락도 힘이 없고 잘 빠지며 피로, 두통, 현기증, 심신 근력의 저하, 불안, 호흡곤란, 맥이 빠르고 부종이 있고 식욕부진, 구토, 변비, 설사, 복부 불쾌감 등이 있다.

치료 - 임산부나 철분 부족에 의한 심한 빈혈에는 즉시 시금치를 생즙 내어 여러 차례 먹고 데쳐서 김과 함께 검은 깨를 많이 넣어 무쳐서 매끼 먹고 데쳐 말린 것을 검은깨와 함께 가루 내어 오래 복용한다.

1) 냉이, 황새냉이를 3-4주간 샐러드로 만들어 먹고 말려서 차로 우려 마신다.
2) 귀리와 겉보리, 잡초씨를 살짝 볶아 차로 마시면 정기를 맑게 하고 간과 비장 기능을 강화해 주어 저항력과 혈액 순환을 잘되게 하고 소변을 잘 보게 하여 빈혈을 낫게 한다.
3) 깻잎(차조기) 뒷면이 붉은색 나는 것으로 1일 5장 이상 먹고 나물무침 등에 깨와 검은깨를 많이 넣고 항상 들기름을 사용한다. 들깨와 검은 깨강정이

좋다.

4) 건자두를 1일 3개씩 먹는다. 건자두는 철분, 비타민, 칼슘과 항암 성분이 과일 중 가장 많아 암 수술 후, 회복 중인 환자에게도 좋다.

빈혈의 원인

1) 귀 문제 - 귀 안의 이석(돌)이 우리 몸의 평형감각 기능을 담당하는데 어떤 이유로 돌이 떨어져 나와 돌아다니거나 한쪽으로 치우치게 되면 평형감각에 장애가 일어나 심하게 어지럽다. 메니에르병이 아닌데도 어지럼증과 구토가 나고 이명이 있으면 청각 감퇴(난청)의 증상이다.
메니에르병 - 귀에 물이 차고 구토와 어지럼증이 오래간다. 귓속 전정신경의 염증에 의해 심한 어지럼증이 발생한다.

2) 눈 문제 - 안경의 도수가 맞지 않아도 심한 어지럼증이 발생하므로 안경 착용자는 적어도 1년에 1-2회 안과에서 시력과 안경 도수를 검사하여 맞게 조절해야 한다.

3) 피 문제 - 우리 몸속을 흐르는 혈액 속의 헤모글로빈의 부족으로 인한 빈혈은 충분한 영양을 섭취하며 과로를 피해야 하고 특히 여성들은 생리 출혈로 인해 빈혈이 잦으므로 여중 고생들은 영양 관리에 많은 신경을 써야 하고 심할 때는, 의사의 진단에 따라 보혈제나 철분제를 복용해야 한다.

주의할 점은 철 결핍성 빈혈에 철분제 복용 시, 최소한 6개월 정도, 계속해야 하며 일시적으로 빈혈 증상이 없어졌다고 해서 중단하면, 얼마 안 되어 다시 빈혈 증상이 나타나 치료에 실패하게 된다.

증상은 피부가 창백하고 탄력이 없으며, 손금이나 손톱의 핑크색이 없어지고 손발톱이 잘 부러지며, 머리카락도 힘이 없고 잘 빠지며, 피로, 두통, 현기증, 심신 근력의 저하, 불안감, 호흡곤란, 맥이 빠르고 부종이 있으며, 식욕부진과 구토, 변비, 설사 등 복부 불쾌감이 있다.

4) 내과적 문제 - 기립성 빈혈은 누워 있거나 앉아 있다 일어설 때 눈앞이 캄캄해지고 식은땀이 나는 것은 혈압이 정상보다 너무 낮기 때문이다. 혈압과 바이러스 감염이나 당뇨 합병증, 부정맥과 미주신경의 발작 등에서도 온다.

5) 뇌 문제 - 기저동맥 협착, 뇌종양, 뇌경색, 소뇌 실조증이 있으면 운동장애와 언어장애가 나타나고, 편두통이 있는 경우, 1-2시간 사이로 짧고 심하게 두통이 나타난다.

6) 심인성 문제 - 공황장애, 광장공포증, 불안장애와 우울증과 수면장애가 계속되면 숨이 가빠지는 스트레스성 어지럼증이 나타난다.

7) 가장 중요한 것은 무엇보다 충분한 수면을 통해 피로를 해소해 줘야 하고 잠자리에서 일어나기 전에 몇 차례 몸을 뒹굴고 일어나는 습관을 들여 어지럼증으로 쓰러지는 것을 예방하고 심호흡과 가슴을 쫙 펴주는 운동을 자주 하여 뇌에 혈액 순환과 산소공급이 잘되게 함으로 어지럼증을 예방한다.

8) 빈혈은 혈액과 혈관 이상, 영양결핍과 이석의 균형 이상에서 주로 오지만, 다른 질환의 증상으로도 많이 나타난다.
특히 신장병, 위 출혈성 궤양, 자궁출혈 등 만성 출혈성 질환에서 많이 나타나고, 당뇨, 고혈압, 저혈압, 뇌경색이나 뇌종양 등으로 혈액 순환이 안 되어 뇌 세포에 산소공급이 안 될 때, 빈혈 증상이 심하게 나타난다. 또 이러한 질환들의 치료를 위해 먹는 약의 부작용으로 인해 빈혈이 생긴다.

9) 내이신경은 청각을 담당하는 와우신경과 말단부에서 평형감각을 주관하는 전정신경이 있는데, 내이도의 위에 있는 전정신경에 염증이니 이상이 생기면 어지럼증이 며칠간 계속되고 구토증이 심하다. 즉시 이비인후과 전문의의 진단과 치료를 받아야 하고, 팔을 뻗어 엄지를 세우고 엄지에 시선을 고정한 채로 머리를 좌우로 1-2분 움직이고, 엄지를 옆으로 세우고 상하로 1-2분 움직이는 운동을 1일 2-3회 꾸준히 한다.

어지럼증의 증상

1) 이석증 – 몇 초간 발생

2) 전정신경염 – 1시간에서 24시간 지속

3) 소뇌경색 – 24시간 – 수일간 지속 – 뇌동맥이 혈전으로 막혀서 오고 수전증, 구토, 균형감각을 상실한다.

4) 심인성 어지럼증 – 몇 년간 지속되기도 한다.

지압 치료는

1) 기본 건강지압을 1일 2회 이상 실행한다.

2) 어지러운 증상이 오면 즉시 양손 3지 손톱 양쪽을 쥐고 2분 이상, 상하로 2분 정도 강하게 지압한다.

3) 양손 4지 3혈을 +로 지압하고 손가락 끝쪽으로 비벼주고, 아주 심할 경우는 양손 3지 압통점과 5지 등 바깥 혈을 사혈한다.

4) 귓속에 물이 차는 메니에르병의 어지럼증은 아주 싱겁게 먹어야 하고, 보리차 정도의 약한 커피를 피곤할 때 1일 두어 잔 마신다.

5) 까치발로 몸 균형 잡기 운동을 5-10분씩 늘려 하고 집안에서 까치발로 걸어 다닌다. 1일 2회 30분씩 겅중 걸음으로 걷기 운동을 하고 외출 시에 겅중 걸음을 걷는다.

6) 빈혈의 정도를 알기 위해, 발을 모으고 두 팔을 수평으로 든 채, 15초간 정면을 바라보다가 눈을 감으면, 빈혈의 심한 정도에 따라 비틀거리거나 쓰러지기도 한다. 심한 사람은 안구가 계속해 떨린다.

29. 불면증, 불안, 초조

불면증은 졸리다가도 누우면 눈이 말똥말똥해지고 아무리 피곤해도 잠이 들지 않아 수면제나 술에 의지하다 보면 습관성이 되어 오히려 건강을 해치게 되고, 효과도 점점 약화되어 잠 못 드는 밤이 무서울 지경이 되고, 반대로 낮에는 피곤하고 졸려서 직장 근무나 생활이 괴롭다. 잠이 들어도 수시로 깨고 가위눌리고 숙면을 이루지 못해 피로가 쌓이고 짜증이 나며 불안과 초조감에 시달려 매사에 흥미를 잃고 귀찮아진다.

불면증은 대부분 자율신경 부조화에서 오기 때문에 1일 5천 보, 1만 보 걷기가 제일 좋다. 심호흡과 가슴 펴기 운동을 자주 하고 잠자리에 들기 30분 전에 식초 약간 섞은 찬물에 15분 정도 발을 담그고 골고루 잘 문질러주며 깨끗이 씻고 수건으로 잘 닦아 말린 후 발을 잘 덮고 잔다.

1) 기본 건강지압을 1일 2회 실행한다.
2) 잠자리에서 기본 발 건강지압 하고 양발 복사뼈 밑 발바닥 중앙 부위를 망치나 주먹으로 400회 이상 두드려준다.
3) 양손 3지 등 2마디에서 손톱 밑까지 +로 자극하여 통증점을 찾아 지압한다.
4) 양손 4지와 5지를 골고루 지압하여 통증 부위를 통증이 해소될 때까지 지압하고 손 전체를 따뜻하게 자주 비벼주고 적외선 등으로 1일 2회 20분씩 손발을 치료한다.

5) 특히 불면증은 간에 열이 많아서 생기므로 소화도 잘 안되고 항상 더부룩하며 위장기능도 안 좋아진다. 5지 3혈을 지압하고 손가락 끝쪽으로 비벼준다. 심계 항진증이 있는 사람은 4지 바깥과 중앙 혈을 손바닥 쪽으로 비벼준다.

6) 위를 보고 반듯이 누워 양손을 비벼 따뜻해진 손바닥을 하복부(양다리 안쪽부위)에 대기를 10회 반복한 후, 왼쪽으로 누워 다리를 구부리고 양손은 펴서 허벅지 사이에 넣고 무릎을 약간 구부린 채로 잔다. 베개는 될수록 베지 않는 것이 좋다.

7) 식이요법으로 자기 4시간 전에 플레인 요구르트(Kepir)나 따뜻한 우유에 꿀을 타서 천천히 씹듯이 1잔 마신다. 달걀(달걀말이나 반숙) 두부(연두부나 순두부)를 김치와 함께 먹어도 좋다. 1일 2잔 국화차나 캐모마일 차가 사람에 따라 불면증 해소에 좋은 효과가 있다.

30. 눈이 침침하고 핏발 설 때

눈은 세상을 보는 사람의 창이다. 사람은 몸이 힘들면 가장 먼저 눈이 피곤하고 잠을 설치거나 하면 눈 망막에 핏발이 선다. 눈이 안 보이면 눈앞이 캄캄해진다. 태어날 때부터 선천적인 시각장애인도 있지만 거의 절반은 사고나 후천성 질병에 의해 시력을 상실하게 된다. 눈은 심안이라고 하는 마음과 함께 인체 중 가장 소중하면서도 연약한 지체다.

후천성 시각 장애의 경우 많은 원인이 있는데 사고로 다치거나 열 질환을 빨리 치료하지 못하거나 눈 자체의 질환과 당뇨, 혈압, 간 질환과 축농증과 비염, 심장이나 비장이 약하거나 병으로, 혈액 순환이 잘 안되거나 귀 염증과 뇌 병변과 노안 등 거의 모든 질환의 영향을 받는다.

1) 양손 3지 3마디 윗부분과 등 손톱 밑 통증 부위를 +로 자극하고 통증이 멎을 때까지 자주 지압한다.

2) 양손 5지 등 3마디에서 통증 부위를 +로 자극하고 통증이 멎을 때까지 지압한다.

3) 손바닥을 뜨겁게 비벼 여러 번 눈에 대준다.

4) 백내장과 녹내장을 예방하고 노안을 막고 눈 건강을 지키기 위해 루테인 성분이 많이 함유된 아보카도, 케일, 시금치, 달걀, 당근, 고구마 등을 즐겨 먹는다.

5) 가벼운 걷기 운동과 함께 손가락 건강지압을 매일 2회 이상하고 양손 3지 3마디는 자주 할수록 좋다. 백내장 녹내장도 개선되고 예방되며 침침하던 눈이 밝아지고 핏발이 금방 줄어들며 두통도 나아진다.

31. 이명증

이명은 귀에서 소리가 나는 것이다. 눈이 세상을 보는 창이라면 귀는 세상을 듣는 창이다. 눈이 안 보이는 것보다는 낫다고 할 수 있으나 상대방과 대화로 소통이 어려워서 상당히 불편하다. 현재는 각종 수화가 개발되고 발전하여 많이 불편함이 해소되고 있다.

사람은 몸이 피로하면 눈이 아프듯이 귀도 아프거나 잘 들리지 않는다. 그럴 때 잘 먹고 쉬거나 자고 나면 회복되지만, 이명은 이비인후과에 가도 원인을 찾기도 힘들고 치료가 잘 안되어서 문제다. 사람에 따라 소리의 크기나 나는 시간과 현상이 다 다르고 약이나 효과적인 치료 방법이 없기 때문이다. 그러나 손가락 지압에서는 의외로 치료가 쉽고 효과가 바로 나타난다.

1) 기본 건강지압을 1일 2회 꾸준히 한다.

2) 양손 3지 끝 마디를 좌우 상하로 지압하여 통증 부위를 찾아 귀의 이명이 사라질 때까지 지압한다. 이명이 나으면 손가락 통증도 덜해진다. 몇 시간 단위로 한쪽을 2분 이상 자주 지압하여 손가락에 통증이 없어질 때까지 꾸준히 한다.

3) 완치가 되었어도 하루에 2회 정도 지압하면 예방이 된다. 나이가 들며 인체의 기초 체력이 떨어지면 가장 먼저 나타나는 것이 이명과 귀 아픈 증상이기 때문에 영양의 균형 있는 식사와 가벼운 운동을 병행해야 한다.

32. 건망증, 치매(Demenz)

예전에는 치매를 망령이 들은 것으로 생각했다. 흔히 나이가 많은 노인들에게 나타나는 노망이라는 것이다.

치매는 독일어나 영어 데멘쯔, 데멘티아가 뜻하는 백치다. 뇌의 신경세포가 손상되어 죽고, 새 세포가 만들어지지 않아 여러 가지 장애가 생기는 신경계통 병이다.

치매는 진행형이며 뇌 신경세포의 손상된 부위에 따라 말을 못 하는 실어증과 소통 장애, 몸의 균형감각 상실로 운동장애, 기억상실과 기억력쇠퇴 등의 증상으로 일상생활의 불가능, 시공간의 판단 불능으로 길을 잃어버리는 것과 성격마저 변하기도 한다.

건망증은 일시적으로 깜박깜박하는 젊은 사람도 가끔 겪는 일로 치매가 아니다. 뇌의 기억을 담당하는 부분이 점점 기능을 상실하며(세포괴사) 갑자기 전체 기억이나 부분적으로 완전히 지워져 버리는 현상으로 기억상실증도 있으나, 치매의 경우는 갓난아이의 수준으로 정신뿐 아니라 신체 기능까지 떨어지는 것이 문제다.

그런 중에도 잠깐 또는 일시 동안 반짝하고 제정신이 들 때면 가장 사랑했던 사람이나 좋은 기억 하나쯤은 남아 있어 기꺼이 이야기한다. 따라서 치매 환자는 배우자나 자녀 등 보살피는 가족의 진심 어린 사랑과 인내와 정성으로 그리고 끊임없는 손 발가락 지압 자극으로 증상이 호전될 수 있으며 초기에는 완치에도 이를 수 있다.

물론 전문의의 정확한 진단으로 꼭 필요한 약물을 복용해야 하며 앞으로 더 과학이 발달하면 발병 원인을 밝혀내어 수술이나 예방백신과 치료 약이 개발되리라 희망한다.

치매는 전 세계 인류의 문제이지만 특히 한국은 노령사회가 빠르게 진행되며 65세 이상 노인의 20%가 치매 환자로 의료와 가족의 행복이 무너지고 경제적 부담이 가중되고 있다.

치매는 여러 가지로 원발성, 퇴행성 치매인 알츠하이머, 뇌혈관성 치매, 루이체 치매, 파킨슨 치매, 그 외 뇌수종 병에서 오는 전두엽 치매, 광우병 및 알코올성 치매 등이 있다. 통계에 따르면

알츠하이머	약 47.5%-61.5%
가족 유전형	약 5%-10%
노인(퇴행)성 치매	90%
혈관성 치매	약 12.8%-26.3%
기타 원인	약 10%-20%

알츠하이머 병은 1907년 독일 의학자 Alois Alzheimer에 의해 처음 연구발표되었다. 뇌에 베타 - 아밀로이드라는 단백질 펩타이드가 너무 많이 만들어져 축적되거나 너무 적게 만들어져 아밀로이드가 뭉쳐져 플라크가 형성되고 뇌혈관에 축적된 플라크가 뇌 신경을 공격하여 신경섬유를 엉기게 하고 파괴되므로 영양분이 전달되지 않아 뇌 피질의 신경세포가 죽는다. 나이가 들어 생기는 퇴행성 질환이지만 유전자 이상에서는 아이들에게서도 발생한다.

파킨슨병(Paralyse) - 행동장애, 자율신경(운동신경) 마비와 뇌 신경 특이 변형

파킨슨 증후군 - 1, 아키네제(Akinese) - 운동 불능증, 마비
              2, 리고어(Rigor) - 경직, 굳는 증세
              3, 루에트레모어(Ruhetremor) - 근육 떨림 증상

파킨슨병은 -
1) 원인을 알 수 없는 이유에 의해 뇌 신경이 특이한 변형을 일으켜 나타나는 파킨슨 증후군이 있고
2) 초기 파킨슨 증후군이 있으며
3) 뇌 연화와 노화에 따른 뇌 자율 운동신경의 흥분
4) 중앙 뇌세포(기저핵)에 도파민 호르몬이 부족하게 분비되어 나타난다. 도파민 호르몬은 뇌의 흑색질이라는 신경세포에서 만드는데 기저핵에 연결되어 있다. 인체의 모든 움직임은 이 중앙 뇌의 활동 명령으로 조절 수행되는데 도파민이 조절을 잘할 수 있게 해주는 윤활유 역할을 한다.

파킨슨 증후군은 - 뇌동맥경화나 뇌막염, 중독이나 약 중독에 의해 발생한다.

파킨슨병이나 파킨슨 증후군은 모두 뇌 신경에 분비되는 도파민 호르몬 분비가 줄어들고 아세틸콜린 호르몬 분비가 너무 많아져 조화가 깨지는 데서부

터 시작된다.

증상은 -
1) 아키네제(Akinese) 운동 불능증은 - 전체적인 운동과 활동에 장애가 나타난다. 얼굴이 굳어지고 걷는 데 팔이 같이 움직이지 않는다. 걸음을 제대로 못 걷고 발을 질질 끈다. 글씨는 끝으로 갈수록 작아지고 말소리는 가라앉아 작아진다.
2) 리고어(Rigor) 굳는 증상은 - 기형적인 자세와 팔다리 이상으로 사지가 굳고 뻣뻣하여 비활동적이 된다.
3) 트레모어(Tremor) 근육 떨림은 - 거친 타격 또는 상대적으로 느린 손 떨림 증상이 나타난다.

대부분 환자는 팔과 다리가 휘거나 구부러진 자세로 걸을 때 출발을 잘 못하며 가다가 멈추기가 어렵고, 떨림에 정지해 서 있기가 어려우며 모든 움직임이 힘들다.

자율신경 장애로 침을 흘리고, 땀이 나며 비정상적인 피지분비로 얼굴이 번들번들해진다. 정신적으로는 감정 기복이 심하고 자극에 민감하면서도 정신적 반응은 느려진다.

루이체 치매는 - 인지능력이 왔다 갔다 하며 환시에 시달리는 것이 특징이다. 실체가 아닌 헛것이 보이는 환각 상태에 빠져, 귀신에 쫓기는 행동을 하며 우울증과 불안한 망상 증세이다.

심하면 환청과 환향의 냄새까지 맡으며 몸이 뻣뻣해지고 파킨슨의 떨림도 동반하며 램 수면장애가 나타나 꿈속에서도 실제상황처럼 울고 웃으며 행동하기도 한다.

치매 발생의 원인(약 40%) 중 중요한 부분이 감기약이나 진통제, 수면제 등의 성분에 대부분 신경 안정제가 들어 있어, 약의 남용으로 뇌 기능이 저하, 마비 손상되어 기억력이 떨어지고 건망증이 심해진다.

건망증이 심한 사람이나 뇌혈관, 심혈관질환을 앓은 경험이 있는 사람은 대부분 치매가 발생 되기 쉽다. 물론 뇌 병변인 뇌암, 뇌종양, 뇌출혈 등으로 인한 후유증으로도 치매가 발생한다.

의과학적으로 치매 발생위험 요소로 12가지 원인을 연구하여 위험인자를 잘 관리하면 40%의 치매를 예방하고 발생을 지연시킬 수 있다고 말한다.

이미 여러 가지 예방과 지연 치료 방법이 나와 실행되고 있다. 손뼉치기, 웃음 치료, 화투 치기, 노래 듣고 따라부르기, 퍼즐 맞추기, 그림 그리기, 붓글씨 쓰기와 편지 쓰기, 드라마와 영화 보기, 여러 가지 유산소 운동, 대화와 옛날이야기 하기, 서로 안아주기(포옹), 좋은 말 반복하기, 몸 청결 유지, 잘했다고 칭찬하기 등등 모두 효과가 좋은 방법들이다.

가장 좋은 것은 운동이다.

저자의 빈약한 의료지식이지만 경험상으로 모든 질병과 마찬가지로 치매는 혈액 순환장애가 제일 큰 원인이라고 생각된다.

혈액 순환이 잘되어야 신체 각 부위에 필요한 영양소가 충분하여 튼튼하고 병에 걸리지 않는데 노화와 함께 영양 섭취 부족과 신체운동 부족에 뇌 운동의 급격한 저하로 노환과 치매가 오게 된다.

영양부족에 신체활동과 운동이 부족하면 근육이 감소하고 골격이 약해지며 모든 장부의 기능이 떨어지고 관절이 망가진다.

영양부족으로 지적 활동과 뇌 신경 운동이 부족하면 생각이 줄어들고 기억력이 감소하고 호르몬 분비가 저하되어 모든 신체활동에 지장을 주고 뇌 신경세포가 활성화되지 않으면 뇌세포가 손상되어 죽고 다시 생성되지 않아 뇌세포 수가 줄어들며 뇌 자체도 작아지고, 손상 부위에 따라 여러 형태의 치매가 발생한다.

이미 실행되고 있는 여러 가지 방법들과 직접적으로 뇌 신경을 깨우고 장부 기능을 활성화하는 손가락 지압을 익혀 꾸준히 치료하면 예방은 물론 노화와 치매 발생을 지연시키고 초기에 바람직한 치료 효과를 볼 수 있다고 생각한다.

1) 기본 건강지압을 1일 2회 이상 실행한다.
2) 지압봉이나 호두 등을 항상 손에 쥐고 다니며 손등과 손바닥을 골고루 자극한다.
3) 3지 2마디부터 위쪽으로 자주 고르게 지압하여 통증이 해소될 때까지 지압하고 3지와 4, 5지 끝 마디는 통증점을 찾아 평시에도 습관처럼 자주 지압하면 온몸의 건강과 치매 예방에 아주 좋다.
4) 양손 5지 끝 마디를 상하좌우로 지압하여 통증점을 찾아 1일 2회 지압하고 적외선 등으로 1일 2회 20분씩, 손발을 뜨겁게 치료한다.

33. 두통

인류의 대부분이 평생을 사는 동안 두통을 앓은 경험이 있으며 대수롭지 않게 생각하고 거의 진통제에 의지해 해소하고 있어서 약물중독에 의한 부작용과 습관성의 문제가 심각하다.

대뇌는 전신의 통치 부위로 모든 장기와 말초 부위까지 모두 뇌 신경에 연결되어 있어 상한으로 인한 감기 증상으로 열이 오르거나 내부 장기의 발병이나 외상 등의 통증이 신경을 통해 대뇌에 자극이 전달되어 두통이 발생한다. 모든 장부의 병증은 대뇌 증상(두통과 현기증)으로 나타나 빨리 치료해 달라는 우리 몸의 호소이다.

오늘날 두통의 원인 중 40%는 진통제와 신경, 정신 안정제의 남용으로 인한 것으로 일시적 통증의 해소를 위해 먹는 진통제가 평생 고질적인 병을 얻는 부작용을 가져다준다. 모든 두통은 뇌 부위의 혈관이 확장되어 주위의 신경을 압박하여 발생하므로 혈압과 관계한다.

대부분 일반적인 원인에서 오는 두통은 손가락 지압만으로 쉽게 해소되나 뇌종양, 뇌막염(뇌수막염), 심한 축농증과 고혈압에 의한 뇌혈관질환 등에 의한 두통은 지압만으로 치료하기 어렵다. 외과적 수술이나 약물치료를 병행하면 빠른 회복과 재발 방지에 도움이 된다.

두통의 증상은 날카롭고, 묵직한 감과 찌르듯 쑤시는 통증, 혈관이 펄떡이는 박동성 통증, 욱신욱신, 지끈지끈한 통증 등이 있으며 앞머리, 옆머리, 뒷머리, 정두통, 관자놀이 등 머리 전체가 갑자기 또는 서서히 아프기 시작하며 통증 빈도도 자주 그리고 짧게, 또 오래 지속된다.

그러나 강도 높은 통증이거나 밤에 또는 아침에 더 아프고, 편두통의 경우 조울증 증세와 겹쳐 심하면 며칠씩 먹지도 못하고 햇볕과 대인관계도 기피하게 된다. 모든 두통에는 손발 지압을 꾸준히 하고 적외선 등으로 뜨겁게 치료해야 한다.

‖ 두통의 종류와 증상별 처치

소화불량, 체증에서 오는 한성 두통

보통 머리는 차면 아프지 않고 배는 따뜻하면 아프지 않다고 한다. 그러나 소화불량의 체증에서 오는 두통은 손발과 함께, 머리도 차다. 인체 내부의 열은 간에서 생성되어 위와 대장에서 운용되므로 체증의 두통은 앞머리가 아프며 어깨도 차고 아프다.

1) 양손 5지 3혈을 +로 지압하고 손바닥 쪽으로 비벼주고 5지 등 3혈을 +로 지압하고 손등 쪽으로 비벼준다.
2) 양손 3지 통증점과 손바닥 중앙에서 1마디 사이를 +로 넓게 지압한다.
3) 양손 4지 등 3혈을 +로 지압하고 손등 쪽으로 비벼주고 4지 3혈은 +로 지압하고 손가락 끝쪽으로 비벼준다.
4) 기본 건강지압을 1일 2회 이상 실행하고 적외선 등으로 손발과 배를 뜨겁게 각각 20분씩 치료한다.

감기, 초기 감기에서 오는 열성 두통

장부 이상이 아니고 외인성으로 초기 감기 증상에는 으스스 춥고 열이 오르며 두통이 시작된다. 모든 열 질환에는 위 열이 가장 많으므로 추울 때는 따끈한 차를 두어 잔 마셔서 위를 따뜻하게 해야 한다.

1) 양손 3지 등 통증점을 통증이 멎을 때까지 지압하고 눈을 감고 뒷머리 아픈 곳을 지압한다.
2) 열이 많으면 5지와 4지 등 중앙과 바깥 혈을 사혈하고 손등 쪽으로 비벼주고 심하지 않으면 +로 자극하고 지압한다.
3) 1일 2회 기본 건강지압을 꾸준히 하고 적외선 등으로 뜨겁게 20분씩 손발을 치료하고 양손을 자주 비벼주어 항상 따뜻하게 유지한다.

4) 감기 외에 티푸스, 간염, 독감, 파상풍, 광견병, 소아마비 등 전염성 바이러스에 감염된 두통은 빨리 병원에 가서 치료해야 한다.

스트레스, 우울증에서 오는 긴장성 두통

긴장성 두통의 특징은 주로 눈 위쪽에서 박동을 느끼며 욱신욱신 맥박이 뛰는 듯하고 머리 주위를 꽉 조이는 것처럼 아프다.

1) 스트레스를 줄이고 긴장 완화를 위해 마음과 생각을 긍정적이고 낙천적으로 바꾸고, 규칙적인 운동을 시작하며 어려서부터 꿈꾸던 취미생활을 시작하여 많이 웃을 수 있는 대인관계를 만든다.
2) 극심한 통증에는 진통제와 우울증 동반 시 항우울제를 복용해야 한다.
3) 심호흡(복식호흡)을 1일 3회 1회 10회씩 실시한다.
4) 기본 건강지압을 1일 3회 실행하고 양손 3지와 4지의 통증점을 통증이 멎을 때까지 자주 지압한다.

목, 경추 자세 불량에서 오는 두통

잘못된 자세로 인해 척추나 목 경추가 비뚤어지거나 승모근 경직과 어깨가 왜곡되어도 두통을 일으킨다.

이럴 때는 자세 교정과 함께 3지를 중심으로 통증점을 찾아 지압 치료한다.

1) 어깨통증이 심할 경우 양손 3지와 4지 등 뿌리 부위를 중심으로 지압하고 손바닥 4, 5지 뿌리 부위에서 통증점을 지압한다.
2) 고혈압이나 저혈압일 경우 양손 3지 3마디 등 통증 부위와 승모근과 목 경추를 1일 3회 지압한다.
3) 양손 3지의 비뚤어진 손가락 마디마디를 바로잡는 지압을 꾸준히 하고 심한 경우 손가락 통증 부위에 밤에 잘 때 파스를 붙이고 잔다.
4) 심호흡 요법을 1일 3회 1회 5번씩 한다.

빈혈, 허약에서 오는 허혈, 기허성 두통

빈혈이나 체력이 약하여 오는 허혈성 두통은 피가 부족해 가슴이 두근거리고 눈썹 바깥쪽에서 이마 모서리까지 당기듯 아프며 원기 부족으로 허기져서 오는 은은한 두통이나 정신적 원인의 기허증에서 오는 두통은 심한 어지럼증을 동반한다.

1) 어지럽고 진땀이 나는 두통에는 즉시 앉아서 양손 3지 끝을 강하게 지압하고 기본 건강지압을 1일 2회 실시한다.
2) 평소에 편식을 없애고 여러 가지 음식을 골고루 먹어 영양의 균형을 잘 유지해야 한다.
3) 체력 향상을 위하여 유산소 운동과 가벼운 근육 운동을 꾸준히 해야 한다.
4) 양손 5지 3혈을 자주 지압하고 손바닥 쪽으로 비벼준다.
5) 양손 4지 3혈을 지압하고 손가락 끝쪽으로 비벼준다.
6) 양손 3지 등과 바닥의 통증점을 찾아 두통이 멎을 때까지 지압한다.

편두통(Migraene)

만성 두통은 대개 유전적 경향이 많고 장기적인 만성 두통은 거의 장부 이상, 장부의 허와 실의 조화가 깨어짐에서 오고 80% 이상이 편두통으로 발전된다.

원인 질환 없이 발생하는 두통은 일차성, 특발성, 본대성 또는 **기능성 두통**이라 하고, 어떤 장부 이상이나 선천성 골반 기형이나 자궁 이상, 눈, 코, 귀, 목 등의 질환에서 오는 두통은 이차성, 증후성, **기질성 두통**이라고 한다. 이런 경우 약을 먹되 진통제가 아닌 원인치료 약을 먹어 질환을 치료하면 두통은 없어진다.

예방법은 규칙적인 생활 습관으로 적당한 운동과 충분하고 적절한 수면, 균형 있는 영양 섭취와 과음과식과 자극성 음식을 피하고 흡연은 절대로 금해야 한다.

또한 냉방병과 편두통, 관절통의 직접 원인이 되는 냉방과 마파람은 피해야
한다.

편두통은 **풍사**가 원인이면 항상 감기 기운이 있고 코가 잘 막히며 목이 잠기
고 몸이 늘 무겁다.

허혈이 원인이면 얼굴에 혈색이 없고 입술에도 핏기가 없고 변비가 잘 생기
며 여성에게 많다. 빨리 치료하지 않으면 눈이 나빠지고 치아도 빨리 상한다.
일종의 혈관성 두통으로 혈관이 확장되어 머리가 빠개질 듯 아프다.

편두통은 만성 두통과 특발성 두통으로 여성에게 많은데(남성 약 8%, 여성 약
20%) 특히 생리 기간에 생리통과 함께 생리 두통이 나타나 여성들을 더욱 괴롭
힌다.

편두통은 원인에 따라 해소 방법도 다르다. 원인은 -
1) 스트레스, 2) 수면부족, 3) 불규칙한 일상생활과 식사(탄수화물 부족은 뇌 기능
을 떨어뜨린다. 생리통에 해로운 초콜릿과 카페인, 당분이 효과가 있다), 4) **수소 부족**(수분 섭취
부족은 혈액 순환장애를 일으켜 두통 발생), 5) 여성 생리 6) 많은 사람과 소음, 너무 밝
은 빛에 노출, 7) 일기(습도), 8) 마그네슘 부족(쥐가 잘 나고 전신통증이 온다.)

새로운 원인으로 세로토닌 신경호르몬이 비정상적으로 너무 적게 분비되어
뇌혈관이 확장되어 뇌막에 염증을 일으키고 신경을 누르므로 통증이 발생한다
고 밝혀졌다.

2019년에 CGRP라는 부작용이 적고 95% 임상효과가 나타난 주사약과 먹는
약이 출시되었으나 아직은 가격이 너무 비싸다.

그러나 편두통은 50% 이상이 유전적, 체질적으로 타고나기 때문에, 인체 자

체의 자가 항체인 면역력을 보충하고 유지하는 것이 가장 좋고 편식을 고치고 손가락 지압으로 꾸준히 노력하면 고통에서 벗어나 완치에 이를 수 있다.

증상은 1) 구역질 나고 심하면 토한다. 2) 빛과 소음에 과민반응 한다. 3) 어지럽고 눈이 잘 안 보인다. 4) 빨리 치료하지 않으면 성격이 변하고 우울증으로 발전한다. 5) 말이 불분명해지고 심하면 말을 못 한다. 6) 때리고 찌르는듯한 극한 통증, 6 빠르고 강한 맥박으로 심장이 답답하고 두근거린다.

얼굴과 머리 한쪽으로만 심하게 아픈 편두통과 삼차신경통은 은근히 계속 아프거나 심하게 아팠다가 잠시 덜했다 하며, 햇빛과 빛을 싫어하고 구역질과 구토를 하며 씹거나 말하거나 씻을 때도 안면마비감과 일시적 언어장애까지 올 수 있다.

여성의 편두통은 여성 호르몬인 에스트로겐의 농도가 갑자기 떨어질 때 발생한다. 생리 기간에 편두통(생리 두통)이 심해지는 원인이 여기에 있다.

턱관절 디스크에서 많이 오고 턱관절 이상 장애는 눈, 귀, 이명, 목, 어깨 등으로 증상이 확대된다. 부상이나 턱을 괴거나 이를 가는 습관, 한쪽으로만 음식을 씹는 등 복합적인 원인에서 온다.

장부 이상에서 오는 혈관성 두통

장부 이상에서 오는 두통은 장부의 병증으로 인한 혈액 순환장애로 오기 때문에 각 장부 경혈을 따라 통증이 나타난다.

각 사람의 체질에 따라 특정 음식을 먹고 나서 나타나는 두통은 조미료나 색소 등 첨가물에 의한 알레르기성 두통으로 해당 음식의 섭취를 삼가야 한다. 특히 중국 음식 면류를 먹고 나타나는 두통은, 면이 쫄깃하라고, 넣는 냉소다에 의한 알레르기 증상일 수 있다.

냉소다는 냉증이 심한 사람에게는 독극물이 되기 때문에 절대 금물이다. 그렇지 않은 사람도 냉소나가 들어간 면류를 1주일에 4회 이상 먹는 깃은 건강에 해롭다.

1) 위장, 대장 장애 - 상한 음식을 먹고 식중독과 소화불량이나 불완전한 배설로 위 담이 생겨 기혈이 막힘으로 뒷골이 당기고 앞이마 쪽이 아프며 위 열이 심하면 눈썹 위와 눈알이 빠질 듯이 아프고 대장 병으로 변비가 심하면 치아도 많이 상한다. 빈혈과 이비인후과 질환이 많고 전두통이 심하다.
2) 간 기능 장애 - 좌측으로 편두통이 발생하고 간, 담의 기능 조화가 깨어져 심통 나는 스트레스와 눈이 충혈되고 관자놀이가 아프다.
3) 신장 기능 장애 - 귀를 중심으로 편두통이 심하고 뇌와 치아까지 아프다. 혈압이 높고 코 옆 통증이 있으며 삼차신경통이 발생하고 혈액 부족으로 얼굴색이 희고 차며 기운이 없다.
4) 폐 기능 장애 - 오른쪽으로 편두통이 심하고 속 골치(두중통)가 아프며 기침이 나고 기침할 때마다 머릿속이 칼로 찌르는 듯 아프다.
5) 심혈관 장애 - 후두통과 승모근 통이 심하고 얼굴이 벌겋게 달아오르거나 핏기가 없고 눈이 풀린다.
6) 방광 계통 - 정두통으로 머리 정수리로부터 뒤통수에 통증이 일어나 뒷목으로 내려가 승모근 통증이 심하고 눈도 아프다. 후두신경통이라고 하는데, 방광 혈의 혈액 순환이 잘 안되어 아랫배가 차고 소변 등이 불편하다.

혈압에서 오는 두통

후두통은 대개 저혈압에서 오지만 고혈압에서도 많이 오기 때문에 주의가 필요하고 저혈압 두통은 커피를 두어 잔 마시면 금방 피로와 함께 가라앉는다.

고혈압 두통은 혈압이 오를수록 머리가 무겁고 어지럽고 코피가 나고 귀에 소리가 나며 얼굴이 상기되고 묵직하게 아픈데 대뇌에 혈액 순환이 골고루 안되어 뇌압이 높아지기 때문이다.

저혈압 역시 머리가 조이듯 아프며 어지럽고 피곤하여 만사가 귀찮고 집중력이 떨어지며 얼굴색이 창백해진다.

특히 저혈압 환자는 직장 생활하며 하루에 7-8잔씩 커피를 마시다가 주말이 되어 집에 있으면 머리가 아프고, 역시 학원에 다니는 학생들이 패스트푸드와 함께 콜라를 즐겨 마시다가 일요일에 집에 있으며 콜라를 마시지 않으면, 머리가 무겁고 띵하고 아픈 증상들은 커피와 콜라의 카페인이 혈압을 올려주어 정상을 유지하다가 주말에 커피와 콜라를 마시지 않으므로, 온종일 잔다고 해도 피로감은 풀리지 않고 머리가 묵직하며 기분도 저하되는 것이다.

1) 고혈압은 내열을 막느라 에너지를 소모해 경혈이 굳어지게 되고
2) 저혈압의 경우 머리 위로 흐르는 혈류량을 늘이려고 많은 에너지를 소모해 경혈이 굳어진다. 이렇게 인체 내의 두 가지 저항 기능이 동일한 승모근에서 일어나고 증상도 비슷하다.

뒷목이 뻣뻣한 두통 - 담혈(쓸개) 두통으로 얼굴에 황(담)색이 항상 돌고, 손발이 차고 소화가 안되며 구토가 자주 나고 어지럼증과 현 훈증이 나타난다.

이러한 모든 두통은 영양 불균형과 혈액 순환장애에서 온다.

1) 기본 건강지압을 1일 2회 실행한다.
2) 양손 3지의 통증점과 4, 5지의 통증점을 +로 자극하고 2-5분 정도로 1일 3회 지압한다.

3) 특히 전두통에는 양손 5지 3혈을 측두통에는 5지 등 안쪽 혈을 후두통에는 5지 등 중앙 바깥 혈과 3지 등 통증점을 +로 자극하고 부위 전체를 통증이 멎을 때까지 지압한다.

4) 혈액 순환을 개선하여 맥을 조절해 주는 양손 3지 2마디 중앙 옆과 3지 등 3마디와 손톱 밑 중앙 양옆 혈을 +로 지압하고 3지 1마디 선 중앙과 1마디 중앙을 +로 지압한다. 아주 심할 때는 1일 3회 이상 지압한다.

뇌 병변의 두통

이 밖에 지압으로 잘 치료되지 않는 두통은 중병에 속하므로 외과적 수술이나 약물 처방 등 큰 병원과 전문의의 치료를 받아야 한다.

두통에 다음 증상이 동반되면 뇌혈관질환이 의심되니 구급차를 부르거나 속히 병원에 가야 한다.

1) 졸리거나 의식이 희미해지고 팔다리에 힘이 빠질 때
2) 시력이 흐려지고 밝은 빛이 싫어질 때
3) 자다가 두통 때문에 깨거나, 두통이 1-2시간 계속될 때
4) 50세 이후에 심한 두통이 시작되고 성관계나 용변 때마다 힘을 주면 심한 두통으로 고생할 때
5) 두통 시 발열, 구토, 마비증세가 오며 일시적인 의식 상실이 올 때

뇌종양의 두통

뇌종양의 60%에서 두통이 발생하고 이중 절반(50%)에서 두통이 첫 증상으로 나타난다.

머리 전체의 통증과 1/3은 종양 부위에서 심한 통증을 느끼며 아침에 깨어난 후, 기침할 때, 무리한 배변 등으로 몸에 힘을 주면 통증이 더욱 심해지고 메스

꺼움과 구토를 동반하고 특히 어린이는 메스꺼움 없이 갑자기 구토한다. 한쪽 팔다리에 부분적인 마비 증상이 있고 심한 두통을 호소하면 즉시 큰 병원에서 정밀 진단을 받고 치료해야 한다.

뇌막염의 두통

지주막 아래 뇌척수액으로 채워진 뇌간과 뇌막에 세균이나 바이러스의 침투로(모기 물림 등) 염증이 생겨 고열과 심한 두통이 발생하고 목 부위가 경직되면 급성 뇌수막염이 의심된다.

1) 흔히 안구 뒤쪽에서 느끼고 안구를 움직이면 통증이 더 심하다.
2) 목이 강직되어 머리와 목을 움직이거나 구부릴 때 뻣뻣한 저항감과 함께 통증이 심하다.
3) 무릎이 강직되어 허벅지와 무릎을 구부린 상태에서 무릎을 곧게 펼 때 뻣뻣한 저항감과 허리와 허벅지 뒤쪽으로 통증이 나타난다.
4) 두개골의 골수염도 마찬가지 증상이 나타나므로 이런 증상이 있으면 즉시 큰 병원에서 진단과 치료를 받아야 한다.

뇌혈관질환의 두통

국소적 통증이나 뇌동맥류가 부풀어 너무 커지면(6cm) 터지기 전이라도 두통이 발생하므로 머리를 다친 자나 뇌혈관질환자(고혈압, 동맥경화)는 평상시보다 다른 느낌의 두통이 오고 통증이 유난히 심하면 즉시 열 손가락 끝에서 사혈하고 119를 호출하여 큰 병원으로 가야 한다.

뇌내출혈은(지주막하출혈) 뇌동맥류가 꽈리처럼 부풀어 올라 터져서 지주막 아래의 뇌척수액이 고여 있는 공간으로 피가 쏟아지는 것으로 동맥류가 터지기 직전과 터지는 순간에 갑자기 너무 심한 두통으로 몽둥이나 돌로 세게 얻어맞은 것 같은 통증을 느끼며 그 자리에 쓰러지거나 의식을 잃게 되고 머리 전체가 아프고 구토를 하게 된다.

뇌혈관이 막히는 뇌경색은 뇌내출혈의 원인이며 뇌에 영양과 산소가 공급되지 않아 두통과 함께 어지럼증이 심하고 막힘의 정도에 따라 두통이 시시로 또 강하고 약하게 나타난다.

뇌는 글루타민산(아미노산의 일종)으로 채워져 있는데 글루타민 Acid는 대표적인 신경 흥분성 아미노산으로 미원(글루타민 나트륨)을 먹으면 알레르기 반응으로 구토증이나 두통이 나타날 수 있는데, 마그네슘이 부족할 때 일어난다.
심한 사람은 마그네슘제를 복용한다. 마그네슘 농도가 아미노산의 활동을 억제한다.

축농증(부비동염)의 두통
코 주변의 빈방들에 생긴 염증이 많아져 쌓이므로(축농) 나타나는 통증으로

1) 상악동염은 양 뺨의 통증이 심하고
2) 전두동염은 이마의 통증이 심하며
3) 사골동염, 접형동염은 눈 뒤쪽에서 머리 위에 이르는 속 골치가 아프다.
4) 외과적 수술이 필요한 경우 큰 병원에서 전문의의 완벽한 수술을 받고 양 손 3지 3마디 중앙과 5지 중앙 혈과 통증점을 지압하고 양 엄지발가락 발톱 옆 바깥 부위를 +로 골고루 지압하고 복사뼈 쪽으로 1일 2회 10초 이상 비벼주면 빠른 회복과 재발이 예방된다.
5) 적외선 등으로 손발을 각각 20분씩 뜨겁게 치료한다.

시력과 눈병에서 오는 두통
보통의 두통은 외사에 의한 감기로, 열 발생 단계에서 오거나 스트레스에 의한 것이고 아니면 대부분 시력과 당뇨 합병증에서 온다.

1) 급성 우각, 폐색성 녹내장 - 극심한 안구 통에 이마 부위의 두통이 심하며 구토가 나고 시각 장애가 나타나는 것이 특징이다.

2) 원시 - 둔하고 기분 나쁘게 느껴지는 이마 위 통증과 안구 통증이 있다.

3) 약시와 위안근(눈을 움직이는 근육)의 균형이 맞지 않거나 안경의 도수가 안 맞아도 눈 주위 이마와 관자놀이가 아프다.

4) 피로하여 눈이 충혈되거나 눈물샘의 이상으로 눈물의 과소 분비로 각막 건조증이나 눈병, 바이러스에 감염되어도 두통이 심하다.

5) 모든 경우 즉시 안과를 찾아 진료받고 눈이 피로하고 침침해지거나 할 때는 양손 3지 3마디 윗부분 양쪽의 통증점과 3지 등 손톱 밑 통증점을 통증이 멎을 때까지 지압하면 눈이 밝아지고 시원해진다.

6) 양손 5지 등 3마디 중앙 혈을 +로 지압 후 손등 쪽으로 5지 안쪽 혈을 +로 지압하고 손바닥 쪽으로 비벼준다.

7) 모든 두통에는 먼저 3지 3마디 부위를 지압하여 통증점을 찾아 두통이 멎을 때까지 지압하고 2-5분 계속해도 통증이 멎지 않으면 1일 3회 이상 지압한다.

알레르기성 두통(독성물질, 음식, 약, 호르몬 이상)

1) 독성물질에 의한 두통은 알코올과(술) 흡연(담배) 등 기호식품과 안정제, 진통제, 피임약, 지방 빼는 약, 신부전 치료제, 심부전 치료제, 지방(포도당) 신진대사 촉진제 등의 약 알레르기와 아말감, 수은, 비소 등 독소에 의한 두통이 있다.

2) 호르몬 이상에 의한 당뇨 환자의 케톤산증 저혈당 코마와 두통, 월경 두통, 갱년기 두통, 부신 막의 종양에 의해 전 신경 체계의 교감으로 혈압이 상승하여 두통이 발생된다.

3) 건조한 바람과 날씨 환절기에 예민한 사람 임산부의 저혈압과 고혈압 모두에서 후두통이 발생한다.

4) 어떤 원인에서 오는 두통이든 양손 3지를 2-5분간 지압하고 1일 3회씩 3

일간 계속 지압해도 낫지 않으면 즉시 양손 3지 끝과 손톱 밑 중앙 통증 점에서 사혈한다.

이외에도 빈혈이나 허혈증에서 오는 체력 허약이나 정신적 원인의 기허증에서도 두통이 오기 때문에 아무리 미약한 두통이라도 신체 어느 부분의 이상으로 인한 혈액 순환장애로 그 부위의 혈관이 확장되어 주위 신경을 압박하여 나타나는 통증이므로 무관심해서는 안 된다.

아스피린을 비롯한 진통제의 남용은 일시적인 고통에서 벗어날 수 있지만, 병의 근원을 치료하는 것이 아니기 때문에 항상 재발되고 약물 의존 습관성과 중독성의 피해가 크다.

그러므로 초기에 손가락 지압으로 통증도 해소하고 장부의 이상도 조화시켜 치료하는 지혜로 건강하고 행복한 삶을 추구해야 하겠다.

34. 생리통

|| 생리(월경, Menstruation, Monatliche blutung)란?

생리는 여성 보통 만 13세 초경부터, 43세 폐경까지 약 30년간 가임여성이 매월 겪는 생명 순환과정이다.

생리는 난소호르몬의 작용으로 정상적으로 규칙적인 사이 기간, 즉 주기를 갖는 것이, 수정란이 착상할 수 있는 최상의 상태다.

평균 생리 기간은 25에서 35일이다. 생리주기는 전체 신체조직과 상관관계에 있다. 사지, 손발 가장자리부터 마음과 정신적 부분까지 연결된다. 성호르몬은 성기뿐 아니라 모든 신체의 세포에 영향을 미친다.

인체조직의 모든 작용은 근본적으로 중앙 신경 조직의 지배를 받는데 성적 충동이 억압되고 억제되면 공격적이거나 생기(활력)가 넘치거나 반대로 우울하고 의기소침한 상태가 되어, 멘스 기간 내내 아주 예민해지고 분위기가 시시각각 급변한다.

생리주기의 3단계

1) 아기집의 박리단계는 최상의 세포 상태에서 1일에서 4일간 자궁점막이 힘 있게 수축과 이완을 반복하며 밀어낸다.
2) 세포증식이나 생성단계는 5일에서 14일 동안 새로운 자궁점막을 만든다.
3) 분비단계는 15일에서 다음 월경 첫날까지, 분비되기도 하며 자궁점막을 만드는 선과 분비선이 영양분을 충분하게 보충하여 다음 수정란을 받아들일 준비를 한다.

수정되지 않은 난자세포는 황체호르몬으로 변환하여 프로게스테론 여성 호르몬을 만든다. 이에 따라 질 내의 혈액 순환과 기능성이 많이 감소 되므로 산소 부족 상태가 되어 기능이 소멸된다. 이로 인해 육체적 통증이 심해지고 방광 매듭의 긴장을 풀어 자궁수축을 촉진한다. 아기집 보호기능이 풀리며 갈기갈기 찢어 자궁점막과 피와 섞어 밀어낸다. 월경 하혈은 다음 월경주기의 첫날이 된다.

생리통은 오직 여성만이 매달 겪는 통증으로 생리 시작 전 3일에서 생리 후 3일까지 지속되는 월경통이다.
전체 가임기 여성의 15%는 심한 통증, 60%는 가벼운 증상, 10% 정도는 거의 통증을 느끼지 않는 여성도 있다고 한다.

통증의 원인 - 가장 큰 이유가 95%가 스트레스라고 말하고 있으나 아니다.

1) 혈액 순환장애 때문이다.

2) 혈액 순환장애로 인한 월경통은 100% 전신, 보다 하복부 냉증에서 온다.

3) 자궁과 난소와 골반에 질환이나 구조 기형, 선천적으로 자궁이 약한 사람
에게 통증이 심하다.

4) 척추와 골반이 틀어진 데서도 온다.

가임기 여성은 초경 이후 매월 난소에서 배란된 난자로 아기집이 만들어졌
다가 수정(임신)이 되지 않으면 아기집이 파괴되어 아기집 조직, 아기를 위해
저장된 영양 주머니 자궁내막과 함께 피를 쏟아내기 위해 배란 시에 자궁 내에
프로스타글란딘이란 물질이 증가하여 자궁 평활근을 수축하고 이완을 반복하
므로 통증이 발생한다.

전신 냉증 특히 하복부 냉증으로 피가 굳어 덩어리지는 과정에서 복부 통증
이 심하게 나타나며 핏덩어리가 하혈을 어렵게 하여 월경통이 심하고 월경 후
에도 통증이 계속된다. 거기에다 스트레스가 쌓여 심기가 불안정하여 생리불
순이 발생되기도 한다. 심한 사람은 두통과 전신통증에 시달린다.

생리통은 크게 두 가지로 나누는데,

1) 단순(일차성, 원발성) 생리통은 - 특별한 증상 없이 월경할 때 주기적으로 가
벼운 통증이 온다. 대다수는 일차적인 단순 생리통이다.

2) 속발성(이차성) 생리통은 - 난소염, 자궁 내 물혹이나 염증, 자궁경부 협착
증, 골반울혈이나 틀어진 골반, 산부인과 질환 등으로 발생하는데 대부분
하복부 냉증이 원인이다. 간혹 자궁 기형 등 구조상의 문제도 있다.

증상은 -

1) 일반적으로 아랫배 팽창하고 다리부종

2) 허리가 쑤시고 골반이 빠지는 듯 아프다.

3) 머리가 아프고 어지럼증에 식은땀

4) 소화불량에 식욕 증가 또는 감소

5) 호르몬 불균형으로 피부 트러블로 여드름 증가

6) 기분 저하로 우울증이 오고 설사와 구토 동반

치료는 -

1) 약 - 진통제 복용과 심할 때는 호르몬 조절

2) 목욕 - 따뜻한 물 샤워하고 외출 시 핫팩 사용

3) 지압 - 생리 3일 전부터 기본 손가락 건강지압을 1일 2회 실시한다. 5지
   통증점과 양 손바닥 손목 선에서 4cm 위까지 지압하여 통증점을 꾸준히
   지압한다.

4) 호흡 - 심호흡을 자주 하여 심신을 안정시킨다.

5) 적외선 치료 - 생리통 최고의 치료법이다. 1일 2회 적외선 등으로 양 손
   바닥을 20분씩 치료에 힘쓰면, 혈액의 응고를 막아 시원하고 가볍게 생리
   를 치를 수 있다. 아주 심한 사람은 하복부를 직접 속옷 위에 20분간 너무
   뜨겁지 않게 쪤다. 맨살에 쪤면 데거나 살 색이 까맣게 변한다. 생리통뿐
   아니라 자궁물혹도 3일이면 없어진다.

6) 옷 - 옷은 항상 넉넉하고 따뜻하게 입고 속옷도 꽉 조이지 않게 입으며
   잘 때는 더욱 헐렁하게 입는다. 하복부가 냉하고 혈액 순환이 잘 안 되면
   생리통이 더 심해지고 생리불순이 발생한다.

7) 목욕 - 좌욕을 1일 2회 이상 42°C 정도의 따끈한 물에 15-20분간 하고
   따뜻한 물에 샤워한다.

8) 운동 - 생리 중에는 심한 운동이나 수영, 특히 다이어트는 절대 금한다.

단순 생리통을 유발하는 요인은 가족력, 카페인, 스트레스, 운동 부족과 하복
부 냉증 등이 원인으로 배란주기에 나타나는 생리통은 주로 미혼 여성에게(성

경험 전) 많고 초경 후, 1-2년 내에 무배란성 월경에서도 생리통이 발생한다.

음식 – 생리 중에 음식을 잘 못 먹게 되면 빈혈과 두통, 생리통이 더 심해진다. 생리량이 많은 사람은 보양식이 생리량을 더 많게 하므로 피하는 것이 좋다.

좋은 음식은 –

1) 철분이 풍부한 동물 간과 살코기와 달걀,

2) 비타민과 엽산, 무기질이 풍부한 녹황색 채소와 과일, 특히 바나나는 B6 가 풍부해 신경안정과 잠을 잘 자게 한다.

3) 연어, 등 푸른 생선과 미역, 다시마, 김, 톳 등 해초류

4) 대추, 우엉, 도라지, 생강차, 포도주, 견과류, 부추, 마늘, 석류, 쑥, 익모초 가 좋은데 과식은 절대로 피한다.

해로운 음식은 –

1) 너무 시고 짜고 매운 음식

2) 탄산음료 – 생리 중 피로감과 멍청한 증상은 철분 부족에서 오는데 탄산 음료가 체내 철분과 화학작용으로 철분 흡수를 방해하고 식욕감소

3) 당분 섭취 – 일반적으로 당분은 뇌를 활성화해 기분을 좋아지게 함으로 통증 완화효과가 있으나 혈당수치가 올라가면 생리통은 예외로 더 심해 진다. 평소 초콜릿과 케이크, 탄수화물 등 단 음식은 통증을 없애주고 기 분을 좋게 하고 피로를 풀어주며 정서, 마음을 안정시키지만, 생리 중에 는 반대로 통증이 줄어들지 않으며 혈당수치가 불안정해져 호르몬 분비 균형이 깨져 통증이 더 심해지고 생리통이 없던 사람도 생길 수 있다.

4) 생식과 찬 음식 – 찬 성질의 채소와 과일은 익혀 먹고 생선회는 될수록 피하고 따뜻한 음식을 따뜻한 곳에서 먹는다.

금연과 금주는 필수적이다. 쑥차나 생강 계피차, 인삼이나 홍삼차를 꿀을 약

간 타서(너무 달지 않게) 1일 2잔 이상 마신다.

‖ 여성 호르몬(에스트로겐, Estrogen)

에스트로겐 여성 호르몬은 인간의 생식 활동, 성적 욕구와 정자와 혈관과 피
부 건강을 유지한다.

역할은 -

1) 여성은 성 징후 발현 – 유방이 커지고, 음부발달, 임신과 생리주기를 규
   칙적으로 조절한다.

2) 남성과 여성에게 모두 있으며 수치에 차이가 있다.

3) 여성은 사춘기, 청소년 시절에 많이 분비되고 특히 초경 후에 급격히 증가
   한다. 40대 이후 폐경 시기에 급격하게 떨어져 최대 75% 감소된다.

4) 젊음의 상징인 탱탱하고 부드러운 피부는 남녀 모두 콜라겐과 에스트로
   겐 여성 호르몬 덕분이다.

혈관 건강과 뼈, 뇌의 기능에 전체적으로 영향을 준다.

5) 갱년기 이후 에스트로겐이 급격히 떨어지면 기억력이 감퇴 되며 심하면
   노인성 치매 발생

6) 여성 호르몬은 골밀도를 높여 뼈를 튼튼하게 하는데 여성 호르몬이 급격
   하게 떨어지면 골격이 약해져 골다공증이 온다.

7) 혈액의 콜레스테롤 수치와 혈관 건강에 기여하는데 여성 호르몬이 떨어
   지면 콜레스테롤 수치가 오르고 혈관 벽이 두꺼워져 혈전이, 생기고 동맥
   경화 등 혈관병이 발생한다.

8) 생리주기가 불규칙해지고 피부 트러블이 자주 일어나 안면홍조, 신경 불
   안 등 증상이 심해진다.

콩에서 단백질만 발효 분리한 이소플라본 효소는 여성 호르몬과 비슷하다.

호르몬 수치 -

여성의 에스트로겐 정상 수치 – 40-400pg/ml인데 폐경이 지나면 10pg/ml로 젊을 때의 1/4- 1/40로 줄어든다.

남성의 에스트로겐 정싱 수치 – 20-40pg/ml이다.

* pg는 피코그램으로 1/1조g 그램이고
  ng는 나노그램으로 1/10억g 그램이다.

남성의 테스토스테론 정상 수치 – 2,6-15,9ng/ml
여성의 테스토스테론 정상 수치 – 0,26-1,59ng/ml

남성 호르몬은 머리카락 외에 몸에 털이 나는 것을 돕는다. 사춘기에 여성의 겨드랑이와 성기 주위에 나는 털은 남성 호르몬 때문이다. 따라서 탈모는 남성 호르몬 부족에서 온다.

또 피지분비가 많아져 여드름이 잘 생기고, 성욕도 증가한다.

남녀 모두 남성 호르몬이 떨어지면 성욕과 삶의 활력이 떨어지고 근육량도 줄어든다. 특히 여성은 폐경 이후 젊을 때보다 30-50% 근육량이 줄어든다.

여성 호르몬은 기미를 많게 한다.

여성의 에스트로겐 호르몬은 난소에서 만들고 남성 호르몬은 부신에서 만든다.

남성의 테스토스테론 호르몬은 정낭에서 만들고 여성 호르몬은 부신에서 만든다.

운동하면 여성도 근육이 생기는 것은 남성 호르몬 덕분이고 남성도 피부가 부드럽고 혈관이 튼튼하게 건강한 것은 여성 호르몬 덕이다.

35. 요통

인류의 95% 이상이 평생에 한 차례 이상씩 요통을 경험한다.

운동하다가 넘어지거나 아침 잠자리에서 일어날 때 또는 무거운 물건을 들다가 자세가 좋지 않아 다쳐서 생기는 허리 통증은 교통사고나 높은 곳에서 추락 사고에 의해 직접 척추뼈를 다친 것이 아니고 근육과 인대를 다치거나 근육에 경련이 일어나 이상이 생긴 것으로 대부분 수술을 하지 않아도 완치될 수 있다.

급성 요통은 허리 근육이 갑작스러운 충격이나 지나친 중압으로 인해 순간적으로 놀라거나 접질리거나 뒤틀리고 경직되며 심한 경우 근육이 터져 출혈이 생길 수도 있다.

류머티스나 오랜 감기로 인해 심한 기침에 의해서도 담이 결리고 허리와 옆구리의 근육이 붓고 그로 인한 신경 압박으로 극심한 통증이 유발되기도 하고, 척추뼈 사이를 지나는 척추신경이 무리한 동작으로 갑자기 벌어졌다. 원위치 되는 순간에 척추 마디 사이에 끼이거나 물렸다 빠지면서 생기는 통증으로 MRI나 CT 촬영 사진상으로도 별 이상이 보이지 않는 경우가 많다.

대부분은 허리를 삔 것으로 아무 처치를 하지 않아도 3-4일 누워서 편히 쉬면 저절로 낫는 때도 있으나 빨리 풀어주지 않으면 고질적인 만성 요통으로 발전하게 되므로 될수록 빨리 지압으로 풀어주어야 한다(침이나 뜸, 마사지, 적외선 치료로도 쉽게 회복되지 않을 때가 많다).

허리는 대부분 골반 위 요추 3-5 부위를 잘 다치며 내장 장기 이상에서도 역시 같은 부위 통증이 가장 많고 심한 충격이나 다치는 빈도가 잦아지고, 장부의 병증이 심해지면 척추관절 자체에 이상이 생겨 척추 마디와 마디 사이에서 완충 작용을 하는 물렁뼈(디스크, 추간판)가 삐져나와 신경을 밀어내어 통증을 유발하는 추간판(디스크) 탈출증으로 진전되고 빨리 치료하지 않으면 염증이 생겨 통증이 계속 적으로 발생하며 강도도 심해진다.

요통은 오장육부의 모든 장기 이상에서도 발생하며 좌골 신경통과도 연관이 깊고 특히 임신 출산 등으로 골반이 이완되고, 척추전만 자세가 오래 계속되는 여성들의 경우 십이지장, 소장, 대장, 방광, 심장과 생식기 등의 이상과 하복부 냉증에서 많이 온다.

운동하다 부상에서 오는 요통은 주로 신장(요추 3-5) 부위와 관계가 있고 배꼽 상하로 심한 통증과 흉추 5-6에서 선골 1-2까지 늘 뻐근하게 아프고 알레르기와 류머티즘이 많이 발생하며 척추가 비뚤어지고 과민증 척추 카리에스가 생기고 치료하지 않고 오래되면 하지마비와 무력증도 생기며 디스크도 제5요추 부위가 가장 많고 제일 먼저 발생한다.

신장이 약하고 변비와 설사가 심하고 대장이 안 좋은 사람은 배꼽 양옆이 심하게 아프고 혁대 띤 위치를 따라 아프고 오래되면 신경통으로 발전한다.

요통은

척추질환 -
1) 허리디스크 - 걸을 때 다리가 저리고 당긴다.
2) 척추관 협착증 - 다리가 저리고 보행 장애
3) 퇴행성 척추 측만증

장부질환 -
4) 신장, 신우 신염 - 발열, 구토, 배뇨장애

5) 담석증 - 상복부 오른쪽 허리 통증, 담 결림

6) 위궤양 - 명치와 등 중앙 통증, 소화불량

7) 췌장염 - 담석 요인이 많고 상복부 왼쪽 허리 통증과 오심, 구토

8) 췌장암 - 요통, 소화불량, 복부 통증

9) 자궁암 - 요통, 다리와 골반 통증

10) 척추암 - 척추와 허리 전체적으로 통증

자궁질환 -

모든 자궁질환은 하복부 냉증을 일으켜 여성 요통의 근본 원인이 된다. 또 임신과 특히 변비는 여성 디스크 탈출 원인과 요통의 60%를 차지한다.

암질환-유방암과 전립선암, 폐암이 주로 척추로 전이 된다.

‖ 요추 부위 요통

원인 -

1) 잘못된 자세로 무거운 것을 들다가

2) 자고 침대(자리)에서 일어나다가 삐끗 허리

3) 운동하다 다쳐서 또는 넘어져서

증상 - 어깨와 등 근육이 경직되고 허리를 굽히지 못하며 펴지 못하고 골반 통증으로 걷기도 힘들다.

‖ 가성 요통

원인 - 꼬리뼈가 원인으로 엉덩방아를 찧거나 단단한 곳에, 오래 누워 있거나 하여 꼬리뼈와 자극에 민감한 장골에 이상이 생겨 발생

증상 - 등 근육과 엉덩이에 만성 통증이 있고 강한 통증이 나타나고 무릎에까지 내려가 보행을 제한받게 된다.

1) 기본 건강지압을 1일 2회 이상 실행한다.
2) 급성 좌골 신경통과 심한 허리 통증에는 양 손등 손목 쪽에서 3지 쪽으로 통증 부위를 찾아 지압하고 양손 5지 뿌리 통증 부위를 강하게 지압한다.
3) 양손 5지 3마디 부위의 통증점이 나타나는데 발목과 허리의 반응구로 1일 수시로(1회 2분) 지압해 주고, 물과 음식을 항상 따뜻하게 먹으며 적외선으로 양손과 발을 각각 20분씩 1일 2회 뜨겁게 치료한다.
4) 허리를 다치거나 삐끗했을 때는 양발바닥 안쪽 복사뼈 밑의 통증점을 찾아 주먹이나 고무망치로 400번 두드린다. 1일 2회 2-3일 치료하면 대부분 좋아진다.
5) 기체의 치료법으로 환자가 앉아서 두 팔을 교차하여 양어깨를 잡게 하고 뒤편에 서서 환자의 양 팔꿈치를 손바닥에 받쳐 환자가 숨을 들이쉴 때 위쪽으로 힘을 주어 당기고 내쉴 때 내린다.

1일 2회 1회에 5번 하면, 경추에서 가슴 부위와 흉추에서 허리 사이, 요추와 꼬리뼈 사이의 막혔던 기가 풀어지며(기체) 척추를 늘려주어 협착 증상을 개선하여 정상 활동을 되찾게 되어 이유 없이 가슴이 뻐근하고 답답하며 허리가 아팠던 것이 훨씬 좋아진다.

|| 디스크(추간판) 요통

디스크 요통은 - 변비나 설사, 신경성 장염과 노인성 감염, 고혈압, 동맥경화 등 합병증으로 많이 나타난다. 배꼽 양옆이 아프며 반대쪽 등 4-5요추가 아프고 추간판 탈출증이 된다.

특히 여성들은 오랜 변비로 인한 디스크 발생이 전체 디스크의 60% 이상을 차지한다. 척추뼈의 마디와 마디 사이에 무릎 연골과 같은 연골로 연결되어 움직일 때 마찰의 충격을 막아주는 역할을 하는데 이 추간판(디스크)의 수핵(액)이 신장의 과로로 인해 신기능이 약화되면 줄어든다.

부신 피질의 아드레날린을 항진시켜 심장을 자극하므로 긴장, 흥분시켜 혈액 순환을 촉진하려 하나 큰 혈관은 혈액 순환이 잘 되지만, 말초 모세 혈관은 오히려 수축하여 수핵(액)이 줄어들면서 추간판이 찌그러져 탄력을 잃고 옆으로 삐져나오며 옆을 지나고 있는 척추신경을 압박하여 허리 통증을 일으키는 것이다.

운동이나 힘든 일을 하다가 다쳐서 디스크가 삐져나와 근육신경을 누르면 다리로 저린 증상이 나타나지만, 중추신경을 누르면 극심한 통증에 마비가 온다.
만성 요통을 치료하지 않고 오래 방치하면 추간판 탈출증으로 발전한다. 비가 오거나 날씨가 궂으려고 할 때 아픈 허리나 관절통은 디스크가 아니라 이전에 아팠던 요추 부위 근육의 신경통이다.

양손 3지 등에서 손목까지 좌우로 지압하며 손가락 끝쪽으로 비벼주고 양손 손바닥 중앙 부위를 넓게 +로 지압하고 따뜻하게 비벼준다.

알레르기와 류머티스성 요통은 - 척추가 비뚤어지고 흉추 5-6 부위와 꼬리뼈 윗부분이 늘 뻐근하게 아프고, 치료하지 않고 방치하면 척추 왜곡이 점점 더 심해지고 허리 통증이 심해지며 하지 무력증과 하지마비까지 올 수 있다.

보통의 요통은 - 치료하면 통증이 줄어들고 활동이 편해진다. 그러나 추간판 탈출이 오래되어 염증으로 유착되고 세포가 새까맣게 죽었을 때는 수술로 제거하고 인공 디스크를 삽입하는 수술을 반드시 받아야 한다.

피부 지각신경 피부분절의 분포를 보면 자율신경과 심부 신경이 척수에 관련되어 내장과의 직접적인 연관은 없으나 모든 내장이 척추의 기유혈에 연결되어 있으므로 피부분절 지각신경에 약하게 나타나지만, 척추 중에도 특히 요추 부위의 통증은 많은 관련이 있다.

적외선 등 치료는 손바닥과 손등 그리고 발바닥을 주로 하지만 허리 통증 부위에도 직접 한다.

‖ 허리디스크 자가 진단법

1) 화장실에 앉아 있을 때 허리가 아프다.

2) 방바닥에 앉아 있을 때 허리가 아프다.

3) 누워서 발을 들 때 45도 이상 올릴 때 허리가 아프다.

4) 뒤꿈치 걷기나 깨금발 걷기를 잘할 수 없다.

5) 손발에 힘이 없고 자주 저리고 시리다.

6) 기침, 재채기, 배변 시, 어깨통증과 요통이 심하다.

‖ 자세 교정, 다리와 골반 교정법

골반이 비뚤어져 있으면 고관절과(좌골 신경통) 허리가 아프며 무릎에 이상이 생겨 다리가 비뚤어져 O자 다리나 X자 다리가 되어 걸음걸이가 이상해진다.

자세 확인 -
1) 엎드려 양발을 엉덩이에 굽혀 엉덩이와 발뒤꿈치의 사이와 양발의 차이 확인

2) 디딤목이나 책상 위에서 허리 굽혀 손끝 내리기 확인

3) 바로 눕거나 엎드려 양발의 길이 차이 확인

‖ 요통 체조

1) 서서 또는 의자에 앉아서 손을 뒤로 깍지 껴 가슴을 최대한 펴고 1분 이상 깊이 심호흡을 한다. 1회 10번 1일 3회 이상하면 견비통과 함께 허리와 목 디스크에도 좋다.

2) 오른발이 올라갈 때 왼쪽 팔과 어깨가 올라가고 왼쪽 발이 올라갈 때 오른쪽 팔과 어깨가 올라가는 경중 걸음(마사이족 걸음이라고 하는 우리나라의 경중 걸음이다)을 일상화한다. 날씨가 궂거나 시간이 여의치 못할 때는 1일 3회, 1회 5분 정도의 제자리 경중 걸음과 발을 모아서 발뒤꿈치만 올렸다 내렸다를 각각 20분씩 한다.

3) 퇴행성 척추 측만증으로 비뚤어진 척추와 골반을 바로잡기 위해서는 누워서 양팔을 벌려 바닥에 대고 무릎을 구부리고 한쪽 다리를 다른 다리에 포개어 종아리로 반대편 종아리를 힘껏 허리와 함께 5초 동안 숨을 들이쉬며 누르고 무릎을 세우며 5초 동안 숨을 내쉬기를 1회 10회씩 번갈아 2회 반복한다. 1일 2회 이상하면 1개월이면 좋아지고 심하게 비뚤어진 경우는 카이로프락틱 치료를 겸해야 한다.

4) 반듯이 누워서 두 무릎을 굽히고 양손을 바닥에 대고 복식호흡에 맞춰 허리를 최대한으로 들어 올리고 내리기를 20회 정도 한다.

5) 의자에 앉아 한쪽 무릎 위에 다른 쪽 무릎을 올리고 두 손을 무릎 위에 얹고 5초 동안 숨을 들이쉬고 양손을 발끝을 향해 내리며 숨을 7초 동안 내쉰다. 다시 상체를 일으키며 5초 동안 숨을 들이쉬고 내쉬기를 10회 후 발을 바꿔 1일 2회 5회씩 실시한다.

6) 무릎을 굽혀 두 손으로 허벅지를 깍지 껴 잡고 반 허리 굴리기와 발끝이 바닥에 닿도록 완전 굴리기를 1회에 20번씩 1일 5회 이상하여 허리 근육과 배 근육을 강화하면 허리 통증은 사라지고 뱃살도 쉽게 빠진다.

7) 양발 엄지와 2지 사이 위쪽 태충혈을 10초간 지압하고 양손 3지 두 번째 마디 선 통증점을 10초간 지압한다(고관절, 골반통에 특효다).

8) 의자에 앉아 활 쏘는 자세를 정확하게 한다. 좌우 번갈아 20번씩 하면 허리와 어깨통증이 좋아지고 뱃살이 빠진다.

변비가 심하고 대장이 안 좋으면 폐가 허약하고 허리가 아프다.

1) 양손 4지 안쪽 혈과 등 바깥 혈을 +로 지압 후 손가락 끝쪽으로 비벼준다.
2) 양손 4지와 5지 등 중앙 혈을 +로 지압하고 손가락 끝쪽으로 비벼준다.
3) 양발바닥 안쪽 복숭아뼈 아래 통증 부위를 1일 2회 400번씩 주먹이나 고무망치로 두드려준다.

심장이 허약하고 소장이 안 좋으면 손발이 차고 하복부가 냉하며 허리가 아프다.

1) 양손 4지 6혈을 +로 지압하고 3혈은 손가락 끝쪽으로 비벼주고 등 2혈은 손등 쪽으로 비벼주고 등 바깥 혈은 손가락 끝쪽으로 비벼준다.
2) 양손 5지 등 바깥 혈을 +로 지압하고 손등 쪽으로 비벼주고 양손 5지를 1회에 5분 이상 골고루 지압하고 다리 마사지와 바로잡기를 정상이 될 때까지 꾸준히 한다.
3) 지압으로 변형된 손가락을 바로 잡아주면 경추와 척추, 골반이 바르게 회복되고 팔과 다리도 정상으로 되며 온몸의 균형이 바르게 된다.
4) 턱 근육에 문제가 있어 균형이 안 맞고 아프거나, 약할 때 목과 어깨에 힘이 빠지고 심하면 어깨도 비뚤어진다. 약한 쪽에(아픈 쪽) 종이를 접어 물고 목을 뒤로 밀거나 수평으로 올린 팔을 아래로 누르면 힘이 들어가 있다.

치료는 턱밑의 통증점을 지압한다. 양손 3지 3마디 선에서 통증점을 찾아 1일 3회, 1회에 2-5분씩 지압하여 통증이 해소되면 턱의 균형도 맞게 되고 몸의 균형도 잡힌다.

통증이(턱과 3지) 완전히 사라지고 몸의 균형이 잡힐 때까지 꾸준히 계속한다.

5) 심호흡 요법을 1일 3회 1회에 5번씩 한다.

모든 처치는 1일 3회 이상 다리가 교정될 때까지 계속하고 밤에는 서암봉을 비비는 곳에 - 은색 비벼주는 방향 쪽에 + 금색을 붙이고 잔다.

치료 후에 자세 확인을 다시 하여 나아진 상태를 확인한다.

‖ 요추 신경의 반응과 부작용

요추4 - 무릎 위 힘줄에 반응 발을 올리기가 어렵고, 좌우로 회전하기 불편하며 발뒤꿈치도 아파 절름거리게 된다.

요추5 - 정강이 뒤쪽 장딴지에 반응 - 엄지발가락을 구부리거나 움직이기 어렵고 발뒤꿈치도 아파 절름거리게 된다.

선골1 - 아킬레스건에 반응 - 발가락 전체에 이상이 생기고 장딴지에 쥐가 잘 난다.

척추디스크 - 누워서 무릎을 편 채, 다리를 20-60° 각도로 올리면 한쪽 다리에서 엉덩이, 허벅지, 장딴지 등으로 통증이 오고, 허리와 하지 통증이 계속 있다.

척추 협착증 - 디스크와는 달리 다리를 들어 올리기가 쉽고, 걸을 때 주로 아프며 고관절과 항문 부위를 포함하여 다리 전체가 아프다.

요통의 치료에 가장 효과가 큰 것이 걷기 운동이다. 허리를 잘 다치고 통증이 발생하는 것은 척추 기립 근육과 복부와 등배 근육과 인대가 약하기 때문이다. 올바른 걷기 운동으로 튼튼해져야 허리를 다치지 않고 통증도 좋아진다.

1) 걸을 때 팔을 앞뒤로 흔들며 걷는다.
2) 경중 걸음을 걸으면 자연스럽게 보폭이 넓어지고 빨리 걷게 된다. - 신체

균형과 장수의 비결

3) 앉아서 근무하는 사람은 1시간마다 5분간 제자리걸음 - 긴장이 풀리고 혈액 순환과 바른 자세 유지

4) 허리를 펴고 바른 자세로 매일 걸어야 인대와 근육이 튼튼해져 허리 통증이 낫는다.

5) 팔자걸음으로 천천히 걸으면 몸이 삐뚤어지고 빨리 늙으며 치매의 원인이 되기도 한다.

36. 알레르기, 비염, 아토피

알레르기 증상은 인체에 해가 되는 물질이 피부에 접촉하거나 입으로 섭취하여 자극되면 지각신경이 즉시 감별하여 교감신경과 부신 피질 호르몬에서 아드레날린을 분비해 저항하므로 거부반응을 일으킨다. 모세 혈관을 수축시켜 충혈되므로 혈압과 심장 압력이 올라가며 교감신경이 항진되어 말초 모세 혈관이 분포된 피부에 트러블이 일어나는 현상이다.

코나 목, 식도의 체온을 빼앗고 혈액 순환과 기 순환이 안 되면서 과민반응을 일으켜 충혈되어 코점막이나 목구멍, 입술과 입안, 기관지와 눈 등 심하면 식도와 위장에까지 트러블이 일어나 코 막힘, 콧물, 재채기, 가렵고, 입술이 부르트고 두드러기와 발진, 구역질과 구토가 나며 전신이 가렵고 아토피가 심해진다.

‖ 알레르기 비염의 증세

알레르기 비염은 신체가 냉한 사람에게 많다. 혈액 순환장애로 전신 체온 보호가 잘 안 되거나 전신 체온이 정상이더라도 코 부위의 온도가 크게 떨어져

다량의 콧물과 재채기가 나오고 코가 꽉 막힌다. 전신이 차가우면 혈액 순환이 전체적으로 잘 안 되는 것이며 맑은 콧물이 흐른다.

1) 재채기를 자주 하고 맑은 콧물이 흐르며 코가 막힌다. 코안이 가렵고 정맥의 피(더러워진 피)가 뭉쳐 있는 경우(울혈)도 생긴다.

2) 환절기에 온도가 바뀌거나 아침 이불속에서 나 올 때나 먼지를 마시면 재채기를 연속적으로 하고 끊임없이 콧물이 흐른다. 코점막이 부으면 심할 때는 누런 코가 나오고 점막의 실핏줄이 터져 피가 섞여 나오기도 한다.

원인은 -

1) 코점막이 세균에 감염되어(먼지와 독소)

2) 호흡기 질환이나(감기, 기관지) 알레르기 질환

3) 꽃가루 알레르기 비염은 봄철에 특히 심하고 공기 중, 꽃가루 양에 따라 차이가 난다.

알레르기는 사람마다 체질에 따라 또 기후와 계절에 따라 종류도 다르고 증상도 다르므로 치료 약이나 치료 방법도 서로 다르다.

냉온 알레르기 - 찬 곳이나 더운 곳에 가면(등에 땀이 나면) 콧물과 재채기가 나오고 가렵고 두드러기가 생길 때는 매일 냉수마찰을 생활화하여 면역력과 피부 면역기능을 기른다.

신경성 알레르기 - 신경이 과민해지고 스트레스가 쌓이면 피부 트러블이 생기고 심하면 헤어(르)페스(대상포진)가 발생하기도 한다.

특정 음식 알레르기 - 과일이나 채소, 고기나 생선 등 고단백 식품과 조미료 등 자극성 음식을 먹으면 구역질이 나고 눈이 가렵거나 두드러기가 나며 재채기 콧물이 발생하고 심하면 만지거나 보기만 해도 증상이 나타나고 아토피가 더욱 심해진다.

환경성 알레르기 - 먼지, 집먼지진드기, 꽃가루, 봄철 풀 먼지, 동물의 털, 양탄자, 새집 증후군, 황사, 냄새 등으로 아토피가 발생하고 심해지며 눈이 가렵고 재채기가 성하며 콧물이 나고 심하면 천식으로 발전한다.

옷과 가구 등 염색 알레르기 - 염색된 섬유나 화학 섬유와 가죽 소파, 가방, 칠 가구 등의 염색약과 표백제에 의한 가려움증이 발생한다.

약물 알레르기 - 한약, 양약, 세제, 농약, 비료, 방 부제, 조미료 등 화학약품에 의해 구역질, 피부발진, 가려움, 손톱이 부러지고 목이 타는 듯이 조이는 증상 등이 발생한다.

1) 알레르기 발생 원인이 되는 과일이나 음식을 멀리하고 먹고 증상이 나타나면 즉시, 신 김치를 먹거나 양파를 매운 고추장이나 물고추에 찍어 먹고 두드러기가 생기면 발포 칼슘제를 물에 타서 마신다.
살구씨를 설탕에 발효시킨 마찌판을 T 스푼으로 한 술, 입에 넣고 천천히 녹여 먹으면 발작적 기침이 쉽게 가라앉는다.

2) 집 안을 최대한 청결하게 유지하고 찬 바람에 직접 노출되지 않도록 외출 시 마스크를 하고 집에 돌아오면 즉시 샤워를 하고 될 수 있는 한, 과로와 스트레스를 피하고 지나친 냉방이나 난방을 피하고 기본 건강지압을 꾸준히 하며 적외선과 손 비벼주기를 생활화하여 항상 체온을 따뜻하게 유지한다.

3) 새 옷은 꼭 세탁 후 착용하고 될 수 있는 대로 약물을 복용하지 말고 자연치료요법과 적당한 운동으로 건강을 유지하고 아토피 환부는 깨끗이 씻은 후 식초를 바르고 가려울 때마다 식초나 보습크림을 바른다.

4) 악력 테스트나 음양 맥진의 변화를 이용해 음식물이나 물건의 이롭고 해됨을 구별하여 해되는 것은, 먹지 않고 만지지 않는다. 알레르기약의 종류가 다양한 만큼 자신의 증세에 맞는 약을 찾아 복용한다.

아토피는 새로운 피부병이 아니라 가려움증을 제때 치료하지 않고 긁어서 세균에 감염되어 악화된 것이다. 긁어서 부스럼을 만든 것이다.

민들레를 뿌리째 쌈이나 나물로 매일 먹고 말려두고 끓여서 차로 마시면 효과가 매우 좋다. 기침도 함께하는 아이는 모과를 얇게 저며 설탕이나 꿀에 재워두고 약한 불에 조려 먹이고 차로 마신다.

아토피의 치료는 시작 때가 가장 중요하다. 가려움증이 생긴 곳에 식초(5%)를 하루 5회 이상, 가려울 때마다 바른다. 가려울 때는 피가 나도록 실컷 긁고 빨리 식초를 바르면 쓰라리지만, 가려움증과 상처가 빨리 낫는다. 식초는

1) 가려움증을 가라앉히고
2) 상처를 빨리 아물게 하며
3) 피부를 부드럽게 하고
4) 소독제로 세균의 감염을 막아준다.

은행이나 생호두 등 독에 의한 가려움증에는 30% 소주가 잘 든다. 가려울 때마다 수시로 바른다. 대개 5일 정도면 완치된다. 아토피는 초기에 치료하지 못함으로써 악성 아토피가 되어 많은 고통을 당한다.

방안 청결과 습도가 가장 중요하다. 습도는 최소 55-65%를 유지해야 하며 침실은 난방을 너무 덥게 하지 말고 얇은 이불을 덮는다. 잠자리 이불이나 옷의 천 소재를 미세 천으로 바꾼다.
고양이나 개 등 집안에서 애완동물과 꽃 피는 식물은 절대로 금해야 하며 규칙적인 산책과 가벼운 운동은 노폐물을 배출시키고 혈액 순환을 잘되게 하여 면역력이 향상되고 신선한 공기요법은 매우 효과가 좋다.

어려서부터 편식을 고치고 모든 음식을 골고루 먹는 식사 습관을 기른다. 황

사와 꽃가루가 심할 때는 외출을 자제하고 외출 시 꼭 마스크를 착용한다.

알레르기성 결막염은 알레르기 체질인 사람에게 많으며 대부분 천식과 비염과 과민성 피부염, 눈 가려움증이 함께 있다.

증세는 눈이 심히 가렵고 비비면 결막이 부풀어 오르고 상처가 나, 염증이 생긴다. 눈곱은 끼지 않는다. 예방과 치료는 일반 비염과 같고 콘택트렌즈는 치료될 때까지 안경으로 바꿔 쓰고 처방받은 안약은 혼자만 따로 사용한다.

아토피성 피부염은 평소 물을 많이 마시고 돼지고기, 미역, 다시마, 마늘, 양파 등을 많이 먹으면 먼지 속에 포함된 중금속을 빨리 배출시켜 준다.

1) 기본 건강지압을 1일 3회 이상 실행한다.
2) 양손 3지 1마디 선 중앙과 3마디 중앙 통증 부위를 +로 지압하고, 코 막힘이 뚫리고 콧물이 멎을 때까지 번갈아 지압한다.
3) 양손 4지 6혈을 +로 지압하고 손가락 끝쪽으로 비벼주고 4지 바깥 혈은 1일 5회 이상 수시로 지압한다.
4) 양손 3지 전체에서 통증점을 찾아 1일 3회 지압하고 양손 5지 안쪽 혈을 +로 지압하고 손바닥 쪽으로 비벼준다.
5) 적외선으로 손등과 바닥 중앙에서 손목 선까지 특별히 뜨겁게 치료하고 발도 함께 1일 2회 치료하면 면역력이 좋아진다.

37. 심혈관질환

심장의 크기는 - 자기 주인 주먹의 1.5배로 무게는 250-350g 정도이고 위치는 가슴 갈비뼈 중앙에 있고 1/3이 왼쪽으로 더 치우쳐 있다.

좌심방과 우심방이 민감하고 부드러운 입술 같은 얇은 조직 막으로 나뉘어 있어 우심실은 상하 정맥으로부터 산소량이 부족한 피를 받아 우심방에 모아 폐동맥을 통해 폐로 보내어 산소를 보충받아 폐정맥을 통해 좌심실로 보내고 다시 좌심방에 모아 심장근육의 펌프작용의 힘으로 대동맥을 통해 전신에 내보낸다.

심장은 - 갓난아기는 1분에 120-160회 박동하고 성인은 60-80회 정도 박동하며 1회에 70ml를 뿜어준다. 1분에 4,900ml 평균적으로 1일 1백만 번의 펌프 작용에 약 7톤의 피를 온몸으로 내보내고 받아들인다.

동방결절이란? - 우심실 위쪽 정맥 입구와 우심실 정맥 아래쪽 입구에 있는 자극 시스템으로 우리 몸에서 뇌 중추신경의 명령을 받지 않고도 스스로 작동할 수 있는 유일한 기관으로 생체전기를 발전하는 박동 기관이다. 위아래에서 들어오는 정맥 혈액의 충돌압력에 의해 자동으로 자극을 받아 좌우 심실과 심장근육에 전달해, 심장의 수축과 팽창(박동)을 계속하게 된다.

심장에도 신경이 연결되어 있으나 뇌사의 경우에도 심장 자체에 이상이 없으면 이 동방결절의 시스템에 의해 스스로 자율박동을 계속하여 온몸의 혈액 순환을 계속할 수 있다.

심장은 수축과 확장을 반복하며 쉬고 움직이기를 계속하고 동맥과 정맥, 모세 혈관을 따라 혈액을 보내고 받아들이며 함께 작용한다.

혈액을 통해 온몸 구석구석에 산소와 영양을 공급하고 신진대사 과정의 찌꺼기 피로물질을 운반한다. 이 과정을 통해 중앙과 변두리(말초)의 연결을 유지한다.

혈액 순환계에는 동맥과 정맥만 있는 것이 아니라 문맥이 있어 소장과 대장에서 흡수한 영양분과 비장에서 죽은 적혈구와 백혈구를 파괴하여 새로 만들고 침입한 세균이나 이물질을 잡아먹어 림프구와 면역체를 생산한 성분을 이 문맥을 통해 간이 받아들여 화학작용을 거쳐 알부민(피, 혈색소)으로 만들어져 다시 정맥을 통해 좌심실로 보낸다.

예로부터 마음은 심장에 있고 정신은 머리에 있다고 믿으며 심장이 몸의 중심이라고 생각했으나 17세기에 와서 연구를 통해 심장은 혈액 순환을 담당하는 장기로 다른 인체의 여러 장기 중 하나일 뿐이라 생각했고 1967년 12월 3일 남아공의 케이프타운에서 세계 최초의 심장이식 수술 성공으로 확정되며 신비의 베일을 벗겼다.

인간의 생각과 마음이 다 뇌에 있는 것이다. 그러나 뇌의 작용과 함께 혈액의 따스함은 인간 정신(마음)의 고상함을 일깨워 준다. 용기가 있거나 없음, 따뜻하고 돌같이 찬 것, 기쁨과 슬픔, 근심과 걱정, 사랑과 미움 등 모든 인간의 희로애락이 뇌에 기억되고 뇌 신경의 작용으로 심장박동과 호흡에 나타나고 전신으로 퍼져나간다.

심장은 또한 개개인의 성격, 됨됨이 곧 인간 본질의 핵심이 드러나는 곳이다. 그러므로 심장의 병은 육체와 정신과 마음(뇌 신경)을 함께 위로하고 다스려야 한다.

심혈관질환은 흡연과 스트레스를 없애야 한다. 편식은 우리 몸의 산과 알칼리 성분의 비율을 깨뜨리므로 어려서부터 음식을 골고루 먹어야 하며 특히 동맥경화 과정에 있으면 알칼리 음식을 많이 먹고 제산 염의 처방으로 지방 비율을 정상으로 회복해야 한다. 또 심호흡과 가벼운 운동을 규칙적으로 하고 손발가락 건강지압을 1일 2회 꾸준히 하여 혈액 순환을 좋게 하고 심장근육을 강하게 해주어야 한다.

심장병의 원인은 -

스트레스, 흡연, 운동 부족, 허혈성, 고지혈성, 고혈압과 당뇨, 과음과 유전 등이다.

생활 습관 -

1) 흡연, 과음 등 스트레스 안 받게

2) 적당하고 규칙적인 운동으로 혈압관리

3) 균형 잡힌 식사로 충분한 영양 섭취 - 혈관 건강을 위한 식이요법으로 전 세계적으로 한국의 밥상이 건강 밥상으로 인정을 받고 있다.

   (* 잡곡밥에 + 소고기미역국 +생선 한 토막 + 샐러드 + 사과 반 개 = LDL 콜레스테롤 10% 감소)

4) 충분한 수면과 휴식

5) 갈등(부부, 가족, 일)과 계속적인 긴장 없애기

심장병은 -

1) 태아의 심장이 잘못 만들어져 기형에 의한 선천성 심장병

2) 동맥경화 고혈압, 잘못된 식생활 습관에 의한 고지혈증과 염증에 의해 생기는 후천적 심장병이 있다.

급성 심장질환에는

1) 관상동맥 질환 - 심근경색, 협심증 등 관상동맥이 막혀서 발생

2) 대동맥 질환 - 동맥류(동맥이 부풂)와 박리증(핏줄이 터짐)

3) 심실성 부정맥 - 전도 계통(심장의 변압기와 같은 작용) 이상으로 심실 내 부정맥 발생

4) 상심 증후군 - 지극히 사랑하던 삶이 죽었을 때 이별의 슬픔을 이기지 못하고, 상실감과 극도에 달한 슬픔에 몸부림치면 좌심방이 부풀어 올라 터지거나 심부전이 온다. 심근경색이나 협심증처럼 쪼그라드는 것이 아

니라 풍선처럼 부푸는 것이다. 그 자리에서 졸도하거나 2-3일 안에 사망한다. 사람뿐 아니라 사람과 동물 사이, 동물과 동물 사이에서도 간혹 발생하는 애절한 죽음이다.

만성 심장질환에는
1) 판막질환-대동맥과 승모근(12세 이전, 류머티스 병력)
2) 심근질환-바이러스 감염으로 감기 앓듯 시름시름 한다.

‖ 돌연사

건강하던 사람이 갑자기 죽는 경우로 대부분 심장마비(심근경색)로 인한 것이다. 40대 남성 돌연사의 90%는 심장질환이다. 심장질환은 대부분 분초를 다투는 질환이며 최대한 빨리 응급처치 후 병원으로 옮겨야 한다.

돌연사의 원인 – 돌연사의 90%는
1) 심장 세포의 피를 공급해 주는 관상동맥이 갑자기 혈전으로 막혀서 심장 근육세포에 산소와 영양 공급이 안 되어 세포가 죽는 것으로 심한 부정맥이 지속되다 발생한다.
2) 심장의 펌프 기능에 이상이 생겨 발생하는 심근경색은 심장근육에 쥐가 나는 것으로 심근 경련으로 심한 경우 심근이 뒤틀리며 찢어지기도 한다.
3) 심장을 싸고 있는 주머니인 심낭에 물이나 피가 고여서(복수) 심장이 압박받는 심낭 압전으로
4) 대동맥 파열(부상이나 부상 후유증으로)로
5) 다리나 복부의 혈액 순환이 잘 안 되어 생긴 혈전이 심장으로 가서 심장 혈관(관상동맥)을 막아버리는 관상동맥 혈전이나 폐색증, 심장판막의 폐쇄나 파열 등에 의해 발생한다.

돌연사의 증후 – 심장 발작이 올 때의 특별한 징후는

1) 가슴에 통증이 있으며 갑작스럽게 기운이 빠지며 식은땀이 난다.

2) 가슴 통증은 턱이나 목, 양팔로 뻗쳐나가고 때로는 소화불량 같은 증상이 나타나고

3) 심장질환의 4대 위험 인자는 고혈압, 당뇨, 고지혈증, 비만과 흡연으로 평소에 잘 조절하여 주기적인 진단으로 적절한 약을 먹고, 절대 금연으로 나쁜 생활 습관을 바꿔 스트레스를 안 받도록 유지하며 적당하고 꾸준한 운동으로 체중을 조절하면 예방할 수 있다.

‖ 관상동맥 질환

동맥경화는 혈관에 과다한 당분(포도당)과 염분, 유지질과 저밀도 콜레스테롤이 응혈 된 혈전이 혈관내막에 침착되어 혈관이 좁아지고 점차 굳어지는 현상으로 대동맥에서 중소 동맥으로 말초 동맥에까지 발생할 수 있으며 뇌혈관에 진행되면 뇌졸중이 발생하고 심장혈관인 관상동맥에 진행되면 관상동맥 질환이 발생한다.

관상동맥 질환은 심장에 산소와 영양을 공급하는 세 가닥의 혈관인 관상동맥에 생기는 모든 병을 말한다.

콜레스테롤 같은 지방 성분이 체내에 축적되고 트랜스 지방 성분이 혈관에 침착되면 혈관 벽이 두꺼워지며 혈관이 좁아져 혈액 순환을 방해한다. 혈관 벽에 침착된 핏덩어리를 혈전이라고 하고 혈전이 혈관을 막게 되면 혈관 내부가 더 좁아져 혈관 수축이 심할 경우 혈전이 떨어져 나와 돌아다니다 좁은 혈관을 막히게 한다.

심장을 움직이는 근육에 피를 통해 산소와 영양을 공급해 주는 혈관이 관상동맥인데 관상동맥이 혈전으로 막히거나 동맥경화가 생겨 좁아져서 피를 제대로 공급하지 못하면 심장은 기능적 이상을 일으키게 된다.

관상동맥 질환으로 심장이 약한 사람은 갑작스러운 스트레스나 충격을 받으면, 심장 운동에 과부하가 발생하여 심한 부정맥이 발생하고 빠른 응급처치가 취해지지 않으면 협심증이나 심근경색(심장근육경련, 쥐)을 일으킨다. 협심증이 심해지면 심근경색이 된다. (관상동맥 질환자는 고함량 B12를 복용한다.)

협심증은 – 가슴에 통증이 심하고 심장을 조인다.

심근경색은 – 관상동맥이 혈전으로 막혀서 심장근육이 괴사되어 생기는 질환으로 체한 것 같고 메스껍고 식은땀이 나며 인간이 느낄 수 있는 최고의 통증이라 할 만큼 가슴을 누르고 쥐어짜는 듯한, 통증이 발생한다.

‖ 혈관

성인 혈관의 무게 – 혈액은 체중의 8%이고 혈관은 3%다. 전체 길이는 12만km다.

모세 혈관의 직경은 – 1/1,000mm 정도의 아주 가는 혈관으로 길이가 10만km이다. 모세 혈관은 연골조직과 눈의 결막과 수정체를 제외한 몸 전체, 단단한 뼛속까지 들어가 있다. 1mm 평방의 근육 조직에 100개의 모세 혈관이 분포되어 있다.

혈관에는 신경세포가 없어서 혈관 자체는 통증을 느끼지 못한다. 혈관이 붓거나 부풀어 오르거나 찌꺼기가 쌓여 막히면, 주위의 신경을 눌러 통증을 느낀다.

‖ 판막질환

심장에는 피가 거꾸로 흐르는 것을 막아주는 판막이라는 문이 있다.

심장판막에는 –
1) 좌심실과 대동맥 사이에 있는 대동맥 판막

2) 좌심실과 좌심방 사이에 있는 승모판막

3) 우심실과 폐동맥 사이에 있는 폐동맥 판막

4) 우심실과 우심방 사이에 있는 심첨판막 등 4개의 판막이 있다.

이들 판막에 염증이 생기는 경우 판막이 손상되어 피의 흐름을 막거나 피가 역류하면서 심장 기능에 이상이 생긴다. 충분히 열리지 않아 혈액의 흐름을 방해하는 것을 협착증이라 하고 완전히 닫히지 않아 혈액이 역류하는 것을 폐쇄부전증이라 한다.

심장판막질환은 류머티즘 열병을 앓고 나서 후유증으로 심장판막에 질환을 일으키는 경우가 가장 많고 나이가 들어 판막 기능이 퇴화하여 생기기도 한다.

류머티즘 열병은 목이 붓는 등(편도선염) 감기와 비슷하지만, 포도상구균이라는 박테리아에 의한 것으로 이를 막으려고 생긴 항체가 오류를 일으켜 자신의 판막을 공격해 손상을 입히는 경우다.

대개 합병증 없이 잘 낫지만 그렇지 못한 경우 판막의 손상으로 판막의 기능을 잃게 되기도 한다.

심장이 고장 나면 대부분

1) 가슴 통증 - 가슴 중앙 부위가 심한 압박감으로 고통스럽다.

2) 이런 통증이 목과 턱, 왼쪽 겨드랑이, 팔로 퍼져나가기도 하고

3) 호흡곤란 발생 - 운동 후 호흡곤란이 오거나 심하면 몸과 마음이 안정 상태에서도 갑자기 호흡곤란이 오기도 한다.

4) 팔다리가 붓고 때로는 전신이 붓기도 한다.

5) 전신에 무력감이 생기고 쉽게 피로를 느낀다. 고장 난 심장근육에 혈액이 신속히 공급되지 못하므로 오는 증상이다.

가슴 통증을 동반한 호흡곤란이나 주기적(혹은 간혹) 가슴 통증이 있으면 전문병원에서 정밀 진단과 치료를 받아야 한다.

‖ 심장근육의 병약

생체 에너지인 생체전류가 나면서부터 약하면 심장박동 작용이 약하다.

1) 오른쪽 심실 심방 작동이 약하면 – 대동맥, 간, 소화기, 신장 등의 혈관이
막히고 혈액 순환이 잘 안 되며 호흡곤란이 온다.
2) 왼쪽 심실 심방 작동이 약하면 – 폐 기관지 등에 혈액 순환장애로 기침,
천식 등의 병증이 나빠진다.

고혈압, 동맥경화, 고지혈증은 다 같이 혈관질환으로 심장질환도 함께 있으
며 사고나 뇌종양, 뇌척수 자체의 이상이 원인이 아닌 두통과 뇌출혈, 뇌혈관
질환, 뇌경색 등 모든 뇌 질환의 원인이 되고 관상동맥 질환과 부정맥 등과 연
관되어 심장병의 직접 원인이 되므로 관리를 제대로 하지 않으면 심혈관병이
발병되며 신속한 응급처치가 이루어지지 않을 때 사망에 이르고 치료해도 전
신불수, 반신불수, 하체 부분 마비 등의 후유증이 남는다.

심혈관질환은 심장과 혈관뿐 아니라 신장의 기능과 신장병과 직결되어 있다.
당뇨와 밀접한 상관관계로 합병증을 유발한다. 중성지방과 콜레스테롤이 많아
지고 염도와 혈당이 높아지면 혈액이 탁해지고 혈전이 발생한다.

심장근육이 약하면 심장에서 폐로 또 심장에서 대동맥으로 혈액을 힘 있게
뿜어주지 못해 몸 전체적으로 혈액 부족 상태와 에너지 부족으로 병약하게 되
고 점점 심장근육이 약해져 관상동맥 질환과 심근경색으로 사망할 수 있다.

다행히 독일 연구진에 의해 줄기세포를 이용해 보조조직을 배양하여 주사로
새로운 심장근육을 만들어주는 치료법이 개발되어 곧 상용화되면 심근경색 발
생과 사망자가 줄어들 것이다.

‖ 고혈압

우리 몸을 구석구석 돌아 찌꺼기를 모아 돌아온 피가 신장의 사구체를 통해 걸러지는데 혈전이 많아져 혈관이 막히기 시작하면 신장 기능이 약화 되고 고혈압이 발생한다. 고혈압은 신장 기능을 더욱 악화시켜 신부전증, 신장염 등 신장병을 일으킨다.

고혈압은 크게 본태성 고혈압과 증후성 고혈압으로 나누는데 원인은 고지혈증, 당뇨, 과염식, 동맥경화 등에 의해 발생한다.

저밀도 지단백(LDL 콜레스테롤, 중성지방)은 혈관 벽으로 들어가 동맥경화를 만들고, 고밀도 지단백(HDL 콜레스테롤)은 여백의 콜레스테롤을 모아 간으로 보내어 동맥경화를 예방한다.

고혈압의 원인

이제까지 90%는 정확한 원인을 모른다고 말해왔다.

그러나 대부분 원인은 고혈당, 고콜레스테롤(중성지방)이 원인이 된 고지혈증과 산화스트레스인 활성산소와 체내 염증이 원인으로 혈관 내벽의 민감한 내피세포가 파괴되고 교감신경 항진으로 혈관이 수축한다. 또한 고지혈증의 지방과 혈전이 쌓여 혈관이 좁아져서 혈액이 통과하기 어려워 혈압이 높아져 발생한다.

1) 혈관병과 당뇨가 원인 - 2-3%
2) 신장 조직과 신장 동맥혈관 이상 - 1-2%
3) 약의 부작용 - 부신 호르몬제, 정신 신경안정제, 갑상샘 호르몬제와 관절 염약 등 복용-3%
4) 내분비호르몬 이상 - 갑상샘 비대증, 부신종양, 임신 등 - 1%

5) 신경계 이상 – 뇌압과 신경 이상 – 1%

6) 대동맥문 기능부전, 선천적 혈관구조 이상 – 1%

증상은 – 자주 코피가 나면 혈압이 높이 오르는 것이다. 심장이 아프고 호흡 곤란, 눈이 잘 안 보이고 가슴뼈 뒤쪽이 아프다. 어지럽고 깜박깜박 의식이 자주 흐려진다.

몸무게가 늘거나 갑상선 비대증일 때는 몸무게가 줄어든다.

고지혈증은 20-30년의 오랜 기간에 걸쳐 동맥경화를 진행하기 때문에

1) 식이요법 – 채소와 생선 등 저지방식으로 칼로리를 잘 조절하여 항상 표준(정상) 체중을 유지하고, 혈관을 청소하여 피를 맑게 해주는 과일은 아보카도와 석류를 자주 먹고 채소는 숙주나 물과 새싹보리를 자주 먹으면, 콜레스테롤과 염증을 줄이며, 지방을 배출하여 비만도 해소된다.

2) 생활 습관 개선 – 동맥경화와 고지혈증의 위험 인자인 술과 담배를 절대로 금해야 한다.

3) 운동요법 – 혈압약을 복용하며 적당한 운동을 꾸준히 하면 동맥경화를 예방할 수 있고 혈압도 조절된다.

4) 마그네슘과 칼륨이 많은 음식 섭취 – 마그네슘은 혈관을 확장시켜 혈액 순환이 잘되게 하므로 혈압을 떨어트리고 쥐 경련을 가라앉힌다.

본태성 고혈압은 –

1) 부모로부터 타고나는 체질과 장기와 질병을 이어받는 유전적 요인이 있고

2) 환경적 요인으로 어려서부터 몸에 밴 짜게 먹거나 과음, 과식, 흡연, 기름기 많은 음식을 좋아하는 생활 습관적 요인이다.

3) 운동 부족에서 오는 비만과 과로와 도에 넘치는 운동 등이 요인

4) 손발과 하복부 냉증의 방치와 스트레스 축적과 순간적 분노(화)를 폭발할 때

증후성 고혈압은 -

특정 장기나 신체 부위의 질병이 나빠져 혈액 순환이 잘 안 되므로 혈관을 따라 냉증이 심해지고 당뇨병에 의한 합병증으로 인해 발생한다. 그러므로 원인이 되는 질병을 치료해야 혈압이 조절된다.

양친 부모가 고혈압일 때 30-40%가 고혈압에 걸릴 수 있다고 하지만 유전적 요인이나 환경적 요인 모두 그 원인을 찾아 해소하고 스스로 노력하면 혈압은 정상으로 개선할 수 있다.

혈압지수가 높은 경우엔 혈압약을 복용해야 하지만, 원인 질병과 생활요인(음주, 흡연, 과식, 운동 부족, 냉증 방치)을 개선하지 않고 혈압약만 계속 복용하면 심장에 부담을 주어 심장병이 생겨 뇌혈관질환에 이르는 합병증으로 발전하게 된다.

고혈압이 심해지면 두통과 어지러움, 안구 건조에 시력 이상이 생기고 조금만 힘들어도 숨이 가빠지는 심계 항진과 뒷목이 당기는 후두통과 소변이 잘 나오지 않고 하체가 허약해져 다리에 힘이 없는 증상들이 나타난다.

혈압 개선을 위해

1) 생활 습관 개선 - 음주와 금연(반주는 소주잔 1-2잔으로 약주다.)

2) 음식 조절 - 식이요법으로 당뇨, 고지혈증 개선으로 특히 저녁은 단백질 위주로 소식, 증상이 나타나기 전에 식사 습관(생활)을 바꿔야 한다.

3) 적당한 운동 - 자신의 체력에 맞게 운동량과 시간 조절, 운동 부족도 병으로 고혈압과 관절통 등이 많다.

4) 냉증 치료 - 손 발가락 지압과 적외선 등으로 혈액 순환을 개선하면 손 발 냉증은 자동으로 해결되고 고혈압도 좋아진다.

손가락 지압 치료는 -

1) 기본 건강지압을 1일 2회 이상 실행한다.

2) 현기증이 나고 두통과 뒷목이 당기고 아프면 양손 3지 2마디 선에서 3마

디 끝까지 통증점을 찾아 통증이 있을 때마다 자주 지압한다.

3) 다리에 힘이 없고 소변이 곤란하면 양손 5지 2마디에서 끝까지 골고루 통증점을 찾아 통증이 있을 때마다 지압하고, 통증점을 중심으로 손가락 끝쪽으로 비벼준다.

4) 양손 손목 선에서 3지 끝에 이르기까지 +로 넓게 오르내리며 통증점을 찾아 집중적으로 지압하고 따라 비벼주며 적외선을 1일 2회 20분씩 치료한다. 심장병, 고혈압, 협심증을 개선하는 최상의 방법이다.

5) 열이 많고 고혈압이 있는 사람은 가지나물에 마늘을 많이 넣어 매일 먹으면 열과 혈압을 내려준다. 반대로 냉증이 심한 사람이나 천식, 기침 환자와 임산부에게는 많이 먹으면 해롭다.

6) 고혈압과 당뇨 환자는 뇌졸중 위험보다 심혈관질환 발생률이 15% 이상 높다.

흉통과 압박감 쥐어짜는 통증이 가끔 있으면 부정맥과 협심증의 증상으로 흔히 말하는 화병은 협심증의 초기 증상이다.

1) 기본 건강지압을 1일 3회 실행한다.

2) 협심증과 심근경색(진심 통) 등 급성 심장 통증에는 양손 4지와 2지 3혈을 즉시 사혈한다.

3) 양손 4지 3혈을 +로 자극하고 상하좌우로 2분 이상 지압하고 5지 등 바깥 혈도 지압한다.

4) 저혈압증이 심한 사람은 앉아 있다가 일어날 때 갑자기 쓰러지는 기립성 빈혈이 잘 일어나는데 옆으로 뉘어놓고 처치하면 반듯이 눕힌 것보다 빨리 회복된다.

5) 저혈압이나 고혈압으로 뒷머리 승모근이 묵직하고 어지러우며 아플 때 3지 등 2마디에서 끝까지 통증점을 멎을 때까지 지압한다. 증상이 심할 경우 3지 통증점과 열 손가락 끝에서 사혈한다.

‖ 심부전

심장 기능에 이상이 생겨 제 기능을 못 하므로 심장근육이 약해지거나 피가 잘 공급되지 않는 관상동맥 질환이나 판막질환 등 모든 심장병의 원인이 된다.

관상동맥이란 – 심장근육 자체에 혈액을 전달하는 심장 바깥쪽에 둘러 있는 혈관으로 여기에 이상이 생기면 심장 기능에 변화가 온다(심부전).

다리부종과 체중증가는 수분(림프액)을 순환시키지 못하기 때문이고 반대로 밤에 오줌소태가 생기고 전립선 비대증과 같은 증상이 오고 기침이 심하고 밤에 호흡곤란이 오며 일어나 오른쪽으로 기대앉거나 일어서야만 나아진다.

계단을 오를 때 호흡곤란이 오고 심장 기능이 약해지면 펌프(박동)작용에 서서히 변화가 생기며 심근경색 증상이 나타난다.

윗배가 답답하고 아프며 복부팽만감과 함께 쉽게 피로를 느끼는 전신 쇠약증이 나타나고 머리가 아프며 불면증과 불안감에 정신이 흐려지기도 하고 황달이나 온몸이 붓고 얼굴이 파랗게 되기도 하며 간이 부어 커지는 것도 심부전 증상 중의 하나다.

생체 에너지, 즉 생체전류가 약하면 심장박동이 약해진다.

좌심방 부전 시의 증상 – 오른쪽 심실, 심방 작동이 약하면 – 대동맥, 간, 소화기, 신장 등의 혈관이 막히고 혈액 순환이 잘 안되며 호흡곤란이 온다.

1) 기운이 없고 피로가 쌓인다.
2) 정상 호흡곤란

3) 허파 수포음과 기침

4) 청색증과 허파 보조 근육 동원

우심방 부선 시의 증상 – 왼쪽 심실, 심방 작동이 약하면 – 폐와 기관지에 혈액 순환장애로 기침, 천식 등 병증이 나빠진다.

1) 목 정맥이 막히거나 넓어진다.

2) 발과 종아리와 복부 부종

3) 체중이 증가하고 복수가 찬다.

4) 간과 비장(Milz)이 커진다.

동일 증상으로는

1) 온몸의 활동이 제한된다.

2) 야간에 잦은 소변 증상

3) 심장박동이 빨라지고 부담으로 리듬이 깨진다.

4) 심장이 부어 커지고 늑막과 심낭이 늘어난다.

5) 나빠지면 말기에는 저혈압이 된다.

잦은 원인은 –

1) 좌는 동맥경화에 의한 고혈압, 왼쪽 심장판막의 고장(이상), 심근경색, 박동
   장애

2) 우는 좌 심부전증, 우 심장판막의 고장(이상)과 폐 질환

‖ 치료

1) 체중감량 조절

2) 저염식과 수분 섭취 제한(혈중 염도 9% 유지)

3) 커피는 1일 3잔으로 제한하고 채소와 과일, 유제품 등 고른 영양 섭취

4) 규칙적으로 아침엔 채소와 과일만 먹고, 점심엔 탄수화물 중심으로 먹고, 저녁엔 단백질 위주의 살코기와 두부 등의 식사로, 이뇨 작용을 활발하게 하면 부종과 심장 부담을 덜어줄 수 있고 1일 5회 소량식사하고 금연은 필수

5) 심장판막증이 심하면 수술해야 한다. 심장근육염이나 고혈압에는 약을 복용한다.

6) 간이 혈전으로 막혔을 때는 따뜻한 습포로 싸주면 좋다. 냉방이나 추운 것을 피하고, 특히 환절기 갑작스러운 추위는 혈관 수축으로 심근경색 위험이 크다.

7) 피로하지 않도록 주의하고 밤에 호흡곤란 예방을 위해 침대 상체를 약간 높이고 창을 열어 환기와 방 온도와 습도를 알맞게 유지하고 조용하고 어둡게 하며 저녁엔 특별히 가볍게 소식한다.

8) 운동 - 무리하지 않게 가벼운 운동으로 의자에 앉아서 두 팔을 옆구리에 붙이고 주먹을 힘주어 쥐고 앞으로 뻗어 팔과 가슴을 펴며 숨을 깊이 들여 마시고 팔을 어깨 쪽으로 당겼다가, 숨을 천천히 내쉬며 팔을 내리고 손을 편다.

팔과 복식호흡으로 폐와 심장의 긴장과 완화를 반복해 주므로 튼튼하게 해준다. 1일 2회 15-20회 정도 꾸준히 한다.

‖ 동맥경화

혈액 순환은 폐를 통해 혈액에 산소가 충분히 공급되고 이산화탄소를 잘 배출해야 한다. 때문에, 심장과 폐의 교류가 원활하고 건강해야 한다.

혈액세포는 크고 복숭아씨 모양인데, 세균에 감염된 혈액세포는 작아지고 둥

글게 굳어지거나 너무 부드럽게 된다. 혈전이 발생해, 백혈구와 적혈구가 잘 통과하지 못하게 방해하고 혈소판도 응집되어 동맥경화가 된다.

동맥경화가 되면 내동맥류가 발생하고 대동맥류나 뇌경색, 뇌출혈 등은 발생 4시간이 지나면 혈전 용해제 효과가 없고 스텐트를 삽입해 혈전을 제거하고 혈관을 확장하는 시술을 해야 한다.

당과 중성지방에 의한 혈전과 염증, 콜레스테롤, 혈관 내벽 손상, 산화와 감염으로 인한 면역계의 이상으로 류머티스 질환이 발생 된다.
루푸스나 류머티스성 관절염은 대표적인 만성 염증성 질환으로 심장병과 뇌졸중 발병이 되기 쉽다.
모든 심혈관병은 혈전으로부터 시작된다. 혈전은 동맥과 정맥 혈전증이 있다.

혈전의 원인
1) 수술 후 찌꺼기가 혈전 발생
2) 고지혈증 등 혈관질환이 혈전 발생
3) 비만으로 혈액 순환장애가 혈전 발생
4) 당뇨와 염분 – 피에 당분과 염분이 혈전 발생

동맥혈전증 – 고혈압, 고지혈증 등으로 혈관 내피세포가 손상되며 덩어리진 혈전이 만들어지고 동맥이 있는 신체 전신에서 발생하고 오래되면 혈관이 굳어지는 동맥경화가 된다.
증상은 – 몸의 한쪽에 힘이 빠지고 실어증, 호흡곤란, 의식불명, 시야장애가 발생하며 피부가 차고 무감각하여 통증에 대해 둔감해지거나 반대로 과민해진다.

정맥 혈전증 – 동맥처럼 정맥혈관 내벽 세포가 손상되며 발생된다.
증상은 – 한쪽 종아리 통증, 열감, 부종이 대표적이다. 갑자기 아무 이유 없이 다리 통증과 부종이 생기며 심하면 걷기조차 힘들다. 다리 피부색이 붉거나 파랗게 변한다.

혈전 부종 진단법 –

1) 발목을 젖힐 때 심한 통증과 종아리 통증

2) 한쪽 다리만 붓는다.

3) 열감과 통증

4) 정맥류가 발생하며 누르면 들어가고 굳어진다.

5) 동맥혈전증은 뇌출혈, 뇌경색 발생, 관상동맥 혈전은 심근경색 발생, 폐정 맥 혈전은 폐경색 발생

치료제는 – 3시간 이내 항응고제 주사와 약 처방

1980년대 – 아스피린, 1990년대 – 혈전 용해제 헤파린 주사와 와파린 약 복용, 2000년대 – 혈소판 항응고제 주사를 카테터를 삽입해 투약 2005년대 – 혈류 검사로 막힌 곳에 스텐트를 삽입하여 혈전을 제거하고 혈관을 확장해 치료한다.

한국은 응급 의료술과 처치가 세계 최고 수준이다.

혈관과 혈전에 좋은 음식은 -

1) 등푸른생선 지방산에 많은 EPA, DHA 성분은 혈액 응고를 막고 이미 발생 된 혈전을 용해하는 작용을 한다. - 고등어, 정어리, 참치, 꽁치, 멸치

2) 해초류 – 미끈거리는 알긴산, 푸코이단 등 수용성 섬유질이 콜레스테롤 을 낮추고 나트륨 배설에 도움 – 다시마, 톳, 미역, 모자반, 파래, 매생이

3) 콩류 – 콩의 이소플라본 성분은 동맥경화 진행을 억제하고 대두 단백질 은 혈압을 낮추고 혈관을 탄력 있게 유지한다. - 된장, 두부, 청국장

4) 녹황색 채소 – 녹황색 색소와 항산화 비타민은 강력한 항산화 작용을 하

며 각종 채소에 들어있는 미네랄과 섬유질은 콜레스테롤 흡수를 억제한다.

혈전 없애는 특효 음식 −
1) **완숙 토마토**의 니코펜
2) 강력한 항염, 항산화 작용을 하는 **가지**
3) 오메가3 62.1%가 들어있는 **들기름**
4) 간세포 조직을 재생시키는 **비트**

류머티스 환자의 심장질환에 의한 흉통은 위장관 증상과 비슷하고 호흡곤란은 폐 질환, 심장질환, 심한 빈혈, 흉벽의 질환과 근육이 약화되며 온다.

따라서 폐렴, 폐 섬유화, 폐고혈압, 폐전색증, 부분 폐 질환과 심장병 등이 합병된다. 또 동맥경화로 인해 심장 관상동맥의 폐쇄로 협심증, 심근경색, 심부전증, 부정맥 등으로 인한 돌연사(급사)가 발생하고 판막질환과 고혈압, 감염성 심내막염 등 합병증이 발생한다. 류머티스는 병 자체와 치료 약인 소염진통제에 의한 위장병과 스테로이드, 면역억제제 등에 의해 합병증이 발생된다.

혈관이 혈전이나 가스, 공기, 기름 덩이, 박테리아 덩이 등 이물질이 혈관을 막아 좁아지거나 막혀 혈액 순환이 안 되며 동맥혈관이 막히면 대부분 하체, 다리에 혈액 순환 정지가 되어 발과 다리에 큰 위험이 된다. 심장병이 나빠져 강한 통증과 맥박이 뛰지 않으며 발생 부위의 피부가 푸른색으로 변한다.

팔과 다리에 맥이 뛰지 않으므로 움직이기 어렵거나 못 움직인다. 세포조직이 탈진되어 혈액 순환 쇼크에 빠진다. 이런 경우 즉시 사혈 처치하고 손가락 지압을 하며 발생 부위에 안티푸라민을 바르고 골고루 마사지한다.

최소한의 피가 통하지 않으면 산소 부족으로 뇌가 상하고 신장과 심장에 이상을 일으키고 말초 부위로부터 괴사가 일어난다.

‖ 부정맥

안정 시 사람의 정상 맥박은 분당 60-100회의 범위를 벗어나지 않는다. 심장 안의 자가 발전소인 동방결절에서 전기를 만들어 맥박의 빠르기를 조절하는데 이 자동 시스템에 문제가 생기면 맥박이 비정상적으로 너무 빨라지거나 강하고 느려지며 약하게 또 뛰다 쉬거나 쉬다가 뛰며 불규칙해지는 현상을 부정맥이라 한다.

맥을 50박까지 보거나 1분간을 재어서 뛰다 쉬거나 강하게 뛰다 약해지거나 5회 뛰고 쉬고 다시 3회 뛰고 쉬거나 하는 등 뛰는 빈도와 강약, 쉬는 시간의 길이에 따라 병과 증상이 다르다.

원인은 - 심장질환, 폐 질환, 자율신경계 이상, 전신질환, 약물과 전해질 이상에서 오나 운동, 커피, 흡연, 흥분상태, 알코올에 의해서도 발생하므로 원인에 따라 증상과 치료 방법이 다르다.

증상은 - 혈압이 갑자기 떨어지거나 오르고 호흡곤란이 오며 협심증으로 심장이 수축하여 빨리 확장되지 않으면 가슴이 조이듯 통증이 심하고 무서움과 공포심이 심하다. 5분 안에 정상 회복이 되지 않으면 즉시 열 손가락 끝에서 사혈하고 119를 호출하고 상체를 높여주고 생기를 관찰한다.

1) 1분에 60회 이하로 느린 맥(서맥)으로 쉽게 피로하고 현기증과 가벼운 두통을 동반하고 운동 시 호흡곤란이 온다.
2) 1분에 100회 이상의 빠른 맥(빈맥)으로 운동이나 힘든 일을 할 때나 충격으로 흥분 시에 나타난다.

3) 심방세동은 빨리 뛰다 쉬고 강하게 뛰다 약해지고 쉬는 시간이 길었다가 짧아지는 등 50박동 사이에 불규칙하게 변하는 부정맥으로 사람마다 병증에 따라 그 형태는 천차만별이다. 심방세동은 뇌 병변, 뇌졸중을 부른다.

오른쪽 심장 부위가 부르르 떨고 맥박이 빨라져, 심부전으로 발전한다. 고혈압, 판막증, 당뇨, 등 관상동맥 질환이나 갑상샘 기능 질환이 있을 때 2차로 나타난다.

4) 심실성 빈맥은 ― 심장마비가 가장 위험하고 오른쪽 아래 심실이 부르르 떨며 수축과 이완 작동이 제대로 안 되어 혈액 순환이 정지된다. 5분 안에 응급처치를 못 하면 사망 위험이 크다.

현기증이나 실신, 심정지(심장마비) 상태가 오기 때문에 즉시 전문의의 치료를 받아야 한다.

허혈성 질환, 유전성 부정맥, 만성 신장병, 노인과 흡연자와 비만한 자, 심장병으로 약물 복용 중인 환자는 너무 적게 먹거나 과식을 해도 전해질 장애를 가져와 생명이 위독한 부정맥이 올 수 있다.

이런 사람은 술과 밀가루 음식, 육식과 생선회 등은 절대로 피해야 한다.

부정맥 환자는 오메가3와 코엔자임Q10 같은 정제나 기능성 식품은 오히려 나빠질 수 있으니 주의해야 한다.

열 체질에는 - 기를 내려주어 혈압을 내리고 동맥경화를 예방하는 해삼이 좋고

냉 체질에는 - 기를 올려서 혈압을 조절하고 동맥경화를 예방하는 죽순이 좋으며 양파 껍질 차는 어느 체질에나 다 좋다.

메밀국수, 메밀 죽을 자주 먹으며 소금 넣지 않고 삶은 메밀 국수물로 메밀차를 끓여 마시고 살구씨를 볶아서 가루 내어 죽이나 차에 섞어 마시면 좋다.

살구씨를 소주에 담가 6개월 저장 후, 반주로 한 두 잔씩, 마시면 아주 좋다.

38. 비만

얼마 전까지만 해도 비만은 서양인들의 전유물인 것처럼 생각했으나 식생활과 자동차 등 생활 전반이 서양화, 기계화되면서 굶어 죽는 사람들을 제외하면 비만은 누구에게나 찾아오는 불청객일 수 있다.

비만의 원인은 과식이 95% 이상이고 호르몬 분비 이상에서 오는 신진대사 이상은 5%에 불과하다. 따라서 비만은 선천적인 병이 아니라 과식과 편식, 조미료 맛에 길들어진, 잘못된 식습관과 몸이 무거워지자 운동을 싫어하고 움직이지 않는 게으른 생활 습관에서 오는 스스로 만드는 병이다.

우리가 먹는 음식에는 수분, 지방, 단백질, 비타민과 인, 칼슘, 무산 등이 들어있고 지방에는 포화지방인 동물성 지방과 불포화지방인 식물성 지방이 있는데 생선에도 많이 들어있다.

비만한 사람은 탄수화물(흰쌀밥, 흰 밀가루 흰 설탕)을 삼가는데 특히 흰 설탕은 칼슘과 인을 녹이므로 치아와 뼈에 치명적이다.

식사 후 트림은 급하게 빨리 먹고 배부르게 과식했다는 징조이다.

비만을 막는 방법은 식이요법과 운동뿐이다.

미역, 다시마, 김, 파래 등 해초류를 많이 먹어야 한다. 해초류는 알칼리 식품으로 열량이 적고 요오드 성분이 많다.

요오드 성분이 체온과 땀을 조절하고 신진대사를 증진 시키는 작용을 하고 지방 분해 대사에 필수 호르몬으로 피하 지방을 분해하고 해초류의 소화되지 않는 끈끈한 알긴산과 복합다당류가 소장과 대장의 벽을 자극하여 찌꺼기를 함께 배출시키므로 소장과 대장의 소화 흡수를 도우므로 비만 예방뿐 아니라 변비와 비만을 해소하여 건강 유지에 아주 효과가 크다.

특히 임산부들은 신진대사가 왕성해지므로 요오드 성분이 필요하다. 요오드 성분이 부족하면 대사 작용이 완만해져서 몸을 움직이기를 싫어하게 되어 비만이 되고 해산 후에 살이 빠지지 않아 뚱뚱해지게 되므로 해산 후뿐 아니라 임신 중에도 미역국이나 무침, 김과 파래 등을 충분히 먹어 태아와 산모의 건강은 물론 비만 해소까지 얻는 지혜를 실천하자.

1) 영양가 적고 섬유질이 풍부한 시래기와 쌈채류 등 거친 채소를 많이 먹어 포만감을 느끼게 한다.
2) 고농축 영양식인 아이스크림, 버터, 케이크 등을 피하고 청량음료는 절대로 삼가야 한다.
3) 외식 시 채소 비빔밥이나 두부 된장찌개가 좋고 고기는 지방이 없는 흰 살코기나 붉은 살코기로 1주일에 2회 정도 마늘과 양파를 채소에 곁들여 많이 먹는다.
4) 식사는 굶지 말고 두 끼 양으로 세 끼를 먹되 잡곡밥으로 오래 씹어 천천히 먹고 저녁은 늦어도 7시 안에 소식하고 밤 9시 이후에는 물도 삼간다. 식후 30분에 땀이 약간 날 정도의 가벼운 유산소 운동을 30분-1시간 1주일에 5일 매일 걷기
5) 식후 양치질을 하고 나서 식초 한 숟가락을 입에 물고, 1분 이상 골고루 혀와 입 운동을 한 후 삼키면 소화도 잘되고 식초가 지방 합성을 방해하고 지방 분해작용을 하여 비만 예방과 비만 해소에 뛰어난 효과가 있고 덤으로 충치 예방은 물론 칫솔질에 따른 상처를 치료하여 잇몸 염증(치주염)을 예방하고 치료해 준다.

젊은이들의 뚱뚱하지 않은 통통한 전신 비만은 병이 아니고 정상이다.

남성 중년층은 복부비만이 많고 여성들의 하체 비만은 정맥류나 수족 저린 증세가 나타나고 여성 중년층의 상체 비만은 숨이 차고 목 뒤 7번 경추가 경직되고 가슴 윗부분이 아프다.

비만한 사람은

1) 혈압 이상으로 심장에 부담을 주어 심장병과 뇌혈관질환을 촉발하는 동맥혈전증과 경화를 일으켜, 고혈압으로 발전한다.

2) 혈액 100cc당 콜레스테롤 함유량은 160-200mg 이하면 정상이고 지방 함유량은 60-132mg 이하면 정상이다.

3) 정상체중은 남자 - 자신의 키 - (100 X 0.9), 여자 - 자신의 키 - (105 X 0.9)에서 -10% 이하는 저체중 +10%를 초과하면 비만증이다.

4) 양파를 어른 주먹만 한 것으로 성인은 매일 1개씩 먹으면 혈전과 동맥경화를 막아 고혈압을 예방하고 혈압을 조절하여 고혈압을 치료한다.

오래 끓이면 알리신 성분이 파괴되므로 찌개나 국이 끓은 후에 넣고 휘저어서 먹는다. 노란 갈색의 양파 껍질과 함께 끓여서 차로 마시면 맛도 구수하고 혈전을 녹여 혈관과 고혈압, 비만에도 좋다.

5) 비만은 특히 물과 관계가 많은데 물의 기능은 침투(삼투압 작용)해 희석하여 흡수되며 배설하는 작용이다.

물은 - 식물성 질의 유기물인 1%의 불포화수로 배설시키고 광물성 질의 무기물인 99%의 포화수로 축적된다. 우리 몸의 70%는 물이고 세포의 50%가 물이다.

성인 기준 약 45L로 내장 장기와 세포내막의 체액, 세포액 30L와 특수세포의 체액 15L다. 특수세포에는 혈관 속의 혈액 4-4.5L와 혈관과 신경의 중간을 채우는 눈물샘과 림프액을 포함하여 1L, 연결 세포인 관절 활액이 1L이다.

물은 피부 곳곳에 분포된 땀샘과 내장 장기들의 음식 운반과 영양흡수에 윤활유와 운송과 동력 역할을 하고 있으며 0.9%의 염도를 유지하고 있다. 너무 짜게 먹거나 땀을 많이 흘리면 목이 타서 물을 찾게 되는 것이다.

여름철 심한 운동이나 훈련, 과로에서 목이 타거나 빈혈이 있을 때는 미지근한 물에 소금을 조금 타서 마시면 힘이 나고 갈증이 개는 것은 땀으로 배출되어 낮아진 염도를 보충해 주기 때문이다.

물이 부족하게 되면 혈액이 탁해져서 혈액을 걸러주는 신장의 사구체가 거름 작용을 제대로 하지 못하고 찌꺼기로 막히게 되므로 매일 충분한 수분 섭취를 해야 하며 성인 1일 2-3L이지만, 이미 신장에 이상이 생겨 발병하여 몸이 붓고 소변이 잘 안되는 사람은 수분 섭취를 줄여야 한다.

사람에게 가장 좋은 물은 음양수다. 음양수는 끓은 물에(정수기 95°) 찬물 반을 섞어 45도 정도의 따끈한 물로 건강에 가장 좋고 맛도 제일 좋다. 물은 자연 치료의 첫 번째 치유력을 가진 약이다.

원인 진단이 안 되고 특별히 장기 이상도 없는데 늘 피곤하고 시름시름 하며 노화현상이 나타나는 사람은 혈액과 체액이 산성화되었기 때문이다(PH 6.5 이하). 알칼리 이온수를 만들어 오랫동안 마시면 쉽게 회복된다.

생수에 자기 입맛에 맞게 양조식초를 타서 1일 3잔 이상 마시고 증상이 심한 사람은 1일 7잔 이상 마신다.

1) 복부비만인 사람은 배가 따뜻해질 때까지 잡아당기고 밀며(아프다) 마사지 한다. 배가 따뜻해지면 살이 빠질 징조이며 살이 빠지면 아프지 않다.

2) 밥맛이 좋고 잠이 많으며 사지가 무겁고 항상 몸이 나른하고 피곤한 사람은 5지 중앙 혈을 +로 지압하고 손바닥 쪽으로 비벼준다.

3) 상체가 비만한 사람은 4지 안쪽 혈과 5지 3혈을 +로 지압하고 손바닥 쪽으로 비벼주고 4지 등 바깥 혈을 +로 지압하고 손등 쪽으로 비벼준다.

4) 찜질방에서 사우나 10분 후 찬물에 샤워하고 냉탕에 들어가 2분 다시 사우나 10분 후 찬물 샤워하고 냉탕 2분을 3회 하고 때밀이 수건으로 최소한 10분간 전신 마사지를 골고루 한다. 겨울철엔 사우나 대신 옷을 벗고 눈 위에 뒹굴기가 더 좋다.

5) 경중 걸음으로 1일 1시간(1만 보) 매일 걷는다. 걷기가 불편한 사람은 발 지압판을 1일 2회 30분씩 밟고 손바닥을 자주 비벼 항상 따뜻하게 유지한다.

6) 작은 비닐 장이나 천막 안에서 옷을 벗고 적외선 등 2개로 1시간 정도 쪼이며 매일 땀을 흘린다. 특히 저녁 식사를 5시 정도에 하고 배고픔을 참지 못하는 사람은 위장 부위를 20분 정도 치료하여 땀을 흠뻑 흘리고 나면 배고픔이 사라지고 힘이 나며 살이 쉽게 빠진다.

7) 복식호흡을 5초 동안 깊이 들이쉬고 7초 동안 천천히 내쉬고 아랫배 단전에 5초 동안 숨을 멈추고, 기를 모은 후, 다시 정상으로 호흡 후, 반복하기를 1회에 10번 1일 5회 하고 또 빠른 호흡으로 뱃살 빼기 운동을 매일 1회에 50번씩 2회 한다. 복식호흡을 매일 횟수를 늘려 100번에서 300번을 하면 복식호흡만으로 뱃살이 쉽게 빠진다.

8) 크릴 기름 속의 인지질이 동물성 지방을 녹여 배출시키므로 근육 손실 없이 체지방(콜레스테롤과 중성지방)만 줄이므로 비만이 해소되고 혈관이 깨끗해져 심혈관질환도 예방한다. 그러나 욕심껏 많이 먹으면 설사병에 걸린다.

9) 아디포넥틴(Adiponectin)과 렙틴은 근육의 지방조직에서 만드는 호르몬이다. 근육의 지방조직은 에너지원을 지방으로 축적하는 저장소이자 다양한 물질을 분비해 대사조절에 관여하는 내분비기관으로 아디포넥틴 호르몬은 소화된 음식물의 지방 합성을 억제하고 지방을 잘 태워, 에너지원으로 분해해 혈당을 떨어트리고 비만을 예방한다.

체지방이 증가할수록 호르몬 분비율이 떨어지는데 특히 내장지방이 많으면 더욱 줄어들어 대사증후군 위험이 많다.

비만하면 성장 호르몬 분비가 저하되는데 70대는 20대의 20%만 분비된다. 운동이 성장 호르몬 분비를 활성화하고 마늘은 코티졸 호르몬 분비를 줄이고 테스토스테론 호르몬 분비를 활성화한다.

식탐 호르몬 그렐린은 위에서 분비되는데 위절제술로 치료한다.

식욕을 조절하는 다이어트 호르몬인 렙틴은 수면 중에 분비되는데 밤 10시-2시에 가장 많다. 수면 전 3시간은 공복 유지, 7시간 이상 충분한 수면

렙틴 호르몬은 식욕 조절과 인슐린의 과잉생산을 억제하는 기능이 있다. 렙틴의 역할은 우리 몸에 에너지가 충분히 저장되어 있으니 음식을 그만 먹어도 된다는 신호를 뇌에 보내는 것이다. 그런데 비만이나 과체중의 사람의 뇌는 렙틴의 신호를 인식하지 못하고 맛과 식욕과 배고픔을 느끼게 한다. 이런 현상을 렙틴 내성이라고 한다.

지방을 분해하는 아디포넥틴이 많을수록 고칼로리를 먹거나 렙틴이 부족해, 과식해도 인슐린 저항성과 체중증가 위험이 적다. 살이 찌면 지방세포가 400배까지 커진다.

아디포넥틴 호르몬 분비가 적으면 1) 비만 2) 인슐린 저항성에 의한 제2형 당뇨병 3) 대사증후군 4) 무알콜성 지방 축적으로 지방간이 된다.

‖ 아디포넥틴 호르몬 분비촉진을 위한 방법

1) 매일 유산소 근육 운동 - 신진대사의 제1인 소화로부터 호르몬 분비, 지방 연소, 심혈관 관리에 최적이다. 아디포넥틴 호르몬은 근육 운동할 때 근육에서 분비된다고 한다.

2) 불포화지방산 식품 - 올리브 기름, 아보카도 기름, 표고버섯(햇볕에 말린), 땅콩, 견과류 등

3) 마그네슘 식품 - 콩 견과류, 다시마, 미역 등 해초류 - 마그네슘은 아디포넥틴 분비를 돕는 성분으로 에너지를 근육으로 전달하여 운동 능력을 향상한다. 따라서 마그네슘 성분이 부족하면 근육에 혈액이 부족하여 쥐(근육경련과 경직)가 잘 난다.

식품은 - 망고, 새싹보리, 포도, 토마토 등 제철 과일을 껍질째 먹고 생선과

육류도 골고루 먹는다.

4) 매일 30분-1시간 햇볕 쬐기 - 세로토닌 호르몬은 햇빛(밝음)과 행복 호르
   몬으로 삶에 활기를 불어넣어 신체활동을 잘하게 해 비만을 예방한다.

햇빛 중의 자외선 B가 피부 표면에 있는 예비 비타민을 비타민 D로 만들어
뇌에서 세로토닌 호르몬 분비가 활성화된다. 세로토닌은 신경전달물질로 신경
안정과 엔돌핀 호르몬 생성을 촉진한다. 비타민 D는 골수에 칼슘이 잘 흡수되
도록 할 뿐 아니라 고환에서 남성 호르몬 분비도 조절한다.

5) 극기 훈련을 통해 신경(감정)을 조절하는 능력을 키워 스트레스의 압박으
   로부터 탈출한다.

탄수화물 커팅 - 탄수화물을 확 줄이고 단백질 식사로 바꿔야 한다. 탄수화
물 중독이 되면, 지방세포가 커져 비만해지고 당 중독이 된다.

지방세포가 커지면 살이 안 빠지고 LDL 콜레스테롤 세포는 작을수록 잘 늘
어 붙어 축적이 잘된다. 혈액 속에 중성지방이 많고 당분과 염분 수치가 높으
면 혈전이 되고 혈관 벽에 눌어붙어 혈관에 치명적이고 동맥경화가 발생한다.

탄수화물을 줄이지 않으면 악성 독소들이 혈관 속 콜레스테롤과 중성지방을
나쁜 콜레스테롤로 바꾼다. 또 중성지방은 간에 축적되어 지방간이 되고 내장
지방으로 축적된다.

지방에 잘 눌어붙는 지용성 독소는 -

1) 내인성 독소 - 과식과 스트레스, 휴식과 운동 부족, 변비와 소변이 감소
   하고 독소가 발생하여 혈액을 타고 온몸으로 퍼진다.

2) 외인성 독소 - 자연환경오염으로 석탄과 석유의 독가스와 미세먼지, 오
   염된 토양으로 인한 곤충과 동식물의 독소와 바다 생선의 중금속과 미세

플라스틱, 화장품의 독성분, 세정, 세척제의 화학물질, 모든 먹는 약의 화학물질은 독소다.

적정량의 오메가3 섭취는 콜레스테롤을 30% 줄이고, 중성지방은 60% 감소시켜, 3개월에 체중 20kg 감량하고 혈관 속 혈전이 36% 감소한다고 한다.

단백질 식이요법 –
1) 두부 마요네즈 – 두부 1모 + 식초 2술 + 올리브유 4술 – 두부를 데쳐서 물기를 뺀 후 으깨어 소금 조금, 식초를 넣고, 올리브유를 조금씩 넣으며 잘 저어 마요네즈를 만든다. 여러 가지 황록색 채소를 찍어 먹는다.
2) 으깬 두부를 팬에 볶아 아보카도를 으깨어 섞어 토마토, 당근, 파프리카 등 채소와 함께 먹는다.
3) 꾸지뽕 오디와 분말(잎과 열매를 말려서 간) + 적포도주 + 생강 + 계피() 끓인 차를 마신다.
여름에는 꾸지뽕 분말 2스푼을 생수 500ml에 넣어 음료수로 마신다.
4) 걷기와 맨손체조, 가벼운 근육 운동 등 적당하고 충분한 운동을 꾸준히 한다.

비만은 여성 호르몬을 증가시켜 체력 저하로 활동량이 떨어져 무기력해지고 우울증이 심해지며 스트레스를 먹는 것으로 해소하므로 더 비만해진다.
비쩍 마른 저체중보다는 통통한 과체중이 더 보기 좋고 건강하다.

39. 관절염

인체의 골격을 구성하고 있는 200여 개의 뼈와 뼈 사이의 연결 부위를 관절이라고 한다.

관절은 우리 몸을 움직일 수 있게 하고 이 움직임을 부드럽게 하는 뼈와 뼈가 맞닿는 부위에 연골이 있다(물렁뼈). 그러나 연골에는 혈관이 없고 관절의 안쪽에 있는 활막이라는 얇은 막으로부터 영양분을 공급받는다. 활막에서는 자동차의 윤활유 같은 미끈미끈한 활액을 분비해서 관절이 부드럽게 움직일 수 있게 도와준다.

이 관절 부위에 염증이 생겨 붓고 충혈되거나 사고로 다치거나 나이 들어 마모되어 움직이기 힘들고 아픔이 심한 병증으로 사람의 신체활동에 가장 큰 장애가 되고 있다. 관절염의 가장 큰 원인은 혈액 순환장애이다.

관절염에는 크게 두 종류가 있는데

유균성 관절염
1) 단순 화농성 관절염
2) 결핵성 관절염(소아마비가 원인)은 예방 접종과 화농 치료로 완치 가능

무균성 관절염
1) 퇴행성 관절염
2) 류머티스 관절염(전염성 관절염)으로 혈액을 따라 전신을 이동하며 발생하고 환자의 피를 통해 전염
3) 통풍성 관절염으로 증상은 다 같이 극심한 통증과 활동(운동) 장애다.

류머티스 관절염은 아침에 일어나 손이 뻣뻣하고 통증이 심하며 통증 발작 시 30분 안에 해소되고 초기에는 붓고 열이 나며 통증이 심하나 증상이 심해지면 퇴행성 관절염처럼 손가락 중간 마디의 관절이 마모되고 변형되어 기능 장애를 가져온다. 시도 때도 없이 뼈마디가 아프며 골다공증이고 가볍게 넘어

지고 부딪쳐도 뼈가 잘 부러진다.

　퇴행성 관절염은 주로 저녁과 잠자기 전에 통증이 심하고 손가락 끝 마디가 붓고 굳어진다.

‖ 퇴행성 관절염(골 관절염)

　허벅지와 다리뼈를 이어주는 무릎관절의 뚜껑인 연골판에 붙은 콜라겐과 엘라스틴 인대가 파괴되고 약해지고 닳게 되면 연골로부터 분비되는 활액이 줄어들고 나오지 않게 된다. 이로 인해 뼈 사이의 충격을 흡수하는 연골(물렁뼈)이 마모되어 뼈와 뼈가 마찰을 일으켜 통증이 유발되고 연골이 닳거나 마모되면 이를 보충하기 위해 활액막이 증식되어 마치 나무의 가지를 자르면 상처를 보호하기 위해 진이 나와 그 잘린 부위를 두껍게 감싸듯, 관절의 부담을 가볍게 하려고 우툴두툴하게 뼈 가시가 증식된다.

　그러나 관절의 부담을 줄이려고 증식된 활액막이 오히려 관절을 더 빨리 파괴하고 관절 부위가 부어 주위의 신경을 압박하여 극심한 통증이 발생한다.

　퇴행성 관절염의 특징은 한쪽 무릎이나 손에 발생하는 것이다. 몸 전체적으로 아프지 않고 발병 부위 관절만 아프다. 대부분 40대 이후에 발병한다.

골 관절염의 3가지 형태
1) 매우 가벼운 증상으로 손가락 관절이 커지고 손 모양이 일을 많이 한 사람처럼 변하며 아침에 손가락이 뻣뻣하고 붓는 느낌이 드나 쉽게 가라앉는다.
2) 척추에 침범된 골 관절염으로 목이나 척추하부의 뼈가 관절 주변에서 과도하게 자라면서 척추 사이의 간격이 좁아지고 주위의 연골조직보다 추간판이 얇아지게 된다. 거의 모든 사람에게 나타나는 증상이나 발병하는 경우는 드물다.

3) 체중을 받는 골반이나 무릎관절에 나타나는 관절염으로 다른 경우보다 통증이 극심하다.

원인 -

1) 노화로 관절이 닳고 약해지고

2) 각 장부의 혈액 순환장애로 영양이 제대로 공급되지 못해 탄력이 떨어지기 때문이다.

3) 연령은 - 85% 이상이 55-65세에 발병하고 45세 이전에는 남성이 많고 55세 이후엔 여성이 더 많이 발생한다.

4) 성별은 - 나이가 많아짐에 따라 여성이 배 이상 많다.

5) 비만한 사람은 정상인의 2배 이상 많고 특히 하 중에 의해 무릎과 발목관절이 심하고 선천적 기형이나 사고로 인한 외상 또 운동선수들이 많다.

6) 발병 부위는 - 고관절, 슬관절, 발목관절과 말단 관절(손 발가락), 어깨와 팔꿈치, 손목 등

증상은 -

1) 동통 - 관절 부위가 차면 아프고 겨울철에 오래 걷거나 습기가 많을 때 (비가 오려고 하면) 더욱 심하다.

2) 관절에 물이 고인다. - 관절에 림프액(혈액)이 증가하여 붓고 충혈이 된다.

3) 관절 외양에 변형이 오고 아프며 특징은 오랜 활동(사용) 후 저녁 시간에 통증이 더 심하다.

치료는 -

1) 일반적 치료로 관절에 부담이 적은 운동을 매일 규칙적으로 약간 땀이 나고 숨이 찰 정도로 1시간(수영, 걷기 등)씩 한다.

2) 철저한 식이요법으로 정상체중 관리

3) 수술은 최후의 방법으로 연골이 완전히 망가져 고통이 심할 때 하고 평소

지팡이나 목발을 사용함이 좋다(인공관절 삽입).

4) 적외선 등으로 직접 통증 부위는 10분, 손바닥은 1일 3회 이상 뜨겁게 20분씩 치료한다.

5) 기본 건상지압과 변형된 손가락 통증점을 집중직으로 1일 여러 차례 지압한다.

6) 약물치료는 코티존이나 아스피린, 스테로이드가 함유된 진통제들은 통증을 일시적으로 해소하나 약의 부작용으로 인해 피해가 크다. 스테로이드가 함유되지 않은 독일제 볼테란(Volteran)은 매우 좋은 약이다.

현재에는 효과가 탁월한 염증 치료제가 많이 나와 있으나 대부분 위장 벽을 상하게 하는 독한 약으로 전문의와 상의하여 위장약과 함께 식후에 먹는다.

7) 염증 이외의 통증은 담 경혈과 관계가 있으므로 5지 등 안쪽 혈을 +로 지압하고 손등 쪽으로 비벼주고 통증 부위에 식초 수건 찜질이나 식초로 갠 황토를 붙여 싸매고 찜질하면 환부가 따뜻해지고 혈액 순환이 좋아지며 통증이 줄어든다.

8) 양손 4지 등 중앙과 안쪽 혈을 +로 지압하고 손가락 끝쪽으로 비벼주고 4지 중앙과 바깥 혈을 +로 지압하고 손가락 끝쪽으로 비벼준다. 양손 3지 1마디 선 중앙과 1마디 중앙을 +로 지압한다.

9) 자가 연골 이식 - 연골은 재생되지 않지만, 자신의 정상적인 연골세포를 조금 떼어내어 배양시켜 마모된 연골 주위를 제거하고 이식하면 연골이 다시 재생되는 치료법이다.

노화의 원인 - 우리 몸은 끊임없이 대사 과정을 통해 세포가 분열된다. 노화된 세포는 죽은 찌꺼기로 혈액과 림프 순환과정에서 림프액을 통해 흡수 자동으로 제거되는데, 나이가 들며 식사와 운동 등의 부족으로 면역기능이 떨어지면 림프 순환도 약해져서 노화 세포 찌꺼기가 다 배출되지 못하므로 몸속에 축적되면 염증을 일으키고 피로물질이 되어 피곤하게 되고, 주변 조직을 손상해 새로운 세포분열에 장해를 주어 세포의 생성 능력을 떨어트린다. 이로 인해 암, 당뇨, 치매 등 노인성 질환이 발생하게 된다.

최근에 울산 과학기술원 화학과 김채규 교수 연구팀이 노화 세포 제거 효과가 있는 후보물질 'UB XO 101'을 발견하였다고 한다. 이 물질을 투여하면 노화 세포만 선택적으로 사라지고 관절염 증상이 완화된다는 것이다.

노화 세포를 빨리 제거하면 수명이 약 35%까지 늘어난다는 기대감 속에 임상을 기다리고 있다. 100세 시대에 무병장수의 꿈을 이룰 날이 가까이 온 것이다.

‖ 류머티스 관절염

류머티스 관절염의 원인은 인체의 어느 곳에 발생한 염증이 치료되지 않고 혈관을 타고 돌아다니다가 작은 관절 마디에 걸려 관절의 활액에 염증이 생기며 발생한다.

류머티스 관절염은 대개 25-40세에 시작하나 요즈음엔 어린이에게서도 많으며 손가락 관절에 먼저 나타나는 경우가 많다. 관절에 윤활유(활액)를 만드는 활막에 염증이 생겨 발생하며 10명 중 1명 정도는 완치되고 나머지는 지속적으로 통증이 나타나며 증상 또한 환자마다 다르게 나타난다.
관절이 벌겋게 부어오르고 통증이 오며 심하면 움직이기도 어렵다. 관절을 싸고 있는 활막에 염증이 생긴 것으로 염증이 지속되면 활막 주위에 있는 연골, 뼈, 힘줄(인대)도 손상을 받아 관절에 변형이 온다.

류머티스 관절염은 꼭 관절만 아픈 것이 아니라 체중이 줄기도 하고 입맛이 떨어지고 열이 오르고 온몸이 쑤시기도 하며 기운이 없고 빈혈증세도 나타나며 관절 부위에 몽우리(결절)가 생기기도 하고 입 마름과 눈이 뻑뻑한 증상도 드물게 나타난다. 염증이 혈관을 타고 돌아다니며 일으키는 병으로 류머티즘 병중의 하나로 베체트병, 루프스, 쇼그렌 증후군, 전염성 류머티스(혈액으로) 전신성 혈관염 등 백여 가지 중의 하나로 유전직인 요인과 환경적인 요인, 진염 등이 복합적으로 작용하여 발생 되며 공동 증상으로 면역력 저하와 심한 통증, 신체적 무력감, 관절의 변형 등이 오고 전신의 염증성 질환과 연관된다.

특징은 손과 고관절에 발생하는 것이다. 초기 증상은 감기 증세처럼 미열이 있고 온몸이 전체적으로 아프다. 그나마 다행인 것은 척추관절에는 관절염이 발생하지 않는 것이다. 강직성 척추염은 다르다.

우리 몸은 병리적으로 저항력(면역력)을 가지고 있는데 그것이 피(백혈구)와 림프액(림프구)에 있다.

혈액 중에
1) 적혈구는 산소와 영양을 말초기관까지 공급(운반)하고
2) 백혈구는 염증세포가 상처를 입거나 타박상을 입어 출혈이 생기면, 신속히 달려가서 침입 세균과 싸워서 죽이고 죽으며 망을 쳐서 화학물질인 라이소자임을 분출하면 붉게 충혈되어 주위 신경을 압박하므로 통증이 유발되는 것이다.
3) 림프구는 감마 글로불린인 B 림프구가 피가 나기 전에 먼저 나와 세균을 막고 나중엔 출혈을 막고 보호하기 위해 얇은 막을 형성하며, T 림프구는 사람의 자체 독으로 이로운 림프 독소이며 암세포를 공격한다.
4) 류머티스 관절염은 축농증 비염, 귀의 염증, 충치와 편도선과 기관지염 등 염증성 질환을 빨리 치료하지 않아 주로 발생하며 직업상 의사와 간호사들이 환자의 피를 통해 전염되기도 한다.

치료는 -

1) 치료 방법은 위의 퇴행성 관절염과 같이 4, 5, 6, 7항을 꾸준히 하고, 특히 손가락 마디나 환부 관절의 변형이 오면 해당 부위를 1일 3회 정상이 될 때까지 5분간씩 지압한다. 정성으로 하면 20-30년 오래되고 심한 변형도 6개월이면 정상으로 회복된다.

2) 급성 관절염은 근육과 관절이 함께 아프다. 심한 경우 양손 4지 등 3혈과 5지 등 3혈에서 사혈하고 손가락 끝쪽으로 비벼준다.

3) 족 관절염과 만성 류머티즘에는 4지와 5지 3혈 을 +로 지압하고 5지는 손바닥 쪽으로 4지는 손가락 끝쪽으로 비벼준다.

4) 무릎(슬) 관절염에는 5지 6혈을 +로 지압하고 2마디 선 통증 부위를 집중적으로 지압한다. 무릎 통증은 항상 허리와 직결되므로 허리도 동시에 치료해야 한다.

5) 목이 뻣뻣하고 굳었을 때는 4지 3혈과 5지 바깥 혈과 중앙 혈을 +로 지압하고 손가락 끝쪽으로 비벼주고 3지 2마디에서 3마디 통증점을 통증이 멎을 때까지 지압한다. 팔 저린 증상도 승모근과 경추, 어깨와 관절염 통증에서 같이 온다.

6) 초란을 1일 2회, 1회에 소주잔에 한 잔씩 오래 복용한다. 옥수수수염 차를 조금 진하게 달여 1일 3잔 이상 꾸준히 마신다. 측백(편백)나무 가지와 잎을 달여 차로 마시면, 염증 치료에 아주 좋다. 측백나무 액을 만들어 차로 복용한다. 염증에 좋은 식품 생강, 강황, 들기름과 식초, 가지와 숙주, 새싹보리를 자주 먹는다.

‖ 통풍

통풍은 관절에 요산이 축적되어 통증이 유발되는데 요산은 리보핵산의 대사 과정에서 정상적으로 생산되는 물질로 신장에서 걸러져 방광과 대장을 통해 배설되며 일정량의 요산이 항상 정상적으로 혈액 속에 존재한다.

어떤 이유로 혈액 순환장애가 생겨 혈중 요산 농도가 높아져서 과다해진 요산이 결정체(크리스탈)가 되어 인체의 조직 특히 말초 관절 부위, 손가락, 발가락과 복사뼈, 팔꿈치, 귀 연골에 침착되어 귀 연골에는 좁쌀만 하게 나타나고 관절 부위는 염증 반응으로 붓고 충혈되어 극심한 통증이 유발된다.

대개 40대 후반의 남성에 잘 생기며 여성 호르몬이 요산 수치를 떨어뜨리는 효과가 있어 여성은 잘 안 생기나 관절염 환자는 다르다.

정상 수치는 – 성인 남성 – 7.0mg/dL이고
　　　　　　성인 여성 – 6.0mg/dL이다.

세포대사가 증가하여 일어나는 질환으로 혈액 종양, 건선, 용혈성, 빈혈, 통풍성 관절염, 신장염, 요로결석 등이 발생한다.

통풍환자의 10%는 과다한 요산 생산이 원인이고 이 요산이 신장 대사 과정을 통해 배설이 잘 안되어 생기고, 90%는 신장 기능 저하로 신장 대사가 잘 안되어 생긴다.

원인은 – 지나친 운동과 강한 스트레스 등으로 몸 안에서 요산이 비정상적으로 많이 만들어지거나, 달고 기름진 음식을 자주 먹고, 생선내장, 육류와 간, 조개류 등 푸틴 성분이 함유된 음식을 많이 먹어 발생하고 신장 기능 이상으로 배설이 제대로 안 되어 요산이 많아지는 것이다.

증상은 – 갑자기 새벽에 엄지발가락이 붓고 호랑이가 깨무는 것처럼 아프며 관절염. 류머티즘과 비슷한 유형으로 손 발가락이 벌겋게 붓고 심하게 아프며 굽히고 펴기가 어렵게 된다. 빨리 치료하지 않으면 요산염이 축적되면서 신장염이나 신우신염, 신장결석이 오고 요독증과 요로결석이 생기며 심해지면 통풍성 신장이 되어 신장 기능이 갈수록 약해진다.

혈중 요산증이 나타나면 혈액 중에 백혈구 수가 급격히 증가하고 요산뇨가 되며 Ph 농도가 약하게 떨어진다.

식이요법 - 물은 1일 최소 3L 정도 마셔야 한다.

나쁜 음식 - 고기, 소시지, 콩류, 멸치, 사골국, 아스파라거스, 멸치, 생선 내장과 간 등 푸린(Purine)이 많이 함유된 음식과 술(특히 맥주) 담배는 절대 금한다.

좋은 음식 - 옥수수수염 차, 닭과 소의 간, 발효 현미, 양파, 마늘, 깻잎, 브로콜리, 파와 배추김치, 멜론, 감자, 알로에 등 알칼리성 음식을 주로 먹는다. 우유와 우유제품, 혈중 콜레스테롤이 높지 않으면 삶은 달걀이 좋고, 비만한 사람은 체중을 감량해야 한다.

응급 약으로 - 민들레, 쐐기풀, 뱀밥풀 등의 생즙을 3주 이상 복용한다.
복용량은 생즙 한 숟가락에 물이나 우유 다섯 숟가락의 비율로 섞어 1일 2회 먹는다.

약 - 이뇨제나 아스피린, 스테로이드 함유된 약을 먹지 말고 엽산(비타민 B 복합제)과 비타민 C를 매일 필요량의 10배 이상을 복용하면 요산 수치가 떨어지고 관절의 부기가 빠진다.

증상이 가라앉아도 Allopurinol 성분의 Rp Zyloric 약은 계속 복용해야 한다.

모든 약은 위와 장에 장애를 일으키는 반응이 있으므로 위장약과 함께 먹어야 한다. 약을 중단하면 신장이 손상되어 후유증으로 내장에 통풍을 일으켜 수축하며 신장이 기능을 못 하는 찌그러진 신장이 되고 심장 내피에 요산이 축적된다.

민들레 샐러드나 쌈을 매일 먹고 민들레와 엉겅퀴 뿌리와 잎과 꽃을 말려 차로 마시며 차조기(들깻잎이나 깻잎장아찌도 된다.)를 1일 5장 이상 매일 먹으면 요산을 분해 배출시켜 통풍 예방에 아주 좋다.

1) 양손 5지 6혈을 +로 지압하고 통증 부위를 찾아 2분 정도 자주 지압한다.

2) 아주 심할 때는 발은 5지 손은 4지에서 통증 부위를 찾아 수지침으로 사혈하고 자주 지압하고 4지 등 바깥 혈을 손등 쪽으로 비벼준다.

3) 환부가 단단할 경우 직접 뜸을 뜨거나 식초 황토를 붙여도 좋고, 밤에는 안티푸라민을 바르고 싸맨다.

4) 적외선으로 양 손바닥 20분, 환부는 10분간씩 1일 2회 이상 치료한다.

주의할 점은 -

1) 통풍환자는 물을 많이 마셔서 매일 2L 이상의 소변을 보아 요산을 배출해 내야 한다.

2) 극단적인 신체의 긴장이나 체온 저하는 통풍 발작을 일으킨다.

3) 심한 금식은 요산 수치를 높임으로 삼간다.

4) 종양 환자의 화학요법은 통풍 발작을 일으킨다. 종양 세포도 푸린을 가지고 있기 때문이다.

‖ 무릎관절 통증

사람이 걷는 데는 발이 아무리 크거나 예쁘고 곱게 생긴 것과 상관있는 것이 아니라 무릎과 절대 관계가 있다.

"발이 제2의 심장이다."라는 말은 발이 심신의 건강 여부를 결정하는 열쇠를 쥐고 인간을 인간답게 만들어준다는 것이다. 아무리 과학 문명이 발달해도 인간이 서서 걷는 능력을 상실해 버리면 그것은 인간이 멸망하는 때일 것이다.

심장의 움직임이 약해지면 전신이 허약해져 보행 능력도 쇠퇴하고 반대로 활발한(건강한) 보행은 뇌까지 자극을 받아 심장뿐 아니라 뇌 기능까지 활성화 된다.

심장에서 발끝까지 혈액을 심장박동(Pump)의 힘만으로 보낼 수는 있어도 발 끝에 내려간 피를 심장으로 완전히 다시 되돌려 보내기는 힘들다.

이것을 보충해 주는 것이 걸을 때 생기는 발의 아치와 무릎의 보행 반동(워킹 액션) 작용이다.

무릎관절 통증의 원인으로는 퇴행성 관절염이나 류머티스 관절염에서 먼저 나타나고 가장 고통스럽고 활동에 지장을 주며 허리의 제3, 4, 5요추의 추간판 탈출증(디스크)에서도 많이 오고 교통사고나 운동 부상, 일상생활에서 부주의로 다쳐서 생기거나 결핵성, 염증성, 운동 부족으로 근육과 인대의 약화 또는 나이 들어오는 퇴행성 통증 등이 있고 그 외는 대부분 장부 이상에서 오는 경혈을 따라 발생하는 신경 통증이다.

1) 운동 부족으로 근육이나 인대 등의 약화로 인한 무릎 통증에는 아킬레스 건과 양손 5지 6혈을 +로 통증점을 자주 지압한다.
2) 관절 속의 활액막 염증은 염증 치료제와 적외선 등으로 1일 2회 20분씩 뜨겁게 치료한다.
3) 면역기능 이상과 전염성 류머티스에는 염증, 통증 치료제와 적외선 요법 과 1일 3회 지압한다.
4) 슬개 대퇴증후군은 장부 이상에 의해 슬개골을 지나가는 근육 인대의 불 균형으로 주위 신경을 압박하여 생기는 통증으로 빨리 치료하지 않으면 퇴행성 관절염으로 진행된다.
5) 퇴행성으로 연골이 완전히 마모되었을 때에는 인공관절 수술을 받아야 한다.
6) 장부 이상에서 오는 경혈을 따라 아픈 무릎 통증은 각 해당 경혈과 무릎

경혈 부위를 지압 치료한다.

무릎 부위별 통증 치료

1) 무릎 안쪽과 중앙이 아프면 – 췌장의 허약으로 인한 위장병이니 양손 5지 3혈을 +로 지압하고 손바닥 쪽으로 자주 비벼주고 5지 2마디 통증점을 통증이 멎을 때까지 수시로 지압한다. 특히 안쪽은 류머티스와 퇴행성 관절염에도 아프다.

2) 무릎 바깥쪽과 중앙이 아프면 – 위장과 담, 대장의 병증으로 변비가 심하고, 허리디스크와 연결되므로 허리와 동시에 치료해야 한다.

양손 4지 등 바깥과 4지 안쪽 혈을 +로 지압하고 손가락 끝쪽으로 비벼주고 5지 2마디 통증점을 수시로 지압한다.

3) 무릎 뒤 오금이 아프면 – 골반 내 장기인 생식기와 방광, 신장과 소장의 이상에서 오는 병증으로 5지 등 중앙과 바깥 혈을 +로 지압하고 손등 쪽으로 자주 비벼주고 2마디 통증점을 자주 지압하고 4지 등 안쪽과 중앙 혈을 +로 지압 후 손등 쪽으로 비벼준다.

4) 오랫동안 앉아 있다가 외출할 때는 양손 5지 6 혈을 +로 지압하고 마디마디를 골고루 지압하여 통증점이 있으면 해소될 때까지 주물러주면 무릎이나 발목통증을 미리 예방할 수 있다.

좌골 신경통은 5지 뿌리 부위 통증점과 손목관절 등 중앙 양옆의 통증점을 지압한다.

5) 축구 등 모든 운동을 하기 30분 전에 4지와 5 지를 20분 정도 골고루 지압하면 부상을 예방할 수 있다. 발을 주로 사용하는 운동은 5지 2-3마디를 집중적으로 지압하고 손과 팔을 많이 사용하는 운동은 4지 2-3마디를 지압한다.

아킬레스건(5지 3마디 좌우 상하)을 10-15분 지압하면 허리가 부드러워지고, 장딴지 쥐 나는 것을 예방할 수 있다.

6) 운동 중 다치거나 심한 운동 후 통증이 심할 때는 환부에 황토를 5% 식초

에 개어 붙이고 랩으로 덮고 싸매거나 거즈에 식초를 적셔대고 랩으로 덮고 싸매고 30분 정도에 풀어보고 1시간 정도 지난 후, 새것으로 다시 싸맨다.

아주 심할 경우 4지와 5지 통증점에서 사혈하고 밤에는 환부에 안티푸라민을 바르고 4-5지 통증점에 파스를 붙이고 잔다.

7) 적외선 등으로 환부와 4-5지 통증점과 손 전체를 1일 2회 이상 각각 20분씩 뜨겁게 치료한다.

실제로 연골에는 신경이 없어서 통증을 느낄 수 없다. 통증의 원인은 연골이 닳아서가 아니라 힘줄(인대)이 늘어나거나 손상되어 나타나고 점액낭(활액막)의 염증이나 운동 부족으로 인대가 단축되거나 연골이 닳아서 주위 조직에 불균형이 생겨 변형되면서 주변 신경 조직이 상하거나 압박을 받아 나타난다. 튼튼한 인대를 위해 굴과 달걀, 닭발과 돼지 껍데기를 자주 먹는 것이 좋다.

모든 병이 조기 발견(진단)과 조기 치료가 중요하지만, 특히 무릎관절은 조기 진단과 즉시 치료가 필요하다.

류머티스 자가 진단법

1) 관절이 아프거나 붓는다.

2) 입안이 자주 마르고 헌다(구강 건조증, 구강 궤양).

3) 원인 모르는 피부 반점이 생긴다. 햇볕을 오래 쬐면 반점이 생기고 통증이 있다.

4) 추위나 찬물에 닿으면 손이 창백해지고 푸르고 붉게 변한다.

5) 눈이 건조하고 자주 충혈되며 결막염, 각막염, 홍채와 포도막에 염증이 자주 생긴다.

6) 갑자기 계단을 오르거나 머리 위로 팔을 들기가 힘들어진다.

7) 이유 없이 몸이 피곤하고 원인 모를 열이 나며 피부 결절이 생긴다.

모든 관절염에는 적당한 단식과 생식으로 영양이 풍부하고 고르게 먹으면 통증이 나아진다.

치료 단식과 생식 요법 - 관절염의 기초 치료 전 환자는 1일 단식 후, 과일과 채소 주스로 만든 자연건강 식사, 생식을 하고 1주일에 2번 3일에 1일씩 단식을 하며 단식 일에는 생수를 2L 이상 마신다.

4주간 생식한 후에는 우유와 채소 또는 과일로 만든 식사로 바꾼다.
환자에 따라서는 1일 한 끼 식사로 천천히 오래 씹어서 30분 이상 식사한다. 어떤 경우에라도 물은 몸이 요구하는 만큼 충분히 마신다.

측백나무 가지와 잎을 흰 설탕에 3-6개월간 발효시켜 따뜻한 차로 장복하면 관절염에 특효가 있다.

40. 뇌졸중(중풍)

풍은 바람 즉 기류의 흐름을 말하는데 우리 몸의 정상적인 기의 흐름을 순풍에 비유할 수 있다.
기는 혈을 타고 흐르기 때문에 혈기, 즉 혈액 순환이라고 말한다.

중풍은 대기의 급격한 변화에 의한 태풍과도 같이 동맥경화에 의한 좁아진 혈관으로 피가 잘 통하지 않아 분출하여 압력이 강해지는 고혈압에 의한 뇌혈관이 터지는 뇌출혈이나 혈전으로 혈관이 막히는 뇌경색으로 발생하는 뇌혈관병이다.

고혈압은 선천적 심장병과 관상동맥 질환, 짜게 먹고 편식으로 과다한 지방 섭취와 운동 부족으로 인한 에너지 대사가 잘 이루어지지 않아 비만이 되고 혈액 속에 지방질이 많아지며 인슐린 분비 장애로 혈당이 높아지는 등 여러 가지 원인이 복합적으로 작용하여 고지혈증이 되어 혈전이 발생하고 이 혈전이 쌓이고 뭉쳐 동맥경화로 이어지는 심혈관질환의 증상이다.

심혈관 동맥경화는 뇌 동맥경화로 이어져 혈관이 좁아져 혈액 순환이 정상적으로 되지 못하여 영양과 산소결핍으로 뇌경색이 오고 압력이 높아져 미세한 뇌혈관이 견디지 못하고 터져서 골수에 혈액이 고여 대뇌의 중앙신경과 운동중추에 손상을 입히는 뇌 손상으로 이어진다.

뇌가 손상되면 정상 회복이 어렵고 뇌혈관질환이나 후유증은 쉽게 회복되지 않으므로 중풍이 발생되기 전에 고혈압과 심장병, 동맥경화와 고지혈증 등을 치료하여 예방하는 것이 가장 좋은 방법이다.

뇌출혈은 고혈압과 원기저하와 돌발성 분노의 폭발 시에 순간적으로 쓰러지며 발생하고 육체적 정신적 과로와 스트레스에서 갑자기 머리가 터질 듯 아프며 뇌혈관이 터지면서 발생한다.

뇌에 순환하는 1일 총혈액의 양은 약 2,000L 정도로 인체의 총혈액량인 5L의 400배가량 된다.
인체의 총혈액량은 몸무게에 따라 차이가 나는데, 몸무게 70kg이면 약 5.2L이다.

‖ 뇌졸중이란?

뇌졸중의 개념은 급작스럽게 사기(나쁜 기운)를 맞는 것으로 크게 두 가지 증후가 나타난다.

1) 의식불명과
2) 반신불수

동양의학적 분류에 의하면
1) 진중풍은 갑자기 정신을 잃고 쓰러진 후 회복되면 후유증으로 반신불수
   나 구안와사 등이 나타나고, 풍의라 하여 정신이 몽매하고, 풍비라 하는
   전신불수에 편고라 하는 반신불수 등 중증이다.
2) 류중풍은 갑자기 정신을 잃고 쓰러져 깨어난 후, 후유증이 남지 않는다.
   마목 불인이라 하여 경증의 부분 마비증세가 나타난다.
3) 뇌출혈 – 좌측 뇌가 손상되면 우측 반신불수가 오고 말이 어둔해진다. 우
   측 뇌가 손상되면, 좌측 반신불수가 오고 말은 잘한다. 지주 막하 출혈은
   야구방망이로 세게 후려치는 정도의 통증을 느끼며 사망률이 높다.

‖ 뇌졸중의 병 형태

종류	원인	종류
뇌혈관 파괴	고혈압 동맥경화	1) 뇌출혈 – 고혈압에 의해 뇌혈관이 터짐 2) 지주막하 출혈 – 뇌동맥류의 파열 3) 고혈압성 뇌증 – 혈압이 갑자기 오르면 의식 불명, 전신경련, 두통, 구토 등의 증상이 나 타난다.
뇌혈관 막힘	심장병 심혈관질환	4) 뇌경색 – a, 뇌혈전증으로 동맥경화에 의해 좁아진 혈관이 막힘 5) 심장에 생긴 혈전(고형물질)이 뇌혈관을 막아 뇌 출혈이 안 되더라도 대뇌에 혈액 순환이 안 되어 산소와 영양공급이 되지 않아 부족하게 되면 대뇌가 손상된다.

1) 동맥경화 - 혈관에 혈전이 막혀 쌓이고 긴장되어 오래되면 굳어진다.

2) 당뇨병 - 당뇨병인 줄 모르다가 돌연한 갈증이 나타나고 뇌경색, 뇌혈전증, 중풍이 다른 병에 비해 4-5배 많이 발생한다.

3) 고지혈증 - 지방은 물에 녹지 않으므로 단백질과 결합하여 Lipo Protein(리포단백) 형태로 수용성이 되어 전신을 돌고 있다.

혈전 예방과 치료에 좋은 음식 -

1) 청국장에는 나토 키나아제라는 발효효소가 많아 혈액 순환을 좋게 하고 혈전을 예방한다.

2) 사과 껍질과 메밀 등 거친 섬유질에 많이 포함된 루틴은 혈관을 튼튼하게 하여 염증과 혈전을 예방하고 노폐물을 잘 배출시켜 동맥경화를 예방한다.

3) 파프리카는 비타민 C와 철분을 많이 함유하고 있어 혈액 순환을 잘되게 하고 비타민 B6와 루테인 성분은 혈관을 치료한다.

4) 들기름과 들깨, 고등어, 특히 멸치 등, 등 푸른 생선에 많이 함유된 오메가 3는 불포화지방산으로 혈관을 청소한다.

지방의 종류에는

1) 콜레스테롤과

2) 중성지방이 있는데 간에서 합성하여 만들어지므로, 그 재료가 되는 음식물 섭취가 중요하다. 그 밖에 인지질과 유리 지방산이 소량 있다.

콜레스테롤은 지방의 일종으로 세포조직의 재료로 세포막을 구성하고 담즙산과 스테로이드 호르몬을 합성하는 재료가 된다. 따라서 콜레스테롤은 인체에 없어서는 안 되는 꼭 필요한 물질이며 남성 발기기능의 힘이다.

1) LDL(저비중 리포단백)은 70% 콜레스테롤 30% 단백질로 구성되어 있으며 간에 있는 콜레스테롤을 전신으로 보내고

2) HDL(고비중 리포단백)은 30% 콜레스테롤 70% 단백질로 구성되어 있으며 전신에 있는 콜레스테롤을 간으로 보내어 분해하여 배출시키고 재합성한다.

그러므로 고지혈증 대책으로 몸에 좋은 HDL은 늘이고 몸에 해로운 LDL은 줄이는 식생활의 개선이 중요하다. LDL이 높고, HDL이 낮으면 고지혈증으로 뇌졸중의 전조증상인 동맥경화가 유발되기 쉽다.

총콜레스테롤이 너무 많으면 혈당과 함께 작용하여 고지혈증으로 발전할 위험이 있지만, HDL이 60 이상 즉 총콜레스테롤의 30% 이상을 유지하는 것이 중요하다.

‖ 뇌졸중의 전조증상

모든 병에는 열이 나고 춥다든지 어지럽고 진땀이 나는 등, 초기 증상이 나타나듯이 중풍 역시 어느 날, 갑자기 발병하는 것이 아니다. 약한(경한) 증상이 오랫동안 쌓이다가 한계에 이르면 발병되므로 초기 증상에 대해 잘 알면 예방할 수 있다.

‖ 일반적인 전조증상

1) 갑자기 정신을 잃고 쓰러져 사람과 사물을 알아보지 못한다.
2) 가래침이 목구멍에 막혀 끓고 말을 못 한다.
3) 갑자기 한쪽 얼굴이나 팔다리를 움직일 수 없거나 저리다.
4) 갑자기 의식이 흐려지고 메스껍고 토한다.
5) 갑자기 한쪽 눈이 흐려지거나 전혀 안 보인다.
6) 갑자기 어지럽고 휘청거리며 넘어진다.
7) 말을 잘 알아듣지 못하고 말이 어눌해진다.
8) 갑자기 사물이 두 겹으로 보인다.

9) 평소와 다른 두통이 갑자기 심하게 나타난다.

10) 입이 한쪽으로 틀어진다. 입술 주위가 저리고 마비감으로 안면마비나 반신 마비증세가 온다.

‖ 신체의 증상

1) 엄지와 검지(1지와 2지)가 굳어지고 물건을 잘 놓치고 목 디스크가 생기며 변비가 심해진다.

2) 5번 경추가 아프면 소화불량으로 간과 위와 신장이 모두 약하다.

3) 6번 경추가 아프면 변비가 있고 폐와 신장과 췌장이 모두 약하다.

4) 7번 경추가 아프면 심장과 췌장 방광이 모두 약하다.

5) 정강이뼈가 감각이 없고 마비감이 있어 잘 넘어진다.

6) 눈썹뼈가 자주 아프다. 개고 현기증으로 핑 돌 다 쓰러지고, 간혹 어지럽고 인사불성이 되었다 깨어나고

7) 후두가 당기고 무겁고 쑤시는 통증이 자주 있으면 안면이나 반신마비 등 중병이 올 징조다.

‖ 뇌졸중의 예방법

병은 아는 만큼 잘 치료할 수 있으므로 뇌졸중의 원인인 고혈압, 심장병, 동맥경화, 고지혈증 등에 대해 확실한 이해를 갖고 철저히 예방해야 하며 일단 발병이 되면 조기 치료에 힘써야 한다.

특히 발병인자를 가진 사람은 식이요법으로 소화 기관을 철저히 관리해야 한다.

진단과 처방은 의사가 하지만 관리는 환자 자신과 가족이 해야 하기 때문이다.

‖ 적당한 운동

1) 일차적으로 변비를 치료해야 한다. 변비로 힘을 주면 혈압이 올라 뇌혈관이 순간적으로 터질 수 있다. 혈압이 조설되면 뇌졸중 50% 예방

2) 하체 근육 운동과 뱃살을 빼라. 하체가 튼튼하면 뇌졸중 35% 예방, 뱃살 빼면 18% 예방

3) 말초혈액 순환관리를 위해 매일 기본 건강지압과 1만 보 걷기 등 손발 운동을 꾸준히 한다.

4) 과격한 운동이나 과로는 금물이고 목욕도 20분 이내로 하고 사우나는 하지 않는 것이 좋다.

원기 증진 - 손 발가락 기본 건강지압을 1일 2회 꾸준히 하고, 통증 부위에 10분, 양 손바닥을 20분씩 적외선으로 1일 2회 이상 뜨겁게 치료한다.

충분한 영양 섭취 - 편식(미식)이 영양부족을 가져오므로 오미를 조화되게 골고루 소량을 특히 섬유질이 풍부한 음식으로 먹는다. 편식을 오래 하면 기는 약해지고 피가 부족하게 되어 원기 부족으로 외부로부터의 병사(사기)에 쉽게 병든다.

마늘과 부추가 강력한 항산화 작용이 있으며 혈중 지방을 분해하여 혈전을 막아주므로 매일 충분한 양을 먹는다.

‖ 뇌졸중의 응급처치

뇌졸중은 시간의 문제다(Time 골든). 뇌졸중이 발생하면 먼저 119를 호출하고 편히 눕힌 후 넥타이 혁대 등을 풀어주고

1) 손 발가락 끝의 십 선에서 사혈한다. 사지를 뒤틀 때는 손가락 십왕혈에서

도 사혈한다.

2) 양손 3, 4, 5지를 골고루 지압하여 통증점을 찾아 통증이 없어질 때까지 지압하고 원적외선으로 1일 3회 뜨겁게 치료한다.

3) 목과 손목 부위 맥이 벌렁벌렁하고 뛸 때는 5지 6혈을 +로 지압하고 3혈은 손바닥 쪽으로 등 3혈은 손등 쪽으로 비벼주고 4지 등 3혈을 손등 쪽으로 비벼준다.

풍병은 바람에 의해 발생 되는 병으로 바람은 봄의 주된 기운이라 하여 주로 봄에 많다고 하였으나 현대에는 봄여름 가을 겨울 사계절 언제든지 찬바람을 피하고(특히 여름철 냉방과 선풍기) 옷과 음식과 물을 항상 따뜻하게 먹고 입어야 하며 환절기에는 특별히 냉수마찰과 적당한 운동으로 몸의 면역력을 길러야 한다.

풍병에는 상풍이라 하여

1) 감기에도 상한 표실 열증인 열감기가 있고 상풍 표실 한증인 한 감기가 있다.

2) 뇌졸중인 중풍이 있으며

3) 유전적으로 부모로부터 체질을 닮아 중풍의 원인이 되는 고혈압에 고지방 식사와 과음 등 가족 환경과 습관이 있지만 이러한 요소들은 자신의 노력으로 얼마든지 개선할 수 있다.

수전증 - 손이 떨리는 증상은 독립적인 병이 아니라 어떤 병의 반사적 증상이다.

원인은 여러 가지로

1) 어떤 병을 치료하기 위해 장기간 같은 약을 복용할 때 그 약의 독으로 인해

2) 갑상샘 질환의 내분비 기능 장애에서 특히 많고

3) 치매의 일종인 파킨슨병의 증세

4) 뇌졸중 등 뇌 병변의 후유증인 뇌 부위의 기질적 이상으로

5) 대뇌나 중추와 관계없는 조건 반사적 증상

6) 흡연과 마약, 과음으로 말초까지 혈액 공급이 잘 안되어 혈액 부족 현상이 일어나고 심장 기능이 나빠지는 증싱

기본 치료는

1) 기본 건강지압을 1일 2회 실행한다.

2) 뚱뚱하나 힘이 없고 비실거릴 때는 5지 6혈을 +로 지압하고 3혈은 손가락 끝쪽으로 비벼주고 등 3혈은 손등 쪽으로 비벼준다.

3) 마르고 허약한 사람은 5지 3혈을 +로 지압하고 손바닥 쪽으로 비벼주고 4지 3혈을 +로 지압하고 손가락 끝쪽으로 비벼준다.

4) 변비가 심하고 소화가 잘 안되는 사람은 4지 6혈을 +로 지압하고 3혈은 손바닥 쪽으로 등 바깥 혈은 손가락 끝쪽으로 비벼준다.

5) 기침이 심하고 폐 질환이 있는 사람은 4지 6혈을 +로 지압하고 안쪽 혈은 손바닥 쪽으로 등 안쪽 혈은 손가락 끝쪽으로 비벼준다.

6) 3지 3마디 선 부위를 집중하여 자주 지압하고 적외선으로 1일 3회 손을 항상 따뜻하게 치료한다.

‖ 후유증의 치료

뇌졸중이 발생 되면 응급처치를 신속히 하고 최대한 빨리 큰 병원으로 옮겨 수술 등 치료를 계속해야 한다. 치료 후에도 여러 가지 후유증들이 남는데 어지럽고 정신이 혼미해지며 언어의 장애와 반신불수, 전신불수와 수전증 등이다.

정신이 혼미할 때는 양손 3지 3마디를 골고루 +로 지압하고 끝부분과 손톱 주위와 3마디 선 부위를 정신이 들 때까지 지압한다.

언어장애 - 뇌혈관 장애로 대뇌의 운동중추 중 언어중추의 손상으로 나타나

는데 언어중추는 운동중추의 많은 부분을 차지하고 있어서 중증 환자들은 대부분 언어장애가 오고 언어중추의 손상 정도에 따라 언어장애 상태도 많은 차이가 있다.

지압 치료는 -
1) 양손 4지 6혈을 +로 지압하고 6혈 모두 손가락 끝쪽으로 비벼준다.
2) 양손 3지 3마디 선을 중심으로 아래, 위를 골고루 지압하고 5지 6혈을 +로 지압하고 3혈은 손바닥 쪽으로 등 3혈은 손가락 끝쪽으로 비벼준다. 구안와사에도 같은 처치가 좋다.

반신불수 - 대뇌의 운동중추는 손과 발을 움직이는 부위가 넓고 크기 때문에 뇌혈관 장애 시 대부분 언어장애와 함께 손발 마비 증상이 오는데

반신불수는 반쪽을 쓰지 못하는 것으로 우측 뇌 질환이면 왼쪽 팔과 다리, 좌측 뇌 질환이면 우측 팔과 다리에 감각마비와 손을 쥐고 펴지 못하거나 걷지 못하고 팔을 들지 못하는 증상으로 나타나고 손발을 다 못 쓰는 경우와 손이나 발만 못 쓰는 등 감각마비로 통증을 느끼지 못하고 차고 시린 증상이 나타난다.
뇌 손상의 부위와 정도에 따라 반신불수의 증상도 많은 차이가 있다. 중증은 불치이나 꾸준히 노력하면 좋아질 수 있다.

지압 치료는 -
1) 양손 5지 6혈을 +로 지압 후 2혈은 손바닥 쪽으로 안쪽 혈은 손가락 끝쪽으로 비벼주고 4지 6혈을 +로 지압 후, 3혈은 손바닥 쪽으로 등 3혈은 손가락 끝쪽으로 비벼준다.
2) 손과 팔을 못 쓰면 양손 4지에서 통증 부위를 찾아 지압하고 발과 다리를 못 쓰면 양손 5지 전체에서 통증 부위를 찾아 지압한다.
3) 손과 팔을 못 쓰면 열 손가락 끝과 아픈 쪽 4지 통증 부위에서 사혈하고 발

과 다리를 못 쓰면 열 발가락 끝과 아픈 쪽 5지 통증 부위에서 사혈한다. 처음엔 1일 1회 5일간 사혈하고 증상이 좋아지면, 3일에 1회 1주일에 1회로 점점 횟수를 줄이고 완전히 회복될 때까지는 1개월에 1회 사혈하는 것이 좋다.

4) 양손 3지 3마디 부위를 골고루 지압하여 통증이 멎을 때까지 자주 하고 마비된 부위에 식초 수건이나 식초 황토 찜질하면 좋다. 적외선 치료를 손과 발에 1일 3회하고 고혈압 치료와 같이 식이요법을 철저히 하고 양파 껍질차를 끓여 항상 따뜻하게 물처럼 마시면 좋다.

5) 병 발생 후 6개월에서 늦어도 9개월 안에 회복해야지 1년이 넘어가면 정상 회복이 어려워진다.

꾸준히 6개월 정도 치료해야 하며 맨손체조와 걷기 운동을 끊임없이 하고 오후 5시 이후엔 금식하고 허기지면 양손과 위장 부위를 30분간 데지 않도록 따뜻하게 적외선으로 치료하면 배고픔이 사라지고 원기가 회복된다.

41. 당뇨

당뇨병은 영양 섭취를 골고루 충분히 잘하고 꾸준히 적당한 운동을 하며 치료 약과 심한 경우 인슐린 주사(인슐린 펌프) 치료를 계속하면 건강을 유지할 수 있고 완치에 이를 수도 있다.

그러나 당뇨병은 당뇨 자체보다 당뇨병에 의한 합병증이 더 큰 문제로 고혈압이 있는 사람에게 당뇨는 치명적으로 고지혈증을 일으켜 혈관에 혈전이 많이 쌓이게 되고 동맥경화증으로 발전하여 심혈관질환을 일으키고 뇌혈관질환으로 이어진다.

당뇨병이란? - 세포 속으로 포도당이 들어갈 수 있게 해주는 인슐린이 부족하거나 작용을 제대로 못 하면 혈액 중에 포도당의 농도가 높아져서 우리 몸의 에너지가 되어야 할 포도당이 섭취되지 못하고 소변을 통해 빠져나오는 것을 당뇨병이라 한다.

당뇨병의 3대 증상 - 당뇨병이 심해지면 포도당이 소변으로 빠져나가 배가 자주 고프고 체중이 빠진다. 쉽게 피로를 느끼고 몸이 쇠약해진다. 배고픔을 달래기 위해 점점 더 많은 음식을 먹으면 혈당이 올라가 당뇨병의 악순환은 계속된다.

1) 다뇨, 2) 다음, 다식, 3) 고혈당

당뇨병의 진단 - 1) 혈액검사를 통한 진단이 기준
2) 소변검사는 당뇨병의 혈당조절 정도를 파악하는 정도로만 사용

분류	공복혈당	당부하 2시간 후 혈당적혈구
정상	〈 110mg/이하	〈 140 mg/이하
당뇨병	〉126mg/이상	〉200 mg/이상
내당능 장애	〈 110mg/이상	140 · 199mg/이상
공복혈당 장애	110-125mg/이상	〈 140mg/이상

* 내당능 장애(당뇨병의 전 단계) - 아직 당뇨병은 아니지만, 혈당조절이 잘되지 않는 상태로 당뇨병으로 발전할 위험이 많다.

‖ 당뇨병의 자가 진단법

생활 습관으로 본 위험도 (위험: 5개 이상)	객관적 자료로 본 위험도 (위험: 1개 이상)
□ 식사 시간이 불규칙하다. □ 과식, 폭식, 야식을 하는 경향이 　 있다. □ 채소보다는 육류를 좋아한다. □ 짜고 매운 음식을 좋아한다. □ 술을 자주 많이 마신다. □ 담배를 많이 피운다. □ 자가용을 주로 이용한다. □ 운동을 거의 하지 않는다. □ 스트레스를 많이 받는다. □ 주로 앉아서 하는 일을 많이 한다.	□ 부모나 형제 중 당뇨병 환자가 있다. □ 혈압이 높다(140/90mmHg). □ 중성지방 수치가 높다(250mg/dl). □ 임신성 당뇨병을 앓았거나 4Kg 이 　 상의 큰 아기를 낳은 경험이 있다. □ 공복혈당 장애(공복 시 혈당110-125mg/ 　 dl)를 앓은 경험이 있다. □ 내당능 장애(식후 2시간 후.혈당이 140- 　 199mg/dl)를 앓은 경험이 있다. □ 비만하다(표준체중기준 비만도 120% 이상).

당뇨병의 종류와 증상 – 공통으로 열이 오르고 쇼크가 진행되며 소변량이 줄어들고 반응(動)이 늦어지고 근육의 수축과 긴장이 약해지며 눈에 힘이 없고 의식이 약해진다.

제1형은 – 보통 30세 이전에 마른 체격에 갑자기 나타난다.

특히 소아에게 많이 발병되는데, 대부분 모계 유전이며 자가 면역질환으로 자신의 면역항체가 췌장을 적으로 오인하여 공격하여 인슐린을 만드는 B세포를 파괴함으로 인슐린이 부족하여 발생한다.

인슐린의 역할은 포도당이 세포 내에서 에너지 생산에 쓰일 수 있도록 세포의 문을 열어주는 역할을 한다. 췌장 세포가 공격을 받아 인슐린을 충분히 생산하지 못하면 세포 문이 많이 열리지 않아 에너지 생산은 줄고 남은 포도당이 혈액 속으로, 들어가 혈당수치가 높아지는 것이 당뇨병이다.

1) 췌장의 랑어 한스 인젤 중 B세포의 파괴로 인슐린 생성 부전으로 절대적 인슐린 부족으로 인해 인슐린 주사와 식이요법이 필요하다.

2) 혈당이 180mg/dl 이상이 되고 다뇨 증상이 온다. 다뇨에 의해 수분 부족으로 입이 바짝 마르고 물을 많이 마시게 된다. 식욕이 없고 구역질과 구토가 나며 복막염 증상도 있고 산성 과다로(산혈증) 숨 쉴 때 아세톤 냄새가 난다.

3) 당이 소변을 통해 빠져나가 당 배고픔이 오고 몸무게가 줄어들며 많이 먹어도 배가 고프다. 신진대사 작용 부전으로 힘이 없어 항상 피곤하고 자가 면역질환이 발생 되고 고혈당에 의한 의식장애가 오며 심하면 의식불명(코마)에 빠지기도 하여 1시간에서 하루 동안 계속되기도 한다.

제2형은 - 보통 30세 이후에 과체중 비만인에 많이 나타나며 한국인은 비만하지 않은 사람에게서도 많고 서서히 나타나며 인슐린은 소량 생산하나 제대로 작용을 못 한다.

주로 성인에게 발병하는 제2형은 인슐린 저항성, 즉 인슐린 기능이 떨어져 에너지 생산에 차질이 생기고 지방조직 특히 복부 지방조직에서 염증 물질이 과도하게 분비되는 데 있다.

1) 정상보다 상대적으로 인슐린이 부족하어 - 식이요법, 항당뇨약을 복용하고, 나빠지면 인슐린 주사 치료를 해야 한다.

2) 병 증상이 천천히 1개월에서 1년여에 걸쳐 나타난다.

3) 요도감염, 요도부 멍울, 무좀 등 곰팡이균 감염으로 요도부와 항문 주위가 가렵고 심하면 온몸이 못 참을 정도로 가렵다.

4) 힘이 없어 활동력이 확 줄어들고 시력장애가 오며 신경 병증(우울증), 발기불능(성관계 불능)과 상처가 잘 낫지 않는다.

5) 중증이 되면 Typ 1형처럼 – 혈관 마름증에 타는듯한 목마름으로 물을 많

이 마시고 당 섞인 다뇨에 1일 10-20L의 소변 배출로 장기와 혈액 속의 수분이 빠져나가 몸무게가 줄어 비쩍 마른다. 심장박동이 빨라지며 혈압이 떨어지고 피부가 마르고 뜨거워지며 쇼크로 혼수상태에 빠질 수 있다.

6) 당뇨 Typ 2에서는 의식장애가 드물지만, 혼수상태가 오면 1일에서 1주일까지 오래간다.

한국인은 서양인에 비해, 인슐린 분비가 36.4%가 적다. 이유는 서양인보다 췌장은 작고 지방이 많기 때문이다. 그래서 당뇨 환자가 많고 인슐린 주사 필요성이 더 크다.

‖ 췌장의 기능

췌장은 1일 1.5L의 췌장액(소화효소)을 분비해 소장으로 보낸다. 췌장은 외분비 기능과 내분비 기능이 있다.

1. 외분비 기능으로 췌장액은 여러 가지 효소 작용이 있어,

1) 트립신, 치모 트립신, 카르보신 아미노산은 단백질을 분해하고

2) 아밀라아제는 탄수화물을 분해하며

3) 리파아제는 지방을 분해한다.

췌장액은 위에서 위산에 의해 산성을 띤 음식물을 간에서 만들어진 담즙과 (알칼리성) 소장액을 섞어 중성화시킨다.

우리 몸은 혈액과 체액이 7.35-7.44(PH Wert)로 음이온 상태의 약알칼리성을 유지한다.

깨끗한 물은 7이고, 우유는 6.5, 오줌은 5.5-7.0, 소장액은 8.0이고, 위액은 1.8이다.

PH Wert(수소이온 농도)가 7보다 작으면 산성이고 7보다 크면 알칼리성이다. 그러므로 건강한 사람에겐 맑은 생수(PH 7)가 몸에 가장 좋은 보약이다.

사람의 몸은 나이가 들면서 산성화되기 때문에 PH 수치에 따라 각각 자기 몸에 맞는 알칼리수를 만들어 마시면 늙는 것을 늦추며 병을 예방하고 치료할 수 있다.

2. 내분비 기능으로 랑어 한스 인젤의 세 가지 세포에서 서로 다른 호르몬을 만들어 탄수화물(포도당) 신진대사 작용을 한다.

1) B세포 - 중심 세포로 인슐린을 만든다. 인슐린은 단백 호르몬으로 생물학적 작용을 하여 혈액 중 당의 수치를 조절한다.

인슐린은 인체의 혈당을 조절하는 유일한 호르몬으로 인슐린이 부족하면 신진대사 질환이 발병되어 당뇨병이 된다.

2) A 세포 - 글루카곤 호르몬을 만들어 인슐린에 반작용한다. 인슐린과 같은 단백 호르몬으로 간 전분(Glykogen) 해체하여 우유 산이나 다른 신진대사 해체물질을 이용해 새로운 당을 만들어 혈당수치를 높인다. 글루카곤이 너무 많으면, 지방산을 많이 만들어 혈액 중 지방 수치를 높여 고지혈증이 된다.

3) D 세포 - 소마토스타틴 호르몬을 만들어 모든 소화 작용을 방해한다. 인슐린과 위산 분비액, 췌장액의 작용을 억제하고 위와 장의 움직임까지 방해한다. 위산과 알칼리 효소인 간의 담즙을 섞어 중화시킨다.

췌장액 중, 아밀라아제는 탄수화물을 분해하여 포도당으로 만들고 인슐린은 혈액 중의 포도당을 근육의 말초 조직에 잘 들어가게 한다.

리파아제는 지방산을 간세포의 지방조직에 침투시켜 축적된 중성지방을 분해하여 세포조직에 보내어 에너지로 환원시킨다. 말초 세포에서 산소로 포도당을 태워 에너지를 발생시킨다.

당뇨병의 합병증 – 1, 고혈압 2, 고지혈증 3, 고혈당

|| 급성 합병증

1. 고혈당 – 고삼투성 혼수 – 인슐린이 너무 적게 분비되어 혈당이 급상승하여 500-800mg/dl이 되면 체내의 삼투압 조절기능 상실로 삼투압이 증가하여 구토, 설사, 복통과 고삼투압과 심한 탈수로 혼수상태를 초래한다.

2. 당뇨병성 케톤산증

포도당에서 에너지 생산이 안 되어 지질분해로 부족한 에너지를 마련한다. 지질분해 시 '케톤체'가 생성되어 지방을 분해하는데 수소이온 농도가 높아져 탄산이 많아지므로 혈관은 산성화되고 쇠약하여 목이 마르고 빠른 호흡과 입에서 아세톤(썩은 사과) 냄새가 나고 식욕이 저하되며, 깊이 숨을 쉬고 심하면 혼수상태에 빠진다.

|| 만성 합병증의 검사

1) 뇌졸중, 심근경색과 협심증 예방을 위해 1년에 1회 이상 혈압과 지질 검사, 심전도검사를 하고 절대 금연
2) 망막증과 백내장 예방을 위해 1년에 2회 이상 안과 검진
3) 신장병 예방을 위해 1년에 1회 단백뇨 검사
4) 족부궤양을 예방하기 위해 혈관 도플러 검사와 체열을 수시로 측정하고 산소분압과 근전도 검사를 한다.

혈당 측정 – 혈당 측정은 당뇨 관리의 기본으로

측정 시기 -

1) 당뇨 발생 초기는 아침 식전 혈당을 재고 식후 혈당은 식후 2시간 아침, 점심, 저녁 번갈아 가며 측정한다.

2) 식이. 운동요법으로 혈당조절이 잘되는 경우는 1주일에 2-3번, 아침 식전 과 식후 혈당을 번갈아 가며 측정한다.

3) 먹는 약 또는 인슐린 사용을 시작한 경우는 매일 혹은 격일로 아침, 저녁 에 측정

측정 방법 -

1) 시험지 코드 번호를 확인

2) 알코올 솜으로 닦고 말린 후 손가락 옆면을 찔러 혈액을 충분히 시험지에 묻힌다.

3) 측정기에 시험지를 끼워 혈당을 확인한다.

고혈당 혼수상태의 증세 - 천천히 목이 타듯 마르고 근육에 힘이 없으며 거칠고 따뜻하며 움직이지 않는 피부에 케톤산과 아세톤 냄새가 나고 혈당이 실제로 오르고 눈에 힘이 없고, 감기며 쳐지고 반응은 늦고 약하며 빠른 맥과 열이 있고 배가 아프다. 혼수상태나 충격에 빠진다.

저혈당 혼수상태의 증세 - 갑자기(분간에) 히기진 배고픔과 근육은 뻣뻣하고 떨린다(수전증). 축축하고 찬 피부에 산은 정상이다. 실제로 혈당이 떨어지고 눈이 정상이고 반응도 빠른 편이며 심박동도 빠르다. 뇌 경련이 일어날 수 있고 충격과 혼수에 빠진다.

‖ 저혈당의 응급처치

1) 혈당수치보다 주관적 증상이 중요하다.

2) 혈당치 - 혈당이 50mg/ 이하일 때

3) 떨리고 가슴이 두근거리고, 어지럽고 식은땀이 나고 불안하고 배고프며 시력장애, 두통과 피로감에 불안정한 증세가 나타난다.

4) 위의 증상이 있으면 우선 혈당을 측정한다.

5) 혈당이 70mg/dl 이하면 즉시 휴식을 취하고 당분을 섭취한다. 콜라, 사이다, 사탕, 초콜릿, 꿀이나 주스 등, 그중 오렌지 주스가 제일 좋다.

6) 당분 섭취 후 10-15분 후에 다시 혈당을 측정한다.

7) 혈당이 70mg/dl 이하면 당분을 약간 더 먹는다.

8) 단 증상이 완화되는 데는 최소 30분 이상 걸리므로 그사이 당분을 너무 많이 먹지 말고, 손가락 기본 건강지압을 실행한다.

‖ 당뇨병의 원인

1) 선천성, 유전적 원인으로 당뇨병 제1형에 속하고 완치가 어려우나 꾸준한 걷기 운동과 손가락 지압으로 증상이 호전될 수 있다.

2) 고지방 식사와 탄수화물 과다 섭취 원인 - 너무 잘 먹고 잘사는 죄의 결과다. 가난할 때는 많이 먹어도 그보다 더 힘든 일을 했으므로 살이 찌지 않고 당뇨병이 생기지 않았으나, 요즘은 육체적 노동보다 머리를 쓰는 일이 많고 운동 부족에서 오므로 치료는 의외로 쉽다. 지방과 탄수화물 섭취를 줄이고 채소와 단백질 식사로 바꾸고 적당한 운동을 하면, 자연 치료되고 완치할 수 있다.

3) 스트레스 원인 - 스트레스가 심해지면 피곤해지고 단 것이 당긴다. 당분을 섭취하면 스트레스를 일으키는 신경호르몬이 잠시 안정되고 피로가 풀린다. 따라서 스트레스와 피로를 푼다고 인스턴트커피와 케이크와 초콜릿 등을 너무 많이 먹으면, 당분이 축적되어 인슐린 분비가 많아지므로 췌장의 인슐린을 만드는 B세포가 과로를 일으켜 병이 들면 B세포가 파괴되고 죽어 인슐린 분비가 줄어들어 당뇨병이 발생한다.

스트레스를 줄이고 식이요법과 적당한 운동을 꾸준히 하면 예방과 치료에
효과를 얻고 완치할 수 있다.

‖ 당뇨병의 치료

1) 서울대학교 의대 최수봉 교수가 개발한 인슐린 펌프는 전 세계 60여 개국
   에 특허를 받아 당뇨치료에 최고의 효과로 당뇨병 완치의 희망을 주고 있
   다. 인슐린 투여가 자동으로 조절되고 췌장 B세포를 회복시켜 인슐린 분
   비를 정상으로 하게 하여 완치에 이르게 한다.

2) 이제까지의 당뇨 환자는 식이요법으로 극한 음식물 섭취의 제한이 환자
   의 또 다른 스트레스요, 고통이었다.

그러나 모든 병이 그렇듯이 영양 섭취 부족은 면역력과 에너지 저하로 병을
   더 악화시키는 악순환으로 나타났다. 중병과 각종 암 환자와 당뇨 환자
   등은 특히 잘 먹고 소화 흡수가 잘되어 힘을 얻고 적당한 운동으로 근육
   량을 늘려야 빠르게 회복될 수 있다.

3) 당뇨병은 체내에 미토콘드리아가 줄어들어 발병되는데 운동으로 미토콘
   드리아의 양이 증가한다.

유전자는 정자와 난자에서 반반씩 받아 태아의 유전인자가 형성되는데 미토
콘드리아는 난자에서만 유전인자를 받는다.

이유는 미토콘드리아는 정자와 난자의 꼬리 부분에 포함되어 있는데 정자와
난자가 결합하면서 정자의 꼬리는 떨어져 나가고 난자의 꼬리만 결합되기 때
문이다.

그래서 당뇨병은 순전히 모계 유전이다. 미토콘드리아(B세포)가 당을 조절하
는 인슐린을 만들어내는 역할을 한다. 따라서 태아 때 미토콘드리아의 유전자
검사를 통해 치료하면, 태어난 후 소아당뇨를 예방할 수 있고 성인이 되어서도
고혈압, 동맥경화 등을 예방할 수 있다.

이제는 당뇨 환자도 모든 음식을 가리지 않고 골고루 배불리 먹으며 인슐린 펌프가 인슐린을 자동 조절해 주므로 식이요법의 스트레스에서 자유롭게 되었다.

1) 기본 건강지압을 1일 3회 이상 실행한다.
2) 소화 기능을 좋게 하는 지압을 1일 2회 이상 꾸준히 한다.
3) 양손 5지 중앙 혈과 끝 마디를 지압한다.
4) 양발 엄지발가락 바깥 혈과 끝 마디를 지압한다.
5) 매일, 5천 보에서 1만 보 걷기를 생활화한다.
6) 적외선으로 양 손바닥을 20분씩 1일 2회 쬔다.

‖ 식이요법의 주의 사항

1) 밀가루 음식을 피하고, 보리나 현미, 잡곡밥이 쌀밥보다 혈당을 천천히 올리므로 오래(50번 이상) 꼭꼭 씹어 먹는다.
2) 섬유질이 많은 채소는 다른 음식물의 소화를 느리게 하여 혈당을 조금씩 천천히 올린다.
3) 좋아하고 맛있는 음식을 1번은 먹고 1번은 참는 인내성과 지혜를 갖고, 음식에는 식초, 레몬즙 등 자연(천연) 조미료를 사용한다.
4) 설탕이나 과일이 들어간 유제품은 당질이 높아 우유군에서 제외한다.
5) 토마토, 사과, 키위, 딸기 등을 식후 적당량만 먹는다. 해로운 과일은 파인애플, 바나나, 포도 등
6) 고혈압이 있는 당뇨 환자는 소금 섭취량을 1일 4g 정도로 줄인다.
7) 고지혈증, 당뇨 환자는 당, 탄수화물, 동물성 지방을 절대로 줄이고 섬유소 섭취를 늘린다.
8) 황이나 마그네슘이 함유된 물을 마신다.
9) 당뇨 환자에게 글루코사민(당분), 오메가3(지방산)과 밀크시슬 제제는 해로우니 복용하지 않는다.

‖ 운동요법

규칙적인 운동은 혈당조절뿐 아니라 체중조절과 당뇨로 발생할 수 있는 고혈압, 고지혈증, 심장질환과 뇌졸중 등의 생활 습관병을 예방할 수 있다.

적당한 운동은 - 걷기, 달리기, 수영, 자전거 타기, 맨손체조와 가벼운 아령 등이다.

1) 준비 운동 - 맨손체조 10분

2) 유산소 운동 - 걷기, 달리기 20분, 실내 운동은 -1번, 양팔을 벌리고 양손바닥을 반대로 뒤집기를 20회 한다.

2번, 엎드려 양팔을 벌린 채, 발도 어깨너비로 벌려 무릎을 굽히고 뒤꿈치를 들어 도마뱀 걷기를 2분간 한다. 1번, 2번 운동을 교대로 실행한다.

3번, 무릎을 직각으로 제자리 걷기를 1회에 100번, 200, 300으로 늘려 1일 1,000번까지 실행한다.

3) 근력 운동 - 수영, 자전거 타기. 아령 20분

4) 마무리 운동 - 맨손체조, 스트레칭 10분

근력 운동은 근육량을 늘려 체지방을 감소시키고 에너지 소모를 높여 당대사를 활발하게 해준다.

‖ 운동요법의 주의 사항

1) 운동 전 혈당을 측정하고 식후 30분-1시간 지나서 운동 시작

2) 인슐린 주사는 운동 1시간 전에 맞고, 운동하는 부위에 인슐린 주사를 놓으면 안 된다.

3) 본 운동의 총시간이 1시간을 넘지 않게 하고 운동 후, 발에 물집이나 상처가 생겼는지 꼭 확인한다.

4) 운동 후, 4-6시간까지 저혈당이 나타날 수 있으니 조심하고 운동일지를 쓴다.

‖ 당뇨 환자의 발 관리

당뇨에 걸리면 혈액 순환장애와 신경 순환장애로 발에 상처가 생기기 쉽다. 철저히 관리하시 않으면 족부궤양이나 괴사가 되어 절단할 상황이 발생할 수 있다.

1) 매일매일 발의 상태를 세심히 살피고 특히 운동 후에 따끈한 물에 순한 비누로 잘 씻고 물기를 완전히 말린다.

2) 발톱이 살을 파고들지 않는가? 살피고 발톱을 일직선으로 깎는다.

3) 못이나 핀 등에 찔린 상처가 없는가? 발가락이나 발의 색깔이 푸르스름하게 변하는지 살핀다.

4) 발바닥, 발등, 발가락에 티눈이나 굳은살이 있고 발톱이 갈라지거나 무좀으로 죽고, 두꺼워지면 5% 양조식초에 30분간 담그고 무딘 칼로 깨끗이 벗겨내고 티눈과 죽은 발톱은 여러 차례에 걸쳐 뿌리까지 깨끗이 잘라낸다. 3일에 1번씩 담그고 티눈과 무좀에는 1일 2회 식초를 바른다.

5) 상처가 난 발은 감염이 되므로 절대로 물로 씻으면 안 되고 식초로 씻어야 한다. 물로 씻었을 때는 바로 식초를 바른 후 그냥 말린다.
식초에 담그면 당뇨 환자라도, 절대로 상처가 덧나지 않으므로 피가 나도 겁낼 것 없다. 식초는 최고의 소독약으로 식초를 바르면 피가 빨리 멎고 상처가 빨리 아물어 낫게 되므로 하루에도 여러 번 식초를 바른다.

6) 신발은 굽이 낮고 넉넉한 것으로 신는다.

7) 땀 흡수가 잘되는 면양말을 신고 발목 고무줄이 꼭 죄는 것은 신지 않는다.

8) 혈액 순환이 방해되지 않도록 다리를 꼬고 앉지 않는다.

42. 여성들의 얼굴 혈색을 좋게 하는 법

사람의 얼굴 혈색은 심장과 폐, 비장과 간이 주관하는데 특히 여성들은 매월 생리 때문에 항상 심장에 피가 부족하여 손발과 복부가 차고 따라서 얼굴 부위도 혈액 순환이 잘 안되어 체온이 떨어진다.

심장이 허약하면 비장에 혈액이 부족하여 소화 기능이 약해져 식욕 감퇴와 소화불량, 체하기를 잘하고 간이 허약해도 소화가 잘 안되고 영양흡수 부족증이 되어 말초 부위와 얼굴에도 수분과 영양 공급이 잘 안된다.

따라서 피부에 혈색과 윤기가 없고 피부 탄력이 부족하여 항상 거칠고 깨끗하지 않으며 누렇게 뜨고 기미, 잡티가 나며 여드름 등이 성하다. 또 심화와 간화(화병)가 많으면 열이 되어 눈이 충혈되고 코 알레르기로 코 막힘(축농증) 증상이 많아지고 입과 혀와 치아에 열이 많아 건조하고 치통이 생기며 기관지와 폐가 약하면 피부에 청색이 감돌고 피부가 건조해진다.

모든 건강의 기본이 다 그렇지만 피부 건강을 위해서도 제일 첫 번째가 마음을 잘 다스려 늘 평온한 화기를 유지하는 일이요. 두 번째가 골고루 음식을 섭취하여 각 장기의 기능을 충실하게 유지하도록 영양의 균형을 이루는 것이고 세 번째가 화장품을 이용해 햇빛과 바람 등 외부의 충격으로부터 피부를 잘 보호하는 일이다.

1) 기본 건강지압을 1일 2회 꾸준히 실시한다.
2) 양손 3지 3마디를 자주 지압하고 비벼준다.
3) 양손 4지 6혈을 +로 지압하고 6혈 모두 손가락 끝쪽으로 비벼준다.
4) 양손 5지 6혈을 +로 지압하고 3혈은 손바닥 쪽으로 비벼주고 등 3혈은 손등 쪽으로 비벼준다.

5) 적외선으로 1일 2회 20분씩 손을 따뜻하게 치료하고 양손을 항상 따뜻하게 자주 비벼준다.

6) 자신의 피부에 맞는 머드팩 사용과 식초와 물 1:1 희석 세안한다.

7) 저녁 식후 양치질 후에 1:1 희석한 식초를 1-2스푼 입에 물고 1분 이상 입안을 헹구어 삼키면 소화를 잘되게 하고 입안을 소독하여 구취를 없애주고 입안 상처와 잇몸 염증을 낫게 하고 충치를 예방해 주며 식초의 유기산이 유해한 과산화 지질을 감소시켜 주근깨, 기미를 막아주고 피부를 부드럽게 해준다.

8) 밤 속껍질을 말려 가루 내어 식초나 꿀, 기름에 개어 바르면, 노인성 주름을 펴주고 모공 축소에 좋다.

9) 매일 사과, 오이, 양배추, 양파, 토마토 등을 섞어 샐러드를 만들어 먹는다. 양념 비율은 양조식초 2, 기름 2(카놀라유 1, 올리브유 1), 매실액(설탕 대용) 2에 후추 조금, 소금은 안 넣어도 좋다.

‖ 피부노화의 원인

1, 노화와 폐경 – 30대 이후 체내 콜라겐 합성이 매년 1%씩 감소하는데 특히 폐경 후 갱년기에는 30%가 감소한다. 콜라겐이 감소하면 수분이 함께 감소하며 윤기와 탄력이 떨어지고 거칠어지며 잡티와 주름이 생긴다.

2, 햇빛(UV) - 자외선에 오래 노출되면 피부가 건조해지고 잡티와 주름이 생기고 피부암이 발생할 수 있다. 1일 40분에서 1시간이 적당

3, 환경오염 – 온갖 화학약품과 초미세먼지로 피부 트러블이 자주 생기고 자신의 피부와 맞지 않는 화장품에 의한 피부 손상도 많다. 새집 증후군과 아토피 등이 심하나 식초가 대부분 중화시킨다.

4, 흡연, 술, 영양소 섭취 부족 – 흡연과 음주는 말할 것 없고, 다이어트와 편식으로 인한 영양부족으로 피부뿐 아니라 전체 건강이 망가진다.

5, 수분 섭취 – 물은 너무 많이 마셔도 문제이지만 현대인의 대부분은 수분

섭취가 부족하다. 1일 2-3L의 충분한 물을 마시자.

한국에서 가장 좋은 물은 수도꼭지에서 나오는 물이다. 상점에서 며칠씩 햇볕에 노출된 물은 생수가 아니라 독수가 될 수 있다.

콜라겐(Collagen)이란?

콜라겐은 동물과 식물의 결합조직으로 특히 동물의 뼈, 힘줄, 피부와 연골, 손발톱과 치아, 혈관 등을 구성하는 섬유상 구조단백질이다.

인체 단백질의 30%를 차지하며 결합조직의 주성분이며 피부 진피층의 70-90%다.

구조는 -

1) 콜라겐 실(Fibrils, 섬유를 구성하는 가는 실)과 2) 콜라겐 분자(500 달톤)

구성과 작용 -

1) 머리카락 – 머리카락과 뿌리와 두피의 구성 성분

2) 눈 – 각막과 결막조직의 주성분

3) 치아 – 잇몸과 치아를 물고 있는 인대인 치근막의 대부분이 콜라겐

4) 혈액과 혈관 – 백혈구의 자양분이며 혈관 내벽 구성

5) 피부 진피의 70%가 콜라겐과 엘라스틴으로 피부 탄력과 부드러움을 유지하는 피부의 기둥

6) 근막 – 흉막과 복막은 콜라겐과 엘라스틴 힘줄(Fibril)로 구성되어 팽창과 수축을 자유롭게 하며 근막은 근육(살덩어리)을 싸고 있는 인대 주머니로 80%의 콜라겐 섬유와 20%의 엘라스틴으로 구성되어 있다.

7) 인대 – 인대는 뼈와 근육을 이어주는 넓고 질긴 조직으로 80%가 콜라겐 성분의 힘줄

8) 건 – 대표적인 아킬레스건처럼 투명하고 엘라스틴 성분으로 부드럽고

탄력이 있는 콜라겐 인대를 건이라고 한다.

9) 내장 장기 – 엘라스틴 성분으로 신축성 있게 장 운동을 돕는다. 대부분 장기가 콜라겐으로 구성

10) 방광 – 괄약근의 80%가 콜라센으로 구성

11) 관절 – 뼈와 뼈를 이어주는 연골의 50%가 콜라겐이며 관절의 오돌뼈와 사이의 콜라겐 인대

12) 뼈와 손발톱 – 뼈의 23%와 손발톱 성분이 콜라겐

콜라겐은 열이나 화학약품으로 처리하면 변하여 젤라틴이 된다. 인체의 콜라겐은 500달톤의 저분자 단백질인데 동물성 콜라겐은 30만 달톤의 고분자 단백질로 체내 흡수율이 10%밖에 안 된다.

식물성 콜라겐(Phytoestrogen)은 카놀라유에 많은 식물성 콜라겐으로 체내 콜라겐 생성을 촉진하고 콜라겐을 처음으로 분해하기 시작하는 효소인 MM P-1을 억제하여 콜라겐 분해를 방해한다. 카놀라씨에는 생선과 동물성 콜라겐에 없는 항산화 성분도 풍부하다.

폴리페놀 함량은 생선 콜라겐의 30배,

생선에 없는 항산화 성분인 플라보노이드 함량이 130ml/1kg

‖ 효소 가수분해(발효)

1) 생선을 효소 가수분해 – 저분자 콜라겐이 되어 50% 인체흡수

2) 생선을 500달톤 저분자 가수분해 하면 90% 인체 흡수되나 역겨운 비린내가 심하다.

3) 카놀라 씨, 콩, 채소를 500달톤 저분자 가수분해 하면 90% 인체흡수에 + 항산화 성분

∥ 활성산소를 해가 없는 물질로 바꾸는 항산화물질

녹차 - 카테킨 성분, 포도주 - 레스베라트롤 성분, 사과와 양파 - 퀘세틴 성분, 카놀라씨와 과일 - 플라보노이드 성분, 콩 - 이소플라본 성분 등

43. 머드 건강 이용법

머드의 재료 - 진흙이나, 화산재 진흙, 황토, 찰흙, 강이나 바닷가 갯벌 멍게 흙 등

이용범위 - 류머티즘, 근육통, 건염, 관절염, 부인병, 신경통과 염증, 운동과 부상 후유 통증 및 마비증과 피부병

∥ 방법

1) 뜨거운 온천수나 바닷물, 약수(샘물)에 천일염을 42-45° 정도의 물에 타고 재료를 잘 풀어서 30분 정도 온몸을 잠그고 있다가 따뜻한 물로 헹구고 나와서 침대나 방에서 비닐 보자기로 전신을 싸거나 이불을 덮고 1시간 이상 땀을 충분히 낸다. 1주에 2회, 심한 통증 환자는 매일 1회 또는 2일에 1회 실시한다.

2) 황토나 찰흙을 물에 푼 다음 배꼽까지 잠그고, 따뜻한 날은 30분, 서늘한 날은 15분 정도 담그면 좋고 근육무력증이나 근육이 없어지는 환자는, 다리 근육의 힘을 얻기 위해서, 볏짚을 충분히 섞어 넣은 찰흙이나 황토를 어느 정도 되게 이겨 무릎까지 빠지게 하여 1일 2회 30분 이상씩 밟으면 좋다.

3) 관절이나 심한 통증 부위는 황토를 물 1:1 식초의 비율로 개어 1cm 정도의

두께로 천에 발라 환부에 붙이고 비닐로 싼 후, 마른 천으로 다시 싸맨 다음 붕대로 따뜻하게 감거나 담요로 덮어준다.

4) 미용을 위한 머드팩은 여름 바다나 물가에서는 자외선 차단 효과도 있고 많은 미네랄을 함유하고 있어 피부를 부드럽게 해주고 피부병에도 좋다.

유의 사항은 - 중증 심장병이 있는 환자나 심한 혈액 순환장애 환자는 먼저 1-2개월 적외선 치료로(1일 2회 이상) 증상이 호전된 다음에 실시한다.

44. 탈모, 원형 탈모

머리는 차고 발은 따뜻하게 해야 건강하다는 것은 어린아이까지도 다 아는 상식이다. 수승화강이라고 해서 신장과 하복부의 찬 기운, 물은 위로 올려주고 머리와 가슴의 뜨거운 기운, 불은 아래로 내려준다는 것으로 우리 몸속에 물과 불이 실제로 오르내리는 것이 아니라 영양과 산소와 물을 실은 피가 우리 몸을 순환하기 때문에 피, 즉 혈액 순환이 잘되어야 건강하다는 것을 설명해 주는 말이다.

일상생활 속에서 찬 음식과 술을 좋아하고 화를 잘 내며 조그만 일에도 스트레스를 잘 받는 사람과 몸이 허약하여 감기가 잘 걸리고 염증성 질환이 있는 사람은 걸핏하면 몸 안에 열이 발생하게 되고 발생된 열이 가슴(심장)을 거쳐 당연히 머리로 올라가게 되어 머리가 아프고(두통) 어지럼증이 생기며 머리와 등에 진땀이 나게 마련이다.

과거에 흔했던 열성 장티푸스에 걸리면 고열로 인해 머리털이 한꺼번에 다 빠지는 경우를 흔히 볼 수 있었다.

머리가 빠지는 이유는 두뇌에 뿌리를 박고 있는 모발은 머리에 퍼져 있는 모세 혈관으로 혈액을 통해 영양과 산소를 공급받아 자라고 튼튼해지는데 머리로 상승한 열이 영양분을 분해하여 땀과 열로 방출되어 버리기 때문에 충분한 영양분을 받지 못해 가늘고 약해져 결국 빠지게 되는 것이다.

양 옆머리나 뒷머리는 빠지지 않고 정수리 부분이 많이 빠지는 것은 열이 정수리에 집중되고 열이 정수리를 통해 발산되기 때문이다.

그러나 원형 탈모는 정수리와 관계없이 스트레스에 의해 빠지므로 스트레스를 관장하는 뇌의 부위와 귀 주위 등(중이염 수술 병력) 약한 부위에 발생하는 것이 특징이다.

손발톱이 얇아지고 잘 부러지는 것과 머리털이 전체적으로 많이 빠지는 것은 영양부족, 특히 단백질의 섭취가 부족하여 발생하는데 그것은 단지 단백질 식품을 많이 섭취함으로써 해결되지 않는다.

원인은 단백질 음식의 섭취가 부족해서가 아니라 우리 몸의 소화 기관에서 단백질을 분해하여 흡수하는 기능이 약하여 단백질 흡수가 안 되므로 혈액 속에 단백질이 부족하기 때문이다.

건강한 사람은 손발톱과 머리털이 강하고 윤기가 나며 빨리 잘 자라고 잘 빠지지 않는다. 그것은 손발톱과 머리털이 단백질 성분으로 구성되어 있고 성장하기 때문이다.

머리카락의 구성 - 99%의 단백질, 1%의 마그네슘과 아연
머리카락의 성장 - 검은깨, 검은콩(모든 콩류)에 많이 들어 있는, 캡사이신과 이소플라본 효소에 의해 성장한다.

‖ 탈모의 원인

1) 남성 호르몬 감소 – 폐경기에 여성 호르몬뿐 아니라 남성 호르몬도 감소

2) 선천성 신진대사 장애 – 가족, 유전적

3) 약물 복용에 의한 단백질 신진대사 방해로 – 성장 촉진 호르몬, 혈압약(고혈압), 당뇨약(당뇨병), 간장약, 심장 안정제(심장병), 배란 방해 피임약, 간질환, 갑상샘 기능 저하증, 항우울증 안정제, 관절염, 통풍약, 위장약, 장티푸스, 발진티푸스 등 열성 질환에 먹는 약

4) 질병에 의해서- 부인병 – 생리불순, 난소, 자궁 내 질병, 악액질 – 암 종양, 결핵 등 소모성 질환(항암치료), 2기 매독(성병), 피부병 – 곰팡이에 의한 두피백선, 피부염과 심한 각질성 비듬, 우울증과 관절염, 통풍 등 혈액과 기 순환장애

5) 산모의 출산 후 호르몬 변이 – 남성 호르몬 감소

6) 염색약, 파마약, 표백약, 유화제 부작용과 비소 등 모발용 화장품에 들어 있는 독극물에 의해

7) 강한 빗질과 마사지와 결백 증으로 잦은 머리 감기

8) 근심 걱정, 신체적, 정신적 충격이나 스트레스와 정신질환, 귀와 뇌수술 등에 의한 원형 탈모 – 스트레스의 원인 해결로 마음 안정

9) 영양부족 – 철분과 단백질 흡수 부족, 큰 수술 후, 머리로 혈행이 되는 장기의 제거나 충격 등 기능 저하로 혈액 순환이 안되어 영양부족이 오고, 특히 귀 수술로 귀 주위의 혈행이 나빠져서 탈모가 발생된다.

10) 다이어트와 편식에 의한 단백질 섭취 부족에서 많이 온다.

형태 – 1일 머리카락이 100개 이상 빠진다(하루 50-60개는 정상). 모낭세포가 민감해져서 양성반응이 나타나 남성화된다. 원형 탈모, 앞이마에서 정수리로 가르마를 따라 빠진다.

탈모 치료는 -

1) 기본 건강지압을 1일 2회 실행한다.

2) 양손 3지 1마디 선 중앙과 1마디 중앙을 +로 지압하고 1일 수시로 2마디
   와 3마디를 골고루 통증이 해소될 때까지 지압한다.

3) 각질이 심한 피부는 2일에 한 번씩 물 1:1 식초에 10분 동안 바르듯 살살
   문지르며 머리를 감는다.

4) Kepir 우유(우유 버섯으로 발효시킨 플레인 요구르트)를 1일 500ml씩 1개월 복용
   하면 원형 탈모가 사라지고 머리카락이 다시 나며 잘 빠지지 않는 튼튼한
   머리카락으로 자라고 손발톱이 건강하게 잘 자라며 부서지거나 찢어지지
   않는다.

   3개월 후부터는 1일 300ml씩 마신다.

   <u>6개월에서 1년을 복용하면 골다공증도 채워져 넘어져도 뼈가 쉽게 부러</u>
   <u>지지 않는다.</u>

   Kepir 우유는 유산균 작용으로 우유뿐 아니라 다른 음식물의 잘 분해되지 않
   는 칼슘과 단백질을 우리 몸에 가장 잘 흡수되도록 분해해 소장에서 흡수하므
   로 머리카락과 손발톱뿐 아니라 골수와 뇌에 충분한 칼슘과 단백질을 공급해
   주기 때문이다. 또 유당분해효소가 잘 분비되어 찬 우유를 마셔도 설사를 하지
   않는다.

5) 꼭 필요한 약이 아니면 복용을 금하고 혈압, 당뇨약 등은 부작용이 있으면
   즉시 의사와 상의하여 자신에게 맞는 약으로 바꾸어 복용해야 한다.

6) 머리는 2일에 1회, 1주에 3회 정도 감는 것이 적당하고 샴푸 부작용으로
   가려움증과 부스럼이 나면 다른 것으로 바꾸어 자신의 피부에 맞는 것을
   사용하고 두피 마사지는 오래 누르거나 비비지 말고 손가락 끝으로 살살
   두드리는 타진법으로 5분 정도 1일 2회 하면 좋다.

‖ 생활 습관 개선으로는

1) 음식을 항상 따뜻하게 먹어라 - 외부로부터 찬 음식이 몸 안에 들어오면
   우리 몸은 일성한 체온을 유지하기 위해 급히 반응하여 열을 발산하게 되
   고, 찬 음식은 소화시키는 데 따뜻한 음식보다 많은 에너지를 소모하게
   되어 몸에 불필요한 열이 발생한다.
   찬 음식과 함께 찬 성질인 돼지고기와 생선회 등도 몸이 냉한 사람에게는
   좋지 않고 건강한 사람도 한 번에 너무 많이 먹는 것은 좋지 않다. 철분
   흡수를 위해 쇠젓가락과 쇠숟가락을 사용한다. <u>셀레늄 제나 지나친 비타</u>
   <u>민 섭취는 탈모증을 유발한다.</u>
2) 과음하지 말고 흡연을 금하라 - 소화와 혈액 순환을 위해서는 반주(소주잔
   1-2잔)가 가장 좋고, 과한 술은 직접적으로 열을 발생시키고 곧바로 머리
   로 올라가 머리가 아프고 어지럽고 정신을 흐리게 하며 탈모에 큰 영향을
   준다.
   흡연은 신경을 순간순간 마비시키므로 마약과 같은 중독성을 가지고 있
   어 깊이 들이마시면 머리가 핑 돌 정도로 강하여 역시 탈모에 큰 영향을
   준다.
3) 스트레스를 줄여라 - 쉬우면서도 어려운 일이다. 화는 참아도 병이 되고
   폭발해도 병이 된다. 심장병이나 혈관성(관상동맥, 혈전, 고혈압, 고지혈증, 당뇨,
   동맥경화, 뇌혈관질환) 질환이 있는 사람은 참으면 가슴앓이(울체)가 되고 폭발
   하면 뇌출혈이 되기 쉽다.

  폭발성 화(분노, 열)와 억압된 감정의 폭발은 몰아치는 태풍과 같아서, 타인을
때리고 세간을 부수는 외형적인 피해는 물론 자신의 몸과 골수와 말초기관에
까지 피해가 미쳐, 떨리고 경직되며 마비 현상 등 온몸을 초토화하는 경향이
있다.

마음과 생각과 인생관을 보다 적극적(긍정적)이고 낙천적으로 바꿔 내외부적인 스트레스의 충격으로부터 자신의 감정과 몸을 보호하여 건강을 유지해야 한다.

4) 모든 병이 마음을 다스리기에 달려 있듯이 탈모 또한 스트레스와 감정(마음)을 다스리는 훈련을 열심히 하고 두 팔을 올려 활짝 펴며 심호흡을 1회에 5번 정도 자주 한다.

여러 가지 탈모제 크림과 약이 나와 있으나 크림은 큰 효과가 없고 먹는 약은 간 손상에 주의해야 한다.

45. 무좀, 주부습진

무좀은 동물 중에서도 유일하게 사람에게만 있는 피부병일 것이다. 그것은 발을 보호하기 위해 양말과 신발을 신는 유일한 동물이기 때문이다.

추위를 막기 위한 양말과 발을 보호하기 위한 신발이 자연스럽게 유통되어야 할 공기와 땀의 증발을 막아 피부 곰팡이인 무좀균이 머물고 증식하기에 가장 적당한 습도와 체온의 환경을 만들어주기 때문이다.

더욱이 신발이 발의 편안함보다는 옷에 맞추는 패션의 부분으로 각광을 받으며 모양에 치중되고 재료와 색에 따라 염색 등 약품처리 과정에 의해 발 모양이 변형되고 무좀 등 피부병이 성하기 시작했다.

선천적으로 발가락이 가늘고 발가락 사이가 벌어진 사람들은 무좀이 거의 없으나 대부분 70% 이상의 사람이 무좀에 걸려 있고, 한번 무좀에 걸리면 완치되기가 매우 어렵다.

무좀균은 피부 표면에 있다가 약을 바르면 진피로 숨어 들어가 수포를 만들기도 하고 화농을 일으키기 때문에 환부에 바르는 연고제로는 제대로 치료가 되지 않으며 여러 가지 독한 약을 섞어 복용하여 가끔 낫는 경우가 있으나 몇 개월 후에는 다시 재발하는 경우가 내부분이다.

오히려 독한 약물의 부작용으로 위와 간, 신장 등이 상하는 경우가 있으므로 신중해야 한다. 중요한 것은 무좀약은 3-6개월 완치될 때까지 꾸준히 복용해야 한다.

1, 무좀은 알칼리성으로 식초(5%)로 꾸준히 치료하면 효과가 있다. 혹 자기 소변 요법이 효과가 있다고 하지만 소변의 PH 농도가 5.5-7 정도이기 때문에 식초의 산도보다 약하다. 그리고 소변에는 다른 이물질과 세균도 포함되어 있어 상처 난 곳에 감염을 일으킬 수 있다.

2, 무좀균이 번식하는 데 좋은 환경은
  1) 발에 땀이 많이 나야 한다.
  2) 통풍이 잘 안되고
  3) 체온이 적당해야 한다(36-38도).

그래서 발에 땀이 잘 안 나는 사람은 무좀이 없거나 생겨도 연고를 바르거나 발을 깨끗이 씻고 식초를 몇 차례 바르면 바로 완치된다.

사람은 60세가 넘으면 발에 땀이 잘 안 나고 체온이 떨어져(35-36°) 무좀균이 살기 힘들어지므로 살아남기 위해 택한 곳이 발톱 속이다. 그래서 나이가 많아지면 발바닥과 발가락 사이 무좀에서 발톱무좀으로 점점 바뀌어 간다. 65세가 넘으면 무좀 치료는 쉬워진다.

1) 2일에 1회 5% 식초에 30분 이상 담가 무딘 칼로 불은 때를 깨끗이 긁어 내고 하얗게 죽은 발톱은 자르고 1일 2회 식초를 발라준다.

2) 식초 요법에서는 발톱을 너무 깊이 자르거나 상처가 나서 피가 나도 염려할 것이 없다. 식초가 곧 소독약이기 때문이다. 식초는 피를 빨리 멎게 하고 상처를 빨리 아물게 하며 덧나지 않게 한다.

3) 식초 사용 후 덧난 경우는 너무 독한 식초를 사용했거나(빨리 나을 욕심으로) 사용 후, 상처 난 곳을 물로 씻었기 때문이다. 깨끗한 물로 씻어도 상관은 없으나 빨리 수건으로 닦고 다시 식초를 충분히 발라주어야 한다.

4) 일반 소독약이나 알코올은 5분 정도 지나면 냄새와 약효가 날아가지만, 식초는 적어도 20-30분 동안 냄새와 소독 효능이 지속되므로 세균이 침투하지 못하고 상처가 빨리 아문다.

5) 특히 당뇨병을 앓는 어르신들에게 대부분 발톱무좀이 성한데 당뇨 환자들은 발에 상처가 나면 잘 낫지 않아 덧이 나면 썩어들어가, 발을 자르게 된다는 고정 관념으로 방치하는 경우가 있는데 식초를 사용하면 절대로 덧나지 않고 깨끗이 나을 수 있다. 발뒤꿈치 갈라진 것이나 봉합하지 않아도 되는 작은 상처들은 식초만 발라주면 통증도 줄이고 가장 빨리 낫는다.

6) 주부습진은 손에 물집이 생기고 허물이 벗어지며 가려운 병증으로 주부뿐 아니라 항상 물을 사용하는 조리사와 생선을 만지는 일식 요리사, 설거지와 채소를 씻는 주방보조 종사자들에게 많은데, 습진이 아니라 발의 무좀에서 옮은 손톱 무좀과 손바닥 무좀 증상이기 때문에 빨리 치료해야 한다. 무엇보다 우리가 먹는 음식을 만드는 손이기 때문에 더욱 그러하다.

하지만 치료법은 의외로 간단하다. 일이 끝난 후 깨끗이 씻고 말린 후, 화장품 대신 5% 식초를 손에 골고루 바르면 된다. 몇 년 된 것도 3-4일 1일 2회, 점심 쉬는 시간과 저녁 근무 끝난 후 바르면 깨끗이 낫는다.

7) 양손 5지 6혈을 +로 지압하고 통증점을 찾아 지압하고 3혈을 손바닥 쪽으로 자주 비벼준다.

무좀이 다 나으면 양말이나 헌 신발(구두, 운동화)은 버리고 새것을 사용해야 한다. 하지만 새 양말이나 신발은 깨끗이 빤 다음 식초에 30분 이상 담가두었다가 꼭 짜서 말리면 안전하다.

46. 골다공증

우리 몸의 뼈는 20-30대에 가장 골밀도가 높고 이후부터는 새로 생기는 뼈세포보다 없어지는 뼈세포가 더 많아져 골밀도가 낮아지기 시작한다.

특히 폐경기 40대 여성은 같은 연령대의 남성보다 10배 정도 골 흡수가 많은데, 이는 여성 호르몬인 에스트로겐이 급격히 줄어들기 때문이다.

뼈의 신진대사는 파골세포가 낡은 뼈세포를 흡수하여 분해하고 조골세포는 새 뼈세포를 만들어낸다. 40대 이후로 파골, 조골세포가 함께 줄어들며 낡은 뼈세포가 분해되지 않고 석회화되고 새 뼈세포의 생성도 줄어들어 구멍이 커지기 시작하면 통증이 골수에 사무치고 작은 충격에도 뼈가 잘 부러진다.

에스트로겐은 파골세포(뼈의 성분을 흡수하여 분해하는 세포)의 활동을 억제하여 골흡수를 줄이고 골 형성 부위의 세포 수를 회복시키며 재형성 부위에서 골 흡수와 골 형성의 불균형을 조절하는 역할을 하므로 뼈 건강에 꼭 필요한 호르몬이다.

남성은 몽정과 부부생활에서 골수의 정(액)이 몸 밖으로 빠져나가지만, 여성은 월경과 임신, 출산과 모유 수유와 부부생활에서 더 많이 소모된다. 하지만 성생활을 하지 않는 여성도 매월 월경하므로 많은 양이 소모된다.

특히 모유 수유 시에는, 영양 섭취를 더 잘해야 한다. 모유의 영양이 부족하게 되면 골수의 영양을 빼내어 모유를 만들기 때문이다.

골다공증은 뼛속에 칼슘과 인산, 철분 등이 축적되어 뼈가 튼튼하게 자라고 골밀도가 촘촘히 형성되는데 영양부족이나 운동 부족과 햇볕을 받지 못하면 골밀도 형성이 떨어지고 뼈가 점점 약해져 잘 부러지고 나중에는 부스러지는 상황에 이르게 된다.

전에는 나이가 들고 갱년기가 가까워지면서 발생했으나 요즘에는 나이와 상관없이 지나친 편식과 운동을 싫어하고 햇빛을 기피하고 온종일 냉방장치 된 사무실에서 근무하거나 햇볕이 잘 안 드는 지하 방에서의 생활 등으로 인하여 어린 나이에도 골밀도가 심각하게 저하되고 관절이 약하고 아픈 통증이 많이 나타나고 있다.

‖ 뼈의 구성

1) 칼슘과 인산 – 골수의 영양 속에 칼슘과 인산이 풍부해야 뼈가 튼튼하게 자라고 뼈가 건강하다.

> 뼈 구성 = 칼슘과 인 - 65%, 물 - 25%, 콜라겐 - 10%

2) 비타민 D 호르몬 – 비타민 D는 다른 비타민처럼 진짜 비타민이 아니다. 주로 자외선에 의해 피부에 합성되는 호르몬이다. 비타민 D는 생선과 간유, 우유, 알 노른자에 소량 함유되어 있어 소화 흡수되는 호르몬으로 칼슘 흡수를 돕는다.

3) 파라트 호르몬 – 부갑상샘에서 생성되는 펩티드 호르몬으로 혈중 칼슘 함유량을 나타내며 골수와 신장에 머물러 있으면서 신장을 통한 칼슘 배출을 줄이고, 인산 배출을 늘리며, 뼛속의 비타민 D 호르몬과 함께 작용

하여 칼슘과 인산의 신진대사 환경을 조절한다.

4) 성인의 여성 호르몬(에스트로겐)과 남성 호르몬(테스토스테론)은 뼈를 보존하고 지탱해 준다.

5) 비타민 A, B12, C는 골(뼈) 형성과 골 용해작용을 징싱적으로 하여 뼈가 부러졌을 때 치료를 쉽게 한다.

뼈세포는 두 종류로

1) 미세한 실로 형성된 얇은 널빤지 같은 골막이 있고

2) 굵은 실로 짠, 조 섬유 같은 골막이 있는데 성인의 뼈는 오랜 성장 과정을 통해 거의 막으로 형성되어 있다.

갓난아기는 단순하게 엮어진 섬유막으로 구성되어 있으나 성장하면서 점차로 최고의 가치 있는 널빤지 골막으로 형성되어 가는 것이다.

골다공증의 유형에는 두 가지 유형이 있는데

Typ 1 – 뼛속에 기포가 생기며 비어 구멍이 나고 잘 부러진다. 갱년기 폐경과 함께 여성 호르몬 에스트로겐의 생성이 줄어들기 때문이다. 갱년기는 50세 이상 여성의 25%가 겪는다.

Typ 2 – 모든 70세 이상 노인 중 50% 이상이 골수 대사가 줄어들어 발생한다.

‖ 원인

1) 오랫동안 부신 치료제 복용

2) 당뇨

3) 갑상샘 기능 항진증은 뼈와 근육을 손실시킨다.

4) 알코올 중독

5) 영양부족, 특히 단백질, 칼슘, 인 등 편식에 의한 영양 부조화

6) 종양(암세포)

7) 운동과 햇빛 부족(골막 자극과 비타민 D 형성)

8) 유전적 요인

9) 흡연(담배와 마약)

10) 불임이나 이른 폐경(55세 이전)이 되면 여성 호르몬 부족

11) 너무 마른 몸(체중 미달)

12) 오랫동안 굶주린 사람

13) 영양흡수장애(흡수 장기의 병과 비타민 D와 파라트 호르몬 부족)

‖ 특징

골다공증 환자들이 특별한 통증이나 몸의 이상을 거의 느끼지 않는다. 부상으로 뼈가 부러져서 뼈 검사를 받아보니 골다공증이라는 진단을 받게 된다.

골수에 영양이(단백질, 칼슘, 인산) 부족하면 제일 먼저 척추와 골반뼈가 약해지고 이상이 온다.
심한 경우 척추뼈나 허벅지와 골반뼈에 골절이 일어나고, 등과 허리가 아프며 척추가 비뚤어지고 근육이 경직되며, 따라서 자세가 비뚤어지고 키가 줄어든다.

나이가 들면서 규칙적인 운동을 하여 근육과 관절과 관절을 잇는 인대를 유연하게 유지하지 않으면 근육이 굳어지고 관절과 관절의 인대 부위가 굳어지며 석회가 쌓여 굳어져 늘어나지 않으므로 통증이 발생하고, 척추와 뼈를 활줄이 활을 당기듯 팽팽하게 당기므로 척추가 구부러지고 허리와 등이 굽으며 팔다리의 뼈가 굽게 되어 자연히 키가 줄어드는 것이다.

칼슘 손실이 30-50%가 되면 뢴트겐 사진에 뚜렷이 나타난다.
골밀도 검사를 통해 가벼운 증상일 때 일찍 발견하면 치료가 쉬워진다.

칼슘과 호르몬뿐 아니라 적당한 운동과 1일 1시간 햇볕 쬐기, Kepir(티베트 버섯 요구르트), 식이요법 등 종합적으로 예방에 힘써야 한다.

1) 기본 건강지압을 1일 2회 이상 실행한다. - 밀 초인 손 발가락 지압은 혈액, 림프, 기, 신경 순환을 원활하게 하여 전신에 영양과 산소공급을 쉽게 하고 근육의 긴장을 풀어주어 모든 장기의 기능을 회복시켜 살과 뼈를 건강하게 만든다.

2) 꾸준한 운동 - 걷는 운동은 걷는 속도 조절과 바른 자세로 균형을 잡고 걸어야 한다. 자전거 타기, 맨손체조와 계속 적으로 움직이는 자극만이 식사를 통해 섭취된 칼슘을 뼈에 축적할 수 있게 하고 골수의 순환을 빠르게 해준다. 운동이 부족하면 뼈를 지탱하는 인대가 약해지고 굳어져 뼈가 더 빨리 약해진다.

3) 신선한 공기와 햇볕 - UV 자외선은 피부에서 비타민 D 호르몬을 만들고 비타민 D 호르몬은 골 형성과 유지에 꼭 필요하다.

4) 금연 - 흡연은 칼슘 흡수를 방해하여 골다공증 진행을 몇 배 빠르게 한다. 커피는 칼슘 강도라 부르고 알코올도 해롭다.

5) 체중조절 - 비만한 사람은 대부분 뼈도 굵고 튼튼하다. 하지만 골다공증 환자가 비만하면 매우 위험하므로 식이요법으로 체중을 조절해야 한다. 산화물질을 만드는 육류, 소시지, 설탕, 밀가루 음식을 제한하고 과일, 채소, 콩 식품 등 칼로리가 적고 섬유소가 많아 쉽게 배부를 수 있는 음식을 먹는다.

6) 호르몬 요법 - 가능한 모든 자연 치료요법을 다 해봐도 효과가 없을 때 마지막 방법으로 이용하는 것이 좋다.

7) 약 복용 - 1일 칼슘 500과 비타민 D 호르몬제는 칼슘 흡수를 높이고 골막을 촘촘하게 채우고 칼슘과 인산의 비율을 유지 조절한다.

비타민 C가 부족해도 뼈 손실이 오고, 흔히 마그네슘 부족으로부터 골다공증이 시작된다고 말한다.

봉사와 동(구리), 주석, 알루미늄 등은 콩, 과일, 채소에 들어 있는 기초물질로 많이 축적되면 해로우나 뼛속에 칼슘을 보관하는 인체에 소량이지만 꼭 필요한 흔적 물질들이다.

Kepir(Kafir) - 티베트 버섯 종균 발효 우유(플레인 요구르트)를 1일 500ml씩 3개월 이상 복용하고 좋아지면 1일 300ml씩 마신다.

이전까지는 골밀도는 한번 비워지면 다시 채워지지 않고 칼슘제와 철분제 등 약물 복용이 골밀도가 약해지는 것을 서서히 진행되도록 막는 역할을 한다고 말해왔으나 Kepir는 철분과 칼슘, 인지질 등의 흡수와 흡착이 잘되게 하여 골밀도를 높이고 뼈를 강하게 만들어준다.

Kepir 발효유는 - 칼슘과 철분, 인지질뿐 아니라 단백질도 잘 흡수되도록 분해되므로 손발톱과 머리카락을 잘 자라게 해주어 탈모, 골다공증, 손발톱 약한데, 치아와 뇌 발달 등에 모두 좋다.

손 발가락 건강지압은 혈액, 림프, 신경, 기전달을 원활하게 하여 전신에 영양과 산소공급을 쉽게 하고 근육의 긴장을 풀어주어 모든 장기의 기능을 좋게 회복해 준다.

또 따뜻한 물에 수영, 전신 목욕과 마사지, 파스와 식초 황토 붕대 요법 등은 통증을 줄이고 근육의 경직을 막아준다.

47. 적외선(700-780nm) 요법

햇볕의 자연치유력에서 가장 중요한 것은 인체의 파동(6-20micron)과 비슷한 파동을 가지고 있어 피부 깊숙이까지 흡수되는 최고의 따뜻함을 가진 열선, 근, 원적외선(Farinfra red 7-14micron)과 인체가 흡수한 영양중에 프로(예비)비타민 D2를 피부에서 활성화해 칼슘의 흡수에 꼭 필요한 비타민 D2로 변화시키는 원자외선(uv-B)이다.

빛은 밝음이고 열이며 따뜻함이요 모든 것을 있게 하고 또 있는 것을 보게 한다. 빛은 광선이고 광선은 사람의 눈으로 볼 수 있는 가시광선(무지개색) 빨, 주, 노, 초, 파, 남, 보 일곱 가지 색이 있고 사람의 눈에 보이지 않는 불가시광 선이 있다.

역시 사람에게 이로운 광선이 있고 해로운 광선이 있으며 이로우면서도 해 로울 수 있고 해로우면서도 이로운 광선이 있다.

우리를 따뜻하게 해주는 적외선은 이롭지만, 적외선은 눈에 직접 쏘이면 눈 이 나빠지고 심한 경우 실명할 수도 있다.

화상이나 피부암과 실명의 위험성이 높은 자외선이 우리 몸에 꼭 필요한 비 타민 D를 만들고(1일 40분 이내) 사람을 죽이는 방사선으로 신체를 진단(X선, 감마 선)하고 암을 치료하기도 한다.

태양	불가시광선		전력 주파
			장파
			마이크로파
			적외선
	빛	가시광선	빨주노초파남보
	불가시광선		자외선
			X선
			감마선
			우주선

적선			적외선
			중간 적외선
	4	14 Nm	근원적외선(생육광선)
			원적외선
			초원적외선

자외선(넘보라살)은 피부를 통해 우리 몸에 꼭 필요한 비타민 D를 합성해 주는 귀한 역할은 하며, 피부를 그을리고 부드럽게 해주므로 골다공증 환자는 필수이고 건강한 사람도 1일 40분-1시간 정도 햇볕을 받는 것이 매우 좋다,

빛은 파장이 짧으면 물체에 부딪쳤을 때 반사되고 파장이 길면 잘 흡수되는데 원적외선은 열선으로 강한 흡수력을 가지고 있다.

특히 인체처럼 물과 단백질로 이루어진 유기 화합물에 침투력이 강해서 인체에 흡수되면서 1분에 2,000번씩 흔들어(파동)주어 세포조직의 분열을 활성화해 준다.

햇볕의 효능은

1) 각종 질병의 원인이 되는 세균을 죽인다.

2) 모세 혈관을 확장해 혈액 순환을 잘되게 하여 세포조직 생성을 돕는다.

3) 세포조직의 생성을 도와 신진대사를 촉진해 만성 피로와 노화 방지, 각종 성인병을 예방한다.

4) 식품의 신선도 유지와 맛의 증가, 물의 기능을 활성화해 냄새의 탈취와 해독작용을 한다.

자외선은 화학작용이 강해 화학 선이라고도 하는데 특히 화학 생리작용으로 체내에서 에르고스테롤(프로(예비)비타민 D2)이 비타민 D2로 변화시킨다.

그러나 너무 자외선이 강하거나 오랜 시간 노출되면 시력과 피부암 등 해가 많다.

‖ 근원적외선(6-14마이크론)의 6대 작용

1) 온열 작용 – 피부 깊숙이 흡수되어 생물의 적정 체온을 유지하고 상승시킨다. 머리가 아프지 않고 몸에 이상이 없으면 36.5-38.5° 사이가 가장 건강한 상태다.

2) 숙성 작용 – 성장발육이 미숙한 어린이와 청소년들의 세포분열과 조직의 재생능력을 활성화해 성장을 촉진한다.

3) 자성 작용 – 이온의 작용으로 체내에 칼슘과 철분 영양의 균형을 조절

유지한다.

4) 건습 작용 – 체온을 유지하는데 필요한 적정의 수분을 유지한다.

5) 중화 작용 – 중금속과 활성산소 등 노폐물을 땀과 소변으로 배설시켜 땀 냄새와 노인 냄새 등을 중화시킨다.

6) 공명 작용 – 인체의 지방질과 단백질, 탄수화물의 영양을 분해해 영양균형을 유지하고 세포의 분자와 원자를 자극 1분에 2,000번씩 진동시켜 혈액 순환을 잘되게 한다.

인체의 면역력을 높여주어 피로회복과 수족냉증을 치료하고 자율신경의 조화를 활성화해 통증을 감소하며 호르몬을 정상적으로 분비하여 불면증을 해소하며 신진대사 작용을 촉진해 만성 피로와 노화 방지, 성인병 예방에 최적이다.

‖ 음이온 효과

적외선을 쏘이면 인체에 음이온을 발생시켜 혈액을 약알칼리성으로 유지하고 혈액 순환을 잘되게 하여 몸을 쾌적하게 만들고 긴장을 풀어주어 생체리듬을 정상적으로 회복시켜 질병에 대한 저항력을 강화해 주고 자율신경계가 활성화되어 통증을 감소시키고 호르몬 분비를 정상화하여 숙면하게 하며 모세혈관을 확장해 수족냉증 등을 개선하므로 만성 피로와 노화 방지 등 성인병 예방에 좋다.

뜸과 온열 기구(적외선 등, Infrared Lamp)는 똑같이 원적외선의 효과를 인체에 이용하여 체온을 정상으로 유지시켜 주므로 원기(면역력)를 회복시켜 주고 증강시켜 주는 최고의 건강 요법이다.

특히 암이나, 종양, 어혈이 뭉치고 근육이 경직되고, 혈액 순환이 안되어, 냉한 환부에 직접 치료하면 냉혈과 경직된 근육을 풀어주고 종양과 암세포의 증식을 억제하며, 인체의 면역력을 증강시켜, 정상 세포의 활성화를 통해 암세포를 공격하므로 종양과 암도 치료할 수 있는 것이다.

고주파 레이저로 암세포를 공격하여 죽이므로 암을 치료하는 것도 같은 이치이다. 우리 인체의 암세포는 43℃만 넘으면 살아남을 수 없이 전멸한다. 문제는 우리 몸과 정상 세포 역시 43℃를 견디지 못하고 죽는다는 것이다.

방사능을 쏘여 암세포를 죽일 수 있지만, 주변의 정상 세포까지 죽게 되어, 우리 몸이 큰 타격은 입어 고통을 당하고 생명이 단축되며, 어떤 경우는 생명의 위협 때문에 암세포를 다 죽이지 못하는 것이다. 하지만 얼마 되지 않는 시기에 인체의 정상 세포에 해를 주지 않고 암세포만을 완전히 제거할 수 있는 약물과 수술요법. 고주파, 레이저 시술과 열로 암세포를 자살하게 하는 치료와 유전자 정상 회복 조작 등 다른 여러 가지 과학적 방법들이 빠르게 개발될 것이다.

뜸은 3,000년 이상의 역사를 두고 시술되어 온 온열 요법으로, 치료 방법이 개선되어 왔으나, 아직도 환부에 직접 뜨거나 상응부인 손에 뜨므로 너무 뜨거운 고통이 따르고 많은 시간이 소요되며, 냄새와 연기는 탄소를 발생시켜 흡연에 버금가는 환경피해로 천식이나, 감기 환자들에게 매우 해롭다.
또한 제조된 뜸은 너무 비싸다. 역시 뜸은 원적외선뿐 아니라 일곱 가지 색의 가시광선과 해로운 자외선까지 방출하기 때문에 해로운 점도 너무 많다.

적외선 등(Infrared Lamp)은 빛의 적색으로부터 시작하여 적외선, 원적외선, 초원적외선을 방출하기 때문에 인체에 더 빠른 효과를 주고 냄새와 연기가 없어 친환경적이고 시간도 뜸 뜨는 시간의 1/3이면 충분하고 가격 면에서 전기료와 뜸 값을 계산하면 1/100 수준이면 족하고, 뜨거운 고통도 본인 스스로 환부와 등의 거리를 조절할 수 있어 편리하다,

단, 주의해야 할 점은 등을 1회에 한 시간 이상 사용하지 말 것과 눈을 보호하기 위해 꼭 짙은 색안경을 쓰거나, 눈은 감거나, 안대로 눈을 가리고 사용해야 한다. 손바닥에 20분, 통증이 심한 환부에 10분이 가장 적당하고 최소한 20분은 해야 제대로 효과를 볼 수 있다.

뜨겁다고 너무 멀리 떨어져 따뜻하게만 해서는 해롭지는 않으나, 치료에 큰 효과가 없고 데지 않을 정도로 뜨겁게 참으며 찜질방의 뜨거움을 즐기는 마음으로 하면 온몸이 따뜻해지고 땀이 나며, 몸이 가벼워지고 통증이 줄어들며 힘이 생겨나고, 마음속까지 행복해져 건강을 회복할 수 있다.

효용 - 6대 작용으로 혈액 순환을 촉진해 신진대사를 조절하고, 피부 세포와 말초혈관에 산소농도를 높여주며, 피부와 근육의 흥분과 긴장을 풀어주고 신경을 자극하여 활발하게 하며, 안정되게 한다.

적용 - 손발 냉증, 혈액 순환장애, 하복부 냉증, 근육 뭉친데, 관절염, 여성 자궁물혹, 위와 대장의 용종(물혹), 요통 등 모든 통증과 비만 해소(특히 뱃살과 내장비만), 피부미용(민감한 피부는 사용에 주의할 것) 등에 매우 효과가 좋다.

1) 6대 작용으로 열이 몸속 깊이 침투하여 손발 복부가 차가워서 나타나는 모든 내과 질환(위, 소장, 간장, 대장, 특히 과민성 설사 등)과 냉증, 혈액 순환장애에 특히 효과가 좋다.
2) 혈액과 림프액의 순환을 촉진해 순환장애에서 오는 질환인 퇴행성 관절염, 오십견, 요통, 관절 질환과 근육 뭉친 데 등 모든 통증 질환에 좋다.
3) 미네랄 성분이 풍부하여 피부와 말초혈관에 산소농도를 높여주어 피부와 근육의 흥분과 긴장을 풀어주고 신경을 자극하여 활발하게 하고, 세포생성을 활성화해 알레르기, 아토피와 건조한 피부의 노화 예방에도 좋다(열에 민감한 피부는 조심).

4) 특히 노폐물을 땀과 함께 배출시키고 지방 분해를 촉진 시켜 비만, 당뇨, 고혈압, 내장지방, 지방간 등 성인병 질환에 아주 좋다(물론 운동요법을 병행해야 한다).

5) 피를 따뜻하게 하여 고지혈증과 당뇨에 의한 혈전을 풀어주어 순환이 잘 되어 동맥경화에 의한 심장병을 예방하고 치료하는 데 효과가 매우 좋다.

저자 자신이 전립선암으로 뼈에 전이되어 수술도, 못하고 시한부 선고를 받았으나 적외선 등으로 암세포를 죽이는 치료를 실험 중이다.

이제까지 알려진 바로는 암세포를 죽이는 방법은, 매운 고추의 캡사이신 성분과 마늘의 매운맛 알리신 성분은 염증을 없애고 강한 항암 작용으로 암세포를 죽이는 방법과 뜨거운 열 치료 방법, 두 가지다. 고추의 매운 캡사이신 성분은 위와 간에 해롭고 먹는 자체가 문제다. 겨자가스의 질소 머스타드 매운 성분이 백혈구의 수치를 높이는 것을 발견하여 최초의 항암제 개발을 서두르고 있다. 주사나 알약 정제는 아직 연구 중이다.

손가락 건강지압과 적외선 요법은 통증을 없애고 면역력을 높여 병을 예방 치료하며 암세포를 죽이는 최고의 자연 치료요법이다.

‖ 자외선(Ultraviolet)

자색(보라)의 바깥쪽에 있어서 자외선, 순우리말로는 넘보라살이다.

자외선은 적외선과 달리 직접 닿는 영향보다 복사(반사)에 의한 영향이 더 크다. 자외선 복사는 복사파장, 태양의 천정각, 오존과 기타 미량의 가스와 구름과 에어로졸, 알베도, 고도, 지구와 태양 간의 거리 등에 영향을 받는다.

자외선 복사의 변화폭은 매우 크고 대기 변화에 영향을 많이 받는다. 따라서 오존층의 변화가 자외선의 복사량에 영향을 미치며 파장이 짧은 영역에서 변화가 크기 때문에 오존층의 감소에 따라 복사량이 증가함으로 기후와 환경의 중요한 문제가 된다.

원자외선은 아토피, 건선, 욕창, 무좀 등 세균성 질환에 뛰어난 살균효과가 있다. 밤에는 멜라토닌 호르몬 분비를 촉진하므로 불면증과 우울증 치료에도 도움이 된다.

차량과 건물 유리창과 자외선 차단 크림은 원자외선 uv-B를 차단함으로 자외선 차단제를 바르지 말고 1일 30분에서 1시간 동안 건물 밖에서 걷는 운동을 하면 충분함으로 적외선 등과는 달리 따로 자외선 기기의 치료는 불필요하다.

자외선은 uv-A와 uv-B, uv-C의 세 파장으로 분류한다.

1) uv-A는 320-400nm(나노미터) 사이의 파장을 가진 자외선으로 성층권에서 오존(O3)층에 5%밖에 흡수되지 않고 대부분 지표면에 도달한다. 일명 해로운 자외선으로 햇볕에 노출되었을 때 멜라닌 색소를 생성시켜 피부색을 검게 만든다.

자외선량의 대부분을 차지하므로 생활 자외선이라 불리기도 하며 날씨와 계절에 상관없이 비 오는 날이나 실내에도 영향을 주고 피부 깊숙이 진피까지 침투하여 주름을 발생시키고 피부노화의 원인이 된다.

2) uv-B는 290-320nm 사이의 파장을 가진 자외선으로 90% 이상의 복사량이 성층권의 오존(o3)층에 의해 대부분 흡수되고 일부만 지표면에 도달한다.

태양고도가 높을 때 피부가 빨개져 따갑고 물집이 생기는 염증 반응을 일으키는 화상을 입는 원인이 자외선 B의 영향이다.

기미, 주근깨, 검버섯을 발생시키고 피부암의 원인도 된다. 하지만 자외선 B

가 피부에서 완전한 비타민이 되기 전의 프로비타민 D2를 활성화해 인체에 칼슘 흡수를 위해 꼭 필요한 비타민 D2로 변화시키는데 1일 필요량의 80% 이상을 만든다.

3) uv-C는 100-290nm 사이의 파장을 가진 자외선으로 오존(o3)층에 완전히 흡수되던 것이 현대에 와서 여러 가지 원인으로 오존층이 파괴되어 지표면까지 도달하므로 문제가 되는 자외선이다.

생명체에 치명적으로 유해 한 자외선으로 염색체를 변이시키고 단세포 유기물을 사멸시키며 암 유발과 특히 눈의 각막에 아주 해롭다. 250nm 파장의 자외선이 가장 강한 살균력을 가지고 있어 우물물이나 하천 등의 살균, 소독 역할을 하며 식기, 의류 등의 표면 살균에 효과가 좋다.

자외선의 장점은 살균과 형광, 전리와 광 전에 이용한다.

단점은 백내장의 원인이 되고, 면역력을 저하시키고, 기초 세포의 악성종양을 만들어 피부암과 피부노화, 피부홍반 등을 발생시킨다.

48. 기 운동법

‖ 기란 무엇인가?

기는 말 그대로 기운, 힘, 에너지 등 물리적인 힘, 기가 있고 생명을 잉태하고 탄생시키고 살아가게 하는 생명력의 생기와 생각하며 기억하며 새로운 것을 만들어내는 지력, 즉 지기가 있으며, 호흡하여 생명을 살게 하고, 모든 에너지를 발생시키는 공기, -에서 +로, 강한 곳에서 약한 곳으로 흐르는 전류의 힘, 곧 전기가 있고, 같은 힘끼리는 밀어내고 반대되는 힘과는 서로 잡아당기는 자석, 곧 자기가 있으며 중심으로 끌어당기는 중력이 있다.

태양계의 모든 행성이 가지고 있는 중력 때문에 인공위성의 착륙이 가능한데, 이것은 태양을 중심으로 한, 거리와 힘의 균형이 이루어져 충돌 없이 자전과 공전이 가능한 것은, 회전에 따라 발생하는 원심력 때문이다.

우주는 그만두고, 태양계만 생각해도 태양의 열과 빛의 힘으로 태양계가 변화하고, 특히 우리가 사는 지구에는 사람을 비롯한 무수한 생명체들이 생명을 얻고 또 살아가고 있다. 지구의 중력이 미치는 최대의 지역이 대기권으로 공기(가스)로 가득 차 있다. 대기권을 벗어나 공기가 없으면 중력이 존재하지 않는 무중력 상태가 된다.

태양의 빛과 열을 받아 공기 중에 충만한 에너지 생명력을 천기라 한다. 아무리 잘 먹고 혈액 순환이 잘되고 심장이 건강하게 박동한다 해도, 숨(호흡)을 통해 공기(산소), 즉 천기를 받아들이지 못하면 죽고 만다.

지구의 자전을 통해 밤과 낮이 바뀌고 공전을 통해 계절이 바뀐다. 낮의 밝음과 따스함은 밤의 어둠과 으스스한 찬 기운과 교차된다. 태양의 열기를 받은 양기와 어둠의 그늘에 깃든, 냉기에서 오는 음기, 양기로 밝은 하늘과 음기를 품은 땅, 이 둘이 만나 조화를 이룸으로 생명이 태동하고 자라게 된다.

모든 생명체가 그렇듯이 인간도 암수, 여자와 남자, 요철, 음과 양의 기운이 하나로 조화를 이루어 새 생명으로 탄생하고 성장하며 살아가게 하는 동력이 된다.

어머니(여자)와 아버지(남자), 음기(-)와 양기(+)가 만나 사랑을 나눔으로, 사랑의 행위를 함으로 너와 내가 생명의 기운(사랑)을 받아 태어난 것이다. 그 기운을 우리는 생기, 원기라고 부른다. 생기는 생명의 기운 곧 음양이 하나 된 사랑 (태극)의 기운이다.

생기가 넘칠 때 정기가 맑고 진기가 충실할 때 뼈와 살이 윤기가 나고 호흡을 통해 받아들이는 천기와 음식을 섭취하여 소화시켜, 위기로 얻는 곡기를 통해 혈기(생기)가 왕성해지며 넘치는 원기 등을 모두 기라고 말한다. 즉 에너지다.

인간의 몸속에 흐르고 있는 생체전기는 9-10ua(약 9V)의 극히 미약한 에너지 이지만 이것마저도 영원히 간직하고 살아남을 수 있는 것이 아니다.
9V짜리 건전지와 같이 부모로부터 받은 원기, 즉 생기는 주어진 형체(몸)를 지탱하고 보존하며 곡기와 천기를 받아들여 재충전함으로 늘 적정의 에너지를 간직하고 유지해야 한다. 사람이 병들어 먹지 못하거나 숨을 제대로 쉬지 못하면 에너지가 4-5ua로 줄어들며 사람의 형체도 부실해진다.

죽음이란 원기, 즉 건전지에 충전된 전기 에너지가 다 소모되어 기를 완전히 잃어버린 것이다. 아무리 건장한 육체라도 생기를 잃으면 장마에 흙담 허물어지듯 무너지는 것으로 생기 없이 형체가 홀로 존재할 수 없으며 아무리, 대기권에 천기와 땅 위에 피어오르는 지기로 생명의 기운이 가득 차 넘쳐도 생명의 존재, 형체가 없으면 그 기가 깃들일 곳이 없는 것이다.

허공중에 떠돌던 음기와 양기가 기류의 변화에 따라 서로 만나 우르릉 꽝! 하며 엄청난 천둥소리와 함께 번갯불을 일으키며 벼락을 때리는, 쓸모없는 에너지의 몸부림만 있을 따름이다.
원기 왕성, 혈기 왕성하다는 것은 우리 몸속 각 장부의 기능이 좋아서 비위는 위기로, 곡기를 잘 받아들이고 폐는 폐기로, 천기를 받아들여서 혈액 순환이 말초 세포에까지 잘되므로 생성된 에너지를 진기로, 원기를 저장하고 신장과 방광을 통해 찌꺼기를 잘 걸러내어 신기로 뼈를 채우고 척추를 보존한다.

심장은 편안한 심기로, 정기를 맑게 하여 두뇌의 회전을 원활하게 해주어 총명을 밝혀주고, 사지운동을 자유롭게 하며, 심혈의 생기는, 피부 표면에 넘쳐나 윤택하고 건강한 색을 유지한다.

건강한 신체에 건전한 정신이 깃든다는 말이나 마음(심기, 정신)을 다스리면 온몸이 편안해진다는 것은 결국 같은 말로 음기와 양기, 몸과 정신(마음)이 서로 조화를 잘 이루어야 건강하다는 말이다.

양기가 넘쳐나고 음기가 부족해도 병이요. 열(화)기가 성하고 냉(물)기가 부족해도 병이며 반대로 음기와 냉기가 성하고 양기와 열기가 약해도 병이 된다.

육신이 건장해도 마음의 근심과 염려와 불만이 쌓이면 그 형체가 힘을 못 쓰고 비실거리게 되는 것이다. 모든 병은 넘치는(과) 것과 부족한(모자람) 것에서 일어나는데 세상의 죄악도 마찬가지로 과욕과 채워지지 않음(부족)에서 비롯된다.

생명체에게 있어서 최고의 에너지는 사랑의 기(힘. 생기)이다. 편애는 모자람이기보다 한쪽으로 치우친 잘못된 사랑의 방식인 것으로, 편식이 인체의 영양 불균형을 가져오듯, 정신의 조화를 깨트린다. 그 결과는 사랑의 부족(결핍)으로 일어나는 반동 현상으로 좌와 악을 정당한 것처럼 주장하며 행하게 된다.

사랑은 생명을 주는 것이요. 살 수 있는 원기이며 살아가게 하는 원동력인 생기다. 사랑의 행위로 빚어진 흙덩이(형체)에 생기를 불어넣으니 생령이 되었더라.

사람은 사랑의 씨알(하늘 씨앗)이요. 사랑(하나님)의 자녀인 것이, 하나님께로부터 사랑으로 태어난 존재이기 때문이다.

사랑은, 사랑이 무엇인지 제대로 아는 자만이 참사랑을 할 수 있다. 자신을 사랑할 줄 아는 자만이 다른 사람을 사랑할 수 있고, 사랑을 사랑하는 자가 사랑을 나누며 베풀 수 있다. 실제로 사랑은 나누고 베푸는 것이 아니라, 사랑이 충만하여 넘쳐나 흘러가는 것이다.

그 사랑은 외모나 귀천이나 성별이나 빈부를 따지지 않고, 종족과 혈연 등 계급과 관계를 따지지 않는다. 그러고 보면, 이 세상이 죄와 악이 가득 차고 아귀다툼이 끊이지 않으며 행복보다 불행이 더 많은 이유를 알만하다.

사랑이 없기 때문이다. 서로 사랑하지 않기 때문이다.

사랑은 소유하는 것이 아니라 사랑하는 것이다. 사랑은 욕심을 부리는 것이 아니라 욕심을 버리는 것이다.

믿는다는 것은 사랑한다는 것이요. 믿는 것은 사랑하는 것이다. 욕심은 사랑을 저버리고 믿지 못한다. 사랑이 없고, 사랑하지 않기 때문에 믿지 못한다.

사랑하지 않으면 기가 통하지 못한다. 기가 통하지 않는 것을 우리는 "기가 막힌다."라고 말한다. 기가 막히면 믿지 못하게 되고 믿지 못하므로 불안에 떨게 되는 것이다. 우리는 다른 사람의 기가 막히지 않도록, 다른 사람으로 내 기가 막히지 않도록 서로 사랑해야 하고 사랑함으로 마음이 통하고 뜻이 하나 되는 소통을 해야 한다.

세상에 죄악과 불행이 많은 것은 사랑(하나님)을 제대로 알지 못하고, 자신조차 사랑할 줄 모르는 사람들이 남을 사랑한다고 설치기 때문이다. 자기 것, 자기편으로 만드는 것이 사랑인 줄 알기 때문이다.

다른 이의 행복과 기쁨을 위해 자신을 희생하는 것이 사랑이요. 사랑을 나누는 것이고, 사랑하는 것인데 말이다. 세상의 죄와 악과 불행은 잘못된 사랑, 충족되지 않는 사랑, 이기적인 사랑과 진정한 사랑의 결핍에서 오는 당연한 결과다.

사랑을 주어도 행복하지 못하고 불행한 것은 사랑은 일방통행이 아니기 때문이다. 내 사랑을 상대가 받아들이고 너의 마음을 열고 서로 사랑을 주고받아야 완전한 사랑이다. 사랑은 무조건 주는 것은 절대 아니다. 손뼉이 마주쳐야 소리가 나듯 서로 주고받고 나누어 충족되어야 행복한 사랑이다.

인체의 기는, 곡기를 통해 얻어지는 에너지, 힘과 생체전기인 생기와(동방결절의 심장박동) 호흡을 통해 받아들이는 산소와 천기의 에너지(공기 흡입을 통해)인 생기의 둘로 나눌 수 있는데, 이 둘 중 어느 하나가 부족해도 병이 되고, 완전히 소모되거나 외부로부터 받아들여 재충전이 안 되면 사망한다.

전기가 들어오려면 -와 + 선이 나란히 서로 연결되어야 하듯이, 코로 대기 중의 충만한 천기를 받아들이듯이 사람의 몸과 마음도 눈과 눈빛으로 손과 손을 맞잡음으로, 손 발가락 끝의 지압을 통해서 사랑의 따뜻한 기운, 생기가 강한 자에게서 넘쳐나서 약한 자에게로 전해지는 것이다.

전기가 강(-)에서 약(+)으로 흘러, 반짝하고 불이 밝혀지듯이 사람의 생기도 전율을 느끼며 마음의 의욕과 고마움과 따스함의 생기를 되찾게 되는 것이다.

‖ 기체

인체에는 5대 순환 작용이 있는데, 혈액 순환, 림프 순환, 신경 순환, 기 순환(공기와 에너지의 순환) 작용, 음식을 먹어 입으로 들어가 위, 소장, 대장 등을 거쳐 영양을 섭취하는 소화 대사 순환 작용이 있고, 신장과 방광, 항문을 통해 찌꺼기를 배설하는 배설작용이 있다.

5대 순환 작용이 잘 안되면 기가 막힌다. 기가 막히면 기운이 없고, 저리고 마비가 오며 손발이 차 진다. 이것이 바로 기체, 기가 순환하지 못하고 정체된 것을 기체라고 한다.

인체에는 3가지, 기가 있어 순환 작용을 한다.

첫째는 혈액 순환 작용인 생체전기를 말하고
둘째는 정신력과 마음의 기운인 신경 순환인 뇌 신경의 기이고
셋째는 산소를 폐와 혈액, 온몸의 세포에 공급하는 공기 순환의 기다.

이 세 가지, 기는 서로 긴밀하게 연결되어 상호작용을 하는데, 공기 순환이 잘 안되면 기체 현상이 일어나 토하거나 식체, 급체 등 혈액 순환 정지로 나타나고 소화불량 등을 일으키는 만성 정체로 이어지고 생체전기가 약해져 모든 만성병의 원인이 된다.

인체의 기가 흐르는 길은 네 가지가 있다.

1) 심장 동방결절의 박동으로 발생하는 생체전기의 힘으로 영양과 산소를 말초 세포까지 실어 나르는 혈기, 혈액 순환과 말초 세포에서 영양분을 산소로 태워 열을 발생시켜 에너지(힘, 기운, 생기)를 얻게 하고 체온을 유지시켜주는 세포의 신진대사 순환을 완성하는 혈액 순환
2) 뇌 신경의 지시를 받아 말초까지 자극과 명령이 전달되어 반응하고, 말초의 자극을 뇌 신경에 전달하여 반응하고 행동하며 통증과 쾌감을 느끼게 하는 심기, 경락의 신경 순환
3) 외부로부터의 자극에 민감하게 반응하여 피에 앞서 달려나가 충격에 대응하고 상처의 바이러스와 싸워 감염을 막아 상처를 보호하고 독소를 해독하는 면역액의 림프 순환
4) 산소는 혈액을 타고 말초까지 가지만 나머지 공기는 폐와 기관지, 식도와 위를 통해 소화 기관을 통과하여 가스로, 항문으로 배출되고 피부를 통해 흡입되어 체온을 조절하는 공기 순환이다.

이 네 가지 순환이 사람으로 생기를 유지하며 살게 하는 힘, 에너지로 한 마디로 생기라 하는데, 여기에 마음에 용기와 믿음을 불러일으키는 사랑의 기를 합하여 인체의 다섯 가지, 기 순환 작용이라 한다.

인체에는 세 가지 체하는 것이 있는데

1, **식체** – 소화 기관에 문제가 생겨 음식이 식도나 위에 머물러 소화되지 않아 복통을 일으키는 것을 식체라고 한다. 식체에는 숨을 못 쉬게 꽉 막히는 고통과 혈액 순환이 정지되어 버리는 급체와 소화불량으로 배가 살살 아픈 늦체가 있고, 급격한 복통을 일으키는 식중독 등이 있다.

급체나 식중독의 경우에는 상황이 긴박하나, 손가락 응급처치로 의외로 쉽게 해결이 된다. 역시, 늦체의 경우도 소화 기관이 좋아지는 지압을 꾸준히 하면 쉽게 좋아진다.

2, **울체** – 마음의 상처를 받거나 외로움과 소외감, 사랑의 결핍, 자신감의 상실로 인한 삶의 의욕 상실, 또는 실연과 배신에 의한 인간관계에서 믿음의 상실, 불우한 가정환경과 사회 부적응 등으로 인해, 심한 우울증에 빠져 자포자기하고 심하면 자살을 시도하기도 하고, 다른 사람에 대한 적개심으로 나타나기도 하며, 폭력이나 자학에 빠지기도 하는 울체가 있다. 곧 우울증이다.

극심한 스트레스를 받아 바로 해소하지 못하고 오래 계속되면 식사도 못 하고 소화를 시키지 못하며 간이 찌그러지는, 간 울체에 빠진다. 빨리 치료하지 않으면 간 기능 이상으로 담즙이 넘쳐나 황달이 심하게 나타난다.

3, **기체** – 기체는 두 가지로 식체는 음식물이 내려가지 않고, 식도와 위 사이에 걸리거나 위가 움직이지 않아, 정체된 상태다. 식체의 원인은 기, 즉 공기가 위 상부와 가슴 부위에 정체된 기체 상태다.

또, 정신적 스트레스와 혈액 순환과 림프 순환장애로 영양분이 온몸의 세포에 골고루 전달되지 못하는, 기, 에너지가 어느 한 곳에 정체하여 전신에 원인 모를 통증을 일으키는 것이 기체다.

한방에서 수승화강이라 해서 물(냉기)은 위로 잘 올라가 상부의 열을 잘 식혀주고, 화(열기)는 아래로 잘 내려가서 하복부를 따뜻하게 해주는 음양의 순환이 잘되어야 건강하다고 하는데, 그것은 잘못된 말이다.

옛날에는 화(열)는 심장이 주관하고, 물(냉)은 신장이 주관한다고 생각해 왔기 때문이다. 열은 우리 몸의 화학공장인 간과 전신의 말초 세포에서 발생하며, 물(체액과 혈액)의 순환은 림프액을 만드는 비장에서 주관한다.

그리고 우리 몸의 열, 즉 에너지는 심장과 간장에서만 발생하는 것이 아니고, 몸 전체의 말초 세포에서 영양분을 산소가 태우므로 발생 되는 것으로, 혈액 순환을 비롯한 인체의 4대 순환 작용이 잘되어야 건강할 수 있다.

또 하나 기의 정체는 우리 몸이 코로만 호흡하는 것이 아니라, 전체 피부와 입을 통해서도 숨을 쉬고 공기가 유입되고, 특히 밥을 먹을 때 공기가 음식물과 함께 식도와 위로 들어가고, 음식물이 위에서 소화되는 과정에서 발생하는 가스도 문제가 된다. 방귀가 그래서 소중하고 귀한 것이다.

우리가 유아에게 젖을 다 먹인 후에 품에 안고, 등을 두드리거나 문질러주는 것은 기가 막히거나 역류(토함)하는 것을 예방하기 위해 트림을 하게 하는 것으로 기를 잘 통하도록 뚫어주는 것이다.

그것은 너무 급하게 먹거나 우유병 속에 들어있던 공기가 우유와 함께 넘어가다가 식도에 진공 방울이 만들어지면, 흐름이 막히고 정체되어 토하게 되기 때문이다. 우유를 마시며 함께 마신 공기를, 트림을 통해 빼주는 것이다. 그것은 식체의 원인이 기체에 의해 일어나기 때문에 체하거나 토하는 것을 예방하기 위함인 것이다.

더 이해하기 쉽게 설명하자면 주사를 놓을 때 앰풀에서 주사기에 약을 뽑은 후, 주사기 바늘을 위로 향하고 한두 방울의 약물을 뽑어내는 것은 주삿바늘 속에 공기가 들어 있으면 혈관에 주사를 놓을 때, 공기 방울(기포)이 가로막아 약물이 들어가지 않기 때문에, 주사 놓기 전에 공기를 빼는 것과 같은 이치다.

이처럼 기체는 공기의 순환이 잘 안되어 인체의 어느 부위에 막혀 있는 것인데, 식체에서 급체의 경우 꽉 막히면 바로 사망에 이를 수도 있지만, 손가락 지압 응급처치로 2분 안에 간단하게 해결된다.

식체에서 늦체의 증상이 소화가 안되고 위가 살살 아프며 복통이 자주 일어나듯이 가슴 부위가 체한 것처럼 답답하고, 물만 마셔도 걸리는 것 같고 맺히며 경추 밑, 흉추 2, 3, 4번 부위가 아프며 어깨와 등 쪽으로 저림과 통증이 번진다.

사람에 따라서는 딸꾹질이 자주 나고 호흡곤란이 가끔 나타나며 두통과 심통이 나고, 늘 불안감과 짜증이 나며 건강이 대체로 좋지 않다.

이제까지 기체를 치료하기 위해 여러 가지 방법으로 시도해 왔으나 큰 효과를 얻지 못하고, 기체에는 약이 없다는 말까지 생겨났다.

‖ 기체의 치료

1) 환자를 의자에 앉히고, 팔꿈치를 옆구리에 대고 양손을 대각선으로 어깨에 대게하고, 등 뒤에 서서 환자와 호흡을 맞춘 다음, 양 손바닥을 환자의 양 팔꿈치를 잡고 몸에 밀착시켜, 함께 5초 동안 숨을 들이마시며 위쪽으로 당겼다 놓으며 숨을 내쉰다.

한 차례 호흡을 고르고 나서 다시 반복하여 1회에 5번 실시한다. 1-2회에 대부분 기체가 풀린다. 매일 한 차례씩 해주면 날로 좋아진다.

2) 특히 급체 시에 양손 5지와 4지 손톱 끝부분을 강하게 지압한다. 3지 1마디 선에서 3마디 선까지 골고루 지압한다.

3) 원인 모를 온몸 통증에는 양손 4지, 5지와 3지를 끝 마디부터 뿌리까지 상하좌우로 골고루 지압하여 통증점을 찾아 통증이 없어질 때까지 지압한다.

4) 손가락 기본 건강지압을 1일 3회 실행한다.

기체 치료의 중요성은 기(공기)가 체하여 막히면 인체의 모든 5대 순환 작용이 막혀 멈추기 때문이다.

‖ 기체조

기공이나 도인 법은

1, 호흡조절 2, 정신집중 3, 침 삼키기 4, 손가락 지압(기충전) 5, 복식호흡과 단전호흡 등으로 기를 저장하여 음양의 기를 조절하여(조화) 순환시키는 운동 법이다.

천기를 받아들이기 위해

1) 두 팔을 45도 각도로 벌려 들고 열 손가락을 하늘을 향해 안테나처럼 뻗치고 좌우로 흔들어 대기 속에 충만한 천기(음양의 기운)를 받아들여 새 힘을 얻는다.

20회 하면 손끝에 전율이 느껴지며 약해진 생체전류가 가득 충전된다.

다음엔 두 팔을 내려 반쯤 구부린 채로 손가락을 펴고, 손가락 끝에 힘이 들어가도록 탁탁 털어주어 사기와 피로를 털어낸다.

2) 코로 숨을 하복부가 부풀어 오르기까지 가슴을 쫙 펴며 깊이 5초 동안 들

이마시고, 7초 동안 천천히 길게 내쉬며, 오장에 남은 찌꺼기인 사기와 나쁜 가스를 내뿜는 심호흡을 하고, 5초 동안 숨을 멈추고 배꼽 아래 단전에 힘을 주어, 기를 모은다.

이것이 단전호흡으로 1회에 10회, 10회 실시한다. 이 두 가지 운동을 1일 2회 하면, 모든 잔병의 예방은 물론 최상의 건강을 유지할 수 있다.

‖ 복식호흡(심호흡)과 건강

인체의 호흡은 코와 입 피부의 숨구멍으로 하지만, 일반적으로 호흡하면 코를 통해 기관지를 거쳐 폐로 가스 교체 작용을 말한다.

호흡을 통한 인체의 가스 교체는

들숨(흡식)에서는 78%의 질소와 21%의 산소, 1%의 탄산가스와 습기 및 흔적의 에델가스를 들이마시게 된다.
날숨(호식)에서는 78%의 질소와 15%의 산소, 4%의 탄산가스와 3%의 습기 및 에델가스를 내뿜는다.

호흡을 통해 폐에 흡수된 산소는 폐에서 혈액에 공급된다. 혈액에 공급된 산소 중 3%는 혈장 속에 녹아들고 97%는 적혈구가 싣고 말단 세포에 배달되어 말초혈관에서 내뿜는 혈액 속의 영양소를 태워 에너지를 만들어낸다.
탄산가스 역시 10% 정도가 항상 혈장 속에 녹아 있고 날숨 때 4% 정도를 다시 체외로 배출시킨다.

우리 인체에는 **산성과 알칼리성의 비율 균형**과 함께 혈액 속에 **산소와 탄산가스의 비율 균형**이 항상 적당히 유지되어야 한다. 그 비율이 깨지면 건강에 이상이 생겨 급격한 노화현상이나 중병이 발생하고 생명의 위급상황이 나타나기도 한다.

복식호흡은 횡격막 호흡으로 심호흡이라고도 한다.

들숨에서는 아랫배가 나오도록 깊이 들이마시고 날숨에서는 천천히 길게 내뿜는 호흡운동이다.

어린아이 때에는 누구나 횡격막 호흡, 즉 배가 볼록하게 나왔다 들어갔다 하는 복식호흡을 하여 기관지와 폐가 성장하고 튼튼해진다.

복식호흡은 코어근육이라고 말하는 등과 배의 십자인대를 튼튼하게 하여 흉막과 복막을 단련해 주고 척추 근육을 유연하게 하여 허리 통증을 없애고 복근을 만들어 뱃살을 빠지게 한다.

걷기 시작하면서 복식호흡과 흉식호흡을 함께 하다가 흉막이 발달하면 흉식호흡으로 바뀐다.

흉식호흡은 코로 기관지, 가슴과 폐까지만 들이쉬고 내쉬는 얕고 빠른 호흡이다.

복식호흡은 흉막뿐 아니라 복막이 팽창하도록 깊고 느린 호흡이다. 성인의 보통 흉식호흡은 1분에 16-18회 정도이고 복식호흡은 6-8회 정도 숨을 쉰다.

흥분했거나 숨이 찰 때, 강한 스트레스나 정신적 충격을 받았을 때는 즉시 1분에 5회 정도의 깊고 긴 복식호흡을 2분간 하면 안정을 찾을 수 있게 된다.

건강한 사람은 깊고 느리고 고르게 숨을 쉰다. 따라서 깊고 느리고 고르게 쉬는 호흡을 익히면 건강해질 수 있다.

49. 임신부의 영양 관리

언제인가부터 결혼한 여성들이, 임신을 하게 되면 태교에 관심을 보이기 시작했다. 그래서 약삭빠른 상혼들은 재빨리 태교에 관한 책들과 장난감들을 홍수처럼 쏟아 내놓았다.

좋은 음악과 독서, 선한 생각과 마음가짐과 착한 행실, 바른 몸가짐과 꾸준히 하는 가벼운 운동, 골고루 영양 섭취 등, 틀린 것이 하나도 없다. 그러나 가장 중요한 입덧의 해결 방법은 모른다.

임신하면 가장 먼저 떠오르는 것이 입덧(임신구토, 멀미)이다. 임신해서 입덧을 전혀 하지 않는 여성은, 전체의 10% 정도이고 대부분이 입덧으로 고생하는데, 그중 10-15%는 아주 극심한 입덧으로 태아와 산모의 건강까지 염려해야 할 정도다.

처음엔 음식 냄새만 맡아도 구역질이 나고 먹으면 토하기도 하지만, 어떤 특정한 음식은 입에 맞고 평소에 좋아하지 않던 음식이 당기고 잘 먹게 되는 일이 생긴다. 그것은 복중 아기의 생명이 만들어지고 자라는 데 꼭 필요한 영양소가, 평상시 섭취 부족으로 산모의 혈액 속에 부족하기 때문이다.

또 이러한 임신 중의 편식은 태어날 아기가 모태서부터, 편식하므로 생후, 자라면서 심한 편식성이 되고 많은 사람이 앓고 있고, 잘 치료되지 않는 편두통이 바로 편식에서 시작되는 것이다. 그러므로 초기 임신부에게 가장 중요한 것은

1) 입덧의 빠른 치료로 여러 가지 음식(영양분)을 골고루 먹어서 태아의 편식 성향을 없애고 영양의 편중으로 인한 인체의 이상이나 기형과 질병, 발육 부전을 미리 예방해야 한다.

2) 임신한 사실을 안 날로부터 즉시 모든 음식이나 음료수를 따뜻하게 먹어야
한다. 너무 뜨겁거나 찬 음식, 또 너무 자극적인 짜고 맵고 너무 신 음식은
태아보다는 임신부의 건강을 해친다. 특히 치아와 위를 상하게 한다.

임신부의 치아에는 뜨겁고 찬 것이 제일 해롭다.
복중 태아에게 칼슘과 철분, 단백질이 필요하여 공급하다 보니 엄마의 치아
에 영양 공급이 부족하게 되어 잇몸까지 들뜨게 된다.

특히 치아 관리에 주의할 점은 질긴 고기나 억센 채소를 삼가고 양치질도 식
후, 30분 후에 하며 부드러운 칫솔을 사용하여 살살, 5분 정도 골고루 닦는다.
치실이나 치간 칫솔은 잇몸을 상하게 할 수 있으므로 임신을 확인한 후부터 출
산 후, 6개월까지는 사용을 금한다.

3) 아래에 자세히 설명하겠지만 요즘 많이 나타나는, 요오드 섭취 부족에서
오는 갑상샘 기능 저하증은 임신 초부터 시작되어 산모와 아기에게 영향
을 준다.

다행히도 우리 조상들은 산모가 아기를 낳으면 미역국부터 대령하여, 아기에
게 빼앗긴 칼슘과 요오드를 빨리 보충해 주는 지혜를 가지고 있었다.
그러나 이제는 임신을 계획한 날로부터 매일 김 2장 이상, 미역국 1주일에 5
그릇 이상, 다시마 국물 이용 등 확실하게 관리해야 한다.

임신을 계획하는 여성이나 임신 초기의 임신부들은 무엇보다 영양 섭취에
관심과 주의를 집중해야 한다.

모든 영양분을 골고루 섭취해야 하며 특히 가족력이나 전 출산에서 척추 기
형이나 저체중아, 조산아, 신경계통 기형아, 빈혈(철분 부족), 당뇨증 산모, 갑상

샘 기능 저하증 등의 경우에는 철분제와 엽산제, 갑상샘약 등과 이를 치료 개선할 수 있는 음식을 매일 충분히 챙겨 먹어야 한다.

임신부에게 꼭 필요한 영양소는 엽산, B3(Choline), B2, B7, B9, 비타민 D와 E 칼슘과 철분, 요오드 등인데 음식으로 달걀과 간, 시금치와 녹황색 채소, 버섯, 생선과 우유, 콩류와 딸기, 아스파라거스, 쇠고기 김과 미역, 멸치 등을 골고루 잘 먹어야 하고 1일 최소 1시간 이상 햇볕을 쫸다.

‖ 1. 엽산(Folsaure, B9)

엽산은 비타민 B군의 아홉 번째 비타민이고 물에 녹는 수용성으로 엽산염, 폴릭엑시드(Folicacid), 플라신(Flacin) 등으로 불린다.

작용 - 신경의 화학물질인 노르에피, 네프린과 세로토닌을 합성하는 데 보조제로 꼭 필요하며 뇌의 기능을 정상적으로 발달시키는 데 도움이 된다. 비타민 B3와 함께 신경 조직의 구성과 성장을 촉진 시키므로 부족하면 신경 조직과 뇌 기능이 발달되지 못해 미숙아나 저능아, 기형아를 낳고, 성장 후에도 고혈압, 정신장애와 만성 질환과 틱 장애와 공황장애 그리고 치매가 일찍 올 가능성이 있다.

무엇보다 신체적 정신적으로 박약하고 미숙하여 장애를 갖고 태어나면 부모와 장애 아동의 평생 힘들고 불행한 인생이 시작되기 때문에 임신계획과 엽산 섭취를 동시에 진행해야 한다.

피를 만드는 조혈작용을 촉진 시키므로 척수의 기능을 정상적으로 발달시키는 데 도움을 준다. 부족하면 백혈구가 적게 만들어져 백혈구 빈혈로 면역기능이 떨어진다.

엽산은 태아의 소장과 대장의 장벽을 튼튼하게 만들어준다. 장벽이 튼튼하지 못하면 소아 때부터 과민성 장이 되어 설사를 자주 하게 된다. 또한 대장에서 장 박테리아와 합성되고, 모든 세포분열과 아미노산 신진대사에 관여한다.

약 복용 – 당뇨병, 기형아, 가족력, 척추가 약한 산모는 태어날 아기의 척추 기형을 막기 위해 꼭 복용해야 하며, 유산 경험이 있으면 유산을 예방하고, 이전 출산에서 기형아를 분만한 경우나 허약한 아이를 낳은 경우는 계획 임신으로 부부가 함께 임신 1개월 전부터 먹고 임신부는 임신 후, 12주(3개월)까지 복용하는 것이 좋다.

엽산은 수용성으로 몸에 저장되지 않으므로, 한 번에 많이 먹으면 소변으로 모두 배설되므로 필요량을 매일(0.4mg 400마이크로 그람) 복용해야 하고, 임신부는 평소의 2배가 필요하며. 기형아 분만 위험군은 10배(4mg)까지 복용해야 한다.

엽산은 열에 약하므로 잎채소는(5분 가열 시 50-90% 파괴) 살짝 데치고, 물에 오래 담가두지 말고 흐르는 물에 빨리 씻는다. 육식으로는 닭의 생간 1일 1/2컵(0.54mg)과, 소간 1/2컵(0.18mg)을 먹는다.

음식은 채소와 고기에 다 함유되어 있으며, 특히 검푸른 잎채소와 밀보리 싹(엿기름), 밀가루, 비어 혜페, 간, 우유 등에 많이 들어 있다.

가족력이나 당뇨 등, 위험군이 아닌, 건강한 산모에게는 꼭 필요하지 않으나 계획 임신으로 더 건강한 2세를 낳기 위해, 임신 준비 단계부터 임신 1개월 전부터 부부가 함께 매일 음식으로 섭취하는 것이 좋다.

무엇보다 태아의 신경 조직이 4주 안에 완결되므로 약 복용도 임신 1개월까지는 800mg 이상을 섭취하고 임신 12주까지 복용하는 것이 가장 좋다.

‖ 2. 요오드(Jod)

요오드는 갑상선 호르몬의 원료로 성장발육을 촉진하고 신진대사를 활성화한다.

우리나라에서는 출산 후에 미역국을 먹는 것으로 태아에게 공급되어 부족해진 칼슘과 요오드를 산모에게 보충해 준다고 생각해 왔으나 실제로는 임신 초기부터 매일 김 2장 이상, 1주일에 미역국 5그릇 이상 먹고 다시마와 멸치 1일 15개, 간 요리 등을 꾸준히 먹어야 태아의 정상적인 성장과 임신부의 건강을 지킬 수 있다.

더 좋은 것은 계획 임신으로 임신 2-3개월 전부터 엽산과 요오드가 풍부한 음식을 꾸준히 먹는 것이다.

특히 주의해야 할 사항은 요오드를 섭취한다고 보조식품인 다시마 환을 먹어서는 안 된다. 다시마 환은 너무 많은 양의 요오드 성분을 다량 섭취하게 되어 오히려 아이와 산모가 갑상선 기능 저하증이 되기 때문이다.

‖ 3. 칼슘과 철분

칼슘은 뼈를 구성하고 신경 기능을 조절하며 골다공증을 예방하고 철은 혈액 구성 요소로(혈색소와 적혈구) 빈혈을 예방한다.

음식으로 - 멸치, 우유, 등 푸른 생선, 달걀, 요구르트, 붉은 살코기, 두부, 미역 등을 매일 적당량 먹는다.

임신 초기 증상 - 초기 - 1-3개월(12주)

　　　　　　　　　중기 - 4-6개월(13-26주)

　　　　　　　　　말기 - 7-10개월(27-40주)

임신 초기에는

1) 피로감을 느낀다. - 자주 졸린다.

2) 유방이 팽팽해진다.

3) 냄새에 예민해지고 멀미와 구토가 시작된다(모든 임신부의 30-60%). 정신적으로 임신에 의한 신체적 변화에서 오는 생리적인 거부감과 임신에 대한 기쁜 감정이 교차하면서 심리적인 불안정으로 인한 구토인데 대개 임신 16주쯤엔 스스로 가라앉는다.

‖ 입덧의 치료

1) 임신 멀미와 구토(입덧) 시는 양손 5지 3혈을 +자로 자극하고 각혈을 손바닥 쪽으로 30번씩 비벼준다.

2) 소화 기능이 좋아지는 손가락 건강지압을 1일 3회 실시하고, 심할 때는 양손 5지 3마디 선 3혈에 은색 서암봉, 5지 2마디 선 3혈에는 금색 서암봉을 붙인다.

씻거나 손을 물에 넣어야 할 때와 잘 때는 떼어두고, 멀미가 완전히 가라앉을 때까지 항상 붙여둔다.

3) 입덧이 심할 때는 조금씩 자주 먹고 이른 아침 멀미 시에는 토스트를 약간 타게 구어, 차(Pfeffer minz, Kamilen)와 함께 침대에 앉아 아침 식사를 한 후에 일어난다.

4) 입덧으로 인한 편식은 복중 태아의 영양적 편중을 가져오고 태어난 후, 편식의 원인이 되므로 임산부는 되도록 빨리 입덧을 치료하여 영양을 골고루 섭취하므로 산모의 건강은 물론 태아의 건강과 출생 후, 아이의 편식을 없

게 하므로 편두통까지 예방하는 지혜를 발휘해야 한다.

5) 임신 초기에는 비타민 A는 약으로는 복용을 금한다. 비타민 A가 초기 태아
   의 형성에 해가 되기 때문이다.

또 변비가 되기 쉬우므로 섬유질이 많은 짙은 녹황색 채소와 과일과 1/2L 이
상의 우유와 두부 1/2모, 1주일에 2회 이상의 생선과 매일 2L 이상의 물을 충
분히 마신다.

생수와 설탕을 넣지 않은 약차와 과일 차 등을 많이 마시고, 많은 양의 커피
(2잔 이상)는 철분, 칼슘, 징크 등의 섭취를 방해하므로 최소량(1잔)으로 줄인다.

6) 태아가 필요한 칼로리의 양은 1일 300kcal 정도다. 임신으로 인한 탐식증
   으로 과식하면, 오히려 태아와 산모에게 모두 해롭고 산 후, 비만증의 직접
   적인 원인이 된다. 임신 말기에는 세 끼 식사를 부드러운 음식으로 5-6끼
   로 조금씩 나누어 먹어 위장의 부담을 덜어준다.

* 가장 중요한 것은, 임신부는 열심히 일하고 운동하며 움직여야 한다. 안정
  은 마음의 안정이지 몸의 나태가 아니다. 움직이지 않고 누워서 몸을 편히
  쉬면 2주 만에 근육 20%가 감소한다. 임신부의 건강이 망가지고 태아까지
  약해진다.

50. 치주염, 잇몸병(풍치)

이가 아픈 원인은 충치 때문으로 알고 있지만, 대부분은 잘못된 칫솔질에 의
한 잇몸이 상하고 닳아 이 뿌리가 나오고 잇몸에 생긴 염증 때문이다. 충치의
원인은 단 음식을 많이 먹고 이 청소를 제때에 하지 않기 때문이다.

서양이나 일본은 음식이나 과자, 케이크와 음료수를 너무 시고 달게 먹어서 치아가 약해지고 이가 약해지니까 너무 부드러운 음식을 좋아하다 보니 치아가 점점 더 약해질 수밖에 없고 잇몸 염증과 치주염으로 치아가 빠지는 경우가 흔하게 되었다.

치통의 원인 - 치통의 가장 큰 원인은 잘못된 칫솔질에 있다. 흔히 3. 3. 3이라고 해서 하루 3번, 식후 3분 안에 3분 이상 이를 닦으라는 말인데 틀린 것도 아니지만 꼭 맞는 방법도 아니다.

치통과 치주염의 원인은
1) 양치질을 잘하지 않아 충치가 생겨서이고
2) 너무 세게 닦는 잘못된 양치질 때문이며
3) 4주 정도 사용하면 바늘 끝처럼 날카로워지는 칫솔모 때문이다.

‖ 올바른 양치 법

1) 아침에 일어나면 밤새 올라온 찌꺼기들로 입안이 텁텁하고 가래가 끼고 역겨운 냄새가 많이 나서 혓바닥과 입천장 등 골고루 닦아내야 한다. 식후 칫솔질은 무엇을 먹었는가? 하고 관계가 있다.

신 김치나 식초가 많이 들어간 회와 탄산음료를 마신 후에는 3분 이내의 칫솔질은 아주 해롭다. 강한 산성에 의해 석회질인 이가 무르고 약해져 있기 때문이다. 생수나 숭늉 등으로 충분히 입을 헹구어 삼키고 적어도 30분 후에 칫솔질하는 것이 좋다.

그리고 식후는 물론 잠자리에 들기 전에는 꼭 칫솔질해야 한다. 그러므로 칫솔질은 1일 5회도 될 수 있다.

2) 가장 중요한 것은 칫솔질하는 방법이다. 칫솔질은 말 그대로 치아 보호를 위한 청소작업이다. 구두 코처럼 갈고 닦아 빛내는 작업이 아니다. 식사로 인해 이와 이 사이에 낀 음식물과 붙어 있는 찌꺼기를 깨끗이 제거하는 것이다.

치아는 힘들여 박박 닦는다고 깨끗해지는 것도 아니요, 냄새가 없어지는 것도 아니며 구두코처럼 광택이 나는 것이 아니다. 오히려 광택이 죽고 잇몸을 상하게 하여 치주염을 일으키고 치통의 원인이 되며 잇몸이 닳아 심하면 이 뿌리와 신경이 드러나, 이가 시고 아프며 이빨 뿌리를 물고 있는 인대에 염증이 생겨 이가 흔들리고 결국 빠지게 된다.

3분 이내에 닦는 것은 음식 찌꺼기를 살살 씻어내어 세균의 먹거리를 없애어 냄새를 예방하는 것이요, 3-4분 이상 닦으라는 것은 찌꺼기를 제거하기 위해 살살, 골고루 혓바닥과 뿌리 안쪽까지 깨끗이 닦기 위한 것이다.

3) 너무 시고 단 것과 차고 뜨거운 것은 이와 잇몸에 자극을 주어 매우 해롭다. 음료수는 될수록 따뜻한 것으로 마시고, 시고 단것을 먹은 후에는 즉시 미지근한 물로 헹구어 마신다.

4) 너무 단단한 것을 억지로 씹거나 병마개 등을 이로 따는 미련한 행위를 해서는 안 된다.

5) 건강한 치아를 위해 닦는 칫솔질이 치아를 망가트리고 잇몸병을 유발하는 것은, 흉기가 된 칫솔과 과격한 칫솔질 때문이다.

바늘 끝 같은 칫솔모로 이와 잇몸을 비벼대니 이가 상하고 잇몸이 상하지 않는 것이 더 이상하지 않겠는가?

칫솔은 3주쯤 사용하면 날카로운 송곳처럼 날이 선다. 3주쯤 사용 후 칫솔모 끝을 1mm 정도 가위로 잘라내고 사용하고 3주쯤 후에 다시 1mm를 잘라내고 사용하면 잇몸 상하는 것과 치주병을 예방할 수 있다.

6) 이와 이 사이가 벌어져 음식 찌꺼기가 끼어서 잘 빠지지 않는 경우가 아니면 치실이나 간이칫솔은 사용하지 않는 것이 좋다.

치실 사용으로 잘못하면 잇몸을 상하여 피가 나고 상처가 생기면 감염이 쉽고 잇몸질환의 원인이 된다. 그리고 억지로 치실을 집어넣어 총총한 이 사이를 벌어지게 만들어 음식 찌꺼기가 더 잘 끼게 만드는 어리석은 짓이다.

7) 또 하나, 술 취해서 이를 닦을 때는 더 조심해야 한다. 술에 취해 너무 세게 칫솔질을 하여 잇몸이 상하거나 다쳐서 피가 나게 되면 쉽게 감염되어 잇몸질환의 원인이 된다. 술을 너무 자주 마셔도 잇몸이 충혈되어 상처가 잘 나고 구내염 등 염증이 잘 생긴다.

치료 – 충치나 염증은 될수록 빨리 치과에 가서 치료를 받아야 한다. 치료 후 진통제는 1-2회 복용하고 손가락 지압으로 통증을 다스린다.

1) 통증 완화에는 미지근한 소금물로 입을 여러 번 헹군다. 솔잎 달인 물을 미지근하게 하여 칫솔질과 헹굼을 여러 번 하면 효과가 있다.

독일제 다이넥산(Dynexan) 이라는 입안 연고가 잇몸과 혀, 입안 상처와 염증과 통증에 효과가 좋아 치주염을 예방한다. 국산 연고도 나와 있다.

2) 구내염, 치주염, 잇몸 염증에는 말린 가지 꼭지 5-6개를 5컵의 물에 끓여 1/2로 달여 굵은 소금을 조금 넣어 1일 2회 입에 오래 물고 있다가 살살 칫솔질한다.

3) 양손 3지 3마디 선 부위를 지압하여 통증점을 찾아 1회에 3분 1일 3회 지압한다. 통증이 심할 때는 통증이 가라앉을 때까지 자주 지압한다. 평소에도 치아나 잇몸이 아프면 즉시 양손 3지 3마디 부위의 통증점을 찾아 통증이 없어질 때까지 지압하여 더 큰 통증과 치주염을 미리 예방한다.

4) 이가 아프지 않은 평소에도 매 양치 후에 양손 3지 3마디 선 부위를 2분 이상 지압한다.

잇몸에 있는 근육 인대가 치아의 뿌리를 꼭 물고 있는데 과격한 칫솔질이나 잦은 잇몸질환으로 인대가 약해지면 풍치, 치주염이 되어 이가 빠지게 되는데, 3지 3마디 선 부위를 칫솔질 후 즉시 매일 꾸준히 지압하면 잇몸 근육 인대가 튼튼해져서 치아를 오래 보존할 수 있다.

5) 모든 병이 다 그렇듯이 입안의 염증이나 잇몸질환도 인체의 영양 섭취 부족으로 면역력이 떨어져서 발생하기 때문에, 골고루 적당량의 규칙적인, 식사와 알맞은 운동과 충분한 수면의 휴식을 생활화해야 한다.

6) 소화를 돕기 위해 양손 4지와 5지 끝 마디를 골고루 지압하여 통증 부위를 찾아 1회 2분, 1일 3회 지압한다.

7) 치아 청소, 즉 스케일링은 1년이나 2년에 한 번만 받는 것이 좋다. 스케일링을 잘못하면 통증이 심하고 피가 나 잇몸병의 원인이 될 수도 있고, 바른 칫솔질로 치석을 막을 수 있다.

8) 입속 세균 종류는 약 500여 종이나 된다. 혓바닥에 낀 치태는 세균 덩어리로 1G당 1,000억 마리 정도의 세균이 있다.

입속 무탄스균은 대표적인 충치 유발균으로 산을 만들어 이를 부식시키고 혈액으로 심장에 들어가고 심내막염 같은 심장병을 일으키기도 한다.

지기반디스균과 포르시시아균은 주로 잇몸질환을 유발한다. 잇몸 사이의 좁은 틈에 들어간 균이 독소를 분비해 잇몸에 염증을 일으킨다.

진지발리스균은 혈관을 딱딱하게 만들어 관상동맥 질환을 발생시킨다.

입속 세균은 식사할 때는 음식물과 함께 위로 내려가 위산에 의해 사멸된다. 식사 후에는 줄고, 말을 많이 하여 입안이 마르거나 허기져 있을 때 세균이 많이 증식하여 냄새가 많이 나므로 물을 조금씩 자주 마셔야 한다.

잠을 잘 때는 침 분비가 20% 이상 줄어들어 침에 의한 이 세정작용이 멈추므로 세균이 가장 많이 번식하는데 특히 입을 벌리고 자면 수분과 침 효소가 줄어들어 세균이 더 많이 증식된다. 그러므로 잠자리에 들기 전에 꼭 이를 닦고 아침에 일어나면 먼저 이부터 닦는다.

충치나 잇몸병에 의해 세균이 혈관을 타고 뇌로 올라가면 뇌수막염과 뇌경색을 일으킬 수 있고 당뇨병도 발생할 수 있다.

51. 하지 정맥류, 림프부종

다리에 푸르거나 검붉은 색으로 거미줄처럼 나타나고 심하면 꽈리처럼 부풀어 늘어져서 튀어나온다. 보기에 흉하고 늘 다리가 피로한 상태이고 통증이 심한 예도 있다.

정맥류는 하지에 발생하기 때문에 하지 정맥류라 한다. 대부분 종아리와 오금 부위에 나타나지만 심하면 발과 허벅지까지 발생한다.

남성보다 여성에게 많은 것은, 생리와 신체적 약함에 심장성(판막 약함) 유전영향도 많다. 가정주부나 주로 오래 서서 일하는 공장이나 제조업, 기계와 부품 조립을 하는 노동자와 간호사들에게 많은 직업병이다.

‖ 치료

1) 보존적 방법 - 독일에서는 압박붕대나 압박스타킹을 1960년대부터 사용하였다. 초기 때 진행을 늦추는 효과가 있으나 완치는 할 수 없다. 수술 후와 임신부와 해산 후, 부종과 림프부종에 효과가 있으나 장시간은 혈액 순환장애로 오히려 해롭다.

2) 혈관경화요법 - 약물요법으로 정맥 내에 약물을 주입하여 정맥벽을 손상해 섬유화와 혈전을 만들어 치료하는 법으로 재발이 많고 여러 차례 반복과 시간이 너무 오래 걸린다.

3) 발거술 - 절개하여 늘어진 정맥혈관을 직접 잘라내어 제거하는 수술이다. 통증이 심하고 회복이 오래 걸린다.

4) 레이저 수술 - 레이저 광섬유를 정맥혈관에 삽입하여 800-1,200°의 열로 혈관을 태워 폐쇄하여 역류를 차단한다.

5) 고주파 수술 - 레이저 대신 고주파 카테터를 넣어 120°의 열로 정맥혈을 폐쇄한다. 레이저 보다 진보된 방법.

6) 베나실 - 시아노아 크릴레이트라는 생체 접착 물질을 사용하여 순간적으로 정맥혈관을 폐쇄하므로 압박스타킹 착용이 필요 없고 통증이 적으며 빨리 회복된다.

7) 클라리 베인 - 혈관경화요법의 약물 주입과 외부적인 기계 자극을 병행하여 순식간에 정맥혈관을 폐쇄하므로 통증이 적고 빨리 회복된다.

‖ 지압법으로

초기나 조금 진행된 때에도 약이나 수술 없이 가장 안전하고 확실한 자가 치료할 수 있는 것이 손 발가락 지압법이다.

1) 손가락과 발가락을 기본 건강지압으로 1일 2회 지압하고 발과 종아리를 마

사지한다.

2) 양손 5지 끝부터 지압하여 통증 부위를 찾아 1일 3회 이상 지압한다. 쉴 때는 발을 높이 올려주는 것이 좋다.

림프부종은 혈액 순환과 림프 순환을 관장하는 비장이 약하고 면역력이 떨어진 사람에게 많으며 특히 신장병과 당뇨 환자에게도 림프부종이 심하게 나타난다. 림프 기관인 비장이 약하거나 병들면 소화불량이 심하고 잘 체하며 복통이 끊이지 않는다.

임신과 출산을 하는 여성에게 많고 온종일 앉거나 서서 일하는 가정주부와 근로자 특히 간호사들과 조립노동자들에게 많다.

현재까지 특별한 치료 방법이 없이 압박붕대와 압박스타킹, 그리고 마사지와 지압과 운동 방법들이 있다.

지압 치료는
1) 기본 건강지압을 1일 3회 실행한다.
2) 양손 4지와 5지를 지압하여 통증점을 각각 3분씩 1일 5회 이상 지압한다.
3) 양발을 손가락 기본지압처럼 1일 3회 실행한다.
4) 양손과 발가락 전체에서 통증점을 찾아 1일 3회 이상 지압하고 다리 부은 곳은 마사지한다.

손 발가락 지압과 마사지는 몸 전체의 혈액 순환과 림프 순환을 활성화하고 모든 장기 특히 위장과 비장을 튼튼하게 해주어 면역력 회복과 치료에 아주 효과적이다.

52. 우울증, 공황장애

사람은 살면서 누구나 주위에서 받는 스트레스에 상처를 입고 잠시 기분이 나빠지기도 한다.

우울증은 잠시 기분이 나쁘거나 속이 상한 상태가 아니다.

원인도 모른 채 우울한 기분에 빠져, 의욕을 잃고 무능감과 무기력, 자신의 가치에 대한 무존재감과 죄책감과 고립감과 허무감에 사로잡혀 심하면 자살 충동을 느끼는 신경질환이다.

흔히 정신질환이라고 말하나 잘못된 표현으로 정신질환은 특별한 경우에만 사용할 수 있다.

정신은 뚜렷한 가치관을 가지고 실천하며 살아서 목표를 달성하고 도덕적으로 모든 사람에게 인정을 받는 상태에 도달한 인격이다. 진리를 깨달아 행함으로 이룬 의요 의로운 가치의 열매다.

그러므로 정신병은 갑자기 어떤 사고나 정신 분열로 인격의 파탄이 일어나고 가치관의 혼돈에 빠진 상태에서 비정상적인(Unnormal) 말과 행동을 하는 것이다.

우울증이나 허무감에 빠져 자살 충동을 느끼는 것은 나, 내가 없기 때문이다. 나는 누구인가? 내가 무엇인지를 아는 정체성을 모르기 때문이요 무엇을 위해 살아야 하는가? 어떻게 살아야 하는 삶의 주체성, 가치관이 없기 때문이다.

가치관이 없는데 완성된 인격이 어디 있으며 사랑하지 못했는데 의의 열매 정신이 어디에 존재한단 말인가?

공황장애는 사고나 어떤 실패의 계기로 자신감의 상실에서 오는 현실에의 두려움과 공포심이다. 지난 삶에 대한 허무감이요 내일에의 부정과 주위의 무관심과 비난에 대한 방어 현상이다. 또는 어떤 나쁜 경험으로 고장 난 엘리베이터에 갇혀 있었거나 어린 시절 부모나 보호자의 손을 놓쳐 길을 잃고 헤맨 적이 있거나 어둠과 많은 사람의 고성 등에 놀란 적이 있으면 이 일을 기억하는 뇌가 반응하여 몸이 굳어버리거나 거부반응을 보이게 되는 것이다.

이런 경우는 배우자나 친구, 상담자의 자상한 보살핌과 적응 훈련으로 의외로 쉽게 벗어날 수 있다.

사람은 누구나 성공을 원하고 유명해지고 부자가 되고 싶다. 그러나 잘 나가던 일이 잘못되고 노력이 허사로 돌아가고 육체적인 고통과 경제적 파탄으로 사랑하는 가족과 가정과 친구들에게 실망과 불행을 안겨준 자신의 못남에 좌절하고 절망에 빠져 우울하지 않을 수 없다.

문제가 되는 우울증은 아직 자기 정체성을 갖지 못한 젊은이들과 특히 연예계의 여성들이 인터넷의 발달로 여러 통신매체를 통한 말도 안 되는 댓글이나 욕설과 비난 때문에 견디지 못하고 극단적인 선택을 하는 것이다.

우울증은 단순히 마음이 울적하고 기분이 상한 것이 아니라 세상 사람들의 자신에 대한 평가와 경멸하는 눈초리에 발가벗겨진 수치심을 느끼며 만사가 귀찮고 인간의 기본 욕구인 식욕과 성욕, 수면과 일이나 운동 등 활동의 의욕이 없어지는 것이다.

불면증과 소화불량, 생리 변화와 기력저하와 변비, 기억력 감소 등 신체적 증상이 나타나고 심하면 피해망상과 환청과 환각에 빠지고 알코올 의존과 중독, 약물 의존과 마약 중독에 빠지고 온몸이 긴장되어 전신통증이 심하고 긴장이 풀리면 온몸의 힘이 싹 빠져나가 맥을 못 쓴다.

귀차니즘(귀찮음)과 자살 충동이 하나가 되면 삶의 의욕 상실로 자살의 실천 단계로 향하게 된다.

나이별 자살 이유와 원인을 보면

10-30세 - 정신적 어려움(가치관 정립이 안 되어)

30-50세 - 경제적 어려움(사업실패와 실업)

50-60세 - 정신적 어려움(부부관계, 건강 이상, 퇴직)

61세 이상 - 육체적 질환과 사별과 황혼이혼으로 외로움, 경제적 불안정과 치매 등 정신적 질환 등이다.

공동체 사회생활 속에서 개인의 결단을 요구하는 예와 아니오는 흑백논리가 되어서는 안 된다. 죽느냐 사느냐? 생존의 문제이고 개인 정의와 사회정의의 논리여야 한다.

우울증은 빨리 치료하지 않으면 뇌 신경세포가 많이 죽어 세로토닌 호르몬 분비가 감소하여 기억력과 운동, 활기를 잃어버리고 멜라토닌 호르몬 분비가 저하되며 불면증에 시달리게 되며 감정 기복이 심하고 충동 적이 되어 자살 같은 일을 쉽게 행하게 만든다. 또 뇌 신경 손상으로 치매로 발전하기 쉽다.

치료는

1) 배우자와 자녀들의 관심과 정성스러운 보살핌이 우선이다.

2) 손가락 건강지압을 1일 2회 이상 꾸준히 한다.

3) 양손 4지를 상하좌우로 지압하여 통증 부위를 찾아 1일 3회 이상 지압한다.

4) 양손 3지를 상하좌우로 둘째 마디까지 지압하여 통증 부위를 찾아 1일 3회 이상 지압한다.

5) 우울증은 기가 막혀 잘 통하지 않는 것이므로 한 발을 앞으로 내밀고 두 팔을 벌려 가슴을 내밀며 숨을 5초 동안 깊이 들이쉬고 7초 동안 천천히 내쉬는 심호흡(복식호흡)을 1회 5번씩 자주 한다.

6) 외출할 때는 30분 전에 미리 양손 4지 2마디 선에 은색 서암봉을 3개 붙이고 3마디 선에 금색 서암봉 3개를 붙이고 떨어지지 않게 밴드를 두른다. 집에 돌아온 후 떼어 보관하고 손을 식초나 알코올로 깨끗이 닦는다. 혈액 순환과 모든 기 순환이 잘되어 신경이 안정되고 증상이 나아진다. 완전히 증상이 없어지고 완치될 때까지 계속한다.

7) 강한 척 허세를 버리고 자신의 병이나 실패와 약함을 부끄러워하거나 두려워하지 말고 드러내고 나는 아프다. 우울하고 슬프다. 나 좀 봐줘! 사랑해줘! 나도 행복해지고 싶다! 고 외쳐라.

8) 사랑한다고 말하며 자주 꼭 안아준다.

9) 적외선 등으로 양 손바닥을 20분, 통증 부위를 10분간씩 1일 2회 꾸준히 한다.

53. 골반과 고관절 통증

오래 걷거나 심한 운동을 한 후에 고 관절과 허벅지에 통증이 나타난다. 사고 부상 후유증으로도 오며 대부분은 허리 요통에서 많이 오는데 척추 수술 후나 치료 후에 골반으로 통증이 내려와 잘 치료되지 않고 심한 통증이 나타나는 경우가 많다.

또 경추 이상이나 척추 측만증으로 골반이 삐뚤어진 사람에게 통증이 심하다.

1) 손가락 기본 건강지압을 실행한다.

2) 양손 3지를 지압하여 압통점을 지압하고 양손 5지 뿌리 부위 압통점을 찾아 1회에 2분 이상 1일 3회 지압한다.

3) 양손 5지 전체를 지압하여 통증점을 골고루 지압하고 양발 엄지와 둘째 발가락 위 가운데 태충혈 자리를 1일 2회 10초 이상 지압한다.

4) 요통의 연장선에 있으므로 양발바닥 뒤꿈치 통증점을 찾아 지압 또는 망치로 1일 2회 400번 이상 두드려준다.

5) 의자에 앉아서 한쪽 무릎 위에 다른 쪽 무릎을 얹고 두 손을 무릎 위에 올린 채로 가슴을 펴며 5초 동안 숨을 들이쉬고 두 손을 발꿈치를 향해 내리며 7초 동안 숨을 내쉰다. 상체를 일으키며 5초 동안 숨을 들이쉬고 내쉬기를 10회 후 양발을 바꾸어 1일 2회 5회씩 실시한다.

여성들의 전신 무한 통증은 80%가 산후통으로 출산 때 벌어진 치골과 골반이 정상적으로 돌아오지 않고 틀어져 있기 때문이다. 산후조리 삼이래(3주간)는 출산할 때 벌어진 치골과 골반이 제자리를 잡는 기간이다. 여름철이라도 찬물과 찬 음식을 피하고 몸을 따뜻하게 보호하며 편안히 쉬며 산후조리를 잘해야 한다. 산후통에는 진단에 따른 한약이 효과가 좋다.

성인 여성 30%가 치골이 틀어져 있다. 엉덩방아를 찧을 때 충격으로 골반이 틀어지며 치골도 함께 틀어지기도 한다. 여성의 골반을 치료할 때 치골을 먼저 바로 잡아야 골반도 바로잡히며 통증도 없어진다. 너무 거친 성행위로 치골이 틀어져 평생 전신통증으로 고생하기도 한다.

남성의 치골은 붙어 있어 골반만 틀어 지지만 여성은 출산할 때 아기가 나오기 위해 골반이 잘 벌어지라고 치골이 떨어져 있기 때문이다.

진단은 누워서 다리에서 힘을 빼고 숨을 완전히 내쉴 때 치골을 눌러 통증이 있으면 치골이 틀어진 것이다.

치료는

1) 누워서 발바닥을 마주 대고 종아리를 바닥에 댄다. 바닥에 닿지 않는 쪽 무릎을 잡고 바닥으로 힘껏 누르기를 반복한다.

2) 누워서 한쪽 무릎을 구부리고 양손으로 깍지 껴 가슴 쪽으로 힘주어 당기다가 순간적으로 힘을 주어 5초간 누른다.

3) 반대쪽 손은 무릎에 대고, 같은 쪽 손으로 정강이를 잡고 가슴 쪽으로 힘주어 당기다가 순간적으로 힘주어 5초간 누른다. 양발을 번갈아 5회씩 실행한다. 좋아질 때까지 1일 2회 5일간 하면 치골과 골반이 함께 바로잡히고 통증도 좋아진다.

4) 적외선 등으로 양 손바닥 1회 20분, 1일 2회 치료한다.

5) 양손 손바닥 4지와 5지 사이에서 통증점을 찾아 자주 지압한다.

54. 발가락 통증과 발(목)바닥 터널 증후군

발바닥의 열감과 통증, 발가락의 부분적 통증으로 잠을 잘 수 없는 통증을 호소하는 사람들이 늘어나고 있다.

대부분 발바닥 인대가 붓거나 발목 인대를 자주 삐는 사람에게 많이 나타나는 증상으로 손목 터널 증후군과 같은 현상이다.

부분적 발가락 통증은 요통과 골반 통증의 연장으로 허벅지가 저리고 마비 증상처럼 오다가 종아리와 발가락 통증으로 발전한다.

1) 손가락 기본 건강지압을 실행한다.

2) 양손 5지 끝에서부터 뿌리 부위까지 지압하여 압통점을 찾아 1회 2분 이상 1일 3회 꾸준히 지압한다.

3) 아픈 쪽 발가락을 지압하여 통증이 있는 발가락을 상하좌우로 통증이 완전히 없어질 때까지 꾸준히 지압한다.

55. 틱 장애(투렛 증후군, Tourette's Disorder)

아이들이 자리면서 갑자기 이상한 행동을 하는데 부모들은 습관 된다고 하지 말라고 혼낸다.

그러나 틱은 뇌 기능 이상이나 극심한 심리적 불안에서 오는 병으로 습관이 아니라 **운동신경조절 장애** 질환이다.

증상은 –

1) 머리를 흔들고 턱을 한 방향으로 움찔거린다.
2) 얼굴을 찡그리거나 눈을 깜박거린다.
3) 코를 쿵쿵거리거나 이상한 소리를 낸다.
4) 어깨를 들썩이거나 팔다리를 움찔거린다.
5) 헛기침이나 한숨을 자주 쉰다.

이런 증상의 특징은 –

1) 호전과 악화가 반복된다.
2) 자기도 모르게 하며 혼자 있을 때 심하다.
3) 낮보다 저녁과 자기 전에 심해진다.
4) 스트레스를 받거나 긴장하면 심해진다.
5) 좋아서 너무 흥분해도 심해진다.
6) 일시적으로 참을 수 있지만, 틱 반동을 해야 시원해진다.
7) 시간에 따라 틱의 빈도와 강도 변화가 심하다.

8) TV 시청, 컴퓨터와 스마트폰 할 때 심해진다.

증상을 악화시키는 요인들 - ADHD, 불안, 강박증, 충동성, 분노와 짜증(스트레스), 우울증과 비염 등의 증상을 함께 치료해야 한다.

원인은 -
1) 처음 시작할 때는 목적 있는 반사적 동작이었으나 나중에는 자동으로 반복되어 스스로 멈출 수 없다.
2) 각막염이나 뇌염, 스트레스 후유증과 유전적 경향이 있으나 정확한 원인은 아직 밝혀지지 않았다.
3) 가장 유력한 원인은 임신 때 엽산 부족으로 인해 뇌 신경 조직의 이상으로 뇌 기능상의 불균형과 심리적 불안 요인으로 본다.
4) 외부의 정보가 오감을 통해 전두엽으로 들어와 기저핵에 전달된다. 인간의 뇌 신경은 외부자극에 민감하게 반응하여 기저핵에서 균형적인 동작을 하도록 좌우 대뇌에 전달하고 시상하부로 정보가 넘어가 필요한 정보를 선택하여 운동피질이 과하게 흥분하지 않도록 조절하는 역할이 일어난다.
5) 틱은 전두엽, 뇌하수체 시상하부, 기저핵에서 일어나는 외부자극에 대한 민감성의 조절 문제와 뇌 신경 기능상의 불균형이 복합적으로 만들어내는 운동반사의 문제다.

발병은 -
만 2세-13세 사이에 시작 언어와 학습이 시작될 때인 7-11세 사이에 발병이 가장 많다.
언어와 학습이 시작될 때 어떤 외부의 충격이나 내적 스트레스로 발생하기도 하고 유전적 영향도 크다.

세계적으로 전체 성장기 어린이의 6-12% 정도가 발생한다고 한다. 그러나 약 80% 정도는 청년기 전에 증상이 사라지고 성인 틱 장애는 약 15% 정도고 아주 심한 예는 5% 이하다.

종류는 -
근육 틱과 음성 틱으로 분류하고 단순형과 복합형으로 나뉜다.

1) 단순 틱형 - 눈 깜박임, 코 실룩거림, 입 내밀기, 인중 늘리기, 얼굴 찡그리기, 턱 빼기, 머리 끄덕이기, 눈동자 굴리기, 어깨 들썩이기, 배 움찔, 팔다리 움찔 등으로 시간이 지나며 호전되기는 하지만 3개월 이상 지속되면 다른 증상이 나타나기도 한다. 증상이 심할수록 자연적으로 없어지기 어렵다.

2) 복합 근육 틱형 - 사람이나 물건을 만진다. 남의 행동을 따라 하고 자신의 얼굴을 때린다. 자신의 성기를 만지거나 외설적인 행동을 한다. 제자리에서 폴짝폴짝 뛰기 등으로 단순 근육 틱을 치료하지 않아 증상이 복잡하게 진전된 상태다.

3) 단순 음성 틱 - 킁킁거리는 소리, 가래 뱉는 소리, 헛기침 소리, 음 음 거리는 소리 등 자세히 보지 않으면 비염이나 버릇없는 아이로 보일 수 있는 행동을 한다.

음성 틱은 근육 틱 증상이 나타난 후에 시작되는 경향이 많다.

4) 복합 음성 틱 - 상황과 관련 없는 말을 하거나 욕설(×발, ×새끼)을 한다. 하루에도 그 강도와 변화가 심하고 스스로 노력하면 일시적으로 억제가, 가능하다.

스트레스, 불안, 피로하면 나빠지고 수면이나 좋아하는 일에 몰두하면 증상이 약해지기도 한다.

이상의 틱 증상들이 6개월 이상 계속 나타나면서 유병 기간이 1년이 넘은 고질화된 틱 장애를 투(뚜)렛 증후군(Tourette's Disorder)이라 한다.

치료는 -

어려서는 주변의 놀림감이 되고 성장해서는 관심의 대상이 되며 스스로 위축되어 정상적인 사회생활 과정을 밟지 못하는 경우가 있으므로 될 수 있는 한 빨리 치료해야 한다.

어려서 주의가 산만하거나 충동적인 행동을 보일 때, 또 어려서 자주 놀라거나 경기를 한 적이 있을 때, 가족력이 있을 때는 일찍 서둘러 치료를 시작해야 성인 틱으로 가는 것을 예방할 수 있다. 원인이 규명되지 않아 제대로 된 치료법이 없다. 가장 중요한 것은 환자가 스트레스를 받지 않도록 노력하고 자신감을 가지고, 당당해지고 정상적인 사회생활과 행복을 누리기 위해 애쓰는 것이다.

1) 신경정신과 - 할로페리톨, 리스페리톤, 아빌리 파이 등의 정신 분열 증상에 쓰는 약을 투약하고 있다. 부작용이 적고 자신의 증상에 맞는 약을 선택받아야 한다.
2) 한방 - 간기울결, 스트레스 누적에 의한 심리적 요인으로 진단하여 시호가 용골 모려탕, 억각산, 가미 온담탕, 작약 감초탕, 계지가 용골 모려탕, 영계 감조탕 등의 한약을 처방하고 있다.

양방 모두 보조적 치료로 심리치료, 운동치료, 미술치료 등을 병행하고 있다. 저자의 소견으로는 치매와 함께 틱 장애에도 적외선 치료와 손가락 지압이 가장 효과적일 수 있다고 생각된다.

‖ 손가락 지압 치료

1) 기본 건강지압을 1일 2회 이상 실행한다.
2) 틱 발생이 얼굴이면 양손 3지 끝 마디 중심으로 지압하여 통증점을 찾아 2분 이상 꾸준히 지압한다.

3) 팔이면 양손 4지 뿌리에서 손가락 끝까지 지압하여 통증점을 찾아 2분 이상 꾸준히 지압한다.

4) 다리면 양손 5지 뿌리에서 손가락 끝까지 지압하여 통증점을 찾아 2분 이상 꾸준히 지압한다.

팔다리의 경우에 양손 3지는 기본으로 함께 지압해야 한다. 손가락에 물집이 생기지 않도록 하루에도 여러 차례 자주 할수록 효과가 좋다.

56. 무한 통증(CRPS)과 신경염증

무한 통증이란 용어가 나온 지 꽤 오래되었지만, 그 원인은 아직 정확하게 밝혀지지 않고 있다.

대부분이 신경 치료하면 치과 치료로 알고 있다.

치과의 신경 치료는 충치가 심하거나 잇몸 염증이 심해져 이를 뽑거나 의치를 하기 위해 치료할 때 마취를 하고 염증 부위의 신경과 살 조직을 도려내고 차단하는 치료 방법이다.

저자의 치료 경험에 의하면 전신에 나타나는 극심한 무한 통증(CRPS)은 오랫동안 만성 염증이 심하여 혈액 속에 염증이 넘쳐나고 말초신경에까지 염증이 발생 되는 신경염증으로 인한 통증이다. 만성 피로와 무한 통증으로 일상생활 자체가 어려운 사람도 있다. 마그네슘 부족에서 많이 오고, 미세한 미네랄 부족 현상에서 오는 것 같다. 모든 통증 치료는 신경 치료다.

현대 의학의 약이나 주사 등으로 치료가 안 되어 최후의 수단으로 마약을 사용하고 있다. 그러나 신경염증을 치료하는 약으로 쉽게 통증 치료가 가능하며 근본적인 치료로 염증을 없애는 음식으로 식이요법과 적당한 운동과 꾸준한 손 발가락 지압으로 고통에서 벗어날 수 있다.

치료는 -

1) 손가락 건강지압을 1일 3회 실행한다.

2) 통증 부위의 반응구에 해당하는 손가락 부위를 찾아 통증이 멎을 때까지 지압한다.

3) 신경내과를 방문하여 진단받고 약을 처방받아 복용하는데 의사의 지시대로 철저히 시간과 양과 기일을 지켜 복용해야 한다.

4) 항암, 항염 성분이 많이 포함된 카레 음식과 가지, 아로니아, 카카오 등과 비타민 C와 E가 많이 포함된 과일과 식물성 기름과 오메가3가 풍부한 멸치를 매일 먹는다.

5) 적외선 등으로 1회 20분씩 1일 3회, 양손을 뜨겁게 치료하고 특별히 아픈 곳을 10분씩 치료한다. 10일 정도 계속하면 염증이 줄어들어 통증이 낫기 시작한다.

6) 근육 운동이 처음에는 힘들고 아프지만, 꾸준히 계속하면 통증이 사라지고 온몸에 기력이 회복된다.

57. 식도염과 위염

위염은 가장 흔한 위장병 중의 하나다. 소화가 잘 안되고 속이 쓰리며 식후 더부룩한 증상이 있다. 식도염은 음식을 삼킬 때 가슴(식도 부위)이 따끔거리고 구토증이 난다. 위염과 식도염이 함께 있고 심하면 음식을 먹지 못하고 약이나 물만 먹어도 토하게 된다.

위염은 여러 가지 원인으로 발생하지만, 특히 식사 시간을 맞추지 않아 허기에 급하게 먹고 과식과 식후 운동 부족에서 가장 많다. 식도염은 과식이 가장 큰 요인이고 과음도 한몫한다. 문제는 한방이나 약으로 치료가 잘 안된다는 점이다.

보통의 위염과 식도염은 새로운 약으로 잘 치료가 되지만 심할 때는 물만 마셔도 토하기 때문에 약 복용 자체가 어렵다.

1) 손가락 기본 건강지압을 1일 3회 한다.
2) 양손 5지와 4지 끝을 좌우로 1분 상하로 2분씩 자주 지압한다.
3) 3지 밑 손바닥 3cm 부위에서 3마디 선까지 오르내리며 통증점을 찾아 지압하고 따뜻하게 비벼준다.
4) 약으로 독일제 Kamillosan Konzentrat 용액을 식사 30분–1시간 전에 따뜻한 물에 한 숟가락 타서 한 모금씩 천천히 마신다.

처음 1주일은 1일 2회 복용하고 2주째부터는 1일 1회 복용으로 3주간 먹는다. 첫날부터 토기가 없어지고 2일째부터는 미음을 먹고 죽을 먹다가 5일 후에는 밥을 먹을 수 있게 된다.

5) 위염도 그렇지만 식도염은 과식은 절대 금해야 한다. 과식하면 재발되기 마련이다.
6) 적외선 등으로 양 손바닥 20분, 위에서 식도까지 오르내리며 10분씩 1일 3회 따뜻하게 치료한다.

58. 지방종

　지방종은 이제까지 정확한 원인이 밝혀지지 않았다. 대부분 고지혈증인 사람에게 잘 생긴다.

　신체 여러 곳에 단발성 또는 다발성으로 발생하는 크기도 다양한 양성종양이다.

　피지라고도 하는 콜레스테롤 말 그대로 지방 덩어리다. 일반적인 지방종은 암이 될 걱정은 없으나 주사기로 빼내거나 수술해도 그 자리나 다른 곳에 재발한다.

　손목이나 손등 같은 곳에 생기면 신경이 눌려 통증이 심하고 얼굴에 나면 미관상 보기가 흉하고 단단하지 않고 말랑말랑하며 중년기에 많이 발생한다.

　목, 어깨, 등 부위에 잘 생기고 팔다리에도 생긴다. 지름이 2cm가 넘으면 자체에 많은 혈관이 생겨 급속하게 커지며 암으로 발전할 가능성도 있으므로 수술로 제거해야 한다.

　치료는 -
1) 지방흡입술 - 주사기로 지방을 빼내는 것으로 흉터가 남지 않으나 재발이 잘 된다.
2) 스테로이드 주입 - 크기를 줄이지만 완전한, 지방 제거는 안 된다.
3) 근육 내 깊이에서 시작된 지방종은 악성종양일 가능성이 많이 있어 암으로 발전할 수 있으므로 수술로 완전히 제거해야 한다.

　지압 치료는 - 저자의 생각으로는 고지혈증으로 혈액 순환장애가 일어나 지방이 살짝 굳어 뭉쳐지고 계속 커지는 것으로 오래되면 지방세포가 만들어져 혈관도 생기는 것 같다. 너무 큰 것은 수술로 제거하는 것이 가장 좋으나 생기기 시작할 때나 작은 것들은 지압으로 혈액 순환이 개선되면 저절로 없어진다.

1) 기본 건강지압을 1일 2회 실행한다.

2) 지방종이 난 위치의 반응구를 손가락에서 찾아 1일 5회 이상 2분씩 지압한다.

3) 고지혈증 식이요법과 꾸준한 손가락 지압에 1일 2회 20분씩 손바닥 적외선 치료를 병행하면 고지혈증이 치료되며 혈액 순환이 잘되어 언제 없어졌는지 모르게 낫는다.

59. 손발의 기형

태아의 기형은 대부분 염색체 이상에서 발생한다. 다운증후군, 터너증후군이 있고 메드워드 증후군은 70%는 유산되고 태어난 30% 중 90%는 1년 안에 사망하고 나머지 10% 중 살아남은 아이 중에는 손발 기형을 갖고 태어난다.

치료는 대부분 성장 후 수술적 치료 방법이다.

지압 치료는 –
1) 기본 건강지압을 1일 3회 실행한다.
2) 손이면 양손 4지를 전체적으로 지압하여 통증 부위를 찾아 지압하고 통증이 나아지면 해당 부위를 바로잡는 카이로 프락틱 지압을 한다.
3) 발이면 양손 5지를 전체적으로 지압하여 통증 부위를 찾아 지압하고 통증이 나아지면 해당 부위를 바로잡는 카이로 프락틱 지압을 한다.
4) 뼈와 근육이 굳어지기 전 어려서 하면 통증도 적고 빠르게 정형된다. 하루

이틀에 되는 것이 아니니 인내심을 갖고 만족할 만한 결과를 얻기까지 꾸준히 지압해야 한다.

5) 수술로 성형한 후에는 지압 치료가 상처의 빠른 회복과 올바른 형태를 유지해 준다.

6) 적외선 등으로 양 손바닥 20분, 기형 부위를 10분씩 1일 3회 따뜻하게 치료한다.

60. 발달 장애

정신적 신체적으로 나이만큼 발달이 안되어 제대로 성장이 이루어지지 않은 상태다. 지적장애, 다운증후군(지능 50%), 뇌성마비, 심신 전반적 장애와 ADHD 등으로 구분된다.

지적장애는 – 지능 발달이 지연되어 지능지수 70 이하로 정상적인 일상생활에 적응하지 못한다.

뇌성마비는 - 어려서부터 운동 능력에 장애가 있다.

전반적 발달 장애는 - 사회적 발달 장애는 사회생활의 적응 장애로 어려움이 있다. 자폐증은 사회적 의사소통의 문제로 제한적이고 반복적이며 돌발적인 행동을 한다. 아스퍼거 증후군은 자폐증이지만 언어와 인지능력은 있다.

ADHA는 주의력 결핍과 과다행동 장애로 충동적으로 행동한다. 무엇보다 약물치료가 중요하다. 전문가와 상의 없이 약을 중단하면 안 된다.

원인은 부모로부터의 유전과 임신 초기 신경 조직 형성에 필요한 영양(엽산) 부족에서 오고, 연년생이나 가난과 형제의 질병으로 사랑과 관심 부족에서 오는 소외감으로 발생한다.

부모의 아이에 대한 이해가 중요하다. 소외된 상태에서 소통이 부족해 어휘 이해 부족으로 부모와 형제, 친구들에게 자신이 무시당한다는 생각에 화가 폭발하고 감정조절이 안 된다. 왜 화가 나는지, 돌발적인 행동과 폭력적이 되는지, 원인을 알아 해소해 줘야 한다.

소리 지르고, 공격적이고 폭력적인 행동은 단호하게 '안 돼!'를 가르쳐야 하고, 타인에 대한 이해와 배려를 가르쳐야 한다. 화가 날 때 참는 법과 가라앉히는 심호흡을 3-4번 하여 스스로 감정을 다스리는 법을 터득하게 해야 한다.

다운증후군은 염색체 이상에서 오는 돌연변이 현상인데 인종과 종족을 넘어 거의 같은 형태로 나타난다. 대부분 지능지수 50 이하이지만, 아주 뛰어난 지능이 있는 경우도 많다.

모든 발달 장애의 원인은 대부분 신경계 발달 장애로 가족력과 유전적(염색체 이상) 요인도 있지만, 저자의 판단으로는 잉태 초기 임신부의 영양부족(특히 엽산) 으로 미숙아 출생과 성장 과정의 가정환경에 많이 좌우된다고 생각된다.

나면서부터 미숙아나 장애아로 태어나면 아이는 제쳐두고라도 부모의 인생이 망가지고 부가되는 사회적 비용도 만만치 않다. 장애인 우대나 편의시설에 불만을 토하거나 투자하기보다 그런 장애아를 낳지 않도록 사전에 임신 계획을 세워 충분한 영양 섭취로 불행을 미리 예방하는 것이 더 좋은 방법이 될 것이다.

증상은 대부분 언어와 운동장애, 행동장애로 정상적인 사회생활이 불가능하고 감정표현의 불안정으로 순간 폭발과 과잉행동으로 나타난다.

치료는 재활치료로 시기가 빠를수록 좋으므로 어려서 일찍, 초기 진단이 우선이다. 음악치료, 미술치료, 놀이 치료 등 뇌를 자극하는 인지능력 향상과 신체적 운동 재활치료가 효과적이다.

무엇보다 사랑으로 보살펴서 다른 사람이 자신을 인정하고 사랑한다는 것을 느끼므로 스스로 자신을 인정하고 사랑할 줄 아는 법을 가르쳐야 한다.

지압 치료는 뇌의 반응구인 손가락을 지압하므로 뇌를 직접 자극하는 효과를 얻을 수 있다.

1) 기본 건강지압을 1일 3회 실행한다.
2) 양손 3지 3마디를 상하좌우로 지압하고 통증점을 찾아 1일 5회 이상 꾸준히 지압한다.
3) 언어, 시력, 청력, 손발 운동 미숙 부위의 손가락 반응구를 양손 3, 4, 5지에서 통증점을 찾아 지압한다.

61. 전립선염, 비대증과 암

|| 전립선염(Prostatitis)

원인 – 세균감염(Gramnegative Bakterien) 여성의 방광염과 같다.

증상 – 1) 소변볼 때 요도 통증과 소변이 잘 안 나오고 피가 섞여 나온다.

2) 소변이 급하고 요실금

3) 하복부가 긴장되고 힘이 들어간다.

4) 둔하고 약한 통증에 열나고 추워 떨린다.

5) 소변 시 대변이 나오거나 직장이 아프다.

진단 – 직장을 통해 진찰로 전립선염과 비대 확인

잔뇨 상태와 소변저장과 배양, 심신상관(장애, Psychosomatisch), 몸과 마음(신경) 상태, 교제와 직업, 근무의 스트레스, 감염이나 방광과 요도 문제

‖ 예후(Prognose)와 치료(Thrapie)

1) 급성전립선염에는 항생제(Antibiotikagabe)와 경련과 진통제 복용, 급성은 대부분 낫지만, 합병증으로 전립선 농양은 위급하고 통증이 심한 부패와 패혈증(Sepsis)을 발병시킨다.
2) 만성에는 항생제 1개월 이상 복용해야 염증이 치료된다.

‖ 전립선 비대증

50세 이상의 약 50%에 발병된다.

원인 - 호르몬이 바뀌면서 또는 미성숙한 줄기세포 조직이 다시 성장하면서 발병한다. 직업이나 게임, 스마트폰, TV 등 오래 앉아 있는 습관도 한몫한다.

증상 - 요도가 점차로 좁아지며 소변보기가 힘들어진다.

1기 – 소변 줄기가 가늘고 약하며 오래 걸린다. 소변을 자주 보며 밤에도 2-3차례, 힘주어야 나온다.

2기 – 요도가 너무 좁아져 방광이 터질듯하나 소변이 조금밖에 안 나오고 방광에 소변이 오래 머물러 요도염이 발생한다.

3기 – 방광에 가득 차 신장까지 차오르면 신장 기능을 망가트리고 발기부전이 발생한다. 밤에 자주 소변이 마렵고 심하면 잠을 못 잘 정도다.

치료는

1기 – 식물성 약재(Prosta gutt)와 생활방식의 전환으로 오래 앉아 있지 않기,

꽉 끼는 팬티 안 입기, 물 너무 많이 안 마시기, 찬 음료와 술 금지, 차게 노출하지 말고 따뜻한 곳에 머물러라!

2기 – 내시경이나 수술로 잘라내거나 제거하여 요도를 정상화한다.

3기 – 신장 기능회복을 위해 방광에 카테터를 넣어 소변과 염증을 제거한 후 수술로 제거한다.

수술 후 요실금(Harninkontinez)이 가끔 올 수 있다. 요실금은 엉덩이 체조로 쉽게 조절할 수 있다.

비대증 수술 후에는 정액(Ejakulat)이 방광으로 들어가기 때문에 사정할 때 정액이 안 나오므로 임신이 안된다.

‖ 전립선암

21세기에 들어서며 전립선암이 50세 이상에 계속적으로 많이 발생하고 있다. 70세 이상은 2명 중 1명이 암이지만 그 원인은 밝혀지지 않고 있다.

암은 80% 정도가 방광의 뒤쪽에 조금 멀리 떨어져 있어 오랫동안 불편을 느끼지 못한다. 어느 날부터 점점 등에 통증이 심해지고 증상은 비대증과 거의 비슷하나 차이는 자다가 소변을 보지 않는 것이다.

예후는 보통 천천히 진행되므로 정기적 진찰로 주시하면서 고령에 이르러 근본적인 불편이 없을 때 수술하면 가장 좋다.

암 수술은 전립선 전체와 정낭 주머니와 필요한 경우 전립선 요도까지 제거해야 한다. 3-4기(말기)에서 수술 불가능일 때는 남성 호르몬을 없애는 약과 호르몬 주사를 맞아 치료한다. 10년 생존율은 1-2기에 70%, 3기 수술 후 5년 생존율은 40%, 뼈에 전이돼 수술하지 못할 때는 7-8개월, 약이 효과가 있어 잘 견디면 6-7년이다.

전이는 림프관과 서해 부의 림프 멍울과 엉덩이(골반)뼈와 척추하부에서 폐와 간으로 이어진다.

가끔 이미 전이된 후에 통증과 증상이 나타나기도 한다. 골반 통증과 류머티즘이 있는 사람은 50세 이후 항상 전립선암을 염두에 두어야 한다.

독일에서는 45세부터 무료로 전립선 검진을 시행하고 있다. 우리나라도 늦어도 50세부터 국민 건강검진에 포함되어야 할 것이다.

저자 자신이 전립선암 말기라 뼈에 전이되어 수술 못 하고 항암제를 먹으며 암세포를 죽이는 방법을 연구하며 치료 중이다. 성과가 좋으면 모든 암 치료에 획기적인 치료법이 될 것이다. 6개월 치료 후, 현재 양쪽 엉덩이뼈에 전이된 암세포가 완전히 사라지고 몸 상태도 정상인처럼 가볍다.

전립선 수치(PSA) 0 - 4 Ng

0 - 1 Ng	이상 무
1 - 2 Ng	거의 정상, 6개월마다 검사 요
2 - 4 Ng	3개월마다 꼭 검사, CT, MRC 사진

2 - 4 Ng은 정기적인 검사 요

4 Ng 이상은 1년 안에 0.75 이상 오르면 문제 있다.

인체와 건강

인체의 구성

인체의 4원칙 - 인체는 스스로 조정 능력이 있다.

1, 우리 인체는 통일된 기능을 갖추고 있다.

2, 인체는 스스로 회복하기 위해 지시하고 일하는 구조로 되어 있다.

3, 인체는 구조와 기능을 서로 교류한다.

4, 한 부위의 비정상적인 압박이나 긴장은 다른 인체 부위의 비정상적인 생
   산(대사)과 긴장 현상을 초래한다.

인체는 크게 머리와 몸통과 사지로 나뉘고 골격과 근육과 생식기관과 피부
로 나눌 수 있다.

1, **머리** - 뇌 신경의 덩어리 머리를 목이 받쳐주고 입을 통해 음식물을 섭취
   하는 소화 기관과의 통로가 된다.

2, **몸통** – 소화 기관과 호흡기 등 12장부가 위치해 있고, 모든 인체의 순환과 생식과 비뇨기를 통해 배설이 이뤄진다. 상복부의 횡경막과 하복부의 복막으로 구분된다.

3, **사지** – 관절을 통해 운동과 일을 할 수 있다.

4, **피부** – 인체 중 두 번째로 부피가 크고 인체의 전신을 싸고 보호하며 피부호흡과 땀 분비를 통해 체온과 수분을 조절한다.

5, **골격** – 인체의 기본 체형을 구성하고 206개의 뼈가 있고, 척수와 큰 뼈에서 혈액을 만든다.

6, **근육과 인대**(Fleisch u Faszien) – 육은 살덩어리로 근막이 싸고 있다. 인체 중 가장 넓은 부피를 가진 인대라고 하는 질긴 힘줄 막으로 살덩어리를 싸고 있어, 운동하거나 일할 때 힘을 쓸 수 있다.

머리에서 발 끝까지 인대가 없으면 골격이 서지 못하며 관절이 움직일 수 없고 육체가 힘을 쓸 수 없다. 늙어도 운동해야 하는 것은, 인대를 부드럽고 튼튼하게 유지하기 위함이다.

7, **생식기관** – 남녀의 생식기관은 구조와 기능이 매우 다르며 여성은 임신할 수 있는 생리와 아기에게 젖을 먹이는 유방이 발달해 있다

8, **인체의 구성 성분** – 인체의 구성 성분은 흙의 구성 성분과 거의 같다.

원자는 우리 인체 구성의 가장 작은 화학적 재료다. 수소(Wasserstoff)와 탄소(Kohlenstoff)와 산소(Sauerstoff)와 질소(Stickstoff) 등이 연결되어 분자를 만든다.

생명의 중요분자(Lebens wichtige Molekuele) – 단백질, 탄수화물, 지방과 비타민과 소량의 무기질 등이다.

몸무게 60Kg 기준 -

산소	38.8kg	비율	64.6%
탄소	10.9kg	비율	18%
수소	6.0kg	비율	10%
질소	1.9kg	비율	3.16%
칼슘	1.2kg	비율	2%
인	0.6kg	비율	2%
칼륨	0.2kg	비율	0.33%

9, **뇌와 신경** - 인체의 모든 기관은 뇌 신경의 지배를 받는다. 신경은 중추신경인 뇌의 중앙신경과 척추의 중추신경이 있고 말초신경이 온몸의 기능을 담당하고 내분비호르몬을 통해 중추와 말초신경을 신호로 연결한다.

‖ 뇌의 구조와 기능

뇌는 다른 장기와 같이 인체를 구성하는 하나의 장기이지만, 뇌는 인간의 자율성과 정체성과 심성을 확립하는 기관이기 때문에 다른 장기와 구별된다.

뇌 신경세포는 400억 - 1,000억 개인데 30세 이후 1일 1억 개씩 세포가 줄어든다고 한다.

뇌출혈 환자와 치매 환자들은 1분에서 1시간 동안에 1일량이 소멸한다.

뇌출혈로 막혀 신경세포에 영양 공급이 안 되면 뇌세포는 죽고 생성이 줄어든다.

뇌 신경세포에는 글리세린과 불포화지방산 오메가3가 좋고 흡수도 잘된다.

큰(대 Gross Hirn) **뇌** - 좌우로 나뉘고 앞(전)뇌와 중앙(정수리) 부위 중간에 각각 회전과 신경전달 부위가 있고 뒤쪽 소뇌와의 사이에 후뇌(후두골)가 있다.

큰 뇌 밑에 큰 뇌를 받치는 들보인 뇌량이 있고 뇌량 안에 시상이 위치하고 뇌량 안에 중간(사이)뇌가 위치하며 중간(사이)뇌는 방(뇌실)이 3개로 나뉘며 중앙에 시상이 유착되고 그 아래 시상하부에 시신경이 있고 뇌하수체 자루에 뇌하수체가 있다.

뒤쪽에 송과선이 위치하고 뒤 아래쪽에 중뇌(뇌간)가 있고 중뇌 중심에 세포핵 마찰 부위가 있으며, 경추로 통하는 다리로 이어지고 중뇌와 다리(뇌 받침, 줄기) 뒤쪽에 네 번째 뇌실이 있고 뒤에 작은 뇌가 위치한다.

좌뇌 - 대뇌는 좌뇌와 우뇌로 구분되며 좌뇌는 우리 몸의 우측을 조절하고 읽기, 쓰기, 수학적 계산과 논리적 추론과 분석기능을 담당한다.

우뇌 - 우리 몸의 좌측을 조절하고 창의적 사고와 직관적이고 예술적 능력을 담당한다.

뇌량 - 뇌의 좌반구와 우반구, 전뇌와 정수리를 정보로 연결하고 기능을 조절한다.

대뇌피질 - 대뇌의 바깥층으로 감각을 종합하고 지적기능과 활동을 담당하고 전두엽, 두정엽, 측두엽, 후두엽의 4개로 구분한다.

소뇌 - 대뇌의 뒤쪽 아랫부분에 위치하고 약 150g 정도로 전체 뇌의 10% 정도 크기다. 소뇌는 직접 자발적으로 운동을 일으키지 않으나 다른 뇌 부위와 척수로부터 외부에 대한 감각 정보를 받아 통합하여 운동 근육을 조정하고 제어한다.

주의, 언어와 같은 인지기능과 두려움과 쾌락에 반응하여 조절하며 인체의 평형감각의 균형을 유지하고 손가락을 사용하는 섬세한 작업을 주관한다.

대뇌와 함께 골격근(큰 근육)을 담당한다.

교뇌는 중뇌와 수뇌(연수) 사이에 위치하고 수뇌는 교뇌와 척수의 경계 부위에 위치해 둘을 연결하는 통로가 된다. 연수(수뇌)의 하단에서 운동신경섬유가 교차하여 반대편으로 주행하기 때문에 어깨와 팔은 좌측은 우뇌로 우측은 좌뇌로 반응한다.

중앙 신경 조직 - 뇌의 작용은 신경의 작용으로 뇌는 외부로부터의 정보를 분석하고 통합하여 이해하고 신체 각 부분에 전달하는 복잡한 조직이다. 뇌 부위에 따라 신체 부위의 담당이 있어 특별한 기능을 한다. 병변 부위에 따라 뇌 부위에 증상이 나타난다.

뇌 신경은 뇌로부터 나오는 신경이다. 척추분절의 영향을 받는 척추신경도 뇌 신경 지배하에 있다. 뇌 신경은 뇌 중앙(중추) 신경으로부터 나오며 좌우 12쌍이다. 말초신경까지 13개로 분류하기도 한다.

후각신경, 시각신경, 눈 돌림 신경, 도르래 신경, 삼차신경, 갓 돌림 신경, 얼굴신경, 속귀 신경, 혀 인후 신경, 미주신경, 더부신경, 혀밑신경과 말초신경이다.

전뇌와 대뇌에서 나오는 후각신경과 시각신경, 말초신경과 뇌 전체에서 아랫부분인 뇌간으로부터 나오는 나머지 10쌍이다. 후각, 시각, 말초신경은 뇌 중앙 신경의 일부이지만 모든 뇌 신경들은 말초신경의 일부이기도 하다.

신경 용어는 대부분의 의학 용어처럼 근원적인 의미를 설명하는 그리스어와 라틴어로 되어 있다.

신경의 기능과 반응은 피부분절과 근육을 따라 같은 쪽에 나타나는 동축성 기능과 반대쪽에 나타나는 대축성 기능이 있다.

세포핵 - 대부분의 뇌 신경 뉴런의 세포체는 뇌간에 하나 또는 그 이상의 세포핵을 가지고 있다. 세포핵은 뇌 신경의 기능 이상과 관련되어 매우 중요하다. 뇌졸중이나 정신적 외상과 같은 세포핵에 대한 손상이 뇌 신경에 연결된 같은 분지에도 비슷한 손상을 주기 때문이다.

뇌간의 중뇌에는 눈 돌림 신경, 도르래 신경의 세포핵이 위치하고, 뇌교에는 삼차신경, 갓 돌림 신경, 얼굴 신경, 속귀 신경의 세포핵이 위치한다. 연수에는 혀 인두 신경, 미주신경, 더부신경, 혀밑신경의 세포핵이 위치한다. 이러한 뇌 신경들의 섬유질들은 세포핵으로부터 뇌간을 향해 나아간다.

신경절 - 몇몇 뇌 신경들은 뉴런의 감각 또는 부교감신경 절(세포체 군집)을 가지고 있으며 두개골의 안쪽 또는 바깥쪽에 위치할 수도 있다. 감각신경절들은 척추신경의 배근 신경들과 직접적으로 연결되어 있고 이는 뇌 신경 감각신경절이다.

감각신경절은 뇌 신경의 자율신경부에 속한 부교감신경절이다.

1) 삼차신경은 - 삼차 동굴이라 불리는 신경 뇌막(경질막)에 위치하는 삼차 신경섬유 세포체이다.
2) 속귀 신경은 - 안면 통로로 들어와 얼굴에 자리한 안면 신경섬유 세포체이다.
3) 혀 인두 신경은 - 경정맥 공을 통과해 위치하는 감각신경섬유 세포체이다.
4) 미주신경은 - 경정맥공의 아래에 위치하는 미주신경섬유 세포체이다.

중간(사이)뇌에서 나온 뇌 신경들은 두개골 내를 순환하고 몇몇 신경들은 각각의 목표지점에 도달하기 위해 두개골의 구멍을 통과하기도 하며 다른 신경들은 뼈와 함께 위치한 긴 통로를 통과한다. 휘미나(Formina)라고 불리는 구멍과 통로들은 1개 이상의 뇌 신경과 혈관들도 포함한다.

　뇌 신경의 연결과 기능 – 후각신경, 시각신경은 전뇌와 연결되어 있고 나머지 신경들은 뇌줄기와 연결되어 있다.

　1) 후각신경과 시각신경 – 전뇌(Forbrain)
　2) 눈 돌림 신경, 도르래 신경 – 중간뇌(Midbrain)
　3) 삼차신경, 갓 돌림 신경, 얼굴 신경, 속귀 신경 – 다리뇌(Pons)
　4) 혀 인두 신경, 미주신경, 더부신경, 혀밑신경 – 슬뇌(Medulla)

　뇌 신경계에는 – 외상, 순환장애, 감염, 운동장애뿐 아니라 뇌 신경 자체의 병도 많다.

　중앙 신경 기능은 – 뇌 중추신경과 척수 중추신경은 주로 골격근의 운동과 피부 근육의 감각기관에서 지각을 담당하고 뇌의 명령을 말초신경에 전달하는 다리 역할을 한다.
　말초신경의 기능은 – 말초신경은 뇌 신경에서 8쌍, 척추신경에서 31쌍이 나온다. 뇌와 척수신경에서 나오는 신경을 원심성 신경이라 하는데 근육을 움직이는 운동신경으로 사람의 의지에 따라, 조절이 가능하나 위와 내장의 평활근은 자율신경으로 의지에 따른 조절이 안 된다.

　또 다른 분류로 자율신경과 기능신경으로 나누는데,

　자율신경은 – 의식과 근육 운동을 관장한다. 특히 뼈에 붙은 단단한 근육의 수축과 팽창을 주관한다. 평활근(내장, 혈관, 피부 등)의 운동과 호르몬샘의 분비를 조절하며 교감신경과 부교감신경이 있어 서로 정반대의 기능으로 신체의 각 기관이 조절을 받는다.

기능신경은 - 무의식적 반응과 내장 장기의 기능을 담당하고 특히 심장근육과 창자와 샘, 기관 등 부드러운 근육의 수축과 팽창을 주관한다.

신경 조직의 기본단위 - 신경세포와 돌기와 신경 안테나인 시냅스의 뉴런이다. 정보전달 안테나인 시냅스를 통해 각 신경세포는 신호를 전달받고 영향을 받는다.

뇌 신경은 - 얼굴의 눈, 코, 귀, 입의 작동과 마음과 생각을 담당하고 조절한다.

전뇌 아래쪽 중앙에 말을 주관하는 중심부가 있고 그 안쪽에 듣는 일을 주관하는 중심부, 정수리 부위에 말을 이해하는 중심부와 중앙에 읽기를 주관하는 중심부, 맨 밑 작은 뇌 위에 시각 중심부가 위치한다.

뇌 신경의 대뇌피질은 자율 운동신경이 인체의 모든 활동 욕구와 움직임을 감지하고 받아들이면 기능 감각신경이 전체 뇌 신경의 느낀 감각 반응을 반사하므로 행동하게 된다.

경추신경은 - 호흡과 머리 목, 어깨, 팔꿈치, 손과 손가락의 운동을 담당하고 조절한다.

흉추신경은 - 교감신경을 활성화해 내장의 소화, 순환기계에 작용한다.

요추 신경은 - 생식기와 엉덩이 다리와 무릎 발 운동을 주관하고 조절하며 나머지는 장과 방광 생식기를 담당하고 조절한다.

‖ 척추신경과 질병

척추는 신체의 상부를 지탱하는 기둥이다. 뇌 신경이 목을 통해 척추(등과 허리)로 내려오며 신체 각 부위와 장기로 연결된다.

척추는 목(경추 5), 등(흉추 12), 허리(요추 5), 골반(천골 5)으로 연결되어 있다.

척추와 척추신경의 연결부와 인체 건강에 미치는 영향을 살펴보자.

경추(목뼈) 1 부위	질환과 증상
머리로 혈액 공급, 뇌하수체, 두피, 얼굴 뼈, 내이와 중이, 뇌와 교감신경계	두통, 신경과민, 고, 저혈압, 불면증, 건망증, 신경쇠약, 현기증, 만성 피로

경추 2 부위	질환과 증상
눈(시신경), 귀(청신경), 코(후각신경), 입(혀), 이마 부위	시력장애와 편두통, 눈 주위 통증, 사시, 귀 앓이와 귀먹음, 알레르기, 축농증, 정맥혀, 후각, 미각 이상

경추 3 부위	질환과 증상
뺨, 외이, 얼굴뼈, 치아와 입	삼차신경통, 신경염증, 잇몸병, 여드름, 습진, 난청, 이명증, 비염

경추 4 부위	질환과 증상
코, 입술, 입, 턱	콧물, 청력 감퇴 갑상샘, 이하선염, 편도선염

경추 5 부위	질환과 증상
성대, 인두	후두염, 목쉼, 기침

경추 6 부위	질환과 증상
목 근육, 어깨, 편도선	편도선염, 후두염, 만성 기침, 목 통증

경추 7, 8 부위	질환과 증상
갑상샘, 어깨, 팔꿈치	감기, 거북목, 어깨, 팔 통증

4, 5번 경추 이상 디스크는 어깨 삼각근 통증 유발

5, 6번 경추 이상 디스크는 1지와 2지 통증 유발

4, 5, 6, 7번 경추 디스크는 어깨, 팔, 셋째 손가락까지 저림과 통증을 유발하고 7번 경추와 흉추 1번 디스크는 4지와 5지 통증을 유발한다.

흉추(등뼈) 1 부위	질환과 증상
팔꿈치, 손목, 손가락, 식도와 기관지	천식 기침, 호흡곤란, 손과 팔 아래 통증
흉추 2 부위	질환과 증상
폐, 기관지	유행성 감기, 늑막염, 기관지염, 폐렴, 충혈
흉추 3 부위	질환과 증상
심장, 관상동맥	협심증, 가슴 통증, 앞 어깨통증
흉추 4 부위	질환과 증상
간, 혈액 순환	발열, 소화불량, 관절염, 혈압 문제
흉추 5 부위	질환과 증상
담(쓸개)	황달, 소화불량, 체기, 변 색깔, 담 걸림
흉추 6 부위	질환과 증상
비장(소화)	소화불량, 면역력 저하 혈액 순환장애, 대상포진
흉추 7 부위	질환과 증상
위장	소화불량, 속 쓰림, 급체, 위경련
흉추 8 부위	질환과 증상
췌장	위궤양, 당뇨

흉추 9 부위	질환과 증상
췌장	위궤양, 당뇨
흉추 10 부위	**질환과 증상**
소장	면역력 저하, 설사, 변비, 영양불량, 요통, 류머티스, 두드러기
흉추 11 부위	**질환과 증상**
대장	변비, 요통, 설사, 대장염, 탈장, 혈변
흉추 12 부위	**질환과 증상**
신장	발열, 만성 피로, 혈뇨, 허리, 동맥경화, 습진, 신부전, 혈압, 당뇨

신장은 양쪽 흉추 12와 요추 5 사이에 위치한다.

요추 1, 2 부위	질환과 증상
신장, 소장, 대장, 충수	설사, 변비, 요통, 복통
요추 3 부위	**질환과 증상**
방광, 자궁, 생식기	소변 이상, 생리통, 오금, 무릎 통증, 근육통과 경련
요추 4, 5, 선추 부위	**질환과 증상**
골반, 전립선, 생식기, 미추와 꼬리뼈	전립선염, 배뇨통, 좌골신경통, 다리와 허벅지 통증과 저림

인체 건강의
6대 요소

사람의 신체 건강 유지에 없어서는 안 될 다섯 가지 필수 요소는 빛, 공기, 물, 운동, 영양 섭취다.

1. 물 – 물의 이용
1) 마시고 2) 씻고 – 냉온찜질, 목욕 3) 훈증 요법 – 사우나, 족욕, 반신욕

2. 공기 – 전통과 현대의
1) 산소공급, 복식호흡 2) 식물과 꽃, 허브와 나무를 심고 가꾸어 피톤치드 등, 질 좋은 공기 3) 산소 치료

3. 빛 – 찬란하고 영롱한
1) 밝음과 보기와 읽기 2) 적외선의 따뜻함과 1일 1시간 야외 활동으로 자외선의 비타민 D 형성으로 뼈 건강 유지 3) 빛(낮의 일과 운동)과 어둠(밤의 휴식과 몸

과 마음의 즐거움)의 조화

4. 영양 섭취 - 생기 넘치는 삶

1) 정상적인 식사로 윈기보충을 위한 생기(에너지) 습득 2) 질병 치료를 위한 금식 요법과 질병 개선을 위한, 다양한 식이요법

5. 비움 - 편안한 가벼움

1) 폐의 가스 교체 2) 신장의 독소와 찌꺼기 걸름 3) 방광과 대장의 정상적인 배변 4) 피부의 땀 배출 - 밤에 화장품을 바르지 말아야 피부호흡에 좋다.

6. 운동과 휴식 - 회복을 위한 쉼

1) 모든 신체활동 2) 일과 놀이와 경기에 맞는 적절한 휴식 3) 마사지, 도수 치료, 물리치료, 지압, 유산소 운동으로 뭉친 근육 풀어주고, 방전된 에너지 충전 4) 세상이 무너져도 편안한 잠

건강한 정상적인 삶을 위해서는 규칙적이고 지나치거나 모자라지 않은 적당한 조화가 이루어져야 한다.

어둠과 빛의 조화는 낮의 일과 활동(세로토닌)을 통한 성취와 밤의 휴식, 쉼(멜라토닌)을 통한 긴장 완화와 충분한 잠으로 몸과 신경이 안정되는 회복이 잘 조절되어야 한다.

최소한 1일 1시간의 야외 활동으로 자외선 B의 비타민 D 합성이 잘되어야 뼈가 튼튼하다.

흙으로 지어진 인간의 몸은 흙의 기운을 받기 위해 늘 흙과 가까운 생활을 해야 한다. 물은 우리 몸이 필요한 만큼 건강하고 맛 좋은 물인 음양수를 충분히 마신다.

음식은 육식과 채소와 식이섬유가 풍부한 것으로 하루 세 끼 규칙적인 식습관이 좋다. 노년에는 특히 탄수화물을 줄이고 단백질 음식을 먹으며 한 숟가락을 50회 이상 씹어서 천천히 먹어야 한다. 먹는 것이 중요한 만큼 비움 곧 배설이 중요하다. 소화가 잘되어야 배설도 잘된다. 배설은 쓰레기(내장의 찌꺼기)와 폐와 신장과 방광을 통해 독소를 내놓는 것이다.

적당한 운동으로 땀을 통해 독소와 찌꺼기를 배출한다. 질병을 치료하기 위해서는 수술과 약과 식이요법도 중요하지만 각 질병과 환자의 상태에 맞는 재활치료와 운동 처방에 따른 꾸준한 운동은 놀라울 정도로 빠르게 회복시켜 준다.

따라서 밤에는 피부에 아무것도 바르지 않는 것이 가장 좋은 피부 관리다. 지나친 운동은 몸을 다치거나 병들게 하고 노화를 촉진한다.

몸이 병들면 자연으로 돌아가는 것이 좋은 것은 맑은 공기와 흙에 가까이 가는 것이다. 무기질이 혼합된 흙과 물로 구성된 인간의 몸이 마치 고향으로 돌아온 푸근함에 몸과 신경이 긴장(스트레스)에서 풀어지기 때문이다.

‖ 인체의 5대 항상성(균형 유지)

1. 산소와 탄산가스의 – 균형
2. 약알칼리성(염도)과 산도 유지 – 혈액과 체액의 수소 수치 PH 7.45-8과 염도 0.9%(수액 농도)
3. 36.5°C 체온유지 – 38°C 이상은 고열, 34°C 이하는 저체온이다. 1-2° 차이는 정상
4. 혈압 유지 – 80-120이 정상, 70세 이상은 90-130도 정상
5. 혈액의 칼슘 농도 유지 – 칼슘 수치가 감소하면 부갑상선에서 호르몬이 분비되고, 칼슘 수치가 너무 높으면 갑상선에서 칼슘을 뼈에 붙이는 호르

몬을 분비한다.

‖ 인체 혈액과 체액의 약알칼리성 유지

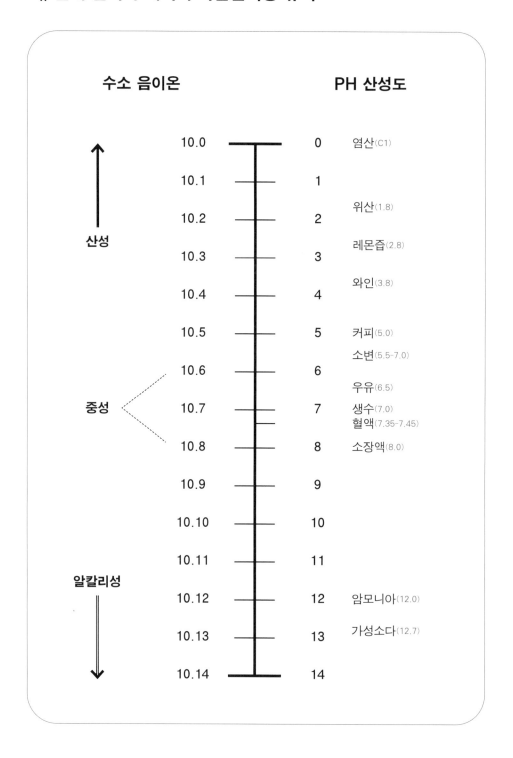

수소 음이온		PH 산성도	
↑	10.0	0	염산(Cl)
	10.1	1	
	10.2	2	위산(1.8)
산성	10.3	3	레몬즙(2.8)
	10.4	4	와인(3.8)
	10.5	5	커피(5.0) 소변(5.5-7.0)
	10.6	6	우유(6.5)
중성	10.7	7	생수(7.0) 혈액(7.35-7.45)
	10.8	8	소장액(8.0)
	10.9	9	
	10.10	10	
	10.11	11	
알칼리성	10.12	12	암모니아(12.0)
↓	10.13	13	가성소다(12.7)
	10.14	14	

항암요법

1, 수술 – 수술로 암 종양을 잘라내는 치료다. 암 종양이 수술 불가능한 부위에 있거나 전이된 말기 암은 표적 치료제가 계속 나오고, 방사능 치료를 넘어 열 치료법이 효과를 내고 있다.
암 수술의 성공요건은 심장과 폐 질환의 여부에 달려 있다.

2, 항암치료(방사선, 약물치료, 열 치료) – 유방암은 항 여성 호르몬 치료와 갱년기 호르몬 요법은 사람에 따라 다르나 부작용이 있는 사람은 대신 식물성 기름(올리브, 들기름)을 많이 섭취한다.

3, 식이요법 – 제철 과일과 채소, 기름기 없는, 고기와 식물성 기름(아마유 등)을 많이 먹는다.

4, 손 발가락 지압과 온열 요법 – 손 발가락 지압은 혈액 순환을 좋게 하여

면역력을 높여준다.

적외선 등 치료는 모든 통증을 없애주며 암세포가 못 견디어 자살하도록 하여 죽인다.

5, 웃음 치료 - 웃음은 사랑의 표현이다. 암은 사랑을 받지 못해, 찡그리고 스트레스받고 움츠러들다 굳어진 것이다. 이미 생긴 암 덩어리는 떼어내는 것이 좋으나 사랑하고 어루만지고, 쓰다듬으며, 웃음으로 독소를 풀어(뿜어)내며, 온몸 231개의 근육이 모두 움직이고, 뇌에서 **엔돌핀** 호르몬이 나와서 모든 장기가 움직여 활성화하고, 굳어진 근육의 긴장을 풀어 원기를 충전하고, 면역력을 증강하여 정상적인 건강을 회복한다.

따라서 크게 웃고, 길게 웃고, 긍정적으로 생각을 바꾸어야 한다. 억지로 웃는 것도 효과가 있다고 하나 허탈하고 빈, 기가 막힌 웃음은 오히려 몸을 더 망치고, 정신적으로도 좋지 않다.

6, 감동적인 이야기나 설교, 간증 등으로 새로운 진리를 깨닫고, 일생일대의 최고의 사랑에 빠지거나 영화, 드라마, 좋은 그림이나 아름다운 경치 등을 보고 아름다운 선율의 노래를 들으면, 마음과 몸과 영혼이 감동으로 흥분할 때, 기적의 호르몬이라고 불리는 **다이돌핀**이 만들어져 나와 암을 치료하고 통증을 줄여준다.

다이돌핀(Didorphin) 호르몬은 최근에 새로 발견된 긍정과 감동의 호르몬으로 일명 천사의 호르몬이라 하며, 감동(감명)받을 때 분비되는 강력한 호르몬으로 감동 호르몬이라고도 부른다. 통증을 해소하고 암을 치료하는 호르몬으로 엔돌핀의 4,000배의 강한 효과가 있다고 한다.

1) 가슴 뭉클한 글을 읽을 때(책, 편지, 이메일 등)

2) 아름다운 음악(노래)에 취해 감명에 빠질 때

3) 아름다운 풍경이나 작품에 압도당할 때

4) 새로운 진리를 깨달을 때

5) 설교나 강연, 간증 등을 듣고 감동할 때

6) 반가운 사람을 만나 기쁨이 샘솟듯 할 때

7) 조그만 보람된 일 하고 넘치는 칭찬 받았을 때

8) 기도나 명상 중에 성령(거룩한 영)의 감화와 감동으로 영혼의 기쁨이, 뜨거운 사랑의 감정이 몸과 마음을 사로잡아 충만하여 크게 감동할 때 생성되어 분비된다. 그리스도교 용어로 성령 충만이다.

반대로 **아드레날린**(Adrenalin) 호르몬은 시험이나 위협, 복잡한 교통체증, 직업이나 사업에서 실수나 실패의 두려움, 불면증과 야근, 부부싸움 등으로 스트레스를 받아 불쾌하거나 비난과 불평불만, 짜증 나고 두려움에 떨며 잠을 못 자고 통증을 느끼며, 저주하고 미워할 때 분비되어 산소를 잡아먹고, 대신 강력한 독소를 만들어내어 온몸을 긴장시키고 흥분하게 하는 악마의 호르몬이라고 부른다.

마음과 영혼이 평안해야 자율신경이 긴장에서 해방되어 온몸의 긴장이 해소되어 면역기능(능력)이 상승하는 것이다.

‖ 4대 암의 예방수칙

1, 간암 – 곰팡이 핀 음식은 씻어서도 먹지 마라!
　　　　　1번 술 마시면 3일간은 반드시 금주하라!

주의할 사람은 – 1) 당뇨, 고혈압, 고지혈증 있는 사람, 2) 가족력 있는 사람, 3) B형 간염 보균자, 4) 과음, 과식 과로를 피하라!

2, 위암 - 절대 짜게 먹지 마라! 항상 신선한 음식을 먹어라! 양배추, 브로콜리, 마늘을 매일 먹어라! 위장과 위암 환자에게 과식은 실형이다.

3, 폐암 - 조리할 때 반드시 후드를 켜고 조리 후 꼭 환기하라! 금연은 꼭 필수다. 의학의 발달로 스무 가지 아미노산 센서 배열인 전자 코로 1분 이내에 폐암 진단이 가능해졌다.

4, 대장암 - 기름진 고기 태운 음식을 먹지 마라! 육식은 1일 100g, 가공육은 50g 이내로 먹어라!
소화불량이 잦으면 대장암을 의심하라! 변비가 오래 심하게 지속되면 대장암 발생이 잘되며 독소가 장 내벽으로 흡수되어 염증을 일으키면 면역세포의 과민반응(사이토카인)으로 류머티스 관절염이 발생된다.

충분한 물 마심과 꾸준한 움직임(운동, 일)으로 면역력이 향상되어 신체의 건강이 본질(근본)적으로 좋아진다. 물은 운동하기 전에 300-500ml를 마셔라!

천연 항생제 3대 항염 물질 - 프로폴리스, 자일리톨, 매스틱

프로폴리스는 - 꿀벌이 만드는 화분에 들어 있는 성분으로 예부터 잘 알려진 천연 항생제로 항염, 항산화, 항암 작용이 강하다.
식물의 열매를 맺는 많은 영양소를 함유한 꽃가루를 꿀과 함께 섞어 만들어진 로열젤리로 여왕벌의 주식이다.

자일리톨은 - 설탕이 부족하던 시절 설탕 대용으로 개발된 천연 감미료다.
떡갈나무, 자작나무, 옥수수와 단수수대, 벚나무 등에서 추출한다. 과다 섭취하면 설사와 복통을 일으킬 수 있어 껌 정도로만 이용하는 것이 좋다.

매스틱은 - 프로폴리스보다 항염 효과가 16.5배 강하다고 한다. 위산의 과다 분비를 조절하여 위염과 십이지장궤양의 치료와 예방에 효과가 있다고 한다.

세계 보건기구에서 인정한 10대 항암식품은 - 1) 마늘, 2) 토마토, 3) 녹차, 4) 견과류, 5) 콩, 6) 양배추, 7) 적포도주, 8) 버섯, 9) 생강(강황), 10) 채소류

3대 항산화 식품은 - 아로니아, 강황, 카카오닙스

아로니아 - 안토시아닌과 플라보노이드, 카테킨 성분의 황산화, 항염 작용으로 위장을 보호하고 면역기능을 활성화한다.

강황 - 큐어민 성분이 활성산소발생을 억제하여 소염작용과 항산화 기능을 한다.

카카오닙스 - 마그네슘 성분이 신경과 근육을 튼튼하게 하고, 혈당조절과 단백질 합성을 돕는다. 떫고 쓴 카테킨 성분은 폴리페놀 성분 중 하나로 녹차와 감잎과 감꼭지 등에도 많이 함유되어 있으며 콜레스테롤 분해 효과로 심혈관 질환을 예방하고 개선한다.

한국 홍삼 - 여러 가지 항암 성분이 면역력을 높여준다.

산성 다당체는 - 혈당을 낮추고 인슐린 내성을 개선한다. 사포닌의 일종인 진세노사이드가 병원체를 잡아먹는 대식세포를 활성화해 면역력을 향상한다.

피로회복과 에스트로겐 성분은 갱년기 증상 완화.

폴리아세틸렌은 - 암세포를 죽이고 세균증식을 억제하는 성분으로 전이를 억제하고 항균, 항염, 항암효과와 뇌 손상을 예방한다.

페놀화합물은 - 활성산소를 없애어 암 발생을 억제한다.

AF, AFG 성분은 - 사포닌 성분으로 혈소판 응집을 억제하여 혈액 순환을 좋게 하고 발기부전에 효과 있고 스트레스 방어 호르몬 분비를 활성화한다.

인체의
면역체계(Abwehr Systems)

면역체계는 우리 몸의 모든 기관과 관련이 있다.

호르몬(Hormon), 관절(Joints), 체중(Weight), 소화(Digestion), 본능과 욕망(Libido), 심장(Cardiovasular), 폐(Pulmonary), 에너지(Energy), 혈압(Blood- ressure), 당뇨(Blood Sugar), 감정(Emotion), 신경 조직(Nervous-System), 뇌(Brain), 신진대사(Metabolic) 등 이다.

1, 호흡기 계통 – 눈물, 콧물, 침 등(Lysozym) – 콧구멍의 털은 공기를 걸러주 고, 점액은 외부로부터 들어오는 먼지와 미생물(세균, 박테리아)을 흡수하여 죽이는 효소로, 심장 윗부분에 있는 흉선에서 만들어진다. 호흡기의 점모 는 점액을 위로 밀어 올려 기도와 기관지, 식도를 촉촉하게 유지하고, 깨 끗하게 청소해 준다.

2, 온몸의 피부에는 박테리아, 이물질이 통과할 수 없는 강력한 방어막이 있
어 산으로부터 내부를 보호한다.

땀샘 - 땀 속의 산성 성분과 피부샘에서 생성되는 지방 등이 박테리아의
성장을 억제한다.

3, 소화기 계통(Gastrin 세포) - 위장 벽에서는 염산(위산)이 나와 음식과 함께 들
어온 박테리아를 대부분 죽이고, 음식을 잘게 녹여 죽으로 만든다.

모든 소화 기관에 뇌에서 생성되는 Somatostatin 호르몬이 나와, 위산과
췌장액 분비와 장의 활동을 방해한다.

장벽의 여러 신경절에서 펩티드 호르몬이 나와 장 근육 조직을 긴장시켜,
근육의 혈액 순환을 좋게 한다. 십이지장에는 알칼리성 효소인 간(담)즙과
췌장 효소가 나와 지방과 단백질을 분해한다.

4, 소장의 벽 빨판에서 림프 분비액이 나와 담즙과 췌장 효소의 작용을 돕고,
알칼리성을 유지하며 소화 분해된 영양소를 흡수한다.

5, 소변을 통해 요소와 요산 등 찌꺼기를 배출하여 요도와 방광을 씻어낸다.

6, 남성은 사정할 때, 전립선에서 강한 산성을 띤 전립선 호르몬을 정액에 앞
서 내보내어 요도 내의 박테리아를 살균하고, 여성의 성기와 질 내벽도 산
성을 유지하여 외부로부터, 박테리아의 침입에 대비한다. 여기서도 식초의
효능이 입증된다. 우리 몸은 외부의 세균감염을 막기 위해 자체적으로 산
성을 띤 호르몬을 분비한다.

|| 혈액과 체액

인체는 태어나면서 모체를 통해 가지고 있는 선천성 면역체계와 후천성 면

역체계를 갖고 있다.

‖ 면역기능

1) 면역기능은 나면서부터 타고난다. 유전적인 것도 중요하지만, 임신 기간 입덧으로 편식과 영양실조에 걸리면 태아의 신경과 신체 장기의 불완전한 형성과 미성숙을 초래하고 알레르기 같은 과민반응이 나타난다. 수유 첫 주 7일간의 초유와 모유 6개월 수유가 중요하다.
2) 감기는 면역기능이 약할 때 잘 걸리지만 면역기 능을 키워주는 중요한 손님이기도 하다.
3) 너무 깨끗한 청결 생활도 면역기능을 떨어트린다.
4) 영양제 복용은 면역기능과 아무 상관이 없다.
5) 심한 가래침 외에는 침을 함부로 뱉지 마라! 침은 아주 중요한 면역 효소들의 집합체다.

‖ 면역기능이 저하되면

1) 감기에 자주 걸리고 잘 낫지 않는다.
2) 쉽게 피곤하고 오래 자도 피곤이 풀리지 않는다.
3) 눈이 충혈되고 염증이 잘 생긴다.
4) 혓바늘이 서고 입안이 헐거나 물집이 생긴다.
5) 스트레스가 심해 신경질을 잘 부린다.
6) 눈 밑 피부에 어두운 그늘이 생긴다.
7) 장염에 잘 걸리고 설사를 자주 한다.
8) 아랫배와 손발이 차고 저체온 현상이 온다.

* 면역기능의 유지는 영양 섭취다. 소화 기관이 약하면 맛있는 진수성찬과

백약이 무효다. 소화 기관은 입에서부터 항문까지다. 음식물의 섭취와 소화와 영양분의 흡수에 이르는 모든 기관이 튼튼해야 한다. 그중에도 가장 중요한 것이 분해된 영양분을 흡수하는 소장이다. 배가 아픈 것 설사와 냉증, 영양실조와 면역기능 저하가 다 소장의 문제다.

‖ 면역기능을 정상 유지하려면

1) 체온을 올려라 – 기본 건강지압을 1일 2회 꾸준히 하고 손을 자주 비벼 준다.

   여름에도 따뜻한 음료를 자주 마시고 족욕과 반신욕을 한다.
2) 실내 환기를 자주 하고 습도를 항상 60%로 유지한다.
3) 면역기능을 높여주는 식품을 매일 먹어라 – 현미 잡곡밥, 견과류, 마늘, 버섯류, 시래기 채소와 과일, 돼지고기 등
4) 잠을 충분히 자라 – 밤 11시에서 6시까지
5) 독감과 모든 예방 접종을 꼭 하라.
6) 자신에게 맞는 적당한 운동을 땀이 나게 40분-1시간 매일 하면 가장 좋다.

선천성 면역체계 – 항원의 침입을 차단하는 피부 점조직과 위벽에서 분비하는 위산, 혈액 속에 있는 면역체와 세균과 이물질을 잡아먹는 대식세포와 혈액 속의 백혈구, 그리고 감염 세포를 죽이는 K 세포 등이 있다.

후천성 면역체계 – 처음 침입한 항원을 기억하고 있다가 다시 침입하면 특이한 반응으로 효과적으로 제거하고 선천면역을 보강해준다. 체액 면역은 흉선에서 만든 T림프구(세포)가 항원을 인지하여 림프 카인(T세포가 분비하는 화학물질)을 분비하여 직접 감염된 세포를 죽이며, 침입자를 잡아먹는 대식세포를 활성화한다.

이렇게 우리 몸의 면역체계는 크게 림프액의 면역체와 혈액 속의 백혈구(Leukozyten, Interleukine) 두 가지가 있다. 림프구는 백혈구에 소속된 것으로 백혈구의 40%다.

림프액을 만드는 기관은 흉선(Thymus), 비장(Milz), 소장과 막창자 꼬리(Wurmfortsatz), 편도선과 침샘 등이 있는데, 비장과 흉선은 면역력 증강에 가장 중요한 면역 장기이다.

혹 면역력이란 없는 것이라는 말도 있다. 갑상샘 기능처럼 면역기능이라는 말이다. 하지만 갑상샘은 조절기능만 있지만, 면역기능은 조절기능과 외부로부터 침입한 세균과 싸우는 기능이기 때문에 힘, 에너지, 면역력이 확실하다.

독일 의학자 랑어 한스 파울이 1868년에 발견한 랑어 한스 세포(APC, 항원제시세포)는 표피에 존재하지만, 골수의 CD34 조혈 줄기세포에서 유래한 백혈구로 T세포에 항원을 전달하는 기능을 가진 가지 세포다.

랑어 한스 세포는 선천성 면역과 후천성 면역에 모두 관여하는 중요한 세포다. 크게 대식세포와 수지상세포로 나눈다.
가지 세포는 수지상세포라고 부르며 피부와 점막에 많이 분포한다. 수지상세포(DC)가 대식세포보다 수십, 수백 배 항원제시가 뛰어나며 항원과 독성을 제거하는 역할을 한다.
대식세포(Macrophage)는 항원체 세포(Antigen Presenting Cell)로 항원체를 잡아먹고 림프구에 항원을 제시, 정보를 전달한다. 대식세포와 DC는 역할은 같지만 처음 보는 항원에 대해서는 DC가 면역반응을 더 잘 이끌어낼 수 있다.

T세포는 항원제시(정보전달)를 받으면 B세포를 활성화 시킨다. 췌장의 랑어 한스섬에 가장 많은 B세포가 인슐린을 만들어 혈당을 조절한다. 췌장의 랑어 한

스 인젤(섬)도 항원제시세포를 발견한 이듬해인 1869년에 랑어 한스 박사가 발견하였다.

면역세포를 NK(Natural kill Cell, Natur killer Ze lle)라고 하는 보통세포인 자연 살해 세포와 특수 면역세포인 B세포와 T세포로 나눈다.

‖ 특수세포

1) **B세포** - B 림프구(림프액)로 항상 항체를 생성하여 상처가 나면 피(혈장 세포)보다 앞서 나가 항원체를 죽인다.

   B 기억세포 - 침입한 항원체를 죽이고 기억했다가 다시 나타나면 즉시 공격한다.

   혈장 세포 - 면역세포인 백혈구를 생성하고, 백혈구는 감염된 조직에서 박테리아와 바이러스를 잡아먹고, 침입한 박테리아와 싸워 죽이고 또 죽는다.

2) **T세포** - T세포는 심장 위에 있는 흉선에서 만들어지는 림프액으로 항체를 만들지 않고, 암세포를 직접 공격하여 파괴하는 살해 세포다.

   T 보조 세포 - B도움 세포로 림프세포와 같이 작용하며, 혈장 세포나 Zyto(핵이 없는 세포) 세포와 구별된다.

외부에서 항원체가 들어오면 특정 물질을 분비하여 살해 T세포와 B세포를 활성화하면 T세포는 세균에 감염된 세포들을 죽이고, B세포는 항체를 분비하여 항원의 활동을 저해한다.

T 억제 세포 - 면역 작용을 조절하고, B세포와 다른 T세포의 작용을 방해하고 견제한다.

T 기억세포 – 오래 사는 T세포로 항원체를 기억한다.

Zytotoxische T세포 - 박테리아에 감염된 체세포와 암세포를 공격하여 죽인다.

‖ 보통세포

1) **NK세포**(자연 살해 세포) - 보통의 감염 세포와 암세포를 공격하여 죽인다.

2) **Makrophagen 식균세포** - 바이러스를 잡아먹는 큰 대식세포로 림프액을 따라 모든 조직에 퍼져 있다.

3) **Monozyten** - 맑은 림프액으로 상처를 보호하기 위해 항상 식균세포나 피보다 앞서 나간다.

4) **Antigenpraesentierende 세포** - 예를 들면 식균세포와 B세포, 피부의 랑어 한스 인젤 세포 등에 항원을 드러나게 하여 반응하므로 방어를 하게 한다.

5) **Granulozyten** (Neutrophile) - 혈액 속의 박테리아, 바이러스, 곰팡이, 세균 등을 잡아먹는 작은 세포로 혈액 중에 가장 많은 면역세포다.

6) **Eosinophile Granulozyten** - 기생 생물을 죽이고, 알레르기에 반응한다.

7) **Basophile Granulozyten** - 기생 생물을 죽이고, 알레르기에 반응하며 히스타민을 자극하여 가려움증과 부스럼이 나게 한다.

NK세포에는 3구가 있는데 혈액 속의

백혈구 – 감염성 질환에 대항하여 신체를 보호한다.

적혈구 – 혈관을 통해 전신에 산소를 공급한다.

림프구 – 림프관을 따라 말초혈관에서 만들어진 이산화탄소와 찌꺼기를 흡수하여 배출한다.

건강한 사람은 신진대사 과정에서 1일 300-1,000개의 불량 세포가 만들어지는데, 이 돌연변이 세포가 면역기능 이상으로 대식세포에 잡아먹히거나 파괴되어 림프구에 의해 제거되지 않고 계속 증식하여 커져서 정상 세포를 공격하는 것이 암이다.

따라서 암은 면역질환이기 때문에 면역기능을 정상화하여 암을 공격하여 치료하는 것이 면역 치료법이다. 암을 공격하여 죽이는 세포 T세포와 자연 살상 세포 NK세포를 줄여서 TK세포라고 한다.

극도로 오염된 도시를 떠나 산속이나 시골 생활이 암 치료에 도움이 된다.
특히 숲 치료요법은 피톤치트(침엽수, 소나무, 전나무숲)와 활엽수의 탄소동화 작용으로 뿜어내는, 순수한 산소를 호흡하므로 인체의 NK세포가 활성화되고, 늘어나서 암세포를 공격하여 죽이므로 수술 환자의 재발을 막고 암을 치료한다.

면역기능 정상화에는 호르몬과 신경전달물질이 크게 작용한다. 이를 활성화해 주는 가장 좋은 방법이 손가락 지압이다.

이제까지 우리는 면역력이라는 말을 사용해 왔는데 실제로 면역기능과 면역력이 함께 있는 것이다.

갑상샘 기능처럼 기능이 떨어져 저하증이 되면 염증이 생기고 비만과 당뇨 등, 전신 노화와 암이 발생할 수 있으며 면역기능이 항진되면 너무 많은 면역효소가 과잉 분비되어 사이토카인(면역폭풍)이 발생되어 면역체가 자신의 정상 세포를 공격하는 류머티스와 같은 자가 면역질환을 발생시킨다.

호르몬
(뇌 신경과 내분비, Hormon)

호르몬은 모든 대사활동에 관여하며, 화학작용을 한다. 작용은 1초에서 1개월까지도 걸린다.

호르몬 분비기관은 뇌 중추신경의 히포탈라무스, 히포퓌제, 뇌 관상골의 끝인 에피퓌제와 내분비계인 갑상샘, 부 갑상샘과 가슴샘(흉선)과 부신, 생식샘인 난소와 정소, 그리고 소화기 계통의 간과 췌장, 소장과 신장 등이다.

인체는 신경의 작용으로 움직인다. 뇌 신경세포만 1,000억 개가 넘는다. 다른 인체 세포처럼 기본 구조를 소유하고 있으며 유전인자들을 정확하게 조종한다.

신경 조직은 신경세포(Neuron)와 지주 신경세포(Gliazellen)로 구성되어 있다. 신경세포는 자극 발생과 전달기능을 가지고 있는데, 처음 기능을 잃어버리고 스스로 보호하지도 못하며 면역체계의 보호도 받지 못하고 충분한 영양조차 얻지 못한다.

이 기능을 지주 신경세포가 넘겨받아 신경 연합과 전기적으로 따로따로 격리한다.

우리 인체는 신경계와 내분비계의 작용으로 일정하게 유지된다. 인체 내부를 좌우하는 내분비계의 호르몬 분비와 외적인 모든 운동과 뇌의 지적(정신적) 활동 전체가 뇌 신경의 지배 아래 있다.

따라서 인체의 건강 유지와 질병 치료에는 신경조절과 치료가 기본이다.

정신병이란 없다. 우울증이나 조울증, 공황장애와 정신착란과 같은 질병에서 화(스트레스)를 내고 공격성의 신경질을 낸다, 또는 부린다고 말하듯 모두 신경 병이다. 외상으로 아픈 것이나 내상의 질병으로 아픈 것이나 마음의 충격과 스트레스로 아픈 것 모두 아픔을 느끼는 것은 신경 반응이다. 신경이 아픈 것이다. 뇌 신경의 부위와 신경호르몬의 과소 분비로 통증의 강도와 통증 부위가 결정된다.

정신착란증은 신경 발작증이다. 정신병은 이중인격자가 자신의 숨겨왔던 이중인격이 드러나 화를 참지 못하는 인격적 파탄에 이르렀을 때를 말할 수 있을 것이다.

그러므로 질병의 치료는 먼저 신경을 안정시키는 것이다. 통증을 줄여주는 것이다. 완치의 개념은 눈에 보이는 상처의 치료에만 있지 아니하고 통증을 기억하는 뇌 신경세포의 통증 기억을 완전히 지워야 완치가 된다. 모든 상처의 후유증은 신경통으로 남는다. 뇌 신경의 통증 기억을 지우지 못했기 때문이다.

내분비계는 호르몬을 분비하는 샘과 조직들이다.

내분비계에서 만들어진 호르몬은 혈액으로 분비되어 온몸을 순환하며 특정 호르몬을 특정 기관에 도달시켜 그 기관의 생식과 성장 대사활동과 항상성 등 여러 가지 생리적 활성화에 이용된다. 모든 내분비계의 샘은 간뇌의 시상하부(뇌하수체)인 중앙 신경의 명령에 따라 분비량을 조절한다.

뇌 신경 조직 자체에서 분비하는 호르몬은 '신경분비물질' 또는 '신경호르몬'이라고 한다.

머리 - 시상하부 - 뇌하수체 전엽(앞부분)에서는

1) 프로락틴 - 유방의 젖 분비 자극 호르몬(LTH)을 분비한다.

2) 성장 호르몬(GH)을 분비한다.

3) 갑상선(샘) 자극 호르몬(TSH)을 분비한다.

4) 부신 겉질 자극 호르몬(ACTH)을 분비한다.

5) 여포 자극 호르몬(FSH)을 분비한다.

6) 생식샘 자극 호르몬을 분비한다.

뇌하수체 후엽에서는

1) 항이뇨 자극 호르몬(ADH)인 바소프레신을 분비한다.

2) 진통 호르몬인 옥시토신을 분비한다.

아미노산(Amino saere) 계통 - 수용성에서 제외되며, 아미노산을 감소시킨다.

1) **목 - 갑상샘**(Thyroxin) - 티톡신(TSH) 호르몬 분비로 신체 대사의 균형을 유지한다.

   부갑상샘(Trijodthyroxin) - 파라트 호르몬 분비로 혈액 속의 칼슘 이온 농도를 증가시키고, 칼시토닌 호르몬 분비로 혈액 속의 칼슘 이온 농도를 낮추어 조절한다.

2) **가슴샘** - 흉선에서는 림프액을 분비하여 갑상샘을 보호하고 기능을 유지한다.

3) **이자**(췌장)에서는 - 랑어 한스 인젤 B세포에서 인슐린 호르몬을 분비하여 혈당을 조절하고, 글리카곤을 분비한다.

4) **부신**(신장 위)의 겉질에서는 - 당질 코르티코이드 호르몬과 무기질 코르티코이드 호르몬을 분비한다.

   부신 겉질에서는 - 스트레스 호르몬인 에피네프틴(아드레날린, Adrenalin)과 노아드레날린(Noadrenalin)을 분비한다.

5) **생식기관**인 - 여성의 난소에서는 여성 호르몬인 에스트로겐과 프로게스테론을 분비한다.

   남성의 정소에서는 남성 호르몬인 테스토스테론을 분비한다.

펩티드 호르몬(Peptidhormon) - 수용성인 아미노산의 사슬

1) 옥시톡신(Oxytocin) - 통증 호르몬으로 중추신경 조직의 학습과 기억을 주관한다.

2) 아디우레틴(Adiuretin) - 수분 조절 호르몬이다.

3) RH(Releasing H), IH(Inhibiting H) 등은 뇌의 히포탈라무스에서 생성된다.

4) 성장 호르몬, 프롤락틴(Prolaktin), TSH, LH, FSH, AC-TH - 관골 끝 (Hypophysen, Vorderl ippen)에서 생성되며, 호르몬을 조정하고 코티졸을 자극해 쏟아내어 학습과 기억을 방해한다.

5) 노어아드레날린(Noradrenalin) - 호르몬과 신경전달의 두 가지 작용을 동시에 한다.

6) 조직 호르몬 - 히스타민(Histamin)과 브레디 키닌(Bradi-kinin), 세로티닌 (Serotinin)은 몸 전체 기관의 진짜 호르몬이다.

7) 칼시토닌(Calcitonin)과 파라트 호르몬(Parat H) - 부갑상선샘에서 생성되며,

펩티드 호르몬은 다른 호르몬과 같이 작용하여 인체의 칼슘과 인산 신진 대사를 조절한다. 비타민 D 예비 호르몬을, 장에서 칼슘 흡수를 돕는 비타민 D 호르몬으로 변형시킨다.

8) 인슐린 호르몬(Insulin H) - 췌장에서 만들어져 당을 조절한다. 세포의 원자로인 미토콘드리아에 연료인 포도당이 잘 들어가게 하는 역할을 한다.

스테로이드 호르몬(Steroid Hormon)은 다섯 종류로 구분되며 염증을 줄이고 면역기능을 하며 생식과 성장을 주관한다.

알도스테론(Aldosteron, Mineralokortikoide, Glukokortikoide)과, **코티졸**(Cortisol-Hormon)은 - 부신 린데에서 생성되며, 기름에 잘 녹는 호르몬으로 콜레스테롤을 줄인다.

코티졸 호르몬의 기능 -
1) 혈관 속의 혈당 유지
2) 항염 기능으로 염증 치료
3) 심장 기능과 혈압조절
4) 뇌 신경계의 활동에 영향
6) 생리적인 스트레스 조절

코티졸 호르몬은 식욕을 촉진하고 체내에 지방을 축적하는 역할을 한다. 스트레스를 받으면 코티졸 수치가 올라가고 지방세포가 혈관으로 지방을 배출하라는 명령을 내려 우리 몸이 단 것을 요구하게 되고 많이 먹어 살을 찌게 한다.

너무 심한 운동이나 단식도 인체에 스트레스를 주므로 적당한 운동과 적정한 식사가 중요하다.

코티졸 호르몬이 과잉 분비되면 -

1) 복부에 지방이 축적되어 뱃살이 찌고

2) 달고 고칼로리 음식을 좋아하게 된다.

3) 탈모가 시작되고 두통이 발생한다.

4) 집중력이 떨어지며 건망증이 심해진다.

5) 신진대사가 순조롭지 않아 몸이 무거워진다.

6) 생체리듬이 깨져 생리불순과 불면증 증세가 나타난다.

관절염 치료에 스테로이드(코티졸) 주사를 맞으면 통증과 염증은 일시적으로 줄어들지만 자주 맞으면 코티졸 호르몬 과잉이 되어 위와 같은 부작용으로 비만해지고 오히려 통증과 염증이 더 심해질 수도 있다.

테스토스테론(Testostron), Androgene H-정낭(Hoden)에서 생성되는 남성 호르몬이다.

에스트로겐(Oestrogen), Progesteron H - 난소(Eierstocke)에서 생성되는 여성 호르몬이다.

‖ 신경과 호르몬 전달물질

1, 신경은 전기 중앙식으로 신경, 신경축, 화학적 반응으로 신호를 전달하고 호르몬은 화학적 반응으로 혈액을 통해 전달한다.

2, 신경은 근육과 샘(선)과 다른 세포를 목표로 하고 호르몬은 모든 인체 세포와 특수 호르몬 수용 기관을 목표로 한다.

3, 신경과 호르몬의 전달방식은 같지만, 작용은 다르다. 작용 시간은 신경은 1/20초에서 1초의 순간이고 호르몬은 1초에서 1개월까지도 작용한다.

4, 반응은 신경은 다른 신경세포를 활성화하고 근육수축과 샘(선)을 분비한다. 호르몬은 모든 대사 작용을 변화시키고 성장시킨다.

호르몬은 내분비샘과 외분비샘에서만 분비되는 것은 아니고 다른 인체조직 (Gewebe)에서도 분비된다.

에리트로포에틴(Erythropoetin)과 레닌(Renin)은 신장에서 분비되어 혈액을 거르고 화학작용으로 찌꺼기를 배설하는 데 사용된다.

신경전달물질은
1) **아세틸 콜린**(Acetylcholin) - 신경 신호를 근육에 자동 전달하는 물질이다.
2) **노어아드레날린**(Noradrenalin) - 뇌에서 생성되는 흥분 물질로, 부신 막에서 생성되는 아드레날린 호르몬과 합성되어, 스트레스를 교감신경에 전달하는 역할을 한다.
3) **세로토닌**(Serotonin) - 뇌에서 생성되며, 히포탈라무스에서 사용되어 체온과 수면, 감각 상태를 주관한다. 기분을 좋게 하는 행복 호르몬이라고 하며 낮에 분비되어 운동과 활동을 잘하게 한다.
4) **도파민**(Dopamin) - 흥분신경전달물질로 정신과 행동의 반응을 주관한다.
5) **노이로펩티데**(Neuropeptide) - 뇌 신경전달물질로 배고픔, 수면, 성행위, 통증에 예민하게 반응한다. 인체 자체의 Opioide, 또는 Endorphine이다.

‖ 성욕에 관계하는 신경호르몬

1, 거울 신경세포(포르노, 광고, 영화, 드라마 등)는 일명 본 대로 따라 하는(흉내) 세포라 불리는데 대뇌피질에 많다. 마치 '나도 그거 할 수 있어.' 하고 실제로 해보거나 공포를 느끼며, 얼굴 표정과 행동에 나타난다.
2, 테스토스테론(남성 호르몬)은 정소에서 만들어지며 부신과 난소에서도 소량 만들어진다. 남성은 여성보다 40-60배 많이 생성하여 신체 기관을 성장시키며 뇌를 남성화시킨다.

테스토스테론 호르몬은 항상 혈류 속으로 방출하지만 성적 충동 반응이 오면 끊임없이 생산량과 방출량이 많아진다. 성폭행범의 거세는 남성 호르몬 생산을 막으려는 것인데, 성적 충동이 남아 있는 뇌의 기억세포는 여전히 몸의 성적 욕구를 일으킨다.

3, 도파민(중독) 호르몬은 집중이 필요한 상황을 계속 신호를 보낸다. 긴장을 풀거나 욕구를 충족시키고 싶은 열망을 자극하여 어느 곳에 에너지를 집중해야 할지 알려준다. 도파민 부족은 운동 능력 상실로 파킨슨 같은 치매를 유발한다.

도파민 호르몬의 생산과 분비

1) 욕구 충족에 대한 기대와 고통에 대해 반응

2) 동기부여와 주의 집중에 대해 영향을 준다.

3) 중독성 약물에 반응한다.

4) 성적 신호는 번역계의 중격 측좌핵(즐거움을 느끼는 중추)으로 도파민을 방출한다. 경험한 자극(쾌감)을 기억세포에 저장하여 같은 성적 충동이 왔을 때 우리 몸을 준비시킨다.

5) 남성 호르몬과 도파민은 상호 협력하여 활성화하는 시너지 효과가 있다.

6) 뇌의 기억작용이 반복되면 실제상황이 아닌데도 중독 형태로 나타나기도 한다.

4, 내인성 아편 물질(황홀경과 희열)은 신체의 고통 완화와 보상과 관련된 내인성 아편 물질을 생산한다.

1) 사정 직전인 오르가즘 직전의 상태를 편도체와 대상 피질은 공포, 불만, 고통으로 인식하는 공황 상태(Panic)다.

2) 정액과 아편 물질은 동시에 방출된다. 사정에 관여하는 척추 신호들이 복측 피계 영역을 향해 아편 물질을 방출한다.

3) 사정을 해서 아편 물질이 활성화되면 복측 피계 영역에서 도파민이 많이

분비되고 공포를 담당하는 편도체가 행동을 멈춘다. 그래서 오르가즘을 심리적, 감정적으로 해방감, 초월이라 한다.

4) 약물 사용과 마찬가지로 성적 행동으로 아편 물질의 활성화가 사라지면 약물이나 성적 해방감에 대한 열망이 증가하고 행복감이 감소한다.

5, 옥시토신과 바소프레신(사회적 유착과 유대관계)은 성행위 도중 천천히 분비되다가 오르가즘에 대한 반응으로 대량으로 방출된다.

옥시토신이 많으면 공포심이 적고 성관계 상황이 아니라 사람에 대한 애착과 신뢰를 보여준다. 바소프레신은 성관계 대상에 대한 사회적 유착과 유대강화로 배우자를 보호하고 동성(타 남성)에 대한 공격성이 나타난다.

사랑 없이 반복되는 성행위는 성행위 자체에만 관심하는 동물적인 불행이다.

6, 세로토닌 호르몬 수치가 높으면 성적 관심과 애착이 줄어든다. 세로토닌 수치가 아주 높으면 성 기능 저하로 장애가 될 수 있다.

리비도(Libido)는 성 충동으로 인생의 행복과 불행을 결정짓는 가장 중요한 에너지다. 인격적, 비인격적 발달에 따라 범죄자와 인격자로 나누어지고, 육체적인 성 만족과 정신적인 성장에너지가 되기도 하고 육체적, 정신적으로 성 도착 장애가 될 수도 있다.

남성 호르몬, 테스토스테론(Testostron)은 인간의 성 충동(리비도)을 조절하는 호르몬의 일종이다.

대부분 여성은 동물들의 발정기(배란주기)와 같이 배란 직전에 성 충동을 많이 느끼게 된다고 한다. 특별한 경우 생리 중에 성 충동이 강해지고 쾌감을 많이 느끼는 여성도 있다.

건강한 삶을 위한 에너지의 재충전

‖ 스트레스는 무엇인가?

우리는 흔히 스트레스 하면 정신적인 충격으로 인한 마음의 고통으로 생각한다. 정신을 뇌 신경과 같은 이해로 말하면 틀린 말이 아니다.

그러나 정신은 인간이 선천적으로나 후천적으로 배우고 익혀서 갖게 된 가치관과 감정을 지배하고 조절하는 지식과 사상을 말할 때는 맞지 않는다.

실제로는 정신적인 스트레스가 인체에 미치는 영향은 15%에 지나지 않는다. 나머지 85%의 스트레스는 각 장부와 신체의 부위에서 뇌 신경의 전달로 직접적으로 스트레스를 받는다.

인체가 스트레스를 받으면 수축한다. 즉 긴장한다. 긴장하면 몸이 굳어지므로 신진대사 작용, 곧 모든 순환 작용이 어렵게 되어 질병이 발생한다.

‖ 스트레스를 구분하면

1, **음식** - 사람마다 좋아하는 음식과 싫어하는 음식이 있고 맛도 짜게 먹고 싱겁게 먹는 등 취향이 달라 음식에 대한 스트레스가 상당히 크다. 심하면 보기만 해도 구역질이 나고, 먹은 후 토하거나 두드러기가 나고 입과 위가 직접 받는 스트레스로 영양의 불균형을 초래한다.

편식 습관을 없애고 골고루 잘 먹어 충분한 영양을 섭취한다. 다이어트는 식이요법으로 글자 그대로 병에 따라, 사람에 따라 다른 음식과 다른 식사 방법을 말한다.

2, **소화** - 소화 기관은 음식이 입으로 들어가서 위장 - 십이지장 - 소장 - 대장에서 항문에 이르러 나가는 과정에 각 장부가 받는 스트레스다.
과음과식에, 소화불량과 체증의 복통, 염증과 궤양, 설사와 변비, 종양 등 스트레스가 다양하다. 잘 먹고 소화를 잘 시켜 영양분은 섭취하고 찌꺼기는 잘 내보내야 건강하다.

3, **수면** - 충분한 시간을 잘 자야 한다. 청소년은 1일 최소한 8시간, 성인은 최소한 7시간 숙면을 해야 한다.
몸의 질병이나 특히 머리가 아프면 통증 때문에 받는 스트레스에 잠을 못 자는 스트레스가 합쳐 그 고통이 배가 된다.

4, **운동** - 운동은 자신의 체력에 맞게 적당히 해야 한다.
운동을 전혀 안 하면 근육이 줄어들어 신체의 힘이 없어져 항상 피곤하고 나른한, 짜증 나는 스트레스에 빠지게 되고, 너무 심한 운동을 하게 되면 근육통과 관절통에 심장과 폐에 부담이 되어 스트레스가 가중된다. 운동도 식이요법처럼 질병과 사람에 따라 다른 운동과 운동의 강약을 조절해야 하므로 운동 처방이 필요하다.

‖ 운동과 스포츠의 차이점은

운동은 자기 체력의 한계를 넘지 않게 30분 정도의 땀이 나기 시작하는 유산소 운동과 30분간의 가벼운 근육 운동이다. 쓸데없는 욕심으로 체력의 한계를 벗어나는 운동으로 많은 사람이 근육과 뼈, 관절을 다쳐서 고생한다.

운동은 긴 시간이 문제가 아니라 근육에 힘이 들어갈 수 있게 고강도 근육 운동을 해야 한다. 근육 운동으로 근육량이 늘면 미토콘드리아 양도 증가한다.

소장과 대장이 병들면 비타민 D와 파라트 호르몬 부족으로 영양흡수장애가 발생한다. 건강한 신체에 건전(强)한 정신이 깃든다는 말처럼 튼튼한 근육이 맑은 정신을 갖게 한다. 식이요법과 근육 강화 운동으로 심기(마음)를 다스리면 온몸이 편안해진다.

건강해야 마음과 삶의 여유와 기쁨과 행복을 맘껏 누릴 수 있다.

골격근은 체중의 40-50%라고 한다. 종래에는 근육이 힘을 쓰는 힘살이라고만 생각해 왔는데 최근에 30여 가지 호르몬을 생성한다고 알려졌다. 특히 강한 근육 운동할 때 많은 호르몬이 분비된다고 한다. 근육에서 다양한 생리 물질이 분비되는데 이 물질을 총칭하여 마이오카인이라 부른다.

근육 운동할 때 근육 자체에서 분비되는 근육 호르몬 마이오카인의 여러 가지 호르몬과 효능에 대해 알아본다.

마이오카인은 – 골격근의 기능을 직접 보호하고 운동 능력을 높여준다. 항염 작용에 의한 면역기능 조절, 지방 분해 활성화, 혈관과 신경 조직을 새로 만들고 뇌 신경을 활성화하므로 인체 생리를 다양하게 활성화하여 각종 질병의 예방과 치료에 희망을 주고 있다.

1) Sparc – 화학물질의 발암을 억제하고 종양 성장도 억제한다. 특히 대장암 억제인자로 운동을 좋아하여 꾸준히 하는 사람은 대장암에 걸리지 않는다. 대장암 암세포를 자살(아포토시스)시킨다고 한다.

2) IL-6 인슐린 분비를 촉진하여 당뇨 개선과 예방하고 간에서 지방 분해 촉진하며 IL-6와 함께 발암과 종양 성장을 억제한다.

3) 아디포넥틴 – 지방세포와 간에서 분비하여 지질분해 작용, 당뇨와 이상지질에서 오는 심혈관질환과 동맥경화 예방하여 혈관을 보호하고, 간에서 당 생성 억제, 근육의 포도당 흡수억제, 염증성 사이토카인 억제, 항염증성 사이토카인을 증가시켜 내피세포의 기능손상을 억제, 뇌에서 해마의 신경생성을 촉진하여 스트레스와 우울증 해소와 치료한다.

4) FGF-21 – 간 지방을 분해하여 지방간 개선 치료, 뼈 조직을 강화한다.

5) 아이리신 – 혈관을 타고 지방조직에 들어가 백색지방을 갈색지방으로 바꿔 열을 내어 지방을 태우므로 비만 치료와 예방, 뇌에서 신경성장 인자에 작용하여 인지기능을 개선한다.

6) IGF-1 – 근육과 뼈 성장을 촉진하는 물질이며 신경세포를 만들어 시냅스와 결합하고 혈관 신생을 촉진한다. 가벼운 운동을 통해 뇌 신경이 활성화되면 신경에 가까운 뇌혈관이 열려 뇌혈관을 통해 뇌 신경에 작용한다.

7) 오스테오 칼신(Osteocalcin) – 뇌하수체와 부갑상선에서 분비하여 기억력 저하를 막아 고령자의 인지능력을 유지한다. 비타민 K에 의해 활성화되고 비타민 D 리셉터 작용과 함께 BGLA라는 유전자에 의해 조골세포(Osteoblast)에서 만들어 분비한다. 뼈 만드는 호르몬이라는 이름처럼 칼슘 기능을 조절하여 잘 흡수하므로 뼈를 강하게 만든다. GLP-1의 분비를 늘려 인슐린 생성과 베타(Beta)세포 증식을 유도해 인슐린 민감도를 강하게 한다. 근육합성을 증가시켜 근육을 강화하고 아디포넥틴과 남성 호르몬 테스토스테론 생성을 증가시킨다.

스포츠는 경기의 승패를 가리는 운동으로 자기 체력의 한계를 넘지 못하면 결코 승리할 수 없다. 지더라도 승부 욕은 결국 자신의 한계를 넘고 만다. 그래서 전문 스포츠맨들이 자기 관리를 잘못하면 스포츠 후유증 때문에 노후 질환으로 고생하게 된다.

5. **성애** - 부부간의 성관계는 최소한 1주일에 2회 젊고 건강한(60세 이하) 사람들은 1주일에 3회 이상 가져야 좋다.

   부부간의 불화로 한편에서 성애를 거부하게 되면 상대방은 자존심의 문제보다 성 불만족으로 인해 성기와 몸 전체가 받는 스트레스가 상당히 크다. 심한 경우 밖으로 뛰쳐나가 외도의 빌미가 되기도 하니 죽고 살 일이 아닌 다음에는 피차 몸과 마음을 허락하고 성애를 즐기는 것이 좋겠다.

특히 여성들은 매월 생리의 통증과 냉증에 의한 성 기관의 질환이 많이 발생하므로 몸을 항상 따뜻하게 유지하여 충분한 성생활로 몸과 마음이 만족스럽고 기쁘게 살아야 젊음이 유지되고 피부도 고와지는 것이다.

갱년기란 생리 변화로 인한 호르몬 분비의 단절이나 이상으로 신체의 노화가 시작되는 전환점을 말한다. 여성의 5-10%는 증상을 느끼지 못하고 지나는 사람이 있기도 하지만 90% 이상의 대부분 여성은 갱년기 증상으로 극심한 고통에 시달리곤 한다.

제1 원인은 생리가 끝나며 여성 호르몬의 급격한 감소에서 오는데 이를 극복하는 가장 좋은 방법이 신혼기와 같은 부부의 적극적인 성애가 최고의 효과가 있다. 남편들은 이 점에 유의하여 함부로 성욕을 휘두르지 말고 아끼고 단련하여 아내의 갱년기 고통을 덜어줌은 물론 자신의 건강도 유지해야 할 것이다.

부부의 진실하고 정성 된 성애는 잠들려는 인체의 세포를 깨워 젊음을 되찾아 준다. 100세 시대에 건강하고 행복하게 사는 비결은 만족한 성생활에서 찾아야 한다.

6, 정신 - 현실 생활의 부부와 자녀, 경제적, 가족적인 여러 가지 문제에서 오는 갈등과 근심과 걱정, 불확실한 미래에 대한 불안 등 심리적 타격과 정신적 불안정에서 오는 스트레스가 그것이다.

감정에 기가 충만하지 못하여 기복이 신한 우울증과 정신 분열 상태를 히스테리 증상이라고 한다. 정신과 마음의 스트레스가 전신에 축적된 결과이다.

이러한 모든 스트레스를 이기기 위해서는 우리 몸과 마음에 기를 충전해야 한다. 삶의 활력소 에너지의 충전 말이다.

‖ 기의 충전은 크게 두 가지로

1. 신체적 기충전

1) 골고루 먹는 식습관 - 소화와 배변

2) 적당한 운동의 생활화 - 매일 30분 정도의 유산소 운동과 1주일에 4일 1회 40분 정도의 근육 운동 - 심(복식)호흡 20회 1일 2회

3) 충분한 잠 - 최소 7시간 숙면

4) 규칙적인 생활의 습관화 - 식사와 자고 일어나는 시간

5) 체력에 맞는 성생활 - 60대까지 1주일에 3회, 70대는 1주일에 2회 정도 기쁘고 즐겁게

6) 손 발가락 건강지압과 적외선 치료 - 1일 2회

2. 정신적 기충전

1) **감정적 기충전** - 만나는 사람과 사건들에서 자 기감정을 다스리는 훈련(스트레스를 이기는)을 꾸준히 하여 자기 극복에 힘쓴다.

2) **정신적 기충전** - 성경을 비롯한 감동적인 자서전, 간증서 등 좋은 책들을 많이 읽고 설교와 강연, 영화감상 등을 통해 새로운 지식을 깨닫는 감동과 희열을 느껴야 한다.

3) **영적 에너지 충전** - 명상과 기도를 통해 하나님을 만나는 성령 체험을 해야 한다. 하나님이 항상 함께하심 곧, 사랑으로 충만해야 두려움과 불안이 사라지게 된다.

성령 충만, 곧 사랑으로 가득 차야 자신이 구원받고 그 사랑으로 다른 사람을 사랑함으로 다른 이들을 감화 감동해 구원할 수 있기 때문이다.

3. 가족 간의 사랑과 믿음을 회복해야 한다.
1) 과거 상처를 준 것에 대해 진심으로 용서를 빌고 용서받는다(1회적).
2) 아침에 잠에서 깨면 서로를 꼭 안아주며 사랑한다고 말한다.
3) 외출 중에도 자주 전화로 안부를 묻고 사랑한다고 말한다.
4) 잠자리에 들기 전 서로 꼭 안아주며 사랑한다고 말한다.

이를 매일 실천하여 생활화되면 함께 있을 때나 외출해 밖에 있어도 부모와 형제들의 사랑이 자신과 늘 함께한다는 것을 깨닫고 자신감과 힘을 얻게 된다.

과학적 인간

‖ 생명과 인간이란 무엇인가?

분자 생물학적으로는 모든 생명체가 A. T. G. C로 표시되는 상이한 분자를 가진 유전자(염색체) 분자로 구성되어 있다. 이들 분자의 염기서열이 인간 세포 내의 산화효소 104개의 아미노산 줄로 연결되어 있다.

영장류는 103개, 말과는 92개. 물고기 과는 82개, 누룩 세포 곰팡이는 58개가 똑같이 형성되어 있다. 이 염기서열이 유기체의 생화학적 기능을 결정한다. 이처럼 인간의 생명은 자연 생명과의 근본적인 연관 속에 인간으로서의 고유한 특성을 이루고 있다.

생명현상은 에너지, 기의 순환 작용에서 나타나는 생명체의 낳고, 자라고, 꽃피고, 사랑하고, 열매 맺고, 낙엽 지고(늙고 병들고), 떨구는(죽는) 생명의 순환과정이다.

　자연과 식물과 동물의 생명 순환은 말 그대로 자연적으로 정상적인 생명 순환과정의 연속이다.

　우리가 사는 태양계에 어떤 돌발적인 사건이 일어나 몇만 년, 몇천 년의 주기로 빙하기와 해빙기의 교차가 이루어지고 지구 내부에서 끓고 있는 마그마의 분출로 인한 화산폭발과 지진해일로 엄청난 파괴와 지각변동과 기후변화로 인해 혹은 멸종되고 때로는 새로운 종이 생겨났지만, 자연의 생명 순환과정은 특별하게 변함이 없고 변하지 않는다.

　그러나 인간의 생명은 다르다. 어떤 환경과 무엇을 먹느냐에 따라 유전체의 구성이 달라진다. 동물성, 단백질에도 초식성 동물의 단백질과 육식성 동물의 단백질이 다르고 그 동물의 생활환경과 성격에 따라 단백질의 유전체가 다르다. 동물뿐 아니라 식물성, 단백질도 마찬가지로 그 식물의 자란 환경, 곧 햇빛과 토양과 수분과 기후에 따라 적응하며 살아남는 방식과 종족보존 본능에 의한 번식을 위해 단백질의 구성과 유전체가 변하고 진화되기 때문이다.

　야생의 동물들은 식성이 정해져 있다. 육식성과 초식성, 가끔 잡식성을 가진 동물이 있는데, 그 중 대표적인 동물이 사람이다.

　원래 육식성인 개는 사람과 함께 살면서 사람이 먹는 것이면 거의 모든 것을 먹는 잡식성이 되었고 원래 잡식성인 닭과 돼지는 여전히 잡식성이고 풀을 먹는 소는 인공사료에 의해 잡식성이 되어버렸다.

　사람의 생명도 유전과 단백질의 구성에 따라 건강이 결정되기 때문에 여러 가지 필수 아미노산이 풍부한 동식물성 단백질을 골고루 섭취하는 것이 중요하다.

인간 생명의 기원은 무생물인 유전자이며 유전자 한 가닥에 기록된 30억의 문자, 이것이 바로, 사람이다.

인체의 분자 구조들은 전기 기장을 통해 정해지는데, 강한 핵력과 약한 핵력의 조화로 약 $7 \times 1,027$개의 원자들이 구현하는 쿼크(소립자를 이루는 기본 입자)와 전자입자들이 존재한다.

사람의 몸은 60조-100조 개의 세포로 이루어져 있고, 내장과 피부와 배꼽 속에 기생하는 세균의 수는 100조-150조 마리로 인체 세포 수의 배가 넘는다. 한마디로 인체는 세균의 덩어리라고 말할 수 있다. 특히 입에서 항문까지 이어지는 10m의 소화관 융모 조직은 표면적이 테니스장 정도의 넓이로 세균이 살아가는 집이다.

내장의 세균 중 유익균은 20% 정도로 - 유산균, 비피두스균 등이다.

유익균의 역할은
1) 항생물질을 만들어 유해균을 공격하여 쫓아낸다.
2) 젖산을 합성하여 소화를 촉진시키고 변비와 설사를 예방한다.
3) 유익균은 프리바이오틱스(식이섬유)에서 잘 자란다.

유해균은 10-15% 정도로 - 내독소를 가지고 있으며 상한 음식을 먹거나 감염이 되어 장내 환경의 변화로 유익균이 줄어들고 유해균이 많아져서 장내 세균의 균형이 깨어지면 설사를 일으키고 다른 장기로 독소가 퍼져 면역력이 약화되므로 여러 가지 질병을 발생시킨다.

유해균은 인스턴트식품과 고지방 식품에서 잘 자라므로 특히 장이 약한 사람은 먹지 않는 것이 좋다.

60% 이상의 중립균이 있는데, 중립균은 음식물 소화 과정에서 최대한의 열량을 뽑아내어 저장하므로 비만과 아토피 질환을 발생시킨다.

중간균은 기회주의 균으로 유익균이 우세하면 유익균 편에 붙고, 유해균이 우세하면 유해균 편에 붙는다.

장 속의 세균 비율은 유익균 85%: 유해균 15%가 정상으로 건강한 상태다.

인체의 면역세포 중 70-80%는 장 속에 있으며 대변 중량의 40%는 세균의 무게다.

우리 몸속의 세균들은 서로 견제하며 서로 의지하며 조화를 이루며 살아간다. 사람의 몸이 아프고 병드는 것은, 선천적으로 타고난 세균 군의 부조화로 이루어진 유전 세포와 돌연변이로 생기는 부조화와 외부로부터 해로운 세균의 유입으로 장내 세균의 증식에 영향을 주어 유해균과 대장균의 폭발적인 순간 증식으로 설사를 일으키고 복통 등의 증상으로 나타난다.

오늘날은 인체에 유익한 균을 이용한 건강 보조식품들이 난무한다. 대표적인 것이 요구르트 등 유제품이다. 사람의 장 속에 거주하는 미생물의 종류와 조화로 영양 섭취 등 사람의 건강이 좌우된다.

비피두스균은 우유를 잘 소화시키는 유익균으로 슈퍼 유산균으로 알고 있으며 위나 소장을 통과하는 동안 죽지 않고 대장까지 살아서 내려간다고 선전하나, 비피두스균은 모유를 먹는 사람과 모든 동물의 장 속에 거주하는 유익균이다. 장내 환경이 스스로 비피두스균이 잘 증식되어 장내 세균의 조화를 이루어야지, 아무리 많은 양의 비피두스균 요구르트를 먹어도 장내 환경이 나쁘면 장에서 모두 사멸하고 만다.

몸이 건강 하려면 장내 세균의 균형을 잘 유지해야 하는데 균형 유지를 위해서

1) 채소를 많이 먹어야 한다.

2) 운동을 1주일에 4회 이상 1회에 40-60분 정도 꾸준히 한다.

3) 장 기능이 약한 사람은 1주에 1회 장 청소를 위해 사용 후 말러 다시 볶은 커피 가루를 큰 한술을 물에 개어 식후 30분에 먹는다.

4) 케피어(Kepir)를 꾸준히 먹는다. - 변비와 설사를 멎게 하고 장 증후군을 치료하며, 골다공증을 예방하고 치료한다.

인체의 12장부

인체에는 흉부와 복부에 12장 부가 있는데 위치와 조직과 기능이 서로 다르다. 건강과 질병 예방은 물론 병을 치료하는데도 기능을 알아두면 많은 도움이 될 것이다. 상식적인 선에서만 열거해 본다.

음양과 오행설로 인체의 각 장부가 음양 관계로 오행의 승과 실에 의해 좌우된다고 알았으나 인체는 혈액 순환과 림프 순환, 신경 순환과 기 순환, 소화 기관의 대사 순환에 의해 유지되고 모든 병의 전이는 음양의 오행이 아니라 림프선(관) 전이에 따라, 좌우된다는 것은 모두 아는 상식이다.

1. 폐(Lungen, Pulmonary)

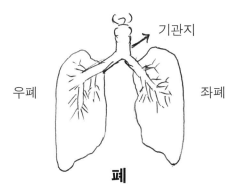

폐

폐는 대기 호흡을 하는 척추동물의 흉강에 있는 좌우 2개의 호흡기관으로 사람의 폐는 흉(늑)막이라는 얇은 막 주머니에 둘러싸여 있으며 좌우 각각의 기관지에 의해 기도에 연결되어 있고 폐동맥에 의해 심장에 연결되어 있다.

주 기관지는 10개 정도의 가지로 나누어져 있고 각가지는 더 많은 작은 가지로 나누어지고 지름은 1cm 미만으로 모양은 나뭇가지를 거꾸로 세워놓은 것 같다. 가지 중 가장 작은 가지들이 세기관지이며 끝에 폐포라고 하는 작은 공기주머니가 달려 있는데, 폐포는 모세 혈관들이 둘러싸고 있으며 이 폐포에서 호흡기관과 모세 혈관 사이의 산소와 이산화탄소의 가스교환이 이루어진다.

우폐는 3엽이고 간 때문에 좌폐보다 너비는 넓고 큰 간이 밑에 있어 길이는 짧으며, 좌폐는 2엽이다. 각 폐의 내부는 수백 개의 소엽으로 나누어져 있다.
우폐와 좌폐 사이 중앙에 심장이 위치해 있고 그 위로 기도와 식도와 대동맥이 지나간다. 중앙 기관지와 혈관, 그리고 림프관은 폐 뿌리 중앙을 통해 폐에 연결되어 있다.

호흡할 때 들숨(흡기)에서는 폐 꼭지 부위가 3-4cm 아래로 내려가고 날숨(호기)에서는 3-4cm 다시 올라가 정상으로 된다.

폐의 구조는 - 높이 약 25cm, 무게 - 우폐는 500-650g으로 좌폐보다 크고 무겁고 55% 기능을 담당한다. 좌폐는 560g으로 조금 좁고 길다. 색은 - 검붉은 색으로 말랑말랑한 탄력성 있는 스펀지 모양의 장기다.

심장이 약간 (1/4 정도) 좌측으로 치우쳐 있어 폐의 좌엽이 우엽보다 좁고 2엽이다.

1분간 호흡수는

영 유아 - 35-40회, 5-6세 - 25-26회

15-20세 - 20회, 성인 - 16-18회로 1분간에 약 7.5L의 공기를 들이마시고 다시 7.5L를 내 쉰다.

‖ 호흡의 가스 교체

우리는 보통 흡식, 곧 들숨에서는 산소만 들이쉬고 호식 곧 날숨에서는 탄산가스만 내쉬는 것으로 알기 쉬운데 그렇지 않다.

가스	흡식(들숨)	호식(날숨)
질소(Stickstoff)	78%	78%
산소(Saurstoff)	21%	15%
탄산가스	1%	4%
습기, 흔적 Edel 가스	-	3%

사람은 1분에 7.5L의 공기를 들이쉬고 7.5L의 공기를 내쉰다. 인체를 구성하는 질소는 항상 정량을 유지한다.

복식호흡에서는 보통 호흡보다 2-3L의 공기를 더 들이쉬고 1L의 공기를 더 내쉰다. 따라서 폐포에 예비 공기의 양이 많아지고 그만큼 산소량이 풍부해져 건강에 이롭다.

흡식에서는 호식보다 산소를 6% 더 들이쉬고 탄산가스는 1%를 들이쉬며 호식에서는 산소를 6% 적게 내쉬고 탄산가스는 3% 더 많이 내쉬는 것이요, 질소는 흡식과 호식에서 호흡량이 동일하다.

우리 몸의 혈액에 공급된 산소 중 3%는 혈장 속에 녹아들고 97%는 적혈구가 싣고 말단 세포에 배달되어 에너지를 만드는 데 사용한다.

사람을 생존하게 하는 두 가지 생체리듬이 있는데, 첫째는 심장을 박동시키는 동방결절의 자율적인 리듬이요, 둘째는 폐의 호흡하는 자율적 리듬이다.

폐의 기능은 –

1) 폐는 코와 목구멍, 기도와 기관지를 통해 폐포에 산소를 흡입하여 혈액에 넣어주어 에너지 신진대사를 한다.
2) 산소와 탄산가스의 교환 대사를 통해 신체의 긴장과 긴장 해소를 주관한다.
3) 인체의 산과 알칼리 균형을 적절하게 유지한다.
4) 호흡을 통해 열을 발산시킴으로 체온을 조절한다.

심장이 박동을 멈추면 생기가 소멸하듯이 호흡이 멎으면 생기 역시 소멸한다.

폐의 건강과 건강한 삶을 위해서 평소에 심호흡(복식호흡)을 열심히 연습하고 익혀서 흥분과 긴장을 최대한 빨리 해소하면 최상의 건강을 유지할 수 있다.

숨(호흡)에 이상이 있거나 숨이 가쁘고 가슴이 답답할 때는

1) 양손 4지 끝 통증점을 2-3분간 지압한다.

2) 양손 4지 손바닥 쪽 3혈을 손가락 끝쪽을 향해 각각 30번씩 비벼준다.

3) 즉시 심호흡을 깊고 길게 10회 실행한다. 양팔을 최대한 뒤로 크게 벌리고 5초간 들이쉬고. 천천히 길게 7초 동안 내쉰다.

4) 양손 4지 끝을 2-3분간 지압하고 열 손가락 끝을 지압한다.

‖ 기흉

기체에 대해서는 호흡기 질환에서 자세히 논했으므로 여기서는 기흉에 대해 알아본다.

기흉은 어떤 이유로 심장과 폐가 있는 가슴 부위의 흉강(횡경막)에 기포가 생겨 커지며 터져서 흉막 안에 공기가 차서 폐를 압박하고 폐를 찌부러트려 숨을 못 쉬게 하는 증상이다. 빨리 응급처치를 하지 않으면 폐가 망가지고 심장까지 눌려 호흡과 혈액 순환이 안 되어 사망에 이를 수도 있다

기흉의 원인에는 여러 가지가 있다

첫째 **외상성 기흉** - 외상에 의해 갈비뼈 골절로 뼈가 폐를 찌르거나 외부에서 칼과 같은 흉기로 가슴 부위를 찔리거나 총에 맞거나 시술과 수술 과정에서 칼이나 주사기 등에 찔리거나 공기가 유입되어 기포가 발생한다.

둘째 **자연 기흉** - 흡연자에게 많고 무리한 운동(역기와 아령 등)과 호흡, 무거운 짐을 들고 나르는 힘든 일로 인하여 늑막염이나 흉막 비대가 발병된다. 또 폐결핵이나 천식 등의 심한 기침으로 인해 많이 발생 된다.

셋째 **긴장성 기흉** - 사람이 갑작스러운 충격이나 스트레스를 받으면 호흡에서 들이마시는 흡기는 정상적이나 내쉬는 호기가 제대로 배출되지 않아 흉막 안에 공기가 차 압력이 높아지고 심해지면 폐가 찌부러지고 심장까지 눌려 호흡곤란과 혈액 순환장애가 동시에 발생하여 얼굴 청색증과 저혈압 상태가 되

어 위독해진다. 따라서 신속한 응급처치가 중요하다.

증상은 - 흉통과 호흡곤란이 오는데 정상적인 가스 교체가 이루어지지 않아 폐기 찌부러지므로 호흡곤란이 발생한다.

응급처치 및 치료는 - 양손 4지 끝 마디를 좌우로 2분 상하로 2분 강하게 지압하고 기체 치료법을 시행한다. 기체와 식체 치료법은 각 해당 부에 자세히 설명되어 있다.

기체는 식도와 장에 공기 방울이 생겨 막혀서 음식물이 내려가지 않아 생기는 현상으로 빠른 응급처치가 안 되면 혈액 순환도 정지되어 급사할 수 있다.

기체와 기흉의 예방법으로 평소에 복식호흡(심호흡)과 손가락 지압을 꾸준히 연습하고 실행하므로 스트레스와 긴장을 빨리 해소해야 한다.

2. 심장(Herz, heart)

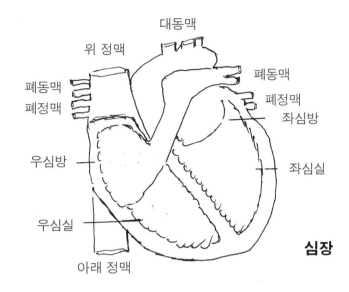

대동맥
위 정맥
폐동맥
폐정맥
폐동맥
폐정맥
좌심방
우심방
좌심실
우심실
아래 정맥

심장

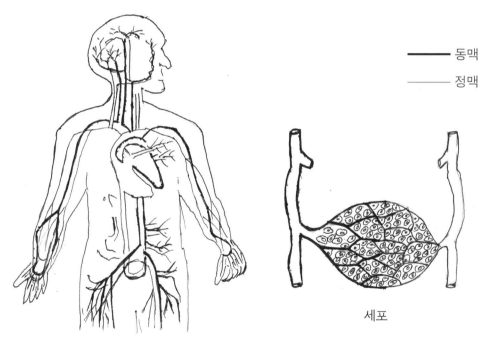

동맥
정맥

세포

혈행도

에너지 교환

심장은 좌우 폐의 중앙에 위치하고 좌측으로 약간(1/4 정도) 치우쳐 있다. 중격에 의해 좌우로 나누어지며 판막에 의해 위쪽은 심방 아래쪽은 심실로 구분된다.

우심방은 폐를 제외한 모든 조직에서 혈액이 들어오는 얇은 방이며 위에서 오는 상대정맥과 아래쪽에서 오는 하대정맥, 그리고 심장 자체로부터 오는 관상정맥 등 3개의 정맥이 우심방으로 이어져 있다. 우심방에 들어온 혈액은 우심실로 가서 폐동맥을 통해 폐로 혈액을 운반한다.

좌심방은 우심방보다 약간 작으며 두껍다. 좌심방은 폐정맥으로부터 산소를 공급받은 혈액을 받아 좌심실로 보낸다. 좌심실은 우심실보다 3배 정도 두꺼우며 동방결절의 생체리듬을 타고 대동맥을 통해 온몸으로 혈액을 뿜어 내보낸다.

‖ 심장의 구조는

크기 – 성인 심장은 꼭 쥔 자기 주먹보다 약간 크다. 12.5×9×6cm
무게 – 약 250-350g이다. 동방결절의 수축 – 1분당 72회(60-80)
맥박을 유도하는 방실결절의 수축은 성인 – 1분당 40-60회다. 1분당 5L 1일 약 7.000L 전신에 내보낸다.

성인 혈관의 무게 – 혈액은 체중의 8%이고 혈관은 3%다. 전체 길이는 12만 km다. 모세 혈관의 직경은 – 1/1,000mm 정도의 아주 가는 혈관으로 길이가 10만 Km이다. 모세 혈관은 연골조직과 눈의 결막과 수정체를 제외한 몸 전체, 단단한 뼛속까지 들어가 있다. 1mm 평방의 근육 조직에 100개의 모세 혈관이 분포되어 있다.

혈관에는 신경세포가 없어서 혈관 자체는 통증을 느끼지 못한다. 혈관이 붓거나 부풀어 오르거나 찌꺼기가 쌓여 막히면, 주위의 신경을 눌러 통증을 느낀다.

뇌경색은 혈관이 막혀 부풀어 오르는 것으로 통증이 심하고 치료가 늦으면 뇌출혈이 될 수 있다.

동맥경화는 혈관이 막혀 굳어지는 것으로 발생 부위의 혈관이 터지거나 통증이 심하고 관상동맥 혈전이나 경화는 심근경색과 심부전이 발생한다.

대동맥류는 큰 동맥 특히 복대동맥이 부풀어 올라 터지는 것으로 복통이 심하며 20분 안에 수술하지 못하면 사망에 이른다.

혈관이 튼튼해야 혈액 순환이 잘된다. 근육과 혈관을 튼튼하게 만드는 단백질과 콜라겐을 섭취한다.

콜레스테롤 흡수를 억제하는 각종 미네랄 섭취, 항산화물질이 풍부하고 괴혈병을 예방하는 비타민 C가 풍부한 과일과 녹황색 채소를 즐겨 먹는다.

무산소 호흡증과 폐 질환 환자는 폐에 산소공급이 부족하므로 모세 혈관이 활성화되어 확장됨으로 혈액 속에 있는 산소를 세포에 공급한다. 반대로 흡연 시에는 모세 혈관이 수축하는데 이것은 세포로 가는 유해가스를 막기 위한 방어 작용이다.

구조 – 심 내막, 심근조직(결절), 심 포 주머니, 우심방 – 우심실, 좌심방 – 좌심실로 나누어져 있다. 결절은 심장근육으로 신경의 명령 없이 상하 정맥의 유입 충돌로 충격을 받아 분당 70-80회 박동한다.

작용 – 상하 정맥의 유입구에 위치한 동방결절의 수축과 이완을 심장박동이라고 한다. 이 박동을 통해 정맥 혈액이 우심방으로 들어오고 폐로 보내졌다가 다시 좌심실로 와서 대동맥을 통해 전신으로 내보내는 혈액 순환이 이루어진다.

우심장은 – 폐순환을 담당하고 좌심장은 혈액 순환을 담당한다.

우심방 결절은 – 상하 정맥 유입구 근처에 위치하여 박동을 조율하고 우심실결절은 우심방 아래 심실 사이에 위치하여 충격을 서서히 심실에 전달하고 심방과 심실의 수축과 이완을 조절한다.

뇌에 순환하는 1일 총혈액의 양은 약 2,000L 정도로 인체 총혈액량, 약 5L의 400배가량이나 된다. 인체의 총혈액량은 몸무게에 따라 차이가 나는데 체중 70kg이면 약 5.2L다.

심박동 수 - 신생아 - 130-140회, 소아 - 90- 120회, 학생 - 80-90회, 성인 - 60-80회,

최대혈압 - 110-120mm/Hg - 심실이 최소로 수축하였을 때 혈압.

최저혈압 - 70-80mm/Hg - 심실이 최대로 확장되었을 때의 혈압. 70세 이후는 140-90도 정상이다.

동방결절의 자율성 리듬에 의해 이루어지는 박동으로 자동으로 10uA의 생체전류(기)가 발생 된다. 혈액 순환은 이 생체전류의 힘으로 이루어진다.

기능은 -
1) 산소와 영양분을 혈액을 통해 세포에 나른다.
2) 신진대사 과정에서 나온 찌꺼기를 실어 배출 기관으로 보낸다.
3) 인체의 체온을 36.5°C를 유지 조절한다.
4) 응고 작용으로 출혈 부위를 막는다.
5) 정맥 순환 작용을 통해 림프액을 받아들인다.

1시간 걸으면 5.0-8.3W를 생산하고, 1시간 책을 보면 190W, 격렬한 운동을 하면 700W, 대화할 때는 0.33W, 잘 때는 7.5W, 호흡할 때는 0.4W가 만들어져 전부 합하면 1시간당 1,090W(1.09W)의 생체전기를 생산한다.

17세기까지만 해도 심장에 마음이 있고 정신적인 생기가 있다고 믿고 생각

했다. 동양의학에서는 아직도 그렇게 생각하고 가르치며 말하고 있지만, 1967년 12월 3일에 남아공의 크리스천 버나드 박사팀의 생체 심장이식 수술이 성공하면서 심장은 단지 다른 장기와 마찬가지로 기계적인 장기일 뿐임이 입증됨으로 심장(가슴)에 마음과 정신이 깃든다는 신화가 깨졌다.

우리가 흔히 표현하는 돌 같은 심장이나 냉혈 인간, 강심장 등과 마음을 준다(심장을 준다)는 사랑의 고백이나 우울증, 정신 허약(심장 허약), 심장이 무너지고, 마음이 깨지고 찢어진다는 등의 모든 표현은 뇌 신경적인 증상의 반응들이 심장과 폐, 가슴 부위에 통증으로 뚜렷이 나타남으로 가슴속에 마음이 있다고 생각한 표현일 뿐, 실제로는 그러한 표현을 사용하는 사람의 인간성, 됨됨이 전체를 표현하는 말이다.

‖ 심장의 건강을 위해서는

1) 스트레스를 삼간다. 스트레스는 흔히 다른 사람이 준다고 생각하기 쉬우나, 어떤 외부로부터의 충격에 대해 자신과의 싸움에서 질 때 나타나는 몸과 신경의 반응이다.
2) 규칙적으로 적당한 운동을 한다. 운동은 경쟁해서 이겨야 하는 스포츠가 아니라, 자기 몸 상태에 맞게 기쁜 마음으로 즐기며 근육과 정신적 인내를 기르는 것이다.
3) 충분한 잠을 잔다. 제대로 된 잠은 오래 누워있는 것이 아니라 1일 4시간 정도를 집이 무너져도 모를 만큼 푹 자는 것이다.
4) 기본 건강지압을 꾸준히 하고 심장이 아프거나 무섭고 졸아드는 것 같을 때는 즉시 양손 4지 끝을 3분간 지압하고 손가락 끝쪽으로 3혈을 30회 이상씩 비벼준다.
5) 1분에 3회 정도로 깊이 들이쉬고 천천히 길게 내쉬는 심호흡을 10회 실행한다.

‖ 흉선(Thimos)

흉선은 척추동물에게만 있는 T세포로 T림프구를 만드는 림프 기관이다.

흉선은 갑상샘 아래 양쪽 폐 사이에 신체의 정중앙선 심장 위에 왕관 모양으로 위치하고 갑상샘이 분비하는 호르몬샘이다.

흉선에서 인체의 성장과 면역조절작용이 가장 강력한 티(T)모신 호르몬이 나와서 영아에서 1살까지의 어린 생명을 보호하고 신체 발육을 촉진하여 잘 자라게 한다. 12-14세까지 계속 커지다가 청년기 이전에 최절정에 달하고 20세 이후부터 퇴화하기 시작한다.

면역세포인 T세포는 흉선(가슴샘)에서 발생해서 훈련받아 외부로부터 침입하는 세균과 박테리아와 싸운다.

크기는 10-12세에 36이다가 20대에 25로 줄어들고 70대엔 6 정도밖에 안 남는다.

2개의 잎 모양으로 생겼고, 여러 개의 작은 잎 모양으로 나누어져 있다.

흉선에서 분비되는 티모신은 면역계에 작용하여 림프계의 T세포와 B세포의 생장을 촉진 시키고 면역반응을 활성화해 크고 작은 질병으로부터 인체를 보호한다.

티모신 호르몬은 건강한 사람의 혈액 중에 소량(1-2mg) 존재하는 면역조절 펩타이드다.

흉선에 이상이 생기면 면역기능 결핍이 오고, 림프관의 순환장애가 생겨 팔다리의 운동에 의한 림프선의 수축으로 근 무력증이 생기기 쉽다.

이러한 티모신 호르몬의 기능을 사용해 주사 치료에 이용하고 있다.

1) 만성 B형 간염 - 면역기능을 회복시켜 항체 형성을 촉진하여 간염 바이러스의 증식을 억제하므로 간염 수치를 정상화한다.
2) 만성 C형 간염 - 인터페론과 병용 치료로 간염 바이러스의 증식을 억제하여 간 기능을 회복한다.
3) 항암요법 - 암 치료 후, 잔존 하는 암세포를 인체의 면역력을 높여 TK 세포 스스로 암세포를 공격하고 파괴하여 재발과 전이율을 낮춘다.
4) 노인성 면역 결핍 - 노인의 저하된 면역력을 정상으로 회복시켜 주고, 당뇨병이나 면역기능 저하로 인해 회복되지 않는 상처를 빨리 아물도록 치유한다.

치료와 기능 유지를 위하여
1) 철분과 아연, 셀레늄이 많이 함유된 음식을 충분히 섭취한다.
   아연과 셀레늄 섭취가 부족하면 흉선이 빨리 퇴화하고 기능이 상실된다.
2) 가슴(심장)과 목(갑상샘) 사이를 달걀을 쥔듯한 주먹으로 1일 3회, 1회 30번 정도 매일 살살 두드려 주면 흉선을 자극하여 기능을 활발하게 하여 줄어드는 것을 연장한다.

아기를 재울 때 가슴(흉선 부위)을 살살 두드리며 자장자장 하고 자장가를 불러주는 것은 이제껏 아무도 모르는 흉선 자극으로 아기가 잘 잠 들뿐 아니라 건강하게 자라게 하는 비밀이다.
3) 양손 3지 바닥 쪽 둘째 마디 선에서 첫째 마디 선 사이를 1일 3회 이상, 1회에 2분간 지압한다.

∥ 갑상샘

갑상샘은 인체의 모든 대사기관, 성장발육과 생식과 운동과 체온 등을 조절하는 총체적인 조절기관이다.

척추동물의 목 앞부분 후두 바로 아래에 있으며, 나비 모양을 한 2개의 엽(잎)이 목 중앙의 앞쪽에 있으며 수많은 소포로 이루어져 있다. 이 소포에서 갑상선 호르몬의 전구 호르몬인 티로글로불린이 합성된다.

갑상샘의 기능은 – 갑상선 호르몬은 인체의 모든 세포가 표적기관이다. 중요한 작용은 세포의 핵 속으로 들어가 단백질 합성을 촉진하여 세포 내에서 에너지 생성기관인 미토콘드리아에 작용하여 체온을 조절하는 역할을 한다(티톡신, 트리 요오드 티로닌).

호르몬 분비 조절 – 시상하부 – 뇌하수체에서 갑상샘에 연결된 신경과 피도백(음성 피도백) 작용에 의해 조절된다. 갑상선 호르몬의 혈중농도가 높으면 시상하부나 뇌하수체가 작용하여 TRH나 TSH의 분비를 억제하고, 농도가 낮으면 분비를 촉진하여 갑상선 호르몬의 혈중농도를 일정하게 유지한다.

신경성 식욕부진을 비롯한 많은 영양실조의 경우 T 4에서 T 3으로의 전환이 감소되어 대사 작용과 산소 소모를 낮추어 유사시에 아사로부터 인체를 보호한다.

음식물에 의한 요오드의 체내 흡수가 부족하면 갑상선 호르몬의 혈중농도가 낮아져 TSH의 분비를 촉진하게 되어 갑상샘 비대를 일으킨다.

∥ 갑상샘의 질병과 장애

기능 항진증

여성보다 남성이 7배 정도 많이 발생한다. 항상 덥고 땀을 많아 흘리며 심장

박동 수가 증가한다. 심할 경우 심장마비를 일으키기도 한다.

기초대사 증가로 체중이 감소하며, 따라서 강한 식욕이 일어난다. 심해지면 목울대 부위가 부어오르고 그레이스 병의 원인이 되어 눈이 튀어나온다.

원인은 – 자가 항체에 의해서 또는 갑상선 종양에 의해 발생한다. 갑상샘 비대는 대부분 요오드 부족이나 갑상선 호르몬의 분비를 억제하는 요인에 의해 생긴다.

치료는 –

1) 갑상샘 일부를 외과적 수술로 제거한다.
2) 갑상선 호르몬의 합성과 분비를 억제하는 약 복용
3) 방사성 동위원소인 요오드를 투여하는 효과적인 치료

기능 저하증

갑상선 기능 저하증은 우리 몸이 필요로 하는 갑상선 호르몬의 분비 부족으로 오는 병이다.

원인은 –

1) 과다한 요오드 섭취량에 의해 발생한다.
2) 대부분 기능 항진증이나 종양의 외과적 수술로 갑상샘을 너무 많이 제거해서 생긴다.
3) 방사성 동위원소 요오드의 과다 투여로 발생
4) 갑상샘 자체에 문제가 생겼거나 뇌의 이상, 즉 뇌종양이나 감염, 뇌하수체와 시상하부의 이상으로 갑상선 호르몬 분비를 자극하는 갑상샘 신경호르몬(TSH)의 생산이 감소하여 발생한다.

증상은 – 성격과 행동이 느려진다. 모발과 피부가 건조하여 거칠어지고 많이 먹지 않아도 체중이 증가한다. 여성은 생리불순에 과다출혈이 되고 임신이

잘 안된다. 목소리 변화와 근육 관절통, 감각 이상, 성대와 전신부종, 피로감과 산만함, 기억장애, 땀이 잘 안 나고 기운이 없다.

치료는 - 갑상샘 호르몬제를 평생 복용해야 한다. 적정량을 체크 하며 복용하면 다행히 약으로 인한 부작용은 없다.

1) 손가락 건강지압 1일 2회 실시한다.
2) 양손 3지 3마디 부위 통증점을 지압한다.
3) 저하증에는 다시마 추출물(환)이나 셀레늄 등 이소플라본이 많이 함유된 기능식품 자제

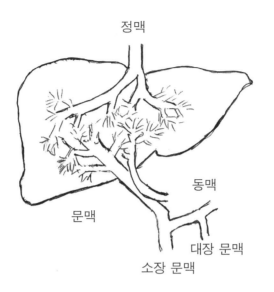

정맥

동맥

문맥

대장 문맥

소장 문맥

간

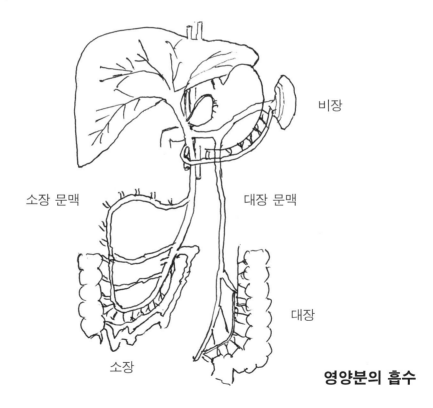

비장

소장 문맥

대장 문맥

대장

소장

영양분의 흡수

간은 인체에서 가장 큰 장기로 우엽과 좌엽으로 구분되어 있고 두 엽 사이에 네모 엽과 꼬리 엽이 위치하여 총 네 엽 이다.

우엽이 좌엽으로 나뉘는 부분에 간 문이라는 간 동맥과 문맥, 담관과 림프관이 연결되어 있다.

우엽이 좌엽 보다 6배 정도 크고, 간에는 우리 몸에 필요한 혈액의 10%가 항상 저장되어 있다.

인체의 모든 장기는 동맥을 통해 혈액을 공급받는데, 간은 간 동맥과 소장과 대장에서 흡수된 영양분을 담은 신생(예비) 혈액을 문맥이라는 간정맥을 통해서 공급받는다.

간 혈액의 80%는 문맥을 통해 유입되고 20%는 간 동맥을 통해 들어온다. 간 동맥은 산소공급을 하고 문맥은 소장과 대장에서 흡수한 영양분을 간으로 공급한다.

문맥을 통해 흡수된 영양소는 간의 화학작용을 통해 해독하고 가공 처리하여 저장한다. 간은 약 2,500억 개의 간세포를 가지고 있으며 현재까지 확인된 것만 해도 500여 종류의 화학 공정을 단시간에 수행한다. 이러한 놀라운 기능은 15-30마이크로(1/1,000mm)의 작은 개개의 간세포에서 일어난다.

이렇게 만들어진 영양 혈액은 간정맥을 통해 심장으로 보내진다.

인체의 여러 가지 단백질은 대부분 간에서 만들어진다. 알부민은 출혈 시 피를 멎게 하는 혈액 응고 단백질이며 또 다른 단백질을 만드는 역할도 한다.

간에는 부피 세포라는 면역세포가 있어 몸 안으로 들어온 세균과 독소, 이물질을 잡아먹은 후, 분해시켜 배출한다.

당 대사를 조절하며 인체에 필요할 때 아미노산으로부터 포도당을 합성하여 에너지로 공급한다. 비타민과 철분을 저장하고, 체내 호르몬의 균형을 유지한다. - 갑상선, 에스트로겐, 코티졸, 알도스테론 등 중요한 호르몬들이 간의 대사를 받아 기능한다.

구조 – 전면에서 배꼽 상부의 복막에 의해 형성된 경상 인대에 의해 전 복벽과 가로막에 부착되고 위에서는 가로막과 간 사이에 형성된 복막인 관상 인대에 의해 횡경막의 밑면에 밀착되어 있다.

무게 – 1.3-1.5kg이고 혈장이 많아 적갈색으로 보인다.

기능 –

1) 간은 1일 0.6L의 황담색의 간즙(담)을 만들어 담낭(쓸개)에 저장하고 약 1/12로 농축하여 담도(관)를 통해 십이지장으로 보내어 지방과 단백질을 분해한다.

2) 해독작용 – 우리 몸의 성분과 다른 물질인 알코올이나 약물과 몸 자체에서 생성되는 암모니아를 요소로 변화시켜 체내에 암모니아 축적을 방지한다.

3) 문맥을 통해 유입된 모든 음식물의 영양소를 분해하여 혈액을 만들고 단백질과 탄수화물 그리고 지방질의 신진대사를 주관하여 영양소를 가공하여 저장하고 중요한 단백질을 합성하여 단백질의 90%를 만든다.

4) 철과 지방을 분해하는 비타민을 만들어 배출하고 적혈구와 에스트로겐 등의 호르몬을 분해하고, 전해질 대사 작용을 한다.

5) 혈액 응고를 억제하는 효소인 헤파린 단백질을 만들어내고 태아의 태반 혈액을 만든다. 혈액 응고 단백질이 부족하면 코피와 잇몸 출혈이 자주 발생한다.

6) 간은 인체의 화학공장으로 여러 가지 물질을 합성하고 해독한다. 혈액을 깨끗하게 정화시키고 독소를 제거한다. 내장기관의 중추로 모든 내장기관의 환경을 조절한다.

7) 인체 내 대부분 콜레스테롤은 간에서 합성하고 또 분해한다. 콜레스테롤은 건강에 꼭 필요한 물질로 인체에 유용한 콜레스테롤(HDL)과 너무 많으면 해로운 콜레스테롤((LDL)의 두 가지 형태로 존재한다.

콜레스테롤은 스테로이드와 알코올의 합성어로 모든 동물 세포의 세포막에서 발견되는 지질로 혈액을 통해서 운반된다. 건강한 수치는 LDL 100mg/dl 이하, HDL 40mg/dl 이상이다.

배출 작용 - 1) 해독한 찌꺼기들을 혈액 순환을 통해 신장으로 보내어 걸러서 오줌으로 내보낸다.
2) 잘 녹지 않는 혈액의 분해물과 간즙을 담도(관)를 통해 내보내어 소장 - 대장을 통해 대변으로 배출시킨다.

간 기능이 약하거나 병이 들면 콜레스테롤 분해가 잘 안 되어 혈액과 간, 인체에 축적되면 혈관에 문제가 생겨 혈액 순환장애가 발생하고 동맥경화와 심혈관질환이 발생한다.
콜레스테롤이 많아 해롭다고 알려진 오징어와 새우는 인체 내에서 콜레스테롤로 변환되지 않는다. 인체에서 콜레스테롤로 전환되는 중성지방이 문제다.

콜레스테롤 수치 낮추는 운동으로
1) 손가락 끝을 발가락 끝 앞에 대고 구부린 자세로 엉덩이를 내렸다 올리기를 1회 20회 1일 3회 실행한다.
2) 무릎이 직각이 되게 제자리걸음을 1회 100번, 200번, 300번, 1일 1,000번씩 실행한다.

예로부터 간은 침묵의 장기라고 알려져 있다. 완전히 망가져서 회복 불능의 상태가 되어야 간이 아프다는 것을 알게 된다는 것이다.
오늘날도 전 국민이 보는 TV 프로그램에서 유명 의사들이 간은 침묵의 장기라는 말을 계속하고 있다. 그러나 아니다. 간은 결코, 침묵하지 않는다.

간 기능이 약하거나 병들면
1) 소화가 잘 안되고 가스가 차 더부룩하다. 소화가 잘 안되는 것은 위가 약

해서가 아니라 간 기능이 약해서 간즙, 곧 담즙이 충분히 만들어지지 않거나 담도에 돌이 생기거나 이상 때문이다.

2) 하는 일이나 활동에 비해 피곤함을 느낀다. 간 기능이 약하면 신진대사 작용이 제대로 안 되어 대사 과정에서 나온 찌꺼기인 유기산이 축적되어 피로가 잘 풀리지 않는다.

3) 눈이 잘 안 보이고 피곤하며 자주 충혈되고 눈 뾰루지가 자주 나고 염증이 생기며 감기에 자주 걸리고 잘 낫지 않는다.

4) 입덧과 같은 메스꺼움과 심하면 구토가 나고, 식욕부진으로 체중이 줄어든다.

5) 황달 증상이 나타나고 피부에 붉은 반점이나 가려움증이 생긴다.

‖ 간 건강을 위하여

간은 직접 음식물을 받아들여 소화 시키는 기관은 아니지만 중요한 소화 기관의 하나로 간이 약하면 소화가 안된다.

그것은 간 기능이 약하여 간즙을 충분히 만들지 못하거나 간즙을 구성하는 소화효소의 양이 부족하기 때문으로 생각된다.

1) 소화가 잘 안될 때는 양손 5지 끝을 반대쪽 엄지와 검지로 쥐고 5초에 15회 정도로 2분 정도씩 지압한다.

2) 양손 5지 손바닥 쪽 3혈을 끝에서 손바닥 쪽으로 30회 이상 비벼준다.

3) 양손 손바닥 3, 4, 5지 뿌리 부위를 2분 정도 골고루 지압한다.

* 서울 아산병원 소화기내과 이승규 교수는 간암과 간경화 이식 수술 시에 간암세포의 맹렬성을 떨어트리는 치료를 먼저 함으로써 수술할 때 암세포가 림프관과 혈관, 다른 장기로 전이되는 것을 막는 '노 터치' 요법을 성공적으로 시행하고 있다.

4. 담, 쓸개(Gallenblase, Gall)

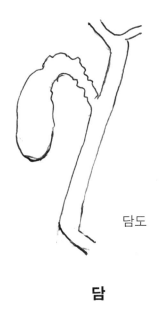

담도

담

음식물의 소화를 위해 간에서 만들어진 간즙을 담, 또는 담즙(쓸개액)이라고 한다. 담이 담관을 통해 십이지장으로 들어가는데 음식을 먹지 않는 동안에는 소화에 쓰이지 않은 담은 담낭으로 들어가 1/12로 농축된다.

담낭은 서양 배 모양을 한 얇은 원통 모양의 주머니다. 담낭의 내막 세포 원형질은 담즙으로부터 물을 흡수하여 담즙을 강하고 진하게 만든다. 위에서 음식물이 죽으로 만들어져 소장으로 내려갈 때 십이지장에 담즙을 보낼 때 신경작용으로 담낭 주머니의 근육층이 긴장되어 근육 닫침이 열리며 반사적으로 담즙을 담관으로 내보내어 십이지장으로 배출시킨다.

크기 - 7×10cm로 통통한 가지 주머니 같아서 담낭이라고 한다. 담즙 저장 용량은 35-40cc이고 오른쪽 간 밑에 달려 복막에 붙어 있다.

기능 - 간에서 받은 담즙을 저장하고 1/12로 농축시켜 위에서 음식물이 십이지장으로 내려오게 되면 반사적으로 담낭이 수축하며 담즙을 분비하여 총담관(도)을 통해 십이지장으로 내려보낸다.

간에서 1일 약 600-1,000cc 정도의 간즙이 만들어져 담낭에 보관된다.

담즙은 PH7.4 정도의 약알칼리성을 띤다. 담즙에는 담즙산염과 빌리루빈, 콜레스테롤, 지방, 레시틴 등이 포함되어 있으며, 따라서 이들의 비율에 변화가 생기면 콜레스테롤 결정을 형성하기 쉬운 상태가 되어 콜레스테롤 담석이 생기게 된다.

‖ 담즙의 기능

1) 간이 해독시킨 약물과 독물과 같은, 필요 없게 된 노폐물과 빌리루빈, 담
   즙산염, 콜레스테롤, 인지질 등을 담즙에 섞어 십이지장으로 배출시킨다.
2) 담즙산은 소화효소는 아니지만, 지방을 유화시켜 췌장에서 나오는 프로
   (예비)리파아제를 리파아제로 활성화해 지방질을 분해하여 소화와 흡수를
   돕는다.
3) 지용성 비타민 A, D, E, K 등과 미네랄인 철, 칼슘 등의 흡수를 촉진 시킨다.
4) 살균작용으로 소장에서 유해균의 증식을 억제한다.
5) 장을 자극하여 연동운동을 활발하게 함으로 배변을 촉진시키고 변의 색
   깔을 결정한다.
6) 약알칼리성인 담즙은 십이지장의 소화효소가 작용할 수 있도록 장내 환
   경을 약알칼리성으로 중화한다.

담 건강을 위해서

1) 담이 결리는 것은 담경이 양쪽 옆구리로 내려가기 때문이다. 무거운 물건
   을 들거나 잘못된 자세로 몸이 삐끗하여 옆구리가 결리고 아플 때는 아픈
   쪽 5지 등 쪽을 지압하여 통증점을 찾아 통증이 멎을 때까지 지압한다.
2) 소화가 잘 안되고 식후, 항상 배가 아픈 만성 소화불량에는 대부분 담석이
   원인인 경우가 많다. 식후 바로 양손 5지 끝과 4지 끝을 각각 2분 이상 지
   압하고, 1일 식전이나 식후에 카놀라유나 올리브유를 1큰술 먹는다.
3) 간담이 약하여 담즙이 부족하면 소화가 잘 안된다. 무를 갈아 1일 2회
   200ml를 마신다. 1주일에 5일간 먹고 2일 쉰다, 4-6주간 계속 먹고 좋아
   지면 중단한다.
4) 매일 손가락 기본 건강지압(열 손가락 끝을 2분 이상 지압)을 2회 이상 실행하고
   양손 5지를 자주 지압하여 통증점을 치료한다.

5) 통증이 없어지지 않으면 즉시 병원에 가서 간, 담 초음파 검사를 받아 치료한다.

5. 비장(Milz, Spleen)

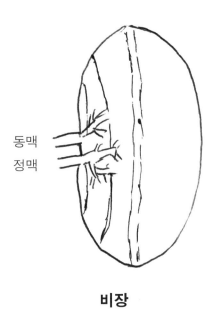

비장

동맥
정맥

비장은 왼쪽 상복부의 위 옆에 위치하며, 흉막 아래에 있어 호흡 리듬을 함께 한다. 누워 있는 경우 흉추 10번 갈비뼈에 위치한다.

위와 비장 인대에 의해 위에 부착 연결되고 비장과 신장 인대에 의해 신장에 연결되어 있다. 비장은 복대동맥에서 연결된 중심 동맥이라고 하는 비장 동맥의 작은 가지를 중심으로 하는 다수의 적색 수질과 백색 수질로 구성되어 있다.

백색 수질은 - 림프세포이며 B세포 소절과 소절 주변의 가장자리 구역, 소동맥을 싸고 있는 T세포 구역으로 이루어져 있다.

적색 수질은 - 수질 공동과 수질 코드를 포함하며 코드는 막힌 끝으로 되어 있고 적혈구는 다시 혈류로 돌아가기 위해 공동상태의 입구를 지나간다.

크기 - 폭 7cm×길이 12cm로 무게 - 150g 정도로 체중의 0.3%를 차지하고 피로 채워져 있어 검붉은 색이다.

비장은 혈액 순환에 연결된 유일한 림프 기관이다. 몸 전체 혈액 순환의

3-5%를 차지한다. 비장 동맥의 혈액은 1분에 150ml로 흘러간다. 비장은 문맥에 연결되어 있어 문맥 순환계에 속한다.

비장에 들어가는 동맥혈관을 따라 신경이 들어가고 비장에서 나오는 정맥혈관을 따라 림프액과 신경이 나온다. 비장의 내부는 자율신경 조직이 자극한다. 아기가 낳기 전에 태아 때에는 비장에서 혈액을 만들기도 한다.

성인에게 있어서 비장은 생명에 꼭 필요한 기관은 아니다. 사고나 비장 자체의 질병으로 비장을 제거했을 때는 비장의 여러 기능을 간과 골수가 대신하고 면역체, 림프액의 생산도 흉선을 비롯한 다른 림프 기관(림프 멍울)에서 만들기 때문이다.

기능 – 비장은 적대적인 환경에서 인체가 적응하도록 도와주는 기능을 한다.

1) 림프액과 면역체를 만든다.
2) 림프구가 세균과 이물질이나 항원체, 병원균 등을 잡아먹고, 특정 침입 병원체에 대해 면역반응을 형성한다.
3) 아기가 낳기 전 태아(태반) 혈액을 만든다.
4) 혈소판을 보관하고 있다가 골수가 필요를 충족하지 못할 때나 많은 출혈이나 감염에 반응이 필요하여 혈소판이 필요할 때 공급한다.
5) 오래되거나 비정상적인 혈액세포를 진단하여 분해한다. 적혈구, 백혈구는 생성 후 120일 후에 늙어 굳어지고 웅어리져서 죽으므로 이들을 혈류에서 제거해 파괴하여 새로 만든다.
6) 이러한 성분들은 문맥을 통해 간으로 보내져 간즙의 재료가 된다.

‖ 면역력을 높여주는 지압

1) 면역력이 떨어지고 허약한 사람과 특히 여성은 양손 4지를 엄지와 검지로
   쥐고 5초에 15회씩 2분 이상 1일 3회 지압한다.
2) 열 손가락을 끝과 좌우를 각각 5초에 15회씩 2분 이상씩 1일 3회 이상 지
   압한다.
3) 양손 4지를 손바닥에서 손가락 끝쪽으로 각각 30회 이상 1일 3회 비벼준다.

6. 위(Magen, Stomach, Gastric)

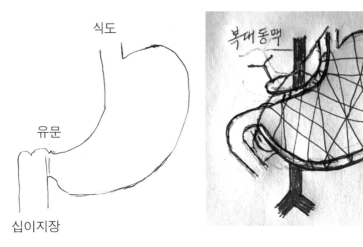

위장   **말초 혈관 그물망**

위는 복대 동맥과 비장에 연결된 말초혈관 그물망에 쌓
여있다. 1분에 16회 압축

원기는 태어날 때 부모에게서 받아 살게 되는 선천의 생기이다. 위기는 음식
물을 섭취하여 소화 작용을 통해 얻은 영양분을 흡수하여 생기는 후천적인 생
기로 사람이 살아가는 원동력이다.

건강하려면 음식물 섭취에 유의하여 알맞게 먹어야 하고, 소화를 잘 시켜야 하며, 모든 병의 치료에 먼저 위기를 회복해야 한다.

인간의 뇌와 위는 밀접하게 관계되어 있어 뇌 기능이 떨어지면 소화 기능도 약해지고, 위가 튼튼하여 소화가 잘되면 뇌도 튼튼하고 뇌 기능도 활발해진다.

위는 주머니 모양으로 횡경막 아래 정중앙선 보다 좌측 늑골 위에 위치하여 우측을 향해 약간 비스듬히 누워 있는 형태로 3/4은 하복부에 1/4은 상복부에 있다.

위의 구조 – 용적량은 1.5 – 2L로, 1일 약 2 – 2.5L 위액을 분비한다.

소화 작용 – 위는 기계적 연동운동(Peristaltik)으로 음식물을 혼합하여 죽으로 만든다. 위는 밥통이다. 멍텅구리로 스스로 움직이는 장기가 아니라 복대동맥에서 비장에 연결된 혈관에서 나온 모세 혈관이 위 전체를 싸고 있어 위장을 주물러 주므로 위액이 분비되어 소화 작용을 하는 것이다. 위장의 연동은 1분에 16회 정도로 혈관의 맥박과는 다르다.

화학작용 – 분비된 위액 중의 펩신 효소는 단백질을 포도당으로 분해하고 리파아제는 지방을 지방산과 글리세린으로 분해한다.

탄수화물은 혀밑샘, 턱밑샘, 귀밑샘에서 분비되는 타액(침)을 통해 입과 식도에서 95% 분해된다. 따라서 입에서 50-100회 이상 씹어서 삼켜야 제대로 분해된다.

위벽 – 위장의 점막 외벽 조직은 3-8mm 두께로 4층으로 이루어져 있다.

1) 위벽은 우리 몸의 최고의 면역기관인 GALT(위장 림프 조직)다.
2) 위장관 내부의 내인 신경계와 외부의 뇌척수에 연결된 외인 신경계로 연결되어 있다.

3) 위장 연동운동으로 각종 소화효소와 위장보호 점액 물질을 생산, 분비하는 시스템을 갖추고 있다.

4) 음식물을 골고루 섞고 아래로 내려보내는 연동운동 하는 근육막으로 형성되어 있다.

5) 겉은 가는 모세 혈관의 그물망 조직으로 둘러싸여 있다.

위액은 위샘에서 분비되는 강한 산성의 액체이다. 단백질 분해효소인 펩신은 염산을 함유하고 있는데 이 염산을 위산이라고 한다.

염산은 펩신의 작용을 돕기도 하고 해로운 세균을 죽이기도 한다.

위액은 99%가 물이고 효소 비중은 1% 정도다. 소화효소와 약 0.5%의 염산(Salzsaure)으로 이루어진 강한 산성(PH 1.0-1.8)이며, nacl, kcl, 인산염, 점액소 등도 소량 들어 있다.

위샘의 주세포는 펩신, 키모신, 지질, 가스 분해효소인 리파아제를 분비한다. 위벽 세포는 염산을, 표층 상피세포와 유문샘과 분문샘 세포는 점액을 분비한다. 이중 펩신은 예비물질인 펩시노겐으로 분비되어 염산과 펩신에 의해 활성화되어 단백질 분해효소로 작용한다.

1) 급체 시에는 왼손 5지와 4지 끝을 반대쪽 엄지와 검지로 쥐고 2분 정도 강지압한 다음에 오른쪽 5지와 4지도 지압한다.

2) 양손 5지 바닥 쪽 3혈을 손바닥 쪽으로 각각 30회 이상씩 비벼준다.

3) 양손 손바닥 3지 밑 1-2cm 부위를 2분 정도 엄지로 지압한다.

4) 열 손가락 끝을 5초에 15회 정도로 각각 30초씩 지압한다.

7. 췌장(Bauchspeichel druese, Pancreas)

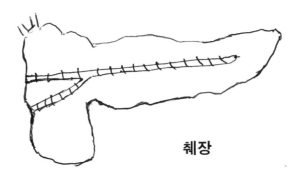

췌장

　내장의 가장 안쪽 척추 앞, 위의 뒤편 아래쪽에 혓바닥같이 좌측으로 누워 있으며 머리는 십이지장에 연결되어 있고 꼬리 쪽은 비장 아래에 있다.

　크기 - 12-20cm로 약알칼리성의 췌장액을 1일 1-2L 분비하여 3대 영양소를 분해한다.

　구조와 기능 - 외분비계와 내분비계로 나누어져 있어, 외분비계의 선 조직(세포)에서 췌장액(중탄산염)의 95%를 분비하여 소화 작용을 한다.

　췌장은 1일 1.5L의 췌장액(소화효소)을 분비해 십이지장으로 보낸다.

　내분비계의 세포군(Langer Hans insel)에서 - 인슐린(투 당뇨 호르몬)을 분비하여 간으로 보내어 혈당조절작용을 한다.

　외분비 기능으로 - 췌장액은 여러 가지 효소 작용이 있다.

1) 아밀라아제(아밀톱신) - 야채류에 많이 들어 있는 소화효소로 탄수화물을 맥아당으로 분해하고, 말타아제는 맥아당을 포도당으로 분해한다.

2) 트립신 + 치모 트립신 - 단백질을 폴리펩티드(이종 이상 단백질의 총칭)로 분해하고, 카르 복시 펩티다아제는 개별적인 아미노산을 단백질 분자에서 쪼개내어 소장에서 흡수 가능한 상태로 분해한다.

3) 리파아제 – 간에서 내려온 담즙은 지방을 분해하고, 리파아제는 중성지
   방을 분해하여 글리세린과 지방산으로 만든다.

우리 몸은 혈액과 체액이 7.35-7.44(PH Wert)로 음이온 상태의 약알칼리성을
유지한다. 깨끗한 물은 7이고, 우유는 6.5, 오줌은 5.5-7.0, 소장액은 8.0이고,
위액은 1.8이다.

PH Wert(수소이온 농도)가 7보다 작으면 산성이고 7보다 크면 알칼리성이다.
그러므로 건강한 사람에겐 맑은 생수(PH 7)가 몸에 가장 좋은 보약이다.

사람의 몸은 나이가 들면서 산성화되기 때문에 PH 수치에 따라 각각 자기 몸
에 맞는 알칼리수를 만들어 마시면 늙는 것을 늦추며 병을 예방하고 치료할 수
있다.

내분비 기능으로 랑어 한스 인젤의 세 가지 세포에서 서로 다른 호르몬을 만
들어 탄수화물(포도당) 신진대사 작용을 한다. 내분비 세포는 인슐린을 분비하
는 베타세포가 75%를 차지한다.

1) B(베타)세포 – 중심 세포로 인슐린을 만든다. 인슐린은 단백 호르몬으로
   여러 가지 생물학적 작용을 하며 혈액 중 당의 수치를 조절한다.

인슐린은 인체의 혈당을 조절하는 유일한 호르몬으로 인슐린이 부족하면 신
진대사 질환이 발병되어 당뇨병이 된다.

인슐린의 작용은 인체 말초 세포의 핵발전소인 미토콘드리아에 연료인 포도
당을 잘 들어가게 하는 역할을 하는데, 인슐린이 부족하면 포도당이 세포 속에
들어가 핵폭발을 일으켜 에너지로 만들어지지 못하고 혈액 속에 많이 축적된
포도당이 소변으로 배출되는 것이 당뇨다. 이로 인해 에너지(생기)가 충분히 만

들어지지 못하므로 피곤하다. 따라서 췌장의 B세포가 많고 활발하여 인슐린을 충분히 만드는 것이 중요하다.

2) A(알파) 세포 - 글루카곤 호르몬을 만든다. 글루카곤은 인슐린의 작용을 억제하고 방해한다. 인슐린과 같은 단백 호르몬으로 간 전분(Glykogen)을 해체하여 우유(젖) 산이나 다른 신진대사 해체물질을 이용해 새로운 당을 만들어 혈당수치를 높인다.

글루카곤이 너무 많으면 지방산을 많이 만들어 혈액 중 지방 수치를 높여 고지혈증이 된다. B세포와 A 세포가 서로 견제하는데 B세포가 약하고 A 세포가 강하면 당뇨병과 고지혈증과 비만을 초래하게 된다.

3) D(감마) 세포 - 조마토스타틴 호르몬을 만들어 위의 소화 작용과 소장의 흡수를 억제하고 방해한다. 인슐린과 위산, 담즙 등의 활동을 분리하고 항상성을 위해 조절한다. 췌장액의 작용을 억제하고 위와 장의 움직임까지 방해한다. 위산과 알칼리 효소인 간의 담즙을 섞어 소장 내의 환경을 중화한다.

췌장액 중, 아밀라아제는 탄수화물을 분해하여 포도당으로 만들고 인슐린은 혈액 중의 포도당을 근육의 말초 조직에 잘 들어가게 한다.

리파아제는 지방산을 간세포의 지방조직에 침투시켜 축적된 중성지방을 분해하여 세포조직에 보내어 에너지로 환원시킨다. 말초 세포에서 산소로 포도당을 태워 에너지를 발생시킨다.

췌장액은 약알칼리성(8.0)으로 위에서 내려오는 죽은 위산으로 인해 강한 산성을 띠고 있어 알칼리성인 담즙과 췌장액이 십이지장으로 들어가 섞이므로 소장액을 중성으로 만들어 약알칼리성이 된다.

외분비 세포는 소화효소를 합성하는 선 세포와 물과 중탄산염 등을 분비하는 췌장 상피세포로 되어 있고 선 세포에서 3대 영양소 분해효소를 분비한다.

입과 위를 거치며 탄수화물은 분해되고 지방과 단백질은 담즙과 췌장에서 분비된 효소가 십이지장을 통과히며 소장에서 흡수되기 좋은 상태로 분헤되어 소장으로 보내진다.

Langer Hans Insel은 독일의 랑어 한스라는 의사가 발견한 것으로 췌장 세포 내에 작은 세포들이 섬처럼 무리 지어 흩어져 떠 있어서 섬이라고 부르게 되었다.

랑어 한스 인젤의 D 세포나 뇌의 시상하부와 소화관의 내분비 세포에서 분비하는 소마토스타틴 호르몬은 뇌하수체의 성장 호르몬 분비를 억제하고 랑어 한스 인젤에서 인슐린과 글루카곤의 생산과 분비를 억제하고 조절하며 소화관에서의 영양흡수도 억제한다.

1) 소화가 안될 때는 양손 5지 끝을 반대쪽 엄지와 검지로 쥐고 5초에 15회 정도로 2분 이상 지압한다.
2) 당뇨 환자는 1일 여러 차례 양손 5지 를 지압하고 5지 가운데 혈을 끝에서 손바닥 쪽으로 30회 이상 비벼준다.
3) 잘 먹지 않고 키가 자라지 않는 아이는 양손 5 지를 1일 여러 차례 지압하고 5지 가운데 혈을 손바닥 쪽으로 많이 비벼준다.

갑자기 혈압이 오르고 피곤이 심하면 췌장 이상을 의심하라! 췌장 건강은 당뇨와 염증, 지방이 망가트린다.

당뇨 예방을 위해 –

1) 물이나 국에 말아 빨리, 대충대충 먹지 마라! 2) 흰쌀밥, 떡, 빵과 시럽 등 너무 달게 먹지 마라! 3) 기름진 고기와 튀김을 자주 먹지 마라! 4) 거친 잡곡

밥을 천천히 오래 씹어 먹고 녹황색 채소와 과일, 물을 충분히 마셔라! 5) 주 4회 근력(육) 운동으로 **이소성 지방 축적**을 막아라!

　＊ 이소성 지방은, 지방이 쌓이지 말아야 할 췌장, 근육, 간, 심장 등에 쌓이는 지방을 말한다. 피하 지방, 내장지방에 이어 제3의 지방이라 부르기도 한다.

　췌장암은 여성보다 남성에게 많으며 혈액형과 관계한다. O형보다 A형이 1.3배 〉 AB형이 1.5배 〉 B형이 1.7배 발생한다. 췌장은 물렁물렁하여 수술이 어렵고 암세포가 혈관에 붙어 있으면 수술이, 불가능하며 수술해도 상처가 잘 아물지 않고 회복이 오래 걸려 항암치료가 어렵다.

8. 십이지장(Zwoelffingerdarm, Twelve Intestine)

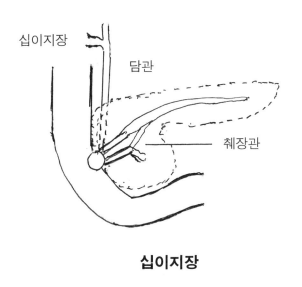

십이지장

　한방에서 삼초의 역할은 알고 있으나 어떤 장기인지 알지 못하고 수지침에서도 이것이 삼초다라고 증명하지 못하고 있다. 십이지장은 위와 소장을 연결하는 중간에 있다.

　저자의 소견으로는 한방과 수지침에서 말하는 삼초가 십이지장을 잘못 말하고 있는 것 같다.

십이지장은 말 그대로 손가락 12개의 폭 또는 길이로 현대 의학의 해부학에서 밝혀진 대로 25-30cm의 마제형으로 총담관의 담도와 췌장관이 연결되어 있다.

십이지장은 뒤쪽 배 벽에 붙어 있어 움직이지 않는다. 둘째 요추뼈를 중심으로 C 지형이고 아랫부분에 간괴 쓸개(담)에서 내려오는 소화효소와 췌장에서 나오는 소화효소들을 받는다.

십이지장은 샘 장(Bruner's)으로 음식물이 위에서 죽으로 만들어지면 뇌 신경의 명령으로 십이지장으로 통하는 위문이 열리게 된다. 샘 장은 강한 산성을 띤 음식물 죽을 알칼리 효소를 분비하여 중화시켜 장을 보호한다. 이때 뇌 신경은 담(쓸개)과 췌장에 동시에 명령하여 각각 담즙과 췌장액을 관을 통해 십이지장으로 배출하게 한다.

십이지장에 배출된 효소액들은 순식간의 화학작용으로 지방과 단백질을 발효시켜 소장에서 흡수하기 좋게 영양분을 분해한다.

담즙과 췌장액은 – 소화 작용을 하는 화학적 효소다.
에렙신(펩티다아제) – 트립신으로 펩티드(2분자 이상의 단백질 복합체)를 아미노산으로 분해한다.
사카라아제 – 서당을 포도당과 과당으로 분해한다.
말타아제(아밀라아제) – 맥아당을 포도당으로 변화시킨다.
리파아제 – 지방을 지방산과 글리세롤로 분해한다.

약 80%의 담즙과 췌장액이 십이지장의 유두 모양의 입구를 통해 들어오고 나머지 20%의 담즙과 췌장액은 입구에 바로 붙은 관을 통해 들어온다.

십이지장 벽의 샘솟는 선에서는 분비물을 분비하여 장벽을 보호하는 막(층)을 형성한다. 그래서 십이지장을 샘 장이라고 부르기도 한다.

십이지장에 염증이나 궤양이 생기면 소장과 대장에 영향을 주어 변비가 되기 쉽다.

십이지장의 기능은 위장은 물론 간과 담과 담관과 췌장의 기능과 밀접한 관계에 놓여 있다. 위장에 염증이나 궤양이 있으면 십이지장에도 염증이 생기기 쉽고 담즙의 과소, 과다 분비에 따라 소화불량과 변의 색깔이 달라지고 췌장액의 효소의 질에 따라 당뇨병과 같은 질환이 발생 된다.

십이지장의 기능을 좋게 하기 위해서는
1) 손가락 기본 건강지압을 1일 2회 실행한다.
2) 양손 4지 등 3혈을 지압하고 손등 쪽으로 비벼준다.
3) 5지 3혈을 지압하고 손바닥 쪽으로 비벼준다.

9. 소장(Duenn darm, smoll intestine)

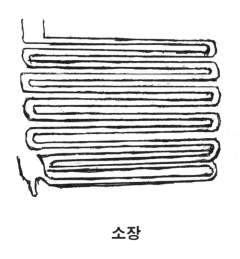

소장

구조 - 소장은 십이지장과 대장 사이에 위치한다. 공장과 회장으로 구분하는 길이 약 6-7m에 달하는 가장 긴 소화 기관이다. 서양인은 소화가 빠른 육류가 주식이라 소장 길이가 6m이고 동양인은 소화가 빨리 되지 않는 질긴 섬유소가 많은 곡류와 채소를 주식으로 해왔으므로 1m가 더 길다.

1990년대에 한국의 경제가 좋아지며 외국 음식 선호도가 높아지며 갑자기 서양식 육식이 많아져 현재는 세계에서 대장암 발생이 가장 높은 나라가 되었다.

십이지장에 연결된 소장의 앞부분 약 40%(2 3m)를 비어 있는 공장이라 하는데, 저자의 우견으로는 장내 세균의 집합 공간이라고 생각된다. 이곳에서 유익균과 유해균의 비율이 정상적이면 소화와 흡수가 잘되어 건강하고, 상한 음식 섭취나 장내 나쁜 환경으로 유해균이 많으면 복통과 설사를 일으키고 에너지(영양분) 흡수와 보충이 안 되므로 인체의 면역력이 떨어지고 병이 들게 되는 것 같다.

소장은 점막근 층과 장막으로 된 호스로 약 7L의 소화 주스가 통과한다. 소장조직의 25%가 림프 면역기관이다. 소장은 벽에서 스스로 림프액을 만들어 소장 내의 세균감염에 대비한다.

소장은 인체가 살아갈 수 있는 제2의 생기인 음식물의 영양분을 흡수하는 가장 중요한 장기이기 때문에 소장이 병이 들면 인체 전체가 병들게 되므로 장벽에서 스스로 면역체를 생산하여 보호하는 것이다.

인체 미생물은 약 100조-150조 개에 달하는데 그중 70%가 장에 산다. 인체 면역력의 70% 이상이 소장에 있는 것은 이러한 이유에서다.

우리 몸속 소화관에 살고 있는 세균은 500-700종으로 100조 마리에 달한다.

뇌의 무게가 1.5-2kg인데 세균의 무게도 1.5-2kg이다.

인체의 세포 수가 30조인데 인체 내 세균의 수가 39조로 비율이 1:1.3이라는 학설도 있다.

인체 유전자 수가 22,000개인데 전체 미생물의 유전자 수의 합은 100-150배에 달한다고 한다.

장내 세균은 유익균과 유해균으로 나뉘는데, 몸속에서 공생관계를 이루며 살고 있다. 유익균 85%와 유해균 15%의 일정 비율을 유지할 때 최상의 건강 상태가 된다. 상한 음식을 먹거나 소장 내에서 충분한 림프액이 만들어지지 않으면 과민성 장 증후군 같은 설사병에 걸린다.

유익균은 장 건강에 유익을 주는 유산균인 락토바실러스균과 비피두스균 등이다.

바이오 틱스는 - 유산균만이 아니라 락토바실러스균과 비피두스균, 일부 대장균과 효모균과 같은 비유산균을 포함한 인체의 건강에 유익한 살아 있는 균의 먹이를 통틀어 총칭하는 말이다.

유익균의 기능은 -

1) 유산균의 종류에 따라 장까지 도달하여 정착하는 능력과

2) 유해균을 억제하는 능력,

3) 장 면역력을 활성화하는 능력,

4) 소화 능력이 뛰어난 비피두스균이 있고,

5) 항균 능력이 뛰어난 특성을 갖춘 균이 있다.

6) 비타민을 합성한다.

유해균은 -

1) 헬리코박터 파일로리균은 위의 강력한 산성을 피해 점막 속에 사는 대표적인 유해균으로 우리나라 인구의 80%가 보유하고 있다고 한다.

2) 웰치균, 살모넬라균과 대장균이 있으나, 대장균은 음식물 찌꺼기를 썩히는 데, 없어서는 안 되는 유익한 일을 한다. 식중독 등 장내 환경에 문제가 생겨 급격히 많은 수로 증식될 때 문제 된다.

유해균은 장내 부패를 촉진하고, 발암물질을 생성하고 악취 가스를 발생시킨다. 설사와 변비 등 질병의 원인이 되고 피부병을 일으키며 노화를 촉진하고

동맥경화를 발생시킨다.

　중간균은 박테로이데스라고 하는 기회균으로 유익균이 우세하면 유익균의 역할을 하고, 유해균이 우세하면 유해균 역할을 하는 상황에 따라 다르게 활동하는 기회주의자 같은 균이다.

‖ 유산균

　유산균은 콜레스테롤의 흡수를 막아 콜레스테롤 수치를 낮춰주어 혈관이 건강해지므로 혈액 순환이 잘되므로 심혈관계 질환을 예방, 치료하고, 장 건강이 잘 유지되고 면역력이 상승하여 감기를 예방하고, 피부의 트러블을 없애주고 건강하게 하며, 자기 치유력이 높아져 노화를 방지한다.

1) 유산균은 직접 병을 치료하는 약이 아니다. 장내 세균 중 유익균인 유산균의 비율이 떨어지면 면역력(생기)이 약해진다. 유산균은 먹어서 보충되지 않는다. 유산균이 잘 증식할 수 있는 장내 환경을 만들어주어 장내 세균의 비율을 적당하게 조절함으로 면역력을 회복하여 건강을 찾는 것이다.

2) 유산균은 많이 먹는다고 좋은 것이 아니요, 내 성이 없으므로 오래 먹는다고 해로운 것도 아니다. 몸이 건강한 사람은 유익균과 유해균의 비율이 잘 조절되므로 돈을 들여 비싼 유산균을 사 먹을 필요가 없다. 장 속에 사는 유산균이 잘 증식할 수 있도록 유산균의 영양분인 식이섬유와 올리고당 등 음식을 골고루 먹는 것이 더 중요하다.

3) 유산균은 열에 약하고 위산 등 소화효소에 대부분 사멸한다. 따라서 유산균의 복용은 위산이 적게 나올 때가 좋다. 대부분 약 복용처럼 식전 30분이나 식후 2시간 후가 가장 좋다.

사람마다 또, 질병에 따라 개선되는 효과도 다르고 기간도 다르다. 최소한 2-3개월 이상 먹고, 탈모나 골다공증 같은 경우는 Kepia(티베트 버섯)를 평생 먹는 것이 좋다.

‖ 유산균이 많이 함유된 음식

1) 끓이지 않은 재래식 된장 – 700만 마리
2) 김치, 간장, 고추장 - 1억-10억 마리
3) 끓이지 않은 청국장 - 100억 마리
4) 과일 껍질과 시래기와 통곡물 등

이상적인 장내 세균의 비율은
유익균 – 30%, 중간균 – 60-65%, 유해균 – 5-10%인데, 유익균과 유해균의 적당한 비율은 85 :15라고 한다.

장내의 대표적인 유익균은 락토바실러스균과 비피두스균으로 주로 소장에서 활동한다.

‖ 락토바실러스 유산균의 종류

1) 락 아시도 팔루스 - 가장 많이 쓰이는 프로바이오틱스로 위산과 담즙에 잘 견뎌 소장까지 살아서 도달할 확률이 높다. 항생물질을 분비하고 콜레스테롤 수치를 저하하고 비타민 B군 합성과 발암물질 배출 등의 기능을 한다.
2) 락 카제이 - 항균력이 뛰어나다. 헬리코박터 파일로리균의 성장을 억제하여 위궤양을 방지하고 변비를 개선하여 면역력을 강화하는 기능을 한다.
3) 락 불가리쿠스 - 우유를 먹고 산다. 유당을 먹어 치워 유당 불내증을 경감

시키고 변비와 설사에 좋고 항균, 면역 작용도 한다.

4) 락 플란티룸 – 신맛을 내는 김치 유산균이다. 식물성 유산균으로 산성과 친하고 위산과 담즙에 강하다. 비타민 B군과 K를 합성하고 면역세포 수를 증가시키고 독소해독작용도 있다. 김치를 비롯한 모든 채소 발효식품에는 식물성 유산균이 풍부하다.

5) 락 람노서스 - 면역력 증강에 효과가 좋고 알레르기 완화와 장염과 설사에 좋다. 비뇨기와 생식기를 보호하고 특히 여성 비뇨기 건강에 좋다.

6) 락 살바리쿠스 – 장 기능을 정상화하는 정장 작용을 한다. 증식이 매우 빠르다.

비피두스균(비피더박테리움)은 공기를 싫어하는 혐기성이므로 공기 속에서는 증식이 안 된다. 기능은 소장에서 유해균과 싸운다.

1) 비 비피덤 - 위궤양을 치료하고 백혈구를 증식하여 유해균을 죽이며 알레르기 반응을 완화하고 정장 작용을 한다.

2) 비 브레드 – 세균성 설사에 탁월한 효과가 있다.

3) 비 인판티스 - 자연분만 된 신생아의 장에서 많이 발견된다. 신생아 건강에 좋고 성인 과민성 장 증후군에도 좋다.

4) 비 락티스 - 헬리코박터 파일로리균의 증식억제로 위궤양을 예방하고 알레르기 증상 완화와 콜레스테롤을 배출시키고 혈당조절 능력을 증대하고 변비와 설사를 완화하여 면역력을 강화한다.

유산균은 산성이기 때문에 위산에는 잘 견딘다. 그러나 담즙산에는 매우 약하다.

* 유산균은 원래 인체의 소화기 특히 소장과 대장에 살고 있는 균 종류다. 비싼 돈 주고 바이오틱스와 후(프)리바이오틱스 제품을 사 먹을 것이 아니라

우리 배 속에 살고 있는 유익균의 먹이가 되는 식이섬유가 풍부한 음식인 채소와 과일을 껍질째 먹고 특히 시래기 등을 자주 먹어 장내 유익균이 건강하고 잘 증식되면 우리 몸도 면역기능이 정상으로 유지되어 건강해진다.

‖ 장내 세균의 작용

1) 음식물과 함께 들어온 병원균과 독소, 발암물질, 식품첨가물, 수돗물의 염소와 환경호르몬 등의 화학물질을 분해하여 독을 제거한다.
2) 소화와 흡수 등 인체의 대사에 관여한다.
3) 비타민과 호르몬을 생산한다.
4) 면역 작용을 활성화해 자연치유력을 높여준다.
5) 약 3,000여 종류 이상의 효소를 만들어내는 장내 세균들은 체내 효소를 만드는 데도 깊이 관여한다.

사람마다 각자 장내 세균의 종류가 약간씩 다르다. 160여 종에 100조 마리 이상의 세균을 보유하고 있다. 그래서 같은 음식을 같은 양을 먹어도 세균의 종류에 따라 에너지 대사량이 다르므로 비만이 결정된다.

소장과 대장의 입구 사이의 연결 부위에는 Bauhin Klappe(독일 의사 이름 문, 뚜껑), 회맹판이라는 점막 주름이 많이 져 있어 소장을 통과한 음식물 죽이 대장을 향해, 한 방향으로 흐르도록 하여 대장의 세균이 소장으로 들어오는 것을 막아준다.

소장 벽 근육의 파도 치는 모양의 연동운동을 통해 장죽을 뒤섞으며 대장으로 운반한다. 장의 연동운동은 대장이 아닌 소장의 움직이는 운동을 말하고 과민성 장 증후군도 대장이 아닌 소장의 과민성을 말한다. 선천적 유전이나 장 수술로 소장 길이가 짧거나 소장 벽의 림프 기관이 약하여 소장 내로 배출되는 림프액의 양이 적어 유해균이 왕성하기 때문이다.

소장 내벽의 점막은 영양흡수 기관이며 그 넓이는 약 200m²에 달하고 둥근 반지 모양의 1cm 높이의 주름으로 되어 있고 1mm 높이의 실 모양의 밖으로 뒤집히는 섬모(융모, Zotte)와 안쪽으로 가라앉는 들어간 면(Krypton)이 있다.

기능은 소장 안의 점막의 털 같은 섬모(융모)와 섬모의 빨판으로 발효된 영양소를 흡수하여 모아서 소장 벽을 싸고 있는 림프소절과 말초혈관으로 보내어 문맥을 통해 간으로 보내는 역할로 생각된다.

섬모(융모)의 끝부분은 세포 끝(연장) 부위인 빨판(Mikrovilli)이 있는데, 1개의 세포에 3,000개까지 있고, 약 400만 개의 섬모가 소화된 음식물이 발효 분해된 영양분을 흡수하여 모세 혈관으로 흡수된다. 이 섬모는 중앙에 있는 림프관에 연결되어 있다.

이렇게 수많은 림프 멍울과 림프 결절에서 림프액이 분비되어 병원균으로부터 소장 내부 환경을 보호한다.

외분비선인 주름 점막의 들어간 면에서 약알칼리성 점액을 분비하여 산성을 띤 음식물 죽을 중화시킨다.

내분비 선에서는 여러 가지 펩티드 호르몬을 분비하여 모든 영양소를 흡수하기 좋게 분해한다. 탄수화물은 포도당으로, 지방은 지방산으로, 단백질은 아미노산으로 흡수하기 좋게 분해한다.

소장기능을 좋게 하기 위해서는 십이지장과 같은
1) 손가락 기본 건강지압을 1일 2회 꾸준히 한다.

2) 4지 등 3혈을 지압하고 손등 쪽으로 비벼준다.

3) 5지 3혈을 지압하고 손바닥 쪽으로 비벼준다.

4) 적외선을 양 손바닥 20분, 하복부 10분, 1일 2회 실시한다.

5) 면역력 향상을 위해 – ① 적당히 소량의 음식을 ② 천천히 오래 씹어 먹고
③ 채식과 적당한 단백질과 유산균의 먹이가 되는 식이섬유 섭취

어려서부터 섬유소가 많은 음식을 먹어야 장내 세균의 종류가 유지된다. 섬유소를 거의 먹지 않다가 병들거나 성인이 되어 많이 먹어도 장내 세균 수는 늘어도 세균의 종류는 늘 수가 없다. 병에 걸린 사람 특히 장병에 걸린 사람은 유익균이 줄고 나쁜 균만 많아지며, 어떤 유익균은 전멸하여 장내 세균의 다양성이 줄어든다.

사람의 섬유소 분해효소는 10여 개지만, 섬유소를 먹고 사는 장내 세균의 종류는 수천 개나 된다.

10. 신장(Nieren, Kidney)

복대동맥

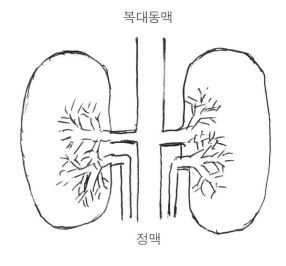

정맥

신장

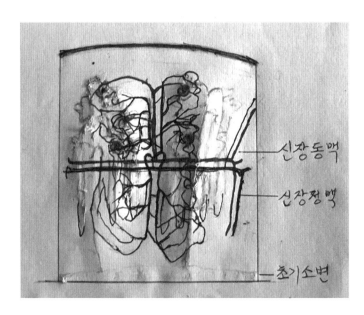

신장동맥

신장정맥

초기소변

사구체 혈액 교체와 소변 생성

복강 뒤쪽 후복 벽 흉추 12번에서 요추 3, 4, 5의 높이에 좌우 한 쌍으로 배꼽의 뒤쪽 늑골 척추뼈 안에 위치한다.

크기는 - 길이 11cm X 폭 5-7.5cm

무게는 - 2개 합쳐 200g 정도의 강낭콩 모양으로 좌우에 1개씩 있다.

두께는 3cm 정도로 암적갈색을 띠고 있고 피질, 수질, 신우로 구분된다.

구성- 신장은 신소체와 요세관, 사구체와 사구체를 싸는 사구체낭으로 구성되어 있다. 신소체는 1개의 신장 속에 100-150만 개 있으며 신소체에 찌꺼기가 많이 걸리면 사구체 염증을 일으킨다.

사구체는 신동맥과 신정맥의 모세혈관이 그물망처럼 얽혀진 덩어리다. 사구체의 얇은 벽(막)으로 수분과 요 성분이 혈액에서 네프톤에 의해 걸러지며 각 신장에는 네프톤이 약 100만 개씩 있다. 혈장(정맥의 핏덩어리)을 걸러주는 체와 같아서 여기서 흐르는 혈액이 여과될 때 오줌이 만들어진다.

수질에 10여 개의 신 주체가 있고 그 선단을 신유두라 하고 신배로 둘러싸여 있으며 신배가 모여 신우(신 반)가 된다.

작용- 혈액을 걸러 불필요한 산물과 유해물질과 여분의 수분과 나트륨, 칼륨 등을 걸러 오줌으로 배설하여 혈액의 PH 농도(수소이온 농도)와 삼투압 작용을 조절한다.

신장의 기능 단위는 네프론으로 100만 개 이상을 나타내고 유입 혈류량은 분당 1L 이상으로 심장박동 배출량의 20-25%다.

수분과 전해질을 조절하고 산과 염기(알칼리)를 조절하며 혈압도 조절한다.

신장은 심장처럼 24시간 쉬지 않고 일한다. 신장은 사구체를 통해 혈장 3L를 1일 60회 정도 거르고 혈액과 림프액과 세포액 등 하루에 약 200L의 수분을 걸러 세뇨관에서 여과액의 90%를 재흡수하고 나머지 찌꺼기를 세뇨관에 분비하면 약 2L의 오줌이 된다. 방광에서 1-4시간 머무른 후에 배출된다.

기능-

1) 인체 내 혈액과 체액을 걸러 노폐물을 제거하여 배출한다.

2) 인체의 전해질과 수분균형과 산, 알칼리(PH)의 평형을 유지한다.

3) 혈압을 조절하는 호르몬인 레닌(Renin) 효소를 분비하는데 그 분비량을 조절하여 일정한 혈압을 유지한다.

4) 적혈구 생성 호르몬을 분비하여 이 호르몬이 골수에 작용하여 적혈구의 생산을 촉구하여 빈혈을 예방한다.

5) 칼슘과 인산염 등 미네랄의 재흡수와 배설을 조절하며 활성 비타민 D 생성과 부갑상선 호르몬을 분비하고 알루미늄 등을 배설하여 뼈의 발육과 튼튼한 골격형성을 유지하며 키 성장을 돕는다.

동양의학적 신장의 기능은 정력(콜레스테롤의 힘)을 말한다. 곧 혈액 순환 작용이다. 신장이 튼튼하여 신진대사 혈액 순환이 잘되면 첫째, 생식의 정력이 좋고 둘째, 기운이 넘쳐나 활동하는 정력도 좋다.

옛말에 두 정력이 모두 강한 자는 하늘이 낸 사람이라고 하였다.

위에서 말한 기능을 두고 하는 말이니 신장의 기능이 약하거나 염증 등 병이 발생하면 신진대사 즉 혈액 순환 작용이 잘 안 되어 생식의 정력이 떨어지는 것은 물론 온몸에 기운이 없어 활동과 삶의 의욕이 떨어진다.

‖ 신장 기능 강화를 위해

1) 몸 전체의 혈액 순환을 좋게 해주는 손가락 기본 건강지압을 1일 2회 실행한다.

2) 양손 5지 3마디를 골고루 지압하고 등 바깥 혈은 손등 쪽으로, 중앙 혈은

손가락 끝쪽으로 30회 이상 비벼준다.

3) 허리가 아프면 양손 5지 끝 마디에서 통증점을 찾아 지압하고 발 안쪽 복숭 아뼈 아래 뒤꿈치를 주물러 아픈 곳을 찾아 400회씩 두드려준다. 허리 다친 것을 빨리 치료하지 않아 만성 요통이 되면 신장 기능도 점차로 떨어진다.

4) 음식을 골고루 먹고 과식을 피하여 당뇨병과 고혈압을 예방한다.

5) 규칙적인 운동을 꾸준히 하여 항상 정상체중 유지에 힘쓰고 소변을 참지 말고, 물을 1일 2L 정도 자주 마신다.

6) 신장 기능이 떨어지고 허리가 자주 아픈 사람은 적외선 등으로 등 신장 부위를 아래위로 1일 2회 20분씩 치료한다.

11. 대장(Dickdarm, Large Intestine)

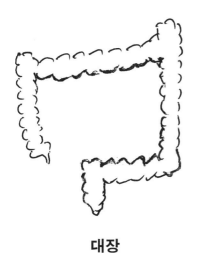

대장

길이 - 약 1.6m로 맹장(우측 대장 시작 하부)과 결장(오름. 가로, 내림결장, s 결장), 직장과 항문으로 연결되어 있다. 소장에서 채 흡수되지 못한 영양분을 대장에서 흡수하여 작은 문맥을 통해 간으로 보낸다.

20여 년 전만 해도 맹장은 인체의 건강에 별 도움이 안 되고 충수염을 일으키는 원인이 된다고 생각하여 어려서 수술해 버리는 경향이 있었으나 맹장이라고 하는 막창자 꼬리가 림프 기관으로 림프액을 만들어 음식 찌꺼기가 소장에서 대장으로 나갈 때 림프액을 함께 대장으로 내보내어 대장의 염증과 질병을 예방하는 역할을 한다는 것이 발견되었다.

맹장의 역할은

1) 맹장의 꼬리 부분은 림프 기관으로 소장에서 대장으로 음식물 찌꺼기가 나갈 때 대장의 염증을 막기 위해 림프액을 같이 배출시킨다.
2) 맹장 판막인 회맹판은 대장으로 나간 찌꺼기가 소장으로 역류하는 것을 막아주는 역할을 한다.

대장의 연동운동은 다른 자율신경의 작용과는 다르게 교감신경이 운동을 억제하고 부교감신경이 운동을 촉진한다. 연동운동을 통해 변의 형태를 변화시키고 조절하여 직장으로 내려보낸다.

대장에 가장 많은 세균이 있어 음식물 죽이 대장까지 내려오며 미처 분해하지 못한 단백질과 탄수화물 등을 발효시키고 썩혀서 남은 영양분과 수분을 흡수하고 대변을 반쯤 단단하게 만들어 배설한다.

대장의 기능이 떨어져 연동운동이 제대로 안 되면 변이 대장을 통과하는 시간이 길어져서 지속적인 대장 벽의 수분흡수 작용으로 수분이 흡수되어 변이 굵고 단단해져 배변 횟수가 줄어들어 배변을 힘들게 하는 변비가 된다.

문제는 변비로 인해 장에 독소가 오래 머물고 장벽을 통해 흡수되어 혈액과 여러 장기로 올라가 각종 피부질환인 여드름, 습진, 아토피가 발생되고 해로운 세균이 다량 증식되어 복통과 설사를 일으키고 용 종과 암 발생의 원인이 되기도 한다.

500-700여 종의 장내 세균의 전체 무게는 약 1.5-2kg 정도나 되고, 1일 배변 시 해로운 균뿐만 아니라, 유산균도 1억 마리나 배출되고, 대변량의 40%는 세균의 무게이고 20%는 지방이다.

사람마다 각자 장내 세균의 종류가 약간씩 다르다. 160여 종에 100조 마리 이상의 세균을 보유하고 있다. 그래서 같은 음식을 같은 양을 먹어도 세균의 종류에 따라 에너지 대사량이 다르므로 비만이 결정된다.

대장은 반드시 조습이 조화를 잘 이루어야 한다. 조열이 과하면 변비가 되고 한습이 성하면 설사가 된다.

장 건강을 위해서는
1) 1일 1-2회 되직한 변을 보는 것이 건강하다.
2) 규칙적인 운동 - 1일 5-10km 걷기 운동(맨 발이면 더 좋다)하면 대장의 연동 운동을 도와 변비를 없애준다.
3) 케피아 등 유산균을 꾸준히 먹는다.

유산균의 역할은 - 장내의 유익균을 배양하여 장을 튼튼하게 유지하는 것이다. 요구르트를 집에서 만들어 먹으면 설탕이 들어 있지 않고, 값싸고 질 좋은 유산균을 먹을 수 있다.
4) 채소와 발효음식인 김치, 간장, 된장, 고추장, 청국장을 자주 먹는다. 채소 속의 섬유질과 청국장 속의 올리고당이 대장까지 도달하여 유익균의 먹이가 되기 때문이다.
5) 유해균이 좋아하는 음식은 자극이 강한 음식과 고지방, 고단백 음식들과 특히 밀가루다. 모든 음식을 골고루 먹는 것이 중요하고 무엇보다 과식이 문제다.

과민성 장 증후군은 장내에 유익균보다 유해균이 항상 많이 증식되어 장내 세균의 균형이 깨지므로 생기는 병으로 크론병 같은 소화 기관인 입에서 항문까지 각종 염증이 진행되는 악성 장 질환을 발생시킨다.

어린아이 때부터 장이 좋지 않아 설사를 자주 하는 것은 임신 초기에 엽산이 부족한 원인이다. 엽산은 태아의 신경 조직과 유전자 조직을 합성하고 백혈구의 생산을 원활하게 하며 소장과 대장 등 장내 벽을 튼튼하게 만드는 작용을 한다.

임신 전부터 임신 4주 동안의 엽산 섭취와 흡수가 부족하게 되면, 신생아의 면역력이 약하고 장벽이 약하여 설사를 자주 하는 과민성 장이 되고 만다.

6) 설사 후, 사용한 커피 가루를 말려서 볶은 것을 큰 한술 물에 개어 먹는다. 저녁 식후 1회 3-5일이면 대부분 낫는다. 변이 무르면 1주일에 1회 복용 하여 장 청소를 한다.

7) 설사를 할 때는 양손 4지 등 바깥쪽 혈을 손등 쪽으로 30회 이상 자주 비 벼주고 변비일 때는 손가락 끝쪽으로 비벼준다.

8) 양손 손바닥을 엇갈리게 자주 비벼 복부 전체를 따뜻하게 해준다.

소화 기관의 길이는 입에서 식도 45cm, 위장이 27cm, 십이지장이 25cm, 소 장이 6-7m, 대장이 1.5m다.

1990년대부터 미국이나 캐나다에서는 크론병처럼 현대 의학으로 치료되지 않는 계속되는 복통과 설사에 시달리는 환자에게 마치 장기이식처럼 건강한 사람의 대변을 환자의 대장 속에 직접 집어넣는 대변 이식을 시험 시행했으나 30년이 지난 오늘날에는 의술이 발달하여 대변 속의 건강하고 유익한 미생물 만 추출하여 이식하고 있다.

이것은 계속되는 물 설사는 대장 내에 유산균이 없는 관계로 대장균을 비롯 한 해로운 균이 90-100%로 차지하여 계속 설사를 일으키기 때문이다.

건강한 사람의 대변에는 1억 마리 이상의 건강한 유산균이 섞여 있으므로 환 자의 대장 속에 건강한 사람의 대변에서 추출한 건강한 유산균을 넣어주어 대 장의 건강을 되찾게 하는 시술이다.

외국에서는 이미 유익한 미생물을 추출하여 저장하는 미생물 은행이 설치되었고 우리나라에서도 현재 미생물 은행을 만들고 있다. 유산균을 직접 대장에 넣어주는 시술 방법도 있고 현재는 포스트 바이오틱스 제품이 나와 복용하면 유산균이 소장까지 직접 도달하니 불치의 설사병도 완치할 수 있으리라 희망한다.

그러나 과민성 장 증후군은 대부분 커피 가루 복용으로 완치 가능하므로 별문제 될 것이 없다.

인체에는 약 200g 정도의 미생물(마이크로바이옴)이 살고 있다. 자연 속의 미생물이 농약과 화학비료에 의해 사라지고 거기다 인간의 청결을 강조한 삶이 아토피와 편식과 자가 면역질환을 유발하고 있다.

미생물은 크게 세 가지로 분류할 수 있는데
1) 세균은 – 1만-5만분의 1cm 크기이고
2) 박테리아는 – 1만-2천만분의 1cm 크기다.
3) 바이러스는 박테리아 중 아주 작은 종류에 속한다.

세균의 종류로
1) **남세균**은 – 광합성 하는 세균으로 2,500여 종.
2) **대장균**은 – 막대 모양의 그람 비포자형성 음성박테리아로 35°C 안에서 배양하면 유당을 발효시킬 수 있다. 대장균은 0°C-37°C의 인간을 포함한 온혈동물과 토양, 초목, 수생 서식지와 물, 배설물 등 다양한 환경에 존재한다.

* 대장균은 물과 식품의 위생 품질을 결정하는 지표로 사용한다.

대장균은 세 종류로 나누는데

1, 총 대장균 – 무해하여 물과 식품 검사에서 검출되면 신선한 식품이며 무해 한 환경원이다.

2, 분변 대장균 – 총대장균의 중위 그룹으로 물과 식품 검사에서 검출되면 오염된 식품이다. 대장 속의 분변 대장균 특히 독성이 있는 대장균 (O157:H7)은 급성위장염 같은 치명적인 질병을 유발한다.

3, 대변 대장균 – 총 대장균의 하위그룹으로 배설물 대장균으로 배설물을 통해 자연환경에 전달.

대장균은 대장 속에서는 특별히 문제를 일으키지 않으나, 상한 음식을 먹어 식중독균과 함께 소장에 대장균이 급격히 많아지면 복통과 설사가 나고 심하면 탈수증에 걸린다. 또 대장 외의 장기에 들어가면 방광염, 신우염, 복막염, 패혈증 등을 발생시킨다.

3) **살모넬라균**은 – 장내 세균 중의 하나로 사람과 동물에게 티푸스와 식중독을 일으킨다. 그 외 식중독균은 장염균과 쥐 티푸스, 돼지콜레라균이다.

4) **유산균**도 세균의 일종이다.

인체의 미생물은 39조 개로 인체 세포의 1.3배나 되고 피부와 머리카락, 배꼽과 겨드랑이 콧속과 성기와 항문과 정낭 등 곳곳에 분포해 있지만, 대부분은 입속으로부터 항문에 이르는 소화 기관에 있고 절대다수는 소장과 대장에 몰려 있다.

장내 미생물은 장 내막에 몸을 숨기고 사는 붙박이도 있고 장내에 머물며 산다. 이 둘은 사람이 먹는 음식이나 인체에서 나오는 대사산물이나 생체물질 조각을 먹고 여러 가지 대사물질을 분비한다.

장내 미생물이 분비하는 물질은 인체의 면역 대사와 신경 신호전달 역할을 하기도 한다.

12. 방광(Harnblase, Urinary Bladder)

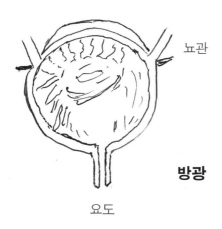

뇨관

방광

요도

남자의 방광은 치골 뒤 직장의 앞에 있으며 요도 연결부에 전립선이 위치한다. 생식기와 외요도가 같다. 여자의 방광은 치골 뒤 자궁과 질의 앞에 있으며 외요도와 생식기, 자궁의 질 입구가 다르다.

용적량은 - 약 500ml로 1/2인 250ml가량 차면 요의를 느낀다.

작용은 - 진액(오줌)을 저장하고 기화하여 배출시킨다.
성인 - 1일 5-7회, 1회 - 250ml 정도로 1일 1.5-2L 배출한다.

오줌 색깔은 담황색으로 맥주 색이어야 건강하다. 오줌 색깔의 변화는 5장 6부의 병변을 나타낸다.

인체의 배설작용을 크게 시뇨라 하는데 한자로 시(屎)는 똥 시 자로 쌀, 즉 곡물이 썩은 것이요, 뇨(尿)는 오줌 뇨 자로 물이 썩은 것이다. 썩은 것은 죽은 것이니 시뇨(屎尿) 둘 다, 죽음 시(尸) 안에 있다.

소변의 양은 운동과 음식, 일기와 체열, 다언과 구토, 출혈과 음주의 양에 따라 그리고 땀 흘림과 물 마시는 양에 따라 다르다.

방광경은 눈에서 시작하여 앞이마를 지나 정수리에서 뇌 송과선을 통과해 승모근을 지나 목과 척추 양쪽으로 내려가 엉덩이를 거쳐 허벅지와 오금과 장딴지를 통하여 새끼발가락 바깥쪽 발톱 옆에서 끝난다.

자율신경의 지배를 받아 교감신경은 방광의 팽만감을 중추신경에 전달하여 방광 근육의 이완과 조임근의 수축에 관여하여 소변을 참는 역할을 하고 부교감신경은 방광 근육을 수축시키고 조임근을 이완시키므로 소변을 배설되게 한다.

방광경은 눈 질환과 전두통, 정두통, 후두통에 좋고 특히 허벅지와 종아리(장딴지), 발가락 쥐 났을 때의 치료에 특효가 있다.

방광염에 자주 걸리면 과민성 방광이 되어 암, 염증, 근육 손실의 적신호다. 1일 8-10회 이상 배뇨하며 급성으로 참지 못하고 샌다.

1) 눈이 피로하고 아플 때는 양손 3지 끝 마디 중앙 바로 위쪽에서 통증점을 찾아 지압한다.
2) 앞머리가 아프면 3지 끝 마디 앞 부위를, 옆머리와 편두통은 3지 끝 양옆을, 뒷머리가 아프면 3지 등 손톱 아래에서 통증점을 찾아 지압한다.
3) 종아리(장딴지)에 쥐가 나면 즉시 쥐 난 쪽 5지 등 중앙 마디를 골고루 지압한다. 허벅지에 쥐가 났을 때는 5지 1마디 부위를 지압하여 통증점을 찾아 통증이 없어지고 허벅지 쥐가 풀릴 때까지 지압한다.
4) 소변이 잘 안 나올 때는 양손 5지 등 중앙 혈을 손가락 끝쪽으로, 바깥쪽 혈은 손등 쪽으로 30회 이상 1일 여러 차례 비벼준다.
5) 옆구리가 걸리고 아플 때는 양손 5지를 골고루 지압하여 통증점을 찾아 지압하고 5지 등 안쪽 혈을 손등 쪽으로 30회 이상 1일 여러 차례 비벼준다.
6) 양손 손바닥을 엇갈리게 자주 비벼 복부 전체를 따뜻하게 해주면 신장과 방광 기능이 좋아진다.

적외선 등으로 손바닥과 손등, 하복부를 20분씩 치료하면 특히 여성들은 자궁냉증과 물혹 등을 예방하고 치료할 수 있다.

‖ 궁합이란 무엇인가?

　망설이다가 미신을 타파하기 위해 이 글을 첨부한다. 궁합이란 말 그대로 궁에 맞는지 넣어서 맞춰보는 것이다. 요철, 나사의 암수가 헐렁이지 않고 딱 들어맞는지 끼워보는 것이다.

　결혼을 앞둔 남녀나 부모들이 사주팔자를 들고 점쟁이나 무속인을 찾아 궁합을 보는 어리석은 미신을 아직도 행하고 있다.

　남녀의 궁합은 여자의 궁 성기와 질에 남자의 성기가 헐렁이지 않게 잘 맞는지, 맞춰 끼워보는 것이다. 나사와 볼트의 요철을 정확하게 크기(사이즈)를 디자인하여 기계로 찍어낸 물건이야 맞춰볼 필요도 없지만, 기계나 물건이 아닌 인간인 남녀의 궁합이 맞는가? 안 맞는가는 맞춰보지 않고 끼워보지 않으면 알 수 없는 것이다.

　유치원과 초등학교 때부터 충분하고 정확한 성교육을 받고 사전 성 경험이 보편화된 유럽이라면 문제가 될 것이 없다 할 것이지만, 남녀칠세부동석의 유교 동양권 특히 한국의 성문화, 여성의 처녀성과 남성의 동정을 지켜 결혼 첫날밤의 신비를 꿈꾸는 사회에서는 참으로 기막히고 황당한 이야기가 아닌가?

　남녀가 벌거벗고 성교를 하지 않고는 알 수 없는 것이 궁합이다. 그렇다고 궁합이 맞는지 알기 위해 결혼 전에 이 사람 저 사람과 성관계를 해볼 수는 없는 노릇이니 어쩌란 말이냐?

　그러나 그런 걱정은 안 해도 된다. 남자들의 성기 크기는 10만 명에 하나둘 정도의 성기 왜소증 환자를 제외하면 대부분 성교를 통해 쾌감을 느끼는 데 지장이 없기 때문이다.

　남성의 성기가 무조건 크거나 길다고 좋은 것이 아니요 오히려 통증이 심하여 성교 기피증의 원인이 되기도 한다.

　그러니 이제 궁합이 맞는지 안 맞는지를 물으러 복채를 들고 점쟁이 박수무당을 찾는 어리석은 일이 없어져야 할 것이다.

PART

오미와 기능성 식품

오미(다섯 가지 맛)

1) 신맛

신맛은 간이 약하고 허한 사람이 좋아하나, 너무 많이 먹으면 간 열이 많아져 간에 병이 생겨, 피곤하고 현기증, 어깨통, 근육통 등이 발생 되고 특히 피부알 레르기를 일으키는 알레르기 체질이 되기 쉽다. 매운 음식을 먹어 신맛의 독성 을 제하여야 한다.

2) 쓴맛

쓴맛은 심장이 약하고 허한 사람이 좋아하나, 너무 많이 먹으면 심장에 병이 생겨 가슴이 두근거리고, 신경이 예민해져서 조그만 일에도 잘 놀랜다.

짠 음식을 먹어 쓴맛의 독성을 제하여야 한다.

3) 단맛

단맛은 췌장이 약하고 허한 사람이 좋아하나, 너무 많이 먹으면 비만증에 무기력해지고 심장병, 고혈압, 당뇨병이 생겨, 체격과 달리 비실거리고 치아가 빨리 상한다.

신 음식을 먹어 단맛의 독성을 제하여야 한다.

4) 매운맛

매운맛은 폐가 약하거나, 허한 사람이 좋아하나, 너무 많이 먹으면 기관지, 폐병이 발생하고 소. 대장이 예민하고 약해져 과민성 장 증후군 등 설사병이 자주 발생한다. 마늘과 고추, 생강의 매운맛은 항균, 항암 작용이 강하다.

쓴 음식을 먹어 매운맛의 독성을 제하여야 한다.

5) 짠맛

짠맛은 신장이 약하거나, 허한 사람이 좋아하나, 너무 짜게 먹으면 소변의 이상이 생기고 신장염이 발생 된다.

단 음식을 먹어 짠맛의 독성을 제하여야 한다.

1) 신장이 약한 사람은 신장을 보호해 주는 – 검은콩, 검은깨, 현미, 보리와 마늘을 살짝 볶아 가루 내어 따뜻한 물에 개어 죽처럼 장복한다. 아침 식사 대용이나, 한 끼 간식으로 먹으면 좋다.
   검은색 음식과 돼지고기, 콩 종류, 콩잎, 깻잎, 밤 등을 주로 먹고 나머지 음식도 골고루 먹는다.

신장염 등 신장에 열이 발생하고 이상이 있는 사람은 심장을 보해주는(보혈) 붉은색 음식 – 양고기, 쇠고기, 닭고기, 수수, 조, 은행, 살구, 깻잎 등을 주로 먹고 나머지 음식도 골고루 먹는다.

2) 간장이 약한 사람은 간을 보해주는 – 청색 음식, 닭고기, 밀, 보리, 현미, 자두, 부추 등 채소를 많이 먹고 신맛을 적당히 먹으며, 나머지 음식도 골고루 먹는다.

3) 심장이 약한 사람은 심장을 보해주는 - 붉은색 음식, 양고기, 쇠고기, 닭고기, 깻잎, 수수, 조, 은행, 살구 등을 많이 먹고 나머지 음식도 골고루 먹는다.

4) 췌장이 약힌 사람은 췌장을 보호해 주는 - 황색 채소, 쇠고기, 대추, 아욱, 시금치, 시래기 등 섬유질 많은 음식을 주로 먹고, 나머지 음식도 골고루 먹는다.

위 소화 장애와 부종이 있는 사람은 췌장을 보호해 주는 - 차조, 찹쌀, 현미, 노란 콩과 마늘을 살짝 볶아 가루 내어 따뜻한 물에 개어 죽처럼 장복한다.

당뇨, 해수, 천식이 있는 사람은 신장과 폐를 보해주는 음식을 골고루 먹는다.

5) 폐가 약한 사람은 폐를 보해주는 - 백색 음식, 말고기, 파, 마늘, 생강, 양파와 배를 많이 먹고 나머지 음식도 골고루 먹는다.

기능성 식품

모든 음식은 생기를 간직한 것이다.

씨앗(곡식, 열매, 과일)이나 씨알은 스스로 종족 보존을 위해 영양과 생명의 기를 간직하고 있고, 잎이나 줄기 뿌리 등도 영양을 만들고 자라는 생명력(영양분)을 지니고 있기 때문이다.

‖ 콩, 검은콩, 된장, 콩나물, 청국장, 두부

효능

콩은 예부터 밭에서 나는 쇠고기라 불릴 만큼 최고의 건강식품으로 시금치와 함께 2대 식물성 완전식품이다.

고단백, 저칼로리 식품으로 동물성, 단백질에 비해 비만 방지에도 좋다.

검은콩, 노란 콩, 완두콩 등은 레시틴과 사포닌 성분인 리놀레인산의 효능으로 동물성 지방 과다 섭취로 인한 과잉 콜레스테롤을 씻어내고 혈관에 붙은 콜레스테롤을 제거해 준다. 콩에는 거품 성분인 사포닌의 작용으로 혈중 콜레스테롤의 산화를 방지한다.

꾸준히 먹으면 혈관을 튼튼하게 해주며 항암 작용과 항응혈, 항산화 효능이 있어 골다공증 예방, 알코올성 간경변 예방, 치매, 뇌졸중, 변비 예방과 노화 지연, 유방암, 대장암, 전립선암, 동맥경화 등 심혈관질환을 예방하고 치료한다.

성분

양질의 단백질(40%) - 콩의 단백질에는 필수 아미노산이 균형 있게 배합되어 있고 다른 식물성, 단백질에 부족하기 쉬운 리신이 많이 들어 있다.

지방질(18%) - 대부분이 불포화지방산이며 반 이상이 최상급의 리놀산이고 비타민 E(10.4mg)가 충분히 들어 있고 비타민군과 칼슘, 철분, 아스파라긴산 등 6% 이상의 리놀레인산을 포함하고 있다.

그러나 지나치게 많이 섭취하면 몸 안의 요오드가 많이 빠져나간다.

아이소플라빈(제스니틴, 아이제인, 클라이스틴이 당과 결합한 상태)은 식물성 에스트로겐의 일종으로 전립선암, 유방암을 예방하고 특히 여성들의 폐경기 전후 부족하게 되는 여성 호르몬인 에스트로겐을 보충해 주어 골절이나 뼈 손실을 막아 골다공증을 예방한다.

피트산은 철분에 의한 산화반응을 줄여 항암과 항노화 작용을 하고 2%쯤 되는 레시틴은 세포막의 정상 작용을 도와 세포분열과 재생에 도움을 주어 알코올성 간경변 예방에 탁월한 효과가 있고 두뇌 회전을 원활하게 하여 아세틸콜린 부족에서 오는 알츠하이머 치매를 예방한다.

섭취

콩은 날것은 알레르기가 일어날 수 있고 거의 소화가 안되므로 익혀서 먹는다. 발효된 된장은 80%가 소화되고 두부는 95%가 소화된다.

섭취량은 1일 두부 1/2모, 콩밥, 콩자반, 초 콩, 된장찌개, 청국장 등 1일 1회 이상, 콩가루 이용 시에는 - 비린내 가실 정도로 살짝 볶아서 사용한다.

검은콩을 식초에 담갔다가 먹는 초 콩은 통풍의 묘약이고 약 콩이나 검은콩을 감초와 함께 달인 차를 1일 여러 잔 마시면 기침과 목이 쉰 데(환경 공해병) 효과가 좋다.

‖ 초 콩 만드는 법

검은콩을 깨끗이 씻어 물기를 말린 후 유리병이나 옹기에 1/2 넣고 5% 양조식초를 2/3쯤 부어 잘 봉하고 15일 정도 초절임한다. 중간에 콩이 불어 초 위로 올라오는지 확인하고 적으면 식초를 더 부어준다.

푹 절인 콩은 식초를 걸러내고 유리병 등 밀폐용기에 담아 냉장 보관하고 1일 1회에 15-20알씩 식후에 먹거나 밥반찬으로 먹는다.

‖ 마늘(양파와 거의 같은 성분), 고추, 생강

효능

콩과 함께 최고의 항암식품으로 소화를 돕고 섭취 후 수 시간 내에 혈액의 섬유소 용해작용을 일으켜 콜레스테롤과 피가 엉기고 굳어지는 혈전(혈소판 응고)을 막아주므로 혈압을 내려주어 고혈압, 심근경색, 뇌경색, 전립선암 예방, 심혈관질환과 심장병 나아가 뇌혈관질환을 예방하고 치료한다.

혈액 순환을 개선하고 피를 묽고 맑게 해주는 아스피린과 같은 효과도 있다. 또 강한 살균작용으로 구충, 해독, 살충(특히 기계충), 풍한사 제거, 복부 속의 냉한 적(풍침), 변비, 복통 설사, 코피를 빨리 멈추게 하고 상충된 기운을 내려주며 악 혈을 제기하고 소화에 도움을 준다. 신경세포의 흥분을 가라앉히고 비타민 B와 결합해 신진대사를 활성하고 혈액 속의 콜레스테롤을 줄이며 과산화 지질 생성을 억제해 노화를 예방한다.

성분

비타민 B1, B2, C, 칼슘, 인, 철분과 특유의 영양소인 생리 활성물질인 스코르다닌이 소량 들어 있어 우리 몸의 신진대사를 높여준다.

아존은 대사 과정에서 발생하며 혈액 응고를 막아준다.

총콜레스테롤을 25% 감소시키고 HDL은 50% 상승시킨다.

알리신은 항혈전작용과 혈중 지방을 분해하여 감소시키며 혈당을 11.6% 감소시키고 마늘 속의 유황 화합 물질은 체내의 활성산소를 제거하는 강력한 항산화 작용으로 항암, 항노화, 동맥경화를 예방하여 고혈압, 심혈관질환, 심장병을 예방하고 개선해 준다. 마늘의 알리신, 생강의 진저, 고추의 캡사이신 매운 성분이 강한 항염 작용이 소염제만큼 강하여 염증을 없애고, 피를 맑게 하여 혈액 순환이 잘되므로 혈압을 낮추고, 항암 작용으로 암세포를 죽인다.

섭취

1일 2-3쪽이면 충분하고 초절임이나 기름에 살짝(반) 구워 먹는 것이 좋고 날것을 먹으면 냄새도 많이 나고 위가 약하거나 위염, 위궤양 환자에게는 오히려 속 쓰림 등 큰 해가 된다. 구워 먹거나 기름에 살짝 볶아 먹으면 좋다.

가루 만드는 법 - 마늘 50쪽, 달걀 20개

위가 약하고 속이 냉한 사람은 마늘을 갈아 팬에 볶다가 달걀을 깨어 넣고 잘 저어가며 볶아, 가루 내어 장복하거나, 마늘을 살짝 쪄서 믹서에 갈아 꿀에 섞어 냉장고에 두고 1일 1회 식전 1술씩 오래 먹으면 좋아진다.

‖ 무말랭이

칼슘의 보고이며 햇볕에 의해 영양소가 화합 농축된 신비한 식품.

효능

무는 90% 이상이 수분이지만 햇볕에 마르는 과정에서 자외선에 의한 비타민 D를 합성하고 공기 중의 많은 미네랄과 결합하여 햇빛을 받아 화학반응을 일으켜 이상적인 영양식품이 된다.

어린이의 뼈 성장발육과 여성들의 골다공증 예방과 치료에 탁월한 효과가 있고 혈액 응고를 방지하고 체액을 정상으로 유지시키는 작용을 한다.

전분 분해효소인 디아스타아제가 들어 있어 소화 흡수를 촉진시킨다.

성분

100G 중	생무우	무말랭이
칼슘	30mg	470mg
단백질	0.8mg	9.4mg
철분	0.3mg	9.5mg
칼륨	240mg	2,500mg
비타민 B2	0.03mg	0.32mg
니아산	0.3mg	4.5mg
비타민 C	15mg	20mg

섭취

무는 기를 흩어주는 역할을 하므로 허약자는 적게 먹어야 한다.

생무는 찬 성질이 있어 열증, 기침, 천식, 해수, 코피 등 호흡기에 좋고(껍질째 갈이 꿀이니 설탕에 섞어) 비타민 성분이 해독작용과 소화를 돕는다. 무와 미나리를 섞어 갈아서 마시면 비만 등 독소 배출 음료로 효과가 좋다.

위장, 소장, 대장에는 차로 끓여서 꿀과 함께 먹으면 매우 좋다.

무청은 비타민 A와 칼슘, 섬유소와 철분이 풍부하여 무청 김치와 시래기로 먹으면 좋다.

약용에 쓰는 첫서리 맞은 다음의 무는 특히 소변을 잘 보게 한다.

무말랭이는 미지근한 물에 불려 약한 불에 참기름으로 볶아 나물로 먹거나 무말랭이 김치를 담아 먹고 특히 홍어 무침에 넣으면 최상이다. 검은 참깨나 깨를 많이 넣어 함께 먹으면 더욱 좋다.

* 단 반드시 햇볕에 말려야 성분 효과가 있다.

기침이 심하고 가래가 많은 사람은 매실청처럼 무청을 담아 차로 마시면 효과가 좋다.

‖ 녹차(여러 가지 풀독의 해독제)

효능

습관성이 없는 이뇨제나 강심제로 많이 이용한다.

이뇨 작용이 특히 뛰어나고 소화를 돕고 신성 고혈압, 만성 신장염, 신부전증 환자는 녹차를 음료수로 항상 마시면 부종 증상이 해소된다.

갈증 해소와 가래 제거, 잠을 쫓고 소변 순리와 눈을 밝게 하고 머리를 맑게 하여 걱정을 없애주어 정신을 안정시켜주고 비만과 성인병인 당뇨와 심장질환을 억제해주고 혈당이 부작용 없이 내려간다. 환경호르몬의 피해를 예방하고 항암효과도 있다.

성분

카페인은 커피보다 많이 함유하고 있어 녹차를 지나치게 많이 마시면 칼슘과 철분의 흡수를 방해해 약간의 빈혈 현상이 일어날 수 있고 오후 늦게는 안 마시는 것이 좋으며 특히 불면증 환자는 오전 중에만 1-2잔 마시는 것이 좋다.

다량의 폴리페놀이 들어 있어 비타민 C보다 100배 이상의 노화 방지 효과가 있고 또 카테킨(타닌) 성분이 있어 위암, 식도암, 간암 발병률을 낮춘다. 타닌은 지혈, 진통 작용과 설사를 멎게 하는 작용도 있다.

타닌과 엽록소는 나쁜 냄새를 흡수하여 구취를 없애고 지방 분해작용이 있어 기름진 음식을 먹을 때 같이 마시면 비만 방지에도 좋고 떫은맛은 타닌 때문이고 약간의 아미노산이 있어 단맛이 나고 적은 양의 불소가 들어 있어 이(치아)의 표면을 단단하게 해주고 충치 예방에도 도움이 된다.

다른 약을 먹을 때는 약효가 없어질 수 있으므로 절대로 녹차로 먹어서는 안 된다.

섭취

성인병, 심장 쇠약자, 불면증 환자와 노인층은 이른 봄 첫 번째로 딴 연한 잎으로 만든 우전차(카페인 성분이 적게 들었다)를 마시는 것이 좋고 참깨와 검은깨와 함께 먹으면 좋으며, 우린 찻잎은 무말랭이와 무쳐 먹거나 밥에 비벼 먹어도 좋다.

‖ 시금치(콩과 함께 식물성 2대 완전식품)

효능

피를 보충해 주고 지혈 작용을 하며 오장을 보하는 일종의 해독제로 변비 치질 출혈, 만성 췌장염, 위장의 열을 내려주고 주독을 풀어주며 광물질 약의 중독에는 생즙을 내어 복용한다. 자주 먹으면 건조한 피부를 윤기 있게 해준다.

성분

100g 중 철 2.15mg 비타민 A, B1, B2, B6, K가 들어 있고 비타민 C는 100mg 이나 들어 있으나 수산 함량이 0.1%나 되어 칼슘과 철의 흡수를 방해하여 담, 신장, 방광에 결석을 만든다.

사포닌과 질 좋은 섬유소가 있어 변비에 좋고 무기질을 골고루 함유하고 있으며 철분과 엽산을 포함하고 있어 성장기 어린이와 임산부에게는 빈혈 예방에도 좋은 알칼리 식품이다.

섭취

살짝 데쳐서(끓이면 비타민 C가 파괴되고 살짝 데치기만 해도 해로운 수산이 빠져나간다) 김과 함께 나물로 무쳐 먹거나 된장국에(다 끓은 후에) 넣어 먹되 검은깨나 참깨를 많이 넣어 먹으면 결석을 예방하고 단점을 보완해 준다. 인쇄소나 철공장에서 납이나 쇠를 다루는 사람은 겉절이나 나물로 무쳐 매일 먹으면 쇠 독 예방에 좋다.

임산부나 철 결핍성 빈혈 환자, 광물질 약의 중독증에는 즉시 생즙을 내어 여러 차례 마시고 데쳐서 말려 검은깨와 참깨를 볶아 함께 가루 내어 오래 복용한다.

시금치로 인한 수산 결석은 1kg을 섭취했을 때 문제가 되므로 한사람이 하루에 1kg을 먹을 수는 없으므로 크게 염려할 것이 없다.

‖ 검은깨, 참깨, 들깨(가장 좋은 강장제다)

효능

달고 독이 없어 기력을 더해주고 살과 골을 채워주며, 근육과 뼈를 튼튼하게 해주고 오장을 보하며 기능을 도와주어 얼굴색을 좋게 하고, 노화를 더디게 하여 장수하게 한다.

특히 간장과 신장을 보하여 어지럼과 빈혈을 없애주고 팔다리가 무겁고 저린 것을 치료하고 중풍으로 반신불수 된 것을 다스리며 허리, 무릎이 저리고 무력한 것을 낫게 하며, 피부 건조, 흰머리, 산후, 허혈, 진액 부족과 변비를 다스린다.

스트레스에 대항하는 부신 피질 호르몬이나 남성 호르몬을 활발하게 분비해 스트레스와 초조감을 진정시켜 준다.

성분

철분과 비타민 A, B, D, E가 많아 골수를 보해주고 대뇌 허약을 보해주어 뇌신경을 활발하게 해주므로 다리가 붓고 허약한 사람과 늘 피곤한 학생들과 수험생들에게는 더욱 좋다.

50% 이상이 식물성 지방질로 리놀레산, 리놀레인산 등 오메가3, 불포화지방산이어서 피부 건강과 미용에 뛰어난 효과가 있고, 혈액 중 콜레스테롤을 감소시켜 동맥경화 예방에 도움이 된다.

콩에 맞먹는 영양가와 필수 아미노산을 많이 포함하고 있으며 비타민 E는 혈관을 청소하여 혈액 순환을 좋게 해주므로 피부를 윤기 있게 하고 노화를 억제한다.

섭취

기름기가 많고 소화가 잘 안 되므로 설사 환자는 많이 먹으면 안 되고 무말랭이, 시금치, 마늘, 녹차와 같이 먹어서, 소화 작용과 이뇨 작용을 도와 장단점을 서로 보완해야 한다.

쪄서 말리거나 살짝 볶아서 가루 내어 먹거나 강정으로 만들어(너무 달지 않게) 먹는 것이 좋으나 설사하는 이는 설사 치료 후에 먹는다.

‖ 달걀(우유와 함께, 동물성 2대 완전식품)

효능

노른자에는 종합 비타민(비타민 C 외의)이라 할 만큼, 여러 가지 영양가가 충분히 들어 있다.

평소의 식사에서 부족하기 쉬운 필수 아미노산인 리신, 트립토판이 풍부하고 특히, 간장의 해독작용을 돕는 아미노산인 메티오닌(유황 물질) 성분은 알코올 해독에 제일이고, 흰자에는 양질의 단백질이 풍부하여 손발톱과 머리카락의 발육과 건강에 아주 좋다.

고혈압, 당뇨병, 열성 관절염에는 초란이 좋고, 마늘을 갈아 달걀과 함께 볶아서 가루 내어 오래 먹으면 허약체질 개선과 위장장애, 심장 허약증과 정력증강에도 좋다.

성분

리신, 트립토판, 메티오닌 등 필수 아미노산이 풍부하고 노른자에는 비타민 A, B1, B2, 철분, 인이 많고 흰자는 대부분 동물성, 단백질과 B2로 구성되어 있다.

한때는 노른자에 콜레스테롤이 많이 들어 있어 해롭다고 생각해 왔으나 오히려 노른자에 들어 있는 레시틴 성분이 콜레스테롤 수치를 낮춰주는 작용을 하여 조절하므로 건강에 이로운 것으로 알려져 있다.

섭취

반숙으로 먹으면 흡수율이 96%가 되어 가장 좋고 1일 2개를 먹으면 하루 건강 유지에 필요한 영양으로 충분하다.

‖ 초란 만드는 법

1) 신선한 수정란을 깨끗이 씻어 물기를 닦고 유리병이나 항아리에 넣고 5% 식초를 달걀이 잠기게 붓고(용기의 2/3까지) 검은색 비닐봉지를 씌워 어두운 곳에서 3일간 발효시킨다.

2) 석회 껍질이 완전히 투명하게 되었으면 달걀을 꺼내어 터트리고, 껍질은 걸러내고 발효된 식초에 꿀과 함께 섞어 3일 정도 더 발효시킨다.

3) 냉장 보관하고 1일 2회 소주잔으로 1잔씩 복용한다. 마실 때 흔들어서 마시기 좋게 물을 적당히 섞어서 마셔도 좋다.

여성들의 얼굴, 팔다리, 기미, 죽은 깨에 좋고, 관절염과 허리 아픈 데도 효과가 있으며 체력이 좋아진다.

‖ 달걀과 마늘 가루 만드는 법

1) 마늘 1kg에 달걀 20개 - 마늘을 씻어 물기를 닦고 빻아서 팬에 볶다가 달걀을 깨어 넣고 잘 저으며 볶는다.
2) 잘 볶아지면 식혀서 말린 후 믹서에 갈아, 가루 내어 유리병에 넣어두고 1일 한 숟가락씩 따뜻한 물로 먹는다.

비위가 약한 사람과 소화가 잘 안되는 만성 위장병에 좋다.

‖ 우유(달걀과 함께, 동물성 2대 완전식품)

효능

우유는 사람이 먹는 단일 식품 중에 가장 완전한 알칼리 식품이다.

칼슘을 비롯해 양질의 단백질, 인, 철분, 비타민 A, B2, C 등 각종 영양소가 균형을 잘 이룬 식품이다.

비타민B2는 에너지 신진대사를 촉진하고 비타민 C, E와 함께 과산화 지질을 억제하여 동맥경화증과 백내장을 예방한다.

우유에 들어 있는 양질의 단백질은 간장병과 당뇨병 치료에 효과가 있고 꾸준히 먹으면 위암이나 뇌졸중 예방에도 도움이 된다.

특히 손톱이 잘 부러지고 원형 탈모나 탈모에는 Kepir(버섯 종균 요구르트) 발효 우유를 1일 300mg씩 3-6개월 마시면 머리도 잘 나고 튼튼해지며 골다공증 치료에도 최고의 효과가 있고, 철분 함유량이 많아 빈혈에도 좋다.

성분

칼슘, 단백질, 철분, 비타민 A, B1, B2, C와 칼슘의 흡수를 돕는 젖당과 카제인(우유의 주요 단백질)이 풍부하다.

칼슘이 부족하면 뼈가 약해지고 정신적인 스트레스의 원인이 되어 신경이 흥분되고 가슴이 두근거리며 초조감이 발생한다.

섭취

1일 권장량은 성장기 어린이는 400ml, 성인은 250ml이나 갱년기에 접어든 여성이나 임산부와 노인들은 1,000ml까지 마셔야 한다.

한국 사람은 유당 소화효소가 부족하여 배가 아프고 설사가 나는 사람이 있는데, 우유는 물처럼 벌컥벌컥 마셔서는 안 된다. 한입 물고 음식을 씹듯이 10회 이상 씹다가 천천히 삼키면 침의 소화효소와 섞이고, 무엇보다 적당히 온도가 높아져서 위로 내려가기 때문에 별문제 없이 소화시킬 수 있다. 또 케피아를 3개월 이상 먹으면 냉장고에서 찬 우유를 꺼내어 벌컥벌컥 마셔도 설사를 하지 않는다. 발효과정에서 유당이 분해되기도 하고 인체에 유당분해효소가 생성되기 때문이다.

치즈나 요구르트는 발효식품으로 유산균이 많아져서 소화 흡수가 잘되기 때문에 위와 소장과 대장에 문제가 있는 사람은 치즈나 요구르트를 매일 적당량 먹는다.

플레인, 요구르트는 우유에 발효균을 넣어 발효시킨 것으로 우유의 모든 영양소가 농축되어 있고 주성분인 유산균은 식물성 섬유와 비슷한 정장 작용을 하여 변비와 설사에 효과가 있으며 혈중 콜레스테롤 수치를 떨어트려 몸의 기능을 높여주어 질병을 예방하고 치료하는 효과가 있다.

그러나 상품화된 요구르트는 단맛을 첨가하여 많이 먹으면 비만의 위험이 있고 치아 건강에도 좋지 않으며 당뇨 환자에게는 더욱 좋지 않다.

일반 플레인, 요구르트는 발효된 우유의 단백질 건더기다. 우유가 발효되어 분리된 물은 버리기 때문에 시지 않다. 또 집에서 만드는 요구르트는 우유가 완전히 발효되어 칼슘과 단백질이 분리되기 전에 먹기 때문에 시지 않다.

티베트 버섯 발효 요구르트(Kepir)는 발효되면 맑은 물이 아래쪽에 고인다. 버섯 균이 우유 속의 지방을 먹고 크기 때문에 우유 속의 물과 칼슘과 단백질이 분리된다. 한국 사람들은 맑은 물(칼슘)은 따라 버리고 위에 뜬 단백질만 먹었다. 응고된 단백질은 시지 않고 고소하다.

티베트 버섯 발효유는 걸러서 칼슘 물과 단백질을 섞어서 마신다. 칼슘 성분 때문에 약간 시다. 신맛이 싫은 사람은 주스를 섞거나 싱싱한 과일(바나나, 사과, 딸기)을 넣어 갈아서 마시면 맛도 좋고 몸에도 좋다.

‖ Kepir(Kafir) 티베트 버섯 우유 발효법

1) 15g 정도의 종균 버섯(Kepir)에 1L의 신선한(frisch 후리쉬) 우유를 유리병에 넣어 봉하고 검은 비닐봉지로 싸서 싱크대 아래나 찬장의 상온에서 24시간 발효시킨다. 발효되면 1/5쯤 아래에 생긴 맑은 물 칼슘과 윗부분에 엉긴 단백질로 분리된다. 먹을 때는 잘 섞어서 먹는다.

* 티벹 버섯이 우유 속의 지방을 먹고 크므로 저지방 우유는 발효가 잘 안된다.

2) 발효된 우유를 채에 거르고, 거른 버섯은 흐르는 물에 잘 헹구고, 유리병도 깨끗이 씻어 버섯을 넣고, 새 우유를 1L를 부어 발효시킨다.

3) 거른 우유는 건강한 사람은 1일 250ml씩 마시면 되고, 탈모나 골다공증 환자는 1일 300ml씩 1개월 마시면 탈모 치료가 되고 골다공증 환자는 6개월 후에는 개선된다. 그 후에는 1일 250ml씩 마신다.

여행을 가거나 오랫동안 사용할 수 없을 때는 발효 중인 우유와 함께 냉장고에 보관하면 1주일이 지나도 상하지 않는다. 쉬고 싶을 때는 종균 버섯만 조그만 플라스틱 통에 넣고 비닐봉지로 여러 겹 싸서 냉동 보관하면 1년이 지나도 죽지 않는다.

‖ 식초(5% 양조식초)

효능

식초는 식욕을 돋우고 위액 분비를 촉진해 소화를 돕는다. 특히 단백질을 소화 시킨다. 식초는 말 그대로 먹는 식용 식초다. 식용 식초는 5-10%다.

20%, 80%, 99% 빙초산은 식용이 아니고 초산이다. 물론 물에 희석하여 농도를 맞추어 사용한다. 그러나 일반식용 식초는 5%와 2배 식초가 있으며 약으로 사용하는 식초는 5% 식초를 말한다.

1) 식초의 유기산이 체내에 축적된 피로물질인 유기산과 젖산을 분해해 체외로 배출시켜 신진대사 작용을 촉진하기 때문에 피로회복이 빨리 된다.
2) 식초는 칼슘 흡수를 잘되게 하므로 성장기 어린이나 임산부에게도 좋으며, 혈중 콜레스테롤 수치를 낮춰 혈압상승을 막으므로 고혈압이나 당뇨 환자에게 특히 좋다. 위산과다나 위궤양 환자들은 피해야 하지만 물에 약하게 타서 마시면 별 탈 없다.
3) 양조식초에 들어 있는 아미노산은 지방 합성을 방지하고 포도당과 지방 분해를 촉진하여 인체 내에 지방이 쌓이는 것을 막아 비만 방지와 치료에

효과가 좋다.

4) 강한 항균 작용으로 유해한 과산화 지질을 감소시켜 주근깨, 기미 등을 막아주고 피부를 부드럽게 해준다. 살균력이 강하여 체내 유해균의 번식을 억제하며 정장 효과가 있다. 특히 검은 **흑색 곰팡이 치료와 처치에 탁월한 효능이 있다.**

창문이나 화장실, 부엌 등의 실리콘으로 처리된 부분에 흑색 곰팡이가 피었을 때 식초를 발라두면 깨끗이 사라진다.

5) 식초는 인간 역사의 식생활의 최초와 최고의 조미료이며 역시 최초와 최고의 소독제로 외부의 상처에도 바르면 피를 빨리 멎게 하고(지혈), 상처를 빨리 아물게 하며 살균, 소독 효과가 오래 지속하여 상처를 감염에서 보호하므로 덧나지 않는다. 일반 소독약은 소독 효과가 15분 정도이지만 식초는 30분 이상 지속된다.

특히 흙이나 쇠붙이에 의한 상처에 파상풍균의 감염을 예방하고 상처를 덧나지 않게 한다.

6) 30분 이상 담그고 있으면 무좀균, 곰팡이균이 다 죽기 때문에 무좀 치료에 효과가 크고 특히 상처가 나서 덧나면 위험한 당뇨 환자들의 상처, 무좀, 발톱치료에 아주 유용하다.

7) 섬유의 냄새 제거와 특히 생선의 비린내 제거에 탁월한 효능과 생선의 조직을 쫄깃하게 해준다.

성분

신맛을 내는 유기산과 지방을 분해하는 아미노산이 들어 있고 산성의 강한 살균력을 가지고 있다.

섭취

간이 약하거나 허한 사람은 신 것을 좋아한다. 반대로 간염이나 간장병으로 간 열이 있으면 신맛을 싫어하게 된다. 그것은 혈액 중의 PH 수치가 높고 낮음에 관계한다.

체액이 산성으로 기울어 PH 수치가 7 이하로 떨어지면 신맛이 당기고, 반대로 PH 수치가 8 이상으로 올라가면 신맛이 싫어지고 짜고 매운 맛을 좋아하게 된다.

우리 몸이 부족한 것을 원하고 과잉된 것은 밀어내는 자율 현상이다.

원인을 알 수 없이 온몸이 아프고 백약이 무효이며 갑자기 노화현상이 심하게 나타나는 사람은 체액이 산성화되어 혈중 PH 수치가 극도로 떨어졌기 때문이다.

알칼리이온수는 기계가 필요 없다. 처음에는 생수에 식초를 조금 많이 타서 알칼리수를 만들어 1일 7잔 이상 마시면 3개월 정도 지나 건강 상태가 많이 호전된다.

그 후에는 몸 상태(입맛에 맞게)에 맞춰 신맛의 농도와 양을 조절한다.

피부에 사용할 때는 무좀과 당뇨 환자의 치료에 대해서는 각항에서 설명이 되었고, 농사를 짓거나 물을 많이 사용하는 직업을 가진 이들에게는 특히 겨울철이나 환절기에 손이 트고 발뒤꿈치에 굳은살이 생기고, 찢어지고 갈라져 피가 나며 고통이 심하다.

일이 끝난 후에 깨끗이 씻고 식초(5%)를 여러 번 바르면 3-4일이면 낫고, 아주 심할 때는 30분간 담그고 있다가 긁어내고 다시 식초를 발라주면 며칠 만에 쉽게 낫는다.

비듬이 많고 가려움증이 있으며 피부발진이 있고, 머리털이 뻣뻣한 사람은 머리를 감은 후, 헹구는 물에 식초를 타서 여러 번 헹구고 아주 심한 사람은 직접 머리에 식초를 1일 3회 바르고 저녁에 감고, 직장인은 저녁에 일찍 여러 번 바르고 몇 시간 후에 감는다.

‖ 감자

효능
칼륨의 함유량이 밥의 16배나 들어 있다.

칼륨은 체내에 있는 과다 나트륨을 잡아 체외로 배출하는 작용으로 고혈압의 예방과 치료에 효과가 좋다.

위궤양을 치료하고 식이섬유인 펙틴이 많이 들어 있어 변비를 개선하고 대장 기능을 좋게 한다.

신장병에 의한 부기를 빠지게 한다. 나트륨은 수분을 흡수하고 칼륨은 나트륨을 흡수하여 배출시킨다. 유색 감자는 특히 항암효과가 좋다.

성분
비타민 B1, B2, C가 매우 풍부하다. 특히 감자의 비타민 C는 가열해도 파괴되지 않는 특성이 있어, 굽거나 삶거나 볶아도 파괴되지 않는다.

섭취
생으로 갈아서 포에 걸러 1일 3회 먹으면 위궤양도 치료되고 위장이 튼튼해진다.

감자를 갈아 죽(풀)을 쑤어 김치를 담그면 유산균 발효가 더욱 활성화되어 맛도 좋고 항암효과가 높아진다.

생즙이나 감자죽을 꾸준히 먹으면 고혈압이 치료되고 예방효과도 좋다.

만성 신장염 환자의 경우, 칼륨 섭취를 제한해야 하는 사람은 소량만 먹는다.

간식으로 먹기보다 한 끼 식사 대신으로, 샐러드나 김치와 먹거나 고기와 곁들여 먹어도 좋다.

‖ 소금(성인 1일 필요량 평균 5-10g)

효능
최고의 조미료요, 맛의 기본으로 음식의 맛을 내며, 나트륨 성분은 위액의 분비를 촉진해 소화를 도와준다. 인체의 체액을 약알칼리성으로 유지해 주는, 인체의 생리기능에 꼭 필요한 미네랄이다.

성분
짠맛과 쓴맛을 내는 나트륨으로 인체 총중량의 0.2%를 차지한다.

섭취
과잉 섭취하면 - 혈압을 상승시켜 고혈압과 동맥경화증을 일으키는데 나트륨 성분이 체내에서 수분을 흡수하는데 수분흡수 분량만큼 심장박동 수가 빨라진다.
나트륨의 이런 작용을 억제하는 것이 칼륨으로 녹황색 채소, 감자, 과일, 우유, 치즈 등에 많이 함유된 미네랄이다.

칼륨은 수분을 배출시키는 작용을 하므로 칼륨이 많은 음식을 나트륨과 함께 먹으면 상호작용으로 체내 수분을 일정하게 유지시킨다.

고혈압 환자는 1일 5-6g 이하로 섭취량을 줄여야 하고, 여름철 땀을 많이 흘려 빈혈증이 있거나 발열과 심한 설사 등으로 탈수증이 나타날 때는 적당량의 미지근한 물에 소금을 타서 마신다.

　부족하면 – 오랜 병석에 누워 있어 극도로 염분 섭취를 제한하면(무염식) 갑자기 의식을 잃게 되고 체액이 산성화되어, 피부와 근육이 힘을 잃고 패혈증이 되어 동맥경화 등 모든 병이 급속히 나빠진다.

음식 섭취량에 따른 염분 함유량	
음식	100g당 함유량
라면	5.5g
훈제연어	7.5g
고등어	12g
뱅어포	10.2g
오징어젓	10.2g

음식에 함유된 미네랄 성분에는
알칼리성 성분 – 칼슘, 칼륨, 철 수용액으로
식품은 – 채소, 과일, 우유가 대표적이고
산성 성분 – 인, 염소, 유황 원소로
식품은 – 고기, 달걀, 어패류 등이다.

　건강한 사람의 체액은 늘 약알칼리성을 유지하는 구조로 되어 있어(항상성) 식품에 의해 크게 좌우되지 않지만, 오랫동안 어떤 만성 질환으로 체액에 변동이 생겨 중성이 깨어지고 산성화되었을 때는, 모든 치료와 백약이 효과 없이, 인체가 급격히 시들며 심한 고통에 신음하게 된다.

즉시 체질에(체액) 상응하는 알칼리 이온수를 만들어 마시면 1-2개월에 회복된다.

‖ 멸치(성인 1일 필요량 소 70g, 중 30g)

멸치는 청어목 멸치과에 속한 생선으로 칼슘의 제왕이라 불린다. 3월 말에서 6월이 성수기다.

효능

1) 뼈째 먹는 생선으로 칼슘 함유량이 다른 생선의 10배로 골다공증 예방에 좋다.

2) DHA, EPA 성분들이 뇌세포를 활성화해 기억력과 인지능력을 향상, 개선하여 뇌 건강에 좋다.

3) 칼슘, 인 칼륨과 마그네슘이 풍부하여 성장기 어린이의 골격과 키 성장과 뇌 발달에도 좋다.

4) 다량 함유된 불포화지방산(오메가3)과 타우린이 유해 콜레스테롤을 감소시켜 혈행 개선으로 고혈압 등 심혈관질환을 예방하고 개선한다(싸고 가장 질 좋은 오메가3다).

5) 칼슘과 마그네슘이 풍부하여 신경전달물질을 원활하게 하여 혈액의 산성화를 막아 쥐 나는 것을 예방하고 불안감을 해소하여 신경을 안정시킨다.

6) 핵산 성분이 근육의 수축과 이완을 도와 관절염을 개선하고 신진대사와 에너지 생성에 관여하여 활력을 증진하므로 피로회복에 좋다.

성분

칼슘, 인, 나트륨, 칼륨, 마그네슘, 나이아신, 비타민 B12와 D와 엽산이 풍부하고 그 외 여러 가지 비타민과 무기질도 많이 함유하고 있다.

섭취

열량 - 마른 멸치 100g당 114Kcal 성인 1일 칼슘 필요량은 2.5g으로 잔멸치 70g, 중 멸치 30g이다.

바닷물에 삶아 말려서 나트륨 성분이 많아 짜므로 풋고추와 졸여 간 맞추어 먹으면 맛도 좋다.

관절염 환자와 무릎이 아픈 사람 염증이 많아 온몸이 아픈 사람과 특히 여성들은 꼭 정량을 먹는다.

똥에 푸린 성분이 많아 통풍환자는 똥을 빼고 먹고 너무 많이 먹지 않는다. 국물을 낸 왕 멸치는 적당히 말려 미꾸라지처럼 튀김 해 먹는다.

소화가 잘 안되는 사람은 너무 많이 먹으면 속 쓰림 증상이 나타나고 변비가 될 수도 있다.

인체의 영양소 –
부족과 과잉

‖ 생명이란 무엇인가?

분자 생물학적 생명 이해는 모든 생명현상을 물리학과 화학으로 설명한다. 그러나 유기체의 유전은 DNA(염색체)에 의해서만 결정되는 것이 아니다.

그것은 DNA의 염기배열이 영양이나 외부환경, 즉 성장 과정의 체험과 자연 환경 그리고 공기에 적응하여 바뀌기 때문이다.

‖ 인간의 형성(인격의 형성)

생태학적 생명 이해는 분자 생물학처럼 생명체의 기원에 대한 문제로 끝나지 않고, 생물과 생물, 생물과 무생물의 상호 의존적이며 외적 환경에서 이루어지는 모든 관계들의 상호 관계성 속에서 결정된다.

분자 생물학적으로 인간은 모든 생물과 같이 20종류의 아미노산을 기본물질로 구성되어 있으며 또, A, G, T, C 4개의 염기로 이루어진 DNA의 유전자를 공통으로 지니고 있다. 그 외에 인간 세포 내 산화효소가 104개의 아미노산 줄로 연결되어 있고, 다른 영장류는 103개(원숭이, 고릴라 등), 말과는 92개, 물고기류는 82개, 그리고 누룩 세포(곰팡이)는 58개가 똑같이 형성되어 있다.

이런 맥락에서 인간의 생명은 자연 생명과의 근본적 연관 속에 인간으로서의 고유한 특성을 이루고 있다. 또 자연 생태계의 5가지 단계로 분류 가능한 에너지의 흐름(순환, 변화) 가운데 있다.

1) 살아 있는 모든 유기체는 질소가 필요하다. 질소는 단백질, DNA와 다른 중요한 분자의 화학적 기초가 된다. 질소는 다양한 생물학적, 물리학적 과정을 거쳐서 물로 용해될 수 있는 질소 이온으로 전환된다.

2) 식물은 땅에서 광물질 영양소를 흡수하고, 태양 에너지와의 광합성작용을 통해 이산화탄소와 물 분자의 화학적 결합을 깨트리면서, 새롭게 탄화수소와 산소를 형성하고 이때, 질소 이온을 단백질과 DNA 같은 복잡한 질소화합물로 변형시킨다.

3) 초식동물이 제1차 소비자의 역할을 하고, 육식동물이 제2차 소비자의 역할을 하여 필요한 질소화합물을 섭취한다.

4) 초식, 육식동물이 그 생명을 다하면, 세균이 그 원형질을 해체하여 질소화합물을 다시 질소가스와 질소 이온으로 분해한다.

5) 마지막으로 이 해체된 광물질은 흙으로 돌아가고, 처음부터 다시 에너지의 순환과정이 시작된다.

이러한 관점에서 볼 때 인간이란(인간 생명) 생태계를 통과하는 에너지의 흐름 가운데 한 부분으로 생존 가능한 존재다. 따라서 생태계의 순환과정을 구성하는 삶의 환경(생태)에 대한 이해가 필요하다.

인격의 형성도 생태계의 생명 순환이 먹이사슬의 순환이나 단순히 에너지의 흐름에 지나치는 것이 아니라 그 순환과정에 녹아 있는 보이지 않는 법칙과 용납과 배려, 즉 사랑의 법을 알아가는 과정에서 자연스럽게 배우고 익혀지는 것이다. 사랑의 신비를 아는 지혜만큼 사랑을 잘하게 되고 사랑을 잘하는 만큼 인간 됨이 성숙 되며 인격이 완성되어 가는 것이다.

육체의 생명이 먹이사슬에 연계되어 있는 것처럼 정신적인 생명인 사랑의 지혜도 자연의 법에 연결되어 있다. 하나 되었다 분해되고 새롭게 변신하며 다시 새롭게 형성되는 지식을 기억하고 저장하며 배워서 또 다른 미래의 희망을 남겨야 한다.

인간은 인간이 파괴한 생태계와 자연환경의 영향을 되돌려 받고 있다. 인간 생활의 편리를 위해 만든 문명의 이기 때문에 각종 암과 피부병(아토피, 천식)들의 발생이 늘고 있다.

사람이 늙어서 나이가 들면, 모든 장부의 기능이 약화 되는데 특히 소화시키고 분해하는 작용과 영양을 흡수하는 기능, 독을 해독하는 기능이 약해져서 좋은 것을 먹어도 흡수를 못 하면 소용이 없고, 어떤 기능부전에 좋은 약이 다른 기능에 해가 되기도 하고, 사람에 따라(특수체질) 독이 될 수도 있다.

나이가 들면서 운동이 부족하면 근육이 줄어들기 시작하는데 근육은 단백질의 섭취와 분해 흡수로 이루어진다. 단백질은 뼈와 근육, 치아와 머리카락, 손발톱은 물론 전체 말단 세포의 분열과 성장의 동력이 되는데, 칼슘과 인, 마그네슘 등의 흡착과 약 성분의 효능을 높여주는 역할을 한다.

그러므로 비싼 보약이나 영양제 등에 미련을 버리고 꾸준히 적당한 운동과 1주일에 2회 이상 동물성 단백질인 고기와, 2회 이상 등 푸른 생선과, 1일 달걀

2개를 먹어 흡수가 잘되는 동물성, 단백질과 오메가3 최고의 식품인 멸치와 필수지방산을 충분히 섭취한다.

단백질 섭취와 흡수가 부족하면 보약과 영양제, 칼슘제 등을 먹어도 흡수가 잘 안되기 때문이다.

매일 두부 1/2모와 김 2장, 중 멸치 15-20개, 개란 2개, 1주일에 미역국, 시금치, 된장국을 번갈아 2회 이상씩 먹고, 충분한 과일과 채소와 현미 등 잡곡밥을 50회 이상 꼭꼭 씹어서 먹고, 청량음료를 멀리하고 음양수(40-50도의 따뜻한 물)를 늘 마시면 건강을 유지할 수 있다.

항암치료를 받는 데도 단백질을 충분히 섭취, 흡수해야만 혈중 백혈구가 많아지고 활성화되어 암세포를 공격하여 이기고 체력을 유지할 수 있으며, 항암치료제의 흡수를 좋게 하여 암을 이길 수 있는 것이다.

항산화(활성산소를 빨리 배출시키는) **효소와 식품**
1) 비타민 C, A - 양배추, 딸기, 파프리카(고추), 귤
2) 비타민 E(토코페롤) - 호두, 아몬드, 콩 종류, 해바라기 기름
3) 폴리페놀 - 포도, 검은콩, 자색 고구마, 자두, 블루베리, 녹차, 고춧잎
4) 베타카로틴 - 당근, 붉은 고추, 토마토, 호박
5) 아미노산 L - Cysteine(엽산염), Zink(아연), Selen(셀레늄)

‖ 인체 구성의 영양소

1) **탄수화물**(당질, 포도당) - 에너지원으로 당질 1g은 4.1kcal의 에너지를 발생한다.

2) **지방**(중성지방) - 혈액 중에 중성지방이 과하면 좋은 HDL 콜레스테롤이 적어지고, 나쁜 LDL 콜레스테롤이 많아져, 혈관 벽에 붙어 뭉치고 혈액 순환장애를 일으켜, 심해지면 동맥경화로 진행된다. 내장에 축적되면 내장지방이 되어 건강을 위협한다.

중성지방 1g은 9.3kcal의 에너지를 발생한다.

3) **단백질** - 인체 구성 요소 중 물 다음으로 많은 단백질은 몸의 조직(세포)과 근육을 만든다.

단백질 1g은 4.1kcal의 에너지를 발생한다.

4) **콜레스테롤**(Cholesterin)은 간에서 만들어져, 근육에 축적되었다가 에너지원으로 사용되는데 사용되지 못하고 축적되면 뇌졸중, 관상동맥, 협심증, 심근경색 등의 질환을 유발한다.

중요한 세포액의 구성 물질이며, 스테로이드 호르몬(스테린, 담즙산, 성호르몬 등 지방 용해성 화합물의 총칭)의 기초(선행)물질이다.

5) **비타민과 미네랄**은 뼈 조직을 만들고, 생리작용을 조절한다.

6) 미네랄 물질들은 소금과 전해물질로 인체의 조직과 건강에 없어서는 안 된다.

두 가지로 구분되는데

1) 다소 많은 양을 필요로 하는 Mengenelement는 몸무게의 3.2%를 차지하

는 7가지 이온(Ion, 전기분해로 전하를 가진 원자) - 칼륨, 나트륨, 칼슘, 클로어 (염소), 인산, 유황, 마그네슘이다.

미네랄 효소	체중 함유량	기능
칼슘	1.5%	이와 뼈의 합성조정, 신경 전자동 연결, 근육 수축
인산	1.0%	이와 뼈에 합성
칼륨	0.4%	신경작용과 근육수축
유황	0.3%	단백질의 성분, 인대수축
나트륨	0.2%	신경작용, 근육수축, 특수세포의 정상 유지
염소	0.2%	나트륨처럼 세포 사이의 수분 조절
마그네슘	0.1%	여러 효소에 작용

식품	100g당 mg 함유량
밀기울	590mg
납작 콩	77mg
파마치즈	42mg
산딸기	30mg
브로콜리	15mg
녹두	24mg

2) 소량 필요로 하는 흔적 물질(Spurenelement)은 내세포의 효소에 함유되어 있으며 인체에 흔적처럼 소량이 필요하고, 식품에도 소량 함유된 물질로, 철, 아연, 구리, 망간, 요오드, 크롬, 훌루어, 셀렌, 코발트 수연 등이다.

부족 현상	체중 함유량	1일 필요량	부족 현상
철	4-5g	0.5-5mg	빈혈
아연	1.4-2.3g	0.4-6mg	성장부진, 탈모, 불임, 상처 덧남
구리	0.08-0.12g	1-2.5mg	빈혈, 성장부진
망간	0.01-0.03g	2-5.0mg	불임, 뼈 기형
요오드	0.01-0.02g	0.1-0.2mg	갑상선종
크롬	〈 0.006g	〈 0.005mg	
홀루어	극소량	1.0mg	카리에스
셀렌	0.02-0.1g	0.05mg	면역장애
코발트	0.01g	〈 1.0mg	적혈구빈혈
수연	0.02g	0.4mg	

1일 필요량은 나이와 성별, 임산부, 그리고 각 장부의 건강 상태에 따라 달라질 수 있다.

7) 섬유소 Ballastoffe(발라스토후)는 부스러기, 찌꺼기 물질로 인체 영양으로 섭취되지 않는 불필요한 찌꺼기지만(섬유소 등), 장을 움직이게 하는 장 연동운동을 도와 부패된 음식 찌꺼기를 배설시킨다. 부족하면 변비가 된다.

매일 최소 30g 섭취해야 한다(곡식, 과일, 채소, 감자 등).

‖ 단백질(Eiweiss)

구성 성분과 효능

3대 영양소의 하니로 몸무게 70kg 기준

1일 필요량 - 성인 남성 - 80g, 여성 - 60g

우리 몸을 구성하는 단백질은 물 다음으로 많다.

1) 엔찜(Enzyme) 효소는 모든 성분을 분해하고,

2) 호르몬은 신체의 작용을 조절하며

3) 콜라겐은 피부보호와 각 조직을 연결하고

4) 미오히브릴렌(Myofibrillen)은 근육 조직을 구성하고 면역체를 만들며

5) 체액의 응고를 조절하고

6) 혈액 속의 헤모글로빈을 운반하는 단백질 등이 있다.

단백질의 분해효소는 위장의 염산(Salzsaeure)과 펩신(Pepsin), 췌장 호르몬인 카르복시 펩티다제와 소장의 트립신(Trypsin)과 치모트립신(Chymotryp sin)이다.

1) 단백질은 우리 몸의 구성과 성장에 빼놓을 수 없는 영양소로 근육, 뼈, 피부, 머리카락, 손발톱 등 신체조직을 구성하고 혈액 외에 호르몬이나 효소와 면역물질 등을 만든다.

2) 뇌를 구성하는 글루타민산은 맛을 내는 아미노산으로 단백질에 의해 합성되는데, 양질의 단백질을 섭취하므로 맛있게 먹고 머리(두뇌, 지력)도 좋아진다.

3) 단백질은 20종 이상의 아미노산이 결합된 것으로 결합 형태에 따라 단백질의 성질이 달라진다. 아미노산은 종류에 따라 인간의 체내에서 합성되기도 하지만, 필수 아미노산은 체내에서 만들어지지 않는다.

이 중에서 단 한 가지라도 빠지면 뼈나 근육, 혈액을 만드는 데 필요한 단백질을 합성할 수 없다. 그렇게 되면 백혈병, 근육무력증, 근육감소증, 골다공증, 소아마비 등의 병이 발생되고, 또 한 가지 종류의 필수 아미노산의 양이 부족하면, 다른 아미노산이 아무리 많이 섭취되어 있어도, 체내에서 단백질을 합성하는 효력이 떨어진다. 손발톱과 머리카락이 약해지고 탈모증이 생긴다.

4) 그러므로 필수 아미노산을 균형 있게 함유하고 있는 식품의 단백질은 영양가 높은 양질의 단백질이다.
동물성 단백질은 – 근육을 만든다. 근육이 부족하면 간에 지방이 쌓여 지방간이 발생한다.
식물성 단백질은 – 혈관을 만든다. 혈관이 약하면 멍이 잘 든다.

육류와 생선, 조개, 홍합 등 어패류, 달걀과 우유 등의 동물성, 단백질은 필수 아미노산이 균형 있게 함유된 양질의 단백질이나 지방과 콜레스테롤이 많고, 콩이나 쌀은 1-2종류의 필수 아미노산이 부족하지만, 비교적 우수하다.

섭취
식물성 단백질에는 필수 아미노산이 없다. 식물성 단백질은 20%밖에 섭취가 안 되고 동물성 단백질에 필수 아미노산이 들어있으며 흡수율도 70% 이상이다. 필수 아미노산은 매일 섭취해야 한다.

동물성과 식물성 단백질을 1:2 비율로 동시에 섭취해야 좋다.
필수 아미노산 아홉 가지를 모두 함유하고, 있는 달걀 1개는 단백질 약 7g으로 1일 3개를 먹으면 좋다.

육류의 지방과 콜레스테롤을 줄이기 위해 기름을 빠지게 굽거나 삶아내어 조리하고, 기름기 없는 돼지 안심과 닭고기, 생선, 다시마, 미역 등 해초류와 두부와 잡곡밥 등 식물성 단백 식품과 함께 먹는다. 단백질의 합성을 돕는 토마토와 바나나를 함께 먹는 것도 좋다. 나이 들수록 육류섭취가 중요하다.

과잉 섭취하면 – 골다공증의 원인이 될 수 있다. 그 이유는 잉여 단백질을 체외로 대량 배출시키기 위해서는 칼슘이 필요하기 때문이다. 특히 신장 기능이 약한 사람은, 절대로 과잉 섭취해서는 안 된다.

부족하면-

1) 두뇌 활동이 저하 된다.

2) 빈혈과 뇌졸중의 원인이 된다.

3) 지방간이 되기 쉽다.

4) 정력(기초 체력)이 약해지고 의욕이 떨어진다.

5) 피부가 거칠어지고, 손발톱과 머리카락이 잘 자라지 않고 부러지며, 빠지고 탈모의 원인이 된다.

6) 신장병, 단백뇨, 간장병, 악성종양의 증세가 나빠진다.

7) 밥, 빵 등 탄수화물 다량 섭취로 단백질 섭취가 부족하면 당 중독이 온다.

기능

1) 손발톱과 머리카락을 만들고 자라게 한다.

2) 뇌 기능을 활성화하고 지능을 발달시키며 뇌를 성장시키고, 정신에 활력을 주어 정서를 안정시킨다.

3) 헤모글로빈을 운반하고 혈액 응고를 도우며, 콜라겐과 그물세포로 근육의 조직과 조직 사이, 세포와 세포 사이의 탄력을 유지한다.

4) 섭취량의 약 30%가 에너지 생산에 사용되고 근육, 뼈, 피부, 혈액과 호르몬, 효소, 면역물질(백혈구)을 만든다.

5) 소장의 활동을 활발하게 하여 소화 흡수를 좋게 한다.

6) 운동을 통한 에너지 소비로 지방의 대사를 촉진하여 피하 지방이 쌓이는

것을 막아준다.

식품의 단백질 함유량 – 성인 1일 필요량 60-70g	
식품	100g당 함유량
오징어	15.6g
치즈	31g
참치	28.3g
땅콩	25g
닭고기	23g
메밀국수	11.8g
돼지고기	21g
쇠고기	6.5g
두부	8.5g
달걀	12g
우유	3.6g

단백질은 20종류의 아미노산의 결합(화학적 작용)으로 특이성을 갖는 복합체를 형성하는 능력이 있으며, 이것이 바로 화학적 작용을 통제하는 효소 작용으로 기능하여 질서를 만든다.

아미노산의 분자량이 100 정도면 단백질의 분자량은 1만에서 100만 이상의 것까지 다양하다.

단백질은 아미노산이 다양하게 중첩되게 결합하여 이루어지는 것으로 인간의 체세포를 형성하는 단백질의 종류는 약 100만 종이나 된다.

인체의 뇌 신경과 유전을 결정하는 DNA 유전자도 단백질로 이루어지고 항체(면역제)를 만들기 때문에 예방백신도 단백질로 만든다.

1g의 단백질은 4.1k cal의 에너지를 발생한다.

‖ 탄수화물(Kohlenhydrate, 당질)

구성 성분과 효능

3대 영양소의 하나로 몸무게 70kg 기준으로 1일 필요량 350g이다.

1) 탄수화물은 포도당, 과당 등 단당류나 다당류가 결합한 당질로 1일 총필요 에너지의 60%를 차지한다.
2) 말 그대로 탄소, 수소, 산소의 3원소로 이루어져 인체의 주요 에너지원이 된다. 특히 포도당은 뇌 활동을 활발하게 해주는 유일한 에너지원이 된다.
3) 쌀, 빵, 면류, 감자, 고구마, 설탕 등이 대표적인 식품으로 체내에 들어간 당질은 탄산가스와 물로 분해되는 과정에서 에너지를 만들어내고 남은 것은 체내에 중성지방이 되어, 피하에 축적되므로 비만의 원인이 되고 성인병을 유발하게 된다.
4) 당질은 당 분자량의 크기에 따라,

단당류 - 포도당, 과당으로 과일이나 꿀 등은 흡수가 가장 잘되고 몸에 부담을 주지 않지만, 흡수가 좋은 만큼 피하 지방으로 변화되기 쉬운 특징이 있다.

이당류 - 설당, 젖당, 맥아당 등으로 설탕, 우유, 발효된 알코올, 누룩, 이스트, 엿기름 등은 즉시 에너지를 발생한다.

다당류 - 전분, 글리코겐, 식물섬유 등으로 쌀밥이나 빵, 고구마, 바나나 등은, 단당류보다 흡수율이 떨어지지만, 이들 식품은 포도당이 된 후에 흡수되므로 양적으로 가장 많이 섭취하게 된다.

섭취

1) 비타민 B1을 충분히 보급해야 에너지의 효율을 높일 수 있다. 밀보리 배아, 쌀겨(현미), 돼지고기 등에 많이 들어 있는 비타민 B1이 당질을 연소시키는 작용을 하기 때문이다.

2) 섭취량은 총에너지의 약 60%이고 설탕과 과당은 각각, 1일 50g 이내로 제한하고, 흑설탕은 칼슘과 비타민 B1을 쌀은 단백질을 과일과 감자류는 여러 가지 비타민류를 함유하고 있으며 특히 곤약, 해초(미역, 파래, 김, 다시마), 버섯에는 식이섬유가 많이 들어 있어 에너지원은 안 되지만 변비를 없애주고 혈당의 상승을 막고 콜레스테롤을 줄여주는 건강식품이다.

과잉 섭취하면 - 에너지로 쓰고 남은 양이 체지방으로 쌓이기 때문에 비만의 원인이 되고, 비만이 진행되면 성인병인 고혈압, 고지혈증, 당뇨병, 지방간의 원인이 되기도 한다. 특히 설탕은 혈당을 빨리 높여 췌장이 인슐린을 많이 분비해야 하므로 췌장을 혹사해 당뇨병의 원인이 되고 충치가 성하게 된다.

부족하면 - 저혈당(혈액 중 포도당의 농도가 낮아지는 것)이 되면 뇌에 포도당 공급이 적어져 심하면 의식장애를 일으킬 수 있으니 당뇨병으로 탄수화물을 제한하는 사람은 특히 주의해야 한다(최소한 1일 밥 한 공기 섭취).

설탕은 전혀 섭취하지 않아도 영양적인 문제는 없지만, 기초 체력이 저하되어 온몸이 에너지 부족에 빠져, 힘이 없고 피로감에 시달리게 된다.

혈액 속의 포도당 농도를 유지하기 위해 세포 내의 단백질로부터 포도당을 합성해 내므로 단백질 본래의 효능이 떨어진다(성장 장애 등).

간장에 축적된 글리코겐(전분)이 에너지원인 포도당으로 바뀌기 때문에 간의 해독작용이 약해져, 피부가 거칠어지는 원인이 된다.

기능

1) 단당류 중 포도당은 뇌의 에니지원이 되며 혈당을 유지한다.
2) 간장에 글리코겐으로 축적되므로 해독작용이 증가하여 알코올 분해와 피부가 거칠어지는 것을 막는다.
3) 운동을 통해 근육을 만들고 체온을 유지한다.
4) 간장에 축적되어 있다가 필요할 때(굶주리거나 아플 때), 포도당으로 환원되어 에너지원이 된다.
5) 에너지 공급원으로서 병에 대한 저항력이나 치유력이 된다. 에너지 보급이 급하게 필요할 때 포도당을 이용하기 때문이다.

식품의 탄수화물 함유량(성인 남녀 1일 350g)	
식품	100g당 함유량
설탕	100g
메밀국수	65g
스파게티	72g
국수	75g
사과	14g
콩과류	32g
초콜릿	65g
맥주	4.8g
통밀빵	39.2g

탄수화물 1g은 4.1 kcal 에너지를 발생한다.

‖ 지방(Fett)

구성 성분

지방질은 3대 영양소 중 가장 큰 에너지원이다.

동물이나 식물에 축적된 중성지방을 일반적으로 지방이라 부른다. 위장 속에서 머무는 시간이 길어 적은 양으로도 큰 에너지를 얻을 수 있다.

비만에는 적이지만 인체에 없어서는 안 될 필수 영양소로 지용성 비타민(A, D, E, K)을 함께 함유하고 있어 지방이 흡수될 때 동시에 흡수된다.

호르몬이나 세포막의 재료가 되며 신경작용에도 많은 영향을 준다. 음식에는 동물성 지방(고기와 생선)과 식물성 지방(깨, 옥수수, 땅콩, 해바라기 등)이 있고, 음식을 통해 흡수된 지방은 에너지원으로 사용되고 남은 분량은 체지방으로 축적된다.

체지방은 음식에서 얻는 에너지가 부족할 때 에너지원으로 사용되고, 추울 때는 체내 열의 방출을 막는 역할을 한다.

효능

1) 식물성 지방이나 생선 기름에 들어 있는 불포화지방산은, 혈관에 콜레스테롤이 축적되는 것을 막아 동맥경화증, 뇌졸중 등 혈관질환을 예방한다.
2) 영양소 중 적은 양으로도 가장 큰 에너지원이 된다. 체내에서 필요한 1차 에너지는 당질로 사용하고, 2차로 지방을 에너지원으로 사용한다.
3) 지방 속의 콜레스테롤은 세포막의 원료나 지방의 소화에 필요한 담즙의 원료가 되며, 비타민 D, 부신 피질 호르몬과 성호르몬을 만드는 작용을 한다.
4) 지용성 비타민의 흡수를 돕는다.

섭취

1) 포화지방산 - 육류와 치즈, 초콜릿, 우유 등에 많고

2) 불포화지방산 - 착한 필수지방으로 식물성 지방과 생선 지방에 많다. 고등어, 꽁치, 멸치의 지방에는 혈전을 예방하는 다가불포화지방산(오메가3와 6)이 많이 함유되어 있다. 다가불포화지방산의 일부는 인체 내에서 합성되지 않으므로 음식으로 섭취해 주어야 한다. 오메가9(올레산)는 필수가 아니라 보충하지 않아도 된다.

이런 종류를 필수지방산이라고 하는데 세 가지 종류(리놀렌산, 알파 리놀렌산, 키돈산)가 있다. 리놀렌산이 있으면, 두 가지를 인체 내에서 합성할 수 있다. 그러나 리놀렌산도 과잉 섭취하면 오히려 지방 축적을 촉진하는 역효과가 난다.

3) 식물성 지방이라도 야자유나 코코넛유는 콜레스테롤을 높이고, 반대로 동물성 지방에도 혈관을 강화해 주는 지방산이 있어서 식물성 지방은 건강에 좋고 동물성 지방은 나쁜 것이 아니라 1:1 비율로 섭취하는 것이 좋으며, 좋다고 한 가지만 과잉 섭취하면 독이 되고 해롭다.

4) 불포화지방산은 공기와 접하면, 과산화 지질이라는 유해물질로 변하기 쉬운 성질이 있어, 같은 기름에 여러 번 튀기거나 오래된 기름을 요리에 사용하면 암을 유발하고 노화를 촉진하는 과산화 지질을 다량 섭취하는 결과가 된다.

부족하면 -

1) 시력이 떨어지고 야맹증이 올 수 있다. 지용성 비타민 A의 흡수가 나빠지기 때문이며, 점막의 저항력도 약해져 구내염이 생기기 쉽다.

2) 피부가 거칠어지고 건조하며, 상처가 빨리 낫지 않고 노인들은 피부 가려움증이 생긴다.

3) 에너지 부족으로 쉽게 피로를 느끼고 지방조직이 줄어들어 각 조직도 감

소한다.

4) 비타민 D의 흡수가 나빠져 성장기 어린이의 뼈 발달에 이상이 생기고, 출혈이 잦고 잘 멎지 않는다. 노인은 골다공증이 되기 쉽다.

과잉 섭취하면 - 비만과 고혈압, 당뇨병과 고콜레스테롤, 고지혈증 등, 성인병의 원인이 되고 또 불포화지방산을 과잉 섭취하여 과산화 지질이 과잉 생성되면, 암이나 노화를 일으키는 요인이 될 수 있다.

꼭 필요한 사람 - 보편적인 식사를 하고 있으면 정상이나 너무 마른 사람은 의식적으로 꾸준히 섭취해야 한다. 부족하면 허기를 느끼고 기운이 없다.

기능

1) 음식에는 동물성 지방(고기와 생선)과 식물성 지방(깨, 옥수수, 땅콩, 해바라기 등)이 있고 음식을 통해 흡수된 지방은 에너지원으로 사용되고 남은 분량은 체지방으로 축적된다.
체지방은 음식에서 얻은 에너지가 부족할 때 에너지원으로 사용되고 추울 때는 체내 열의 방출을 막는 역할을 한다.

2) 체내에 축적되어 열의 방출을 막아 체온을 항상 평균적으로 유지하고, 외부의 충격으로부터 내부 장기를 보호하는 쿠션 역할을 한다.

식품의 함유량		
식품	100g당 함유량	
	Om3	Om6
대마 씨유	9.4g	27.8g
치아씨	5.7g	17.5g
해바라기유	9.5g	35g
옥수수유	1g	52g
호두	12g	59g
콩 종류	8g	53g
카놀라유	9g	20g
밀보리 싹	10g	50g
소고기	0.7g	23.1g
생선류	1.2g	0.5g

* ALA(Alpha Linolenic Acid) 식물성 O3로 흡수율은 3%-10%로 매우 낮다. EPA, DHA는 동물성 O3로 흡수율이 70% 정도로 높다.
오메가3는 알파 리놀렌산, 오메가 6는 리놀렌산이다.

대구, 청어, 연어, 멸치, 고등어 등은 O3 0.5g, O6 1.2g 함유하고 있으며 생선 지방산은 잘 산화되지 않고 많이 먹어도 해가 되지 않아 가장 좋다.
대마는 삼베를 짜는 삼나무로 대마초라 하여 환각작용을 일으키는 THC라는 성분은 주로 잎에 있다. 대마 씨는 햄프씨드(Hamp)라 하여 세계 제6대 슈퍼푸드 씨앗이다.

O3의 효능은 - 1) 혈액 응고를 막아 묽게 만든다. 2) 면역력을 증가시킨다. 3) 혈액 응고가 안 되므로 수술할 때는 의사에게 알려야 한다.

1일 권장량은 남자 0.6g, 여자 0.5g이고, 심장질환자는 1g까지, 중성지방 수치가 높은 사람은 최대 2.4g까지 복용할 수 있다. 단점은 산화가 잘된다.

O6의 효능은 - 1) 피를 묽게 하여 혈전을 없애어 혈액 순환을 잘되게 하고 LDL 콜레스테롤 수치를 낮추어 동맥경화를 예방한다. 2) 이 작용 시 프로스타글란딘이라는 생리 물질이 생성되어 아토피와 알레르기 증상을 완화한다.

부작용은 너무 많이 먹으면 1) HDL 콜레스테롤까지 없앤다. 2) 면역기능을 떨어트린다. 3) 기관지가 약하고 나쁜 사람은, 천식이 발생할 수 있다.

1일 권장량은 최대 10g, 참기름, 들기름 25g이면 충분하다.

Omega3와 6의 섭취는 비율이 중요하다. 섭취 불균형일 때 질병 폭탄이 될 수 있다. 적당한 비율은 O3 1:4 O6이다. 대마유, 치아유, 해바라기유가 1:3 정도로 비율이 가장 좋다.

풀을 먹고 자란 동물의 고기는 Om3 1:1.53 Om6인데, 사료 먹은 고기는 Om3 1:56 Om6로 엄청난 차이가 난다.

지방 1g은 9.3kcal의 에너지를 발생한다.

‖ 식이섬유(Ballastoffe)

구성 성분과 효능

소화되지 않는 찌꺼기, 부스러기 등으로 대체로 식물성 화합 물질이다. 인체에 사용되지 않는 물질로 셀룰로우즈(섬유소)와 펙틴(엉기는 효소), 리그닌(펄프질)

등이다.

남녀 모두 1일 필요량은 30g 이상이다.

섬유소는 에너지 공급과는 상관이 없다. 그러나 섬유소는 매우 중요한 의미가 있다. 장을 자극하여 장의 연동운동을 도와 소화된 음식 죽을 날라 배출시키는 역할을 한다.
따라서 섬유소를 적게 먹으면 변비가 되기 쉽다. 충분한 양의 섬유소 섭취는 모든 만성병의 발생을 줄여준다.

식이섬유에는 물에 녹는 것과 녹지 않는 것, 동물성 섬유와 새롭게 발견된 올리고당이 있다.

1) 물에 녹는 것은 수분을 흡수하는 성질과 미끈미끈한 점성을 지니며 과일, 곤약, 해초류에 많이 함유되어 있다.
2) 물에 녹지 않는 것은 몸에 해로운 물질을 빨아들이는 힘이 있으며, 우엉, 현미, 셀러리, 시래기 등의 채소류에 많다.
3) 동물성 식이섬유는 새우, 게 등의 갑각류와 상어(생선) 지느러미 등에 많으며
4) 올리고당은 양파, 우엉, 아스파라거스, 보리 등에 많은데 소화가 잘 안되는 특징이 있다.

효능과 기능
1) 변의 양을 늘리고 장의 연동운동을 촉진해 변통을 좋게 한다. 수분을 흡수하는 성질 때문에 변이 부드러워져 배설이 쉽고, 유해물질이 직장으로 흡수되는 것을 막아주며, 식이섬유가 충분하면 장내에 변이 머무는 시간이 짧아진다.
2) 장내의 유해물질을 배출한다. 물에 녹지 않는 셀룰로우즈 등 식물섬유는

대장 기능을 강화하여, 장내의 발암성 물질과 유해물질을 흡수하여 체외로 내보내고, 장내 유용 세균(비피두스균)의 독소 분해 활동을 자극하여 독소 물질을 빨리 체외로 배출해, 게실증과 헤르니아(탈장)와 대장암을 예방한다.

3) 혈청 콜레스테롤을 감소시킨다. 콜레스테롤을 원료로 하는 담즙산, 중성지방을 체외로 배출시켜, 담석증과 동맥경화를 예방하고 특히 수용성인 펙틴과 글루코겐의 작용으로, 장에서 콜레스테롤이 재흡수되는 것을 막아준다. 따라서 혈압을 낮추어주어 동맥경화증, 뇌졸중, 심근경색을 예방한다.

4) 혈당치를 낮춘다. 당분이 단번에 흡수되는 것을 막아주기 때문에 당뇨병 예방과 치료에 효과가 있다.

5) 비만을 막는다. 위 속에서 부풀어 올라 쉽게 배부르게 하여 과식을 막고, 지방흡수를 방해하는 작용이 있고, 에너지가 적어 비만을 막아준다.

섭취

1) 채소와 과일의 껍질, 현미 등 곡류의 껍질, 귤의 중간 껍질 등에 많다. 가능한 많은 종류의 식이섬유를 먹으면 좋다.

2) 병에 걸려 영양상태가 좋지 않은 사람과 설사가 잦은 사람은 아주 소량을 먹어야 한다. 섬유소가 비타민, 미네랄 등 이외의 영양소를 흡수하여 배출하기 때문이다.

3) 고혈압, 고지혈증, 동맥경화 등 혈관 계통 질환과 당뇨병, 치질, 담석증이 있는 사람은 많이 먹어야 하고 콜레스테롤을 낮추기 위해서는 펙틴이 함유된 호박, 사과, 양배추, 당근을 많이 먹고, 혈당을 낮추려면 곤약, 참마, 우엉, 콩류를 많이 먹고 변비가 심한 사람은 매일 먹어야 한다.

부족하면 -

1) 고지방, 고단백질, 고에너지 식사로 당질의 소화 흡수가 빨라져, 비만, 당

뇨병, 동맥경화증, 협심증과 심근경색, 허혈성, 심장질환의 원인이 된다.

2) 씹는 운동이 적어 충치가 생기기 쉽고 치아의 배열이 나빠지고, 위산과다가 되어 위장병이 발병된다.

3) 변이 딱딱해져 변비가 심해지고, 게실증과 대장암 등 대장질환이 되기 쉽고 치질이 생기기 쉽다.

식품의 함유량	
식품	100g당 함유량
무청시래기	35g
치아씨드	34.4g
팝콘	14.5g
다크초콜릿	10.9g
콩조림	9.6g
메밀	4.74g
오트밀	4.48g
누에콩	8.8g
우엉	4.1g

고구마, 감자, 다시마, 무말랭이, 건포도, 늙은 호박, 시금치, 당근, 양배추, 쑥갓, 솔잎, 뽕잎 등에도 많이 들어 있다.

|| 철분(Eisen)

철분은 우리 몸에 4-5g 함유되어 있는데, 1일 필요량은 성인 남자 10mg, 여자 18mg, 폐경기 이후엔 10mg이다.

혈액 구성

1) 혈액이 붉은빛을 띠는 것은 헤모글로빈이라는 적혈구의 색소 때문인데, 헤모글로빈의 합성에 꼭 필요한 미네랄이 철이다.

2) 성인의 체내에는 약 5g의 철이 있는데, 그중 반 이상이 헤모글로빈 속에 들어 있어 산소를 운반하고 근육 속의 단백질에도 들어 있다.

3) 철은 많은 음식에 포함되어 있지만, 철의 성질상, 장에서 흡수되기가 힘들므로 비타민 C, D와 함께 먹는다.

효능과 기능

1) 철의 합성으로 된 헤모글로빈은 체내에서 산소 운반작용을 하므로 철분 섭취가 부족하여 혈액 속에 헤모글로빈이 감소하면 인체는 산소 부족으로 현기증, 체력 저하와 호흡곤란으로 심장박동이 빨라지고 숨이 차는 증세가 나타난다.

2) 얼굴색을 좋게 하고, 빈혈을 예방하며 개선하는 치료에 효과가 있다.

3) 적혈구와 근육 속의 색소를 만들어 피부색의 윤택을 좌우한다.

4) 병에 대한 저항력을 강화하고 피로를 예방한다. 에너지 생산에 꼭 필요한 산소를 운반하기 때문에 성장도 촉진한다.

섭취

1) 비타민 C는 철의 흡수를 촉진하는 작용이 있어 비타민 C가 많이 함유된 식품과 함께 먹고, 철제 식기와 숟가락 등을 사용한다.

2) 식물성 섬유나 녹차, 홍차, 커피 등에 함유된 타닌 성분은 철의 흡수를 억제하므로 식사 직후에 차나 커피 마시는 것을 피한다.

3) 동물성 식품의 철분이 흡수가 잘된다. 특히 돼 지, 닭 간, 붉은 살코기 등 고기류에 함유된 철은 25-37% 흡수가 좋지만 채소, 곡류, 해초류, 유제

품, 조개, 달걀 등의 철분은 5%도 밖에 흡수되지 않는다.

부족하면 -

1) 안색이 나쁘고 혀가 빨갛게 부어오르며 아프다.

2) 어깨나 등줄기가 결리고, 몸이 자꾸 차가워진다.

3) 철 결핍성 빈혈이 새기고 쉽게 피로하여 아침에 일어나기 힘들다.

4) 유아는 발육이 늦고 심장이 비대해지며 맥이 빠르고, 운동할 때(일할 때) 숨이 심하게 가쁘다.

5) 월경 중이거나 임산부는 남성의 2배 정도가 필요하고 임신기와 수유기간에도 필요하며 남성도 위궤양이나 치질 등 출혈성 병이 있는 사람은 철이 결핍되기 쉬우므로 식사에 신경 쓰고 결핍 증상이 심할 때는 철분 영양제를 6개월 동안 계속 복용해야 한다.

식품의 함유량	
식품	100g당 함유량
돼지 간	13g
전복	13g
호박씨	12.5g
은어	10g
참깨 잣	10g
닭 간	9.4g
장어	9g

‖ 칼슘(Calcium)

칼슘은 우리 몸에 아주 중요한 미네랄의 하나로, 뼛속을 채우는 역할을 한다. 체내 칼슘의 99%는 뼈와 치아에 있다.

체중의 1.5%이고 성인 남녀 1일 600mg을 필요로 한다.

효능과 기능

1) 혈액 속이나 근육, 세포막 속에도 소량 존재하며 단백질이나 글리코겐 대사, 혈액 응고, 호르몬 분비, 세포분열, 면역기능에 관여한다.

2) 신경전달기능을 촉진하며, 신경과 근육의 흥분을 조정하고 억제하여 식중독에 의한 두드러기, 알레르기 증상을 가라앉히고 정서불안을 해소하여 불면증을 없애준다.

3) 심장의 규칙적인 박동을 유지하며, 주요 생리기능을 처리하기도 한다.

4) 이와 뼈 조직을 형성하며 강하고 튼튼하게 만든다. 특히 치아의 표면을 덮는 에나멜질에, 칼슘이 많이 포함된다.

5) 유즙 생성을 촉진하며 체내 철분 대사를 돕는다.

6) 호르몬 분비를 부드럽게 하고 근육을 수축시키며, 출혈 시 혈액을 응고시킨다.

7) 혈액 속의 칼슘이 소비되면, 뼈 사이에 저장된 칼슘이 혈액 속으로 빠져나와 혈액의 칼슘 농도를 일정하게 유지하여 골다공증을 예방한다.

섭취

1) 식품을 통해 많은 양을 섭취해도 필요한 양만 흡수하고, 나머지는 체외로 배출되므로 매일 꾸준히 먹는 것이 중요하다.

2) 비타민 D와 단백질은 칼슘의 흡수를 높여주므로 칼슘과 단백질, 비타민 D 함유 식품을 함께 먹고 칼슘이 인과 결합하여 뼈가 형성되므로 1:1 비율로 섭취하는 것이 좋다.

3) 우유가 가장 좋은 것은 우유에 함유된 카제인 단백질과 젖당이 칼슘의 흡수를 돕기 때문이며, 흡수율은 50-70%이고 멸치. 뱅어포 등 작은 물고기는 30%, 채소류는 20%다.

4) 성인은 1일 우유 500ml, 갱년기, 임신부와 골다공중 환자는 1,000ml, 성장기 어린이와 중노동자, 그리고 운동선수는 1,000ml 이상 마셔야 한다. 케피어(Kepir) 발효 요구르트는 1일 300ml면 족하다.

부족하면 –

1) 신경과민이 되어 정서가 불안정하고 흥분하기 쉽다.
2) 이가 약해지고 특히 성장기 어린이는 충치가 생기기 쉽다.
3) 심장근육의 수축 이상이 생겨, 심근경색을 일으킬 수 있다.
4) 고혈압, 동맥경화증을 촉진한다. 원인은 뼈에서 혈액 속으로 칼슘이 녹아들어가면, 늘어난 칼슘이 혈관 벽에 침착되어 혈관 세포 내로 들어가기 때문이다.
5) 뼈가 가늘고 짧아져, 등이나 허리가 굽고, 키가 줄어들며 뼈가 부드럽고, 물러져 변형되고, 골절이 잘되며 골연화증과 골다공증이 발생 된다.

과잉되면 –

1) 구토, 식욕부진, 체력 저하 현상이 나타난다.
2) 특히 제산제와 우유를 함께 마시면 칼슘이 지나치게 많이 흡수된다.
3) 혈액 중에 칼슘 농도가 급속히 높아지면 심장박동이 장애를 일으켜 심장이 멎을 수 있다.

전해물질 중 칼슘과 칼륨은 특히 중요한 전해물질로 혈액 중 그 농도가 부족하거나 많아도 심장 작동에 문제를 일으킬 수 있다.

칼슘이 쌓이면 석회화된다. 관절 부위 인대에 쌓이면 인대가 딱딱하게 굳어져 파열되기 쉬우며 모든 신체 부위에 석회화가 진행되면 무한 통증이 발생한다. 또 암이 발생되기 쉽고 암이 빨리 자란다.

혈전 등으로 혈액 순환이 잘 안되어 콜레스테롤이 뭉쳐 혈관 벽에 붙으면 칼 슘도 함께 쌓이게 된다. 혈관에 쌓이면 동맥경화가 되는데 경화 곧 딱딱해지는 것은 칼슘의 석회화 때문이다.

어깨관절의 인대에 쌓이면 팔이 안 돌아가고 인대가 끊어지거나 파열되기 쉽고 석회화되면 팔을 움직이기 힘들고 통증이 매우 심각하다.

식품의 함유량	
식품	100g당 함유량
말린 정어리	0.42g
방어	0.75g
미꾸라지	0.35g
파마산 치즈	1.23g
말린 멸치	2.48g
볶은 참깨	1.32g
말린 새우	4.06g
우유	0.12g
게 종류	4.28g
베이킹파우더	7.36g

쑥, 미역, 우유, 검은콩, 두부 등에 칼슘이 많이 들어 있다.

‖ 유산균 기능성 식품

프로바이오틱스(Probiotics)

우리 몸에 이로운 유산균 등 이익균이 들어 있는 영양 보조식품(정장제)이다.

유산균과 젖산균 등의 생균 제품과 유산균을 발효(요구르트)한 유제품들이 있다.

프로바이오틱스에 포함된 균들은 젖산을 생성하여 장내 환경을 산성으로 바꾸어 산성에 약한 유해균들이 감소하게 되고 반대로 산성에서 잘 자라는 유익균들이 잘 증식되어 소장을 건강하게 만든다.

몸에 이로운 균은 크기에 따라 효모균과 박테리아로 나눌 수 있는데 효모균류는 대표적인 균류가 '사카로마이세스'이며 일반 정장제와 달리 항생제의 영향을 별로 받지 않기 때문에 항생제를 오래 복용해야 하는 사람은 장을 보호하기 위해 사용한다.

박테리아류는 소장 상부에서 작용하는 당화균과 하부에서 작용하는 유산균, 대장에서 작용하는 낙산균 등이 있다. 장내 균의 종류마다 장에 결합하는 부위가 다르므로 다양한 균류가 들어 있는 복합제품이 좋다.

함량도 중요한데, 'CFU'는 1g당 균의 수가 1억-100억 마리 함량이 기준치이며 많을수록 좋다.

오래 복용해도 해가 되지 않는 영양제로 생각하면 된다.

설사, 변비, 과민성 장 증후군에 효과가 있을 수 있으며 잘 맞는 사람은 소장 벽의 점막을 보호하고 강화하여 면역력을 높여주므로 간혹 아토피, 비염, 천식과 각종 알레르기 질환에도 효과가 나타난다.

프로바이오틱스 균류는 실온에서 활동이 활발하므로 개봉 후에는 냉장 보관해야 하며 위산에 약하므로 식전 30분 전이나 식후 2시간쯤 공복에 먹는 게 좋다.

프리바이오틱스(Prebiotics)

프리바이오틱스는 소장 내의 유익균이 잘 자라도록 유익균의 먹이가 되는 비소화성 식이섬유와 올리고당 등의 성분을 말한다.

요즈음엔 프로바이오틱스와 프리바이오틱스를 섞은 신바이오틱스 제품도 있다.

파라바이오틱스(Parabiotics)

파라바이오틱스는 죽은 유산균을 이용해 만든 제품으로 유산균이 죽었어도 항암 성분이나 면역력에 필요한 영양분이 충분하고 장내 유산균의 먹이로 사용된다.

그러나 실제로는 우리가 항상 먹는 발효식품들이 모두 파라바이오틱스다. 따로 비싼 돈 주고 보조제품을 사 먹을 필요가 없다. 모든 발효식품이 발효가 끝나면 유산균은 2-3일 안에 죽게 된다.

대표적인 예가 된장, 청국장, 김치 등이다. 된장이나 간장은 상하지 않게 오래 보관하기 위해 짜게 담그기 때문에 유산균이 이미 죽은 상태이고 청국장 같은 경우도 끈적끈적할 때를 지나면 냉장이나 냉동 보관하지 않으면 바로 썩어버린다.

김치도 맛이 들었을 때가 유산균이 최고로 많이 활성화된 것이고 냉장 보관을 해도 날이 갈수록 유산균이 죽어 줄어든다. 김치가 너무 시면 유산균이 많이 죽은 상태다. 묵은지는 짜게 담기 때문에 된장과 같은 이치로 죽은 유산균의 영양분과 맛은 그대로 보장된다.

생 청국장이 유산균이 많다고 해서 끓인 청국장보다 크게 더 좋은 것도 아니다. 프로바이오틱스 요구르트 등 유제품의 살아있는 유산균은 위산에 거의 죽고 소장까지 10% 미만이 도달하기 때문이다.

겨우 살아남은 힘 빠진 유산균이 별 도움이 되지 않는다. 우리 몸에 자체적으로 존재하는 유산균의 먹이가 될 뿐이다.

식이섬유는 20세 이상 성인 남성은 25g 여성은 20g을 섭취하면 된다. 너무 많이 먹어도 좋지 않다.

씨아, 통보리, 귀리, 통곡물, 돼지감자, 시래기와 과일 껍질에 많이 들어 있다.

‖ 콜라겐

콜라겐은 영양성분은 아니지만, 인체의 관절과 피부와 혈관에 꼭 필요한 성분이다.

콜라겐이 부족하면
1) 피부가 탄력이 없어지고 탈모 발생
2) 발뒤꿈치가 갈라지는 각질 발생
3) 혈관이 약해져 심장에 부담이 되고 고혈압 발생
4) 관절이 빨리 망가지고 인대가 약해진다.

‖ 비타민

비타민은 인체조직의 결합에 없어서는 안 되는 생명에 꼭 필요한 물질이다. 인체 내에서 만들지 못하거나 충분한 양을 만들지 못하기 때문에 비타민은 음식을 통해 섭취해야 한다.

비타민 K와 B2, 엽산과 비오틴은 영양 섭취뿐 아니라 소화 과정을 거쳐 신진대사 과정에서 장 박테리아에 의해 스스로 만들어낸다.

지용성 비타민 A, D, E, K는 - 기름에 잘 녹아 기름과 같이 먹으면 흡수가 잘된다.

수용성 비타민 B군(1, 2, 3, 5, 6, 7, 9, 12)**과 비타민 C는** - 물에 잘 녹는 성질을 가지고 있다.

비타민 B군 3, 6, 9는 호모시스테인을 시스테인으로 바꿔 혈관 속 독소를 배출한다.

수용성 비타민은 과용 시 몸에 축적되므로 음식으로 부족한 만큼의 적정량만 복용해야 한다.

비타민 B군이 부족하면
1) 만성 피로에 시달리고 모든 질병이 쉽게 발생
2) 부정맥이 발생하고 당뇨, 고혈압, 고혈당이 오래 지속되면 손 발가락 끝이 저리고 찌릿찌릿하다.

비타민 E는 과잉 섭취하면 기름에 잘 녹는 다른 비타민의 작용을 방해하여 기능을 약하게 한다. 그러나 물에 잘 녹는 비타민류는 과잉 섭취해도 신장에서 걸러 소변으로 배출한다.

‖ 비타민 A(Retinol)

비타민 A는 1일 필요량 1.0-1.5mg이고 빛에 약하다.
카로티노이데(Carotinoide)에는 a, ss, y 카로틴이 있다.

효능과 기능(시력 기능, 면역력과 항암 기능)

1) 시력을 보호하고 점막을 정상으로 유지하게 하며 병의 빠른 회복과 성장을 돕는다. 피부와 머리카락, 잇몸 등을 건강한 상태로 유지하는 데 작용한다. 뼈, 특히 연골조직을 보충하며 건강하게 한다.

2) 암의 예방과 치료에 도움이 되고, 점막의 상처를 빠르게 치료하여 폐, 식도, 내장의 피부암을 예방하고 점막암을 억제해 주며, 바이러스 감염을 막고 호흡기 계통의 병 감염에 대해 저항력을 강하게 한다.

섭취

1) 지방질에 녹기 쉬운 지용성으로 기름에 볶아 먹는 것이 좋다. 열에 강하여 식물성 식품에 함유된 비타민 A(당근 등)는 가열하는 것이 흡수율도 높아진다.

2) 동물의 간 등 동물성 식품에 함유된 비타민 A는 레티놀로 그대로 비타민 A로 인체에 흡수된다.

시금치, 당근 등 식물성 식품에 함유된 카로틴은 체내에서 비타민 A로 바뀌는데, 카로틴은 인체에 필요한 만큼만 비타민 A로 바뀌므로 과잉 섭취로 인한 부작용은 염려할 것이 없다.

부족하면 -

1) 안구 건조증(눈 점막이 마르는)이나 야맹증이 발생한다. 극심한 경우 실명 위험도 있다.

2) 미각과 후각 기능이 떨어진다.

3) 피부가 거칠어지고 입술이 갈라지며 손발톱도 약해진다.

4) 내장, 코, 입안, 기관지 점막이 약해지고, 면역력도 떨어져서 감기에 잘 걸리고 감염되기 쉽다.

5) 성장기에 부족하면(영양불량) 온몸의 발육이 늦어진다.

과잉 섭취하면 -

1) 독성이 발생되어 급성 중독증이나 만성적인 과잉증을 일으켜, 탈모나 골다공증 유발

2) 피로감, 구토증, 수면장애, 식욕부진과 피부가 거칠어지는 증상이 나타나기도 한다.

3) 급성통증, 어지러움과 정신 신경적으로 예민해진다.

꼭 필요한 사람 -

1) 성장기 어린이와 청소년, 쉽게 피로한 사람

2) 코나 목의 점막이 약하고(알레르기 비염) 감기에 잘 걸리는 사람

3) 시력이 나쁘고, 눈이 잘 충혈되며 다래끼가 자주 나는 사람

식품의 함유량	100g당 함유량
말린 장어	45,045R.E
닭, 소, 돼지 간	14,073R.E
장어	75,08R.E

그 밖에 당근, 현미, 미나리, 부추, 셀러리, 상추, 양배추, 파, 호박, 피망, 곶감, 살구, 연어, 우유, 달걀, 결명자차, 생선 기름 등에 많이 들어 있고, 장어에는 피망, 호박의 10-30배. 소고기의 20배나 되는 비타민 A가 들어 있다.

‖ 비타민 D(Calciferole 호르몬)

비타민 D는 1일 필요량 0.05mg이며 칼슘과 인산의 신진대사 작용을 좋게 하고 장에서 칼슘의 흡수를 돕는다.

효능과 기능

1) 카르시페롤이라고 하는 지용성 물질로 식품 속에도 함유되어 있어 장에서 흡수되지만, 대부분 예비 호르몬이 자외선(UV-Licht)과 만나, 피부에서 합성된다.

2) 칼슘과 인의 흡수를 촉진해, 뼈 사이에 침착시키는 중요한 작용을 하여 뼈를 튼튼하게 한다. 어린이 성장과 뼈 건강 유지에 필수적이다.

섭취

1) 비타민 D는 85%가 피부를 통해 자외선으로 활 성화 되므로 1일 최소한, 40분-1시간 이상 햇볕을 쐬어야 한다.

2) 꽁치, 고등어, 정어리, 햇볕에 말린 표고버섯 등에 많이 함유되어 있으므로 매일 골고루 먹는다.

부족하면 -

1) 비타민 D가 부족하면 마음이 불안정하다.

2) 골연화증과 골다공증으로 골절되기 쉽다.

3) 성장기 어린이는 뼈의 발육부진이나 구루(곱추)병에 걸리기 쉽다.

4) 혈액 속에 비타민 D가 부족하면 대장암 발생위험이 50% 높아진다.

과잉 섭취하면 -

과잉 섭취 시는 식용부진, 구토, 체중감소 등이 나타나고, 신장에 석회가 침착되어 신장 기능 장애가 오고 뼈의 석회를 녹여 뼈가 약해지며 위와 장병과 근육이 약해지며 혈액 속의 석회 수치가 높아져 혈관과 동맥경화의 원인이 되어 심장병, 부정맥을 일으키고, 소변량이 많아진다.

꼭 필요한 사람 -

1) 성장발육에 영향이 크므로 유아와 성장기 어린이

2) 임신부와 수유하는 엄마는 어린이처럼 소요량이 보통의 4배가 필요하다.
1일 2회 30분씩 햇볕 쬐며 산책한다.

식품의 함유량	100g당 함유량
참치	0.051mg
붕어	0.015mg
꽁치	0.04mg
고등어	0.04mg

그 밖에 간유, 달걀노른자, 우유 등은 장벽에서 직접 흡수한다.

‖ 비타민 E(Tocopherole)

비타민 E는 1일 필요량 15mg이고 모든 식물성 기름에 함유되어 있다.

효능과 기능

1) 비타민 E는 인체 노화의 원인이라고 하는 과산화 지질(산화물질)이 체내에
서 만들어지는 것을 방해하는 작용을 하므로 세포막을 보호하여 노화 방
지에 도움이 되고 응혈 작용으로 상처를 빨리 아물게 한다.
2) 주름살을 예방하고 탈모와 손발톱이 약해지는 것을 막아주고 치료한다.
3) HDL - 좋은 콜레스테롤을 늘리고 혈액 속의 중성지방을 줄이는 작용으로
동맥경화증을 예방하는 효과도 크고 독소로부터 보호한다.
4) 비타민 E는 식물성 비타민으로 인체 내에서는 합성되지 않는다.
5) 비타민 E는 부신과 비장(Milz)과 췌장에 저장된다. 세포막을 보호하고 항산
화 작용과 포화되지 않은 지방산을 해체하여 줄인다.

특히 남성 생식선의 작용에 중요한 역할을 하며, 여성의 임신 과정을 규제한다.

섭취

식물성 기름에 풍부하게 들어 있지만, 비타민 E는 열에 약하고 산화되기 쉬우므로 샐러드드레싱으로 날로 먹는 것이 가장 효과적이다.

부족하면 -

1) 주름살이 늘고 피부가 저항력이 없어 약해지며, 기미가 끼거나 안면 흑피증이 나타나기 쉽고, 머리카락과 손발톱도 약해진다.
2) 노화가 촉진되고 임신 중인 여성은 유산하기 쉽다.
3) 생기와 정기가 흐려지고 의욕 상실로 나태해진다.

과잉 섭취 - 기름에 잘 녹는 다른 비타민의 작용을 방해하여 기능을 약화시킨다.

음식의 함유량	100g당 함유량
아몬드	40mg
해바라기 기름	39mg
면실유	29.8mg
아보카도	3.5mg
땅콩	8.8mg
잣	13.6mg

‖ 비타민 K(Menachinon vit. K2)

비타민 K는 1일 필요량 1mg으로 식물에 K1이 함유되어 있으며, K3가 대신 합성되기도 한다. K1과 K 3은 K2와 마찬가지로 간에서 응혈 효소를 생성한다.

효능과 기능

1) 간에서 혈장의 응혈 효소를 생성하여 혈액을 응고시키는 작용으로 이상 출혈을 예방하고, 월경과다를 막으며 상처를 빨리 아물게 한다.
2) 생리적 오르가즘을 발생시킨다.

섭취

녹황색 잎채소와 요구르트, 달걀노른자, 콩기름, 생선, 간유, 우유, 간과 고기류, 배추 등에 많이 함유되어 있다.

부족하면 -

1) 혈액 응고 장애가 일어나, 어린이의 만성 장염이나 설사, 대장염을 일으키고 빈혈이 되기 쉽다.
2) 간이 수축되어 회복 불능으로 찌그러진다.

‖ 비타민 B1(Thiamin)

비타민 B1은 1일 필요량 1-2mg이다.

효능과 기능

1) 만성 피로와 스트레스를 해소한다. 피로회복의 비타민이라 불리는 비타민 B1은, 수용성 결정체로 독특한 냄새가 있다.
2) 식품과 설탕의 당질을 분해해 에너지로 만드는 효소 작용에 꼭 필요하다.

3) 인산염과 작용하여 뇌와 신경에 필요한 에너지를 공급하는 작용을 도와 정신과 뇌 기능을 향상해 신체의 오르가즘을 활성화해 준다.

4) 소화를 돕는데 특히 당질의 소화를 촉진한다.

5) 온몸의 신경 조직과 근육 작용을 정상으로 유지하고 성장을 촉진하며, 멀미에도 효과가 있다.

섭취

1) 돼지고기, 메밀, 현미, 표고버섯, 명란젓과 돼지 간, 닭 간, 감자에 많이 함유되어 있다. 비타민 B1은 체내에 축적되지 않으므로 매일 섭취해야 한다.

2) 조개나 새우, 잉어 등에는 비타민 B1을 파괴하는 효소가 들어 있으므로, 함께 먹는 데 주의해야 한다.

부족하면 -

1) 뇌와 신경으로 에너지가 충분히 공급되지 않아 정서적으로 불안정하고, 집중력과 기억력이 저하되고 스트레스의 원인이 된다.

2) 식욕 감퇴로 편식이 생기고 소화불량이 된다. 체중감소와 근육이 없어지고, 말초신경의 염증과 심장근육이 약해지며 종기가 잘 난다.

3) 심장이 급하게 박동하고, 갑자기 숨이 차는 증상이 나타난다.

4) 손발이 저리거나 붓고, 각기병이 발생하기도 한다.

과잉 섭취 - 비타민 B군은 전체적으로 뇌 기능을 활성화하지만 약을 과잉으로 복용하면 말초신경의 감각장애가 올 수 있다.

꼭 필요한 사람 -

1) 스포츠나 힘든 노동으로 에너지 소비가 많은 사람

2) 단것과 스낵, 술과 외식을 좋아하는 사람은 B1이 많이 함유된 식품을 골라 섭취해야 한다.

3) 야근이나 철야 작업, 정신적 스트레스가 많은 직업을 가진 사람도 뇌와 신경에 부담이 크므로 B1을 많이 필요로 한다.

식품의 함유량	100g당 함유량
돼지 등심	1.3mg
강화미	1.25mg
돼지 뒷다리	1.13mg
돼지 로스	0.13mg

Hefe(효모)와 동물의 내장과 콩류, 현미, 보리, 감자에 많이 함유되어 있고, 비타민 B1의 효소 도우미인 코엔찜(Coenzym)은 탄수화물과의 합성을 통해 에너지를 발생시켜 신경전달물질인 아세틸콜린(Acetylcolin)과 작용하여 심장과 신경전달을 활성화하고, B1의 절반은 신체의 오르가즘과 근육 활동에 사용된다.

‖ 비타민 B2(Riboflavin, Laktoflavin)

비타민B2는 1일 필요량 1.5-2mg이며 효소 구성 요소로 단백질 신진대사에 필수적인 효소이고, 전체 신진대사와 호르몬 생산에 꼭 필요하다.

비타민 B그룹은 높은 열에도 파괴되지 않는다.

효능과 기능

1) 세포의 재생과 성장을 촉진하므로 건강한 피부와 머리카락과 손발톱을 만든다.
2) 지방질이나 단백질, 당질의 대사 과정에 관계하며 과산화 지방질이 동맥

경화와 노화를 촉진하고 발암성이 있는데, B2는 과산화 지방질이 만들어지는 것을 억제하여 성인병과 암을 예방해 준다.

3) 당뇨병이 있으면 B2의 흡수율이 떨어지는데 B2의 충분한 보급은, 당뇨와 당뇨 합병증을 낮추는 데 도움 된다.

섭취

1) 비타민 B1처럼 체내에 축적되지 않으므로 매일 섭취해야 한다. 많은 양을 섭취해도 과잉증과 부작용은 없다.

2) 일반적인 식사(특히 외식)로 필요량을 충족하지 못할 경우가 많으므로 부족 증상이 심한 사람은 비타민제를 복용해야 한다.

부족하면 -

1) 눈이 충혈되거나, 약한 빛에도 눈이 부시며 침침하고, 각막염이 자주 생긴다.

2) 영양불량으로 구내염이나 구순염, 구강염 등 구강 내부(점막)와 입술, 혀 등에 염증이 잘 발생한다.

3) 피부병(염)이 잘 생기고, 콧등 부위에 기름기가 배거나 모세혈관이 빨갛게 드러나 보인다.

4) 항문과 음부 부위가 가렵고 짓무르며, 성장기 어린이는 온몸의 성장 장애가 나타난다.

꼭 필요한 사람 -

1) 고기, 생선, 달걀, 유제품 등을 잘 안 먹는 사람은 비타민B2가 부족하기 쉽다.

2) B1은 활동과 밀접한 관계에 있어, 심한 정신적 스트레스나 계속 힘든 일을 하는 사람은, B1이 대량으로 소모되므로 B2의 부족 상태가 동시에 온다.

3) 스포츠, 힘든 일, 단것과 술을 자주 마시는 사람은 B2가 부족하기 쉽다.

4) 위궤양, 당뇨병이나 스트레스를 많이 받는 사람 도 B2를 많이 섭취해야 한다.

음식의 함유량	100g당 함유량
장어	6mg
돼지 간	4.2mg
소 간	2.4mg
말린 장어	4.8mg
닭 간	1.45mg

Hefe(효모), 곡물 눈(싹), 우유, 치즈, 닭고기, 달걀 등에도 많이 들어 있다.

‖ 비타민 B6(Pyridoxin)

비타민 B6는 1일 필요량 2mg으로 모든 생물(유기체)에 똑같이 작용한다.

인체의 오르가즘을 평준화시켜 주며, 세포의 신진대사 과정에서 보조효소(코엔찜)로 변형시켜, 아미노산 신진대사를 돕는데 없어서는 안 될 중요한 효소다.

효능과 기능

단백질, 지방질의 흡수를 돕고, 피부의 저항력을 강하게 해주어 살갗이 거칠어지는 것과 여드름을 예방한다. 손발의 신경염을 부드럽게 하고 노화 방지 물질의 항성을 촉진한다.

섭취

Hefe(효모), 간, 곡식류, 채소와 우유제품과 내장, 육류, 어류 탈지분유 등에 많이 함유되어 있다.

부족하면 – 지루성, 피부염이나 설염을 일으킨다. 빈혈과 어린이의 경우 경련을 일으키기도 한다.

‖ 비타민 B12(Cobalamin)

비타민 B12는 1일 필요량 5-10ug으로 단지 동물성 식품에만 함유되어 있다. 인체의 장 박테리아도 만들어낸다.

효능과 기능

1) 인체에 아주 적은 양이 필요하지만, 신진대사 과정에서 보조효소로서 세포재생에 꼭 필요하다. 특히 혈액 형성과 신경 조직 형성, 단백질 신진대사를 돕는 물질이다.
2) 적혈구를 만들거나 재생하여 빈혈을 막고 어린이의 성장을 촉진한다.

섭취

간, 육류, 조개류, 생선, 치즈, 분유, 달걀노른자 등에 많이 함유하고 있고, 채소에는 전혀 없으며, 장내 세균이 직접 만들어내기도 한다.

부족하면 – 악성 빈혈이나 뇌 장애를 일으키는 경우가 있다.

‖ 비타민 B15(1일 필요량 0.5-1.5mg)

효능 – 세포의 수명을 늘리고 단백질의 합성을 돕는다. 혈액 속의 콜레스테롤 수치를 낮추는 작용과 협심증, 천식성 발작, 간경변 예방

식품 - Hefe(효모), 현미, 호박씨, 깨, 무 정제 밀가루

부족하면 - 심장병을 진행 시키고 간장의 효소 처리기능이 약해진다.

비타민 B17(1일 필요량 0.25-1.0mg)

효능 - 항암 작용과 암 발생 예방효과
식품 - 살구와 사과, 버찌씨 등
부족하면 - 암에 대한 저항력이 약해진다.

나이아신(Niacin 1일 필요량 15-20mg)

효능 - 나이아신은 니코틴산과 니코틴산 미드(수소와 질소화합물)의 집합체로 인간 생명에 필수적인 보조효소이고, 당질(탄수화물)과 지방을 에너지로 만들고 에너지를 발생시킨다.

식품 - Hefe(효모), 땅콩류, 밀보리 싹(엿기름), 주머니 콩류(완두, 녹두, 동부 콩, 강낭콩 등), 견과류, 내장, 우유제품 등에 많이 함유되어 있고, 장내 박테리아도 아미노산, 트립토판, 나이아신을 만든다.

부족하면 - 펠라그라(비타민 B1의 부족에서 생기는 피부병)와 저개발 후진국에서는 옥수수에만 치우친 영양부족으로 3D - 피부염(Dermatome), 소화불량(Diarrhoe), 정신적(Demenz) 등의 발병이 많다.

‖ 비오틴(Biotin 비타민 H, 1일 필요량 2mg)

비오틴은 3대 영양소인 탄수화물, 단백질, 지방의 신진대사에 모두 영향을 주는 효소이다.

효능 - 신진대사 작용에 중요한 효소로 아미노산(단백질), 지방산, 당질(탄수화물)의 합성에 결정적인 영향을 준다.

섭취 - 모든 생물체의 세포에 들어 있으며, 특히 Hefe(효모), 내장, 달걀노른자 등에 많이 함유되어 있다. 또 장막에서 장 박테리아에 의해 충분한 양이 만들어지므로, 장이 건강한 사람은 특별히 섭취에 신경 쓰지 않아도 된다.

부족하면 - 장 건강에 이상이 있어, 비오틴이 부족하게 되면 피부병이 생기고, 탈모가 발생하며 중추신경전달과 지방 신진대사 작용에 장해가 생긴다.

‖ 엽산(Folsaure, 비타민 B 콤플렉스)

엽산은 1일 필요량 0.1mg으로 매우 소량이지만 핵산(유전자 DNA) 합성에 없어서는 안 되는 효소다.

대장에서 합성되는데, 소장에서만 흡수되고 대장에서 만들어진 엽산은 기생충을 죽이는 역할을 하고 그대로 배출되는 것으로 알려져 있다.

효능 - 태아의 DNA를 합성하여 신경 조직을 만들고, 빈혈을 예방하며 모유가 잘 나오게 한다. 장내 기생충을 죽이고 식중독을 예방한다.

엽산은 비타민 C를 테트라히드로홀 엽산(Tetrahydrofol - Saure)으로 만드는 작용을 한다. 이 작용은 적혈구를 만들며 새로운 유전물질을 생성한다. 백혈구의 생성과 활동을 도와주어 면역력을 높여준다.

모든 세포분열과 아미노산 신진대사 과정에 필수적인 효소다.

섭취 – Bierhefe(맥주효모), 간, 육류, 달걀노른자, 우유, 밀보리 배아(엿기름), 진녹색 채소, 강낭콩 등에 많이 함유되어 있다.

부족하면 – 악성 빈혈, 설염, 구내염이 잘 생기고, 태아의 신경 조직이 발달 미숙되어, 백혈구 빈혈로 면역기능이 약해지고, 장 내벽이 변형되고 미숙 상태가 되어 설사를 자주 일으킨다.

식품	100g당 함량
브로콜리	111yg
땅콩	126yg
녹두	140yg
시금치	145yg
완두콩	159yg
김	180yg
어린피완두	340yg
배추	190yg
야생채소	145yg

‖ 비타민 C(Ascorbinsaure)

비타민 C는 1일 필요량 75mg으로 뼈의 연골이나 상처의 치료 등 세포 연결
조직과 호르몬과 산화를 보호한다.

식물과 동물은 자체 내에서 비타민 C를 합성하나 인간은 생성기능을 잃어버
렸다.

효능과 기능

1) 비타민 C의 중요한 작용은 콜라겐 생성이다. 콜라겐은 피부와 근육, 뼈와
   혈관을 결합하고 있는 연결조직으로 비타민 C가 부족하면 콜라겐 생성량
   이 줄어들어 뼈가 약해지고 출혈이 잘된다.
2) 감기 예방 - 대부분 감기는 바이러스가 원인인데 비타민 C에는 체내에 들
   어온 세균과 바이러스의 힘을 약하게 하여, 세포로의 침입을 막고, 면역
   기능을 돕는 작용이 있어 감기를 예방하고 회복을 빠르게 한다. 1일 20-
   30g 많은 양을 섭취해야 한다.
3) 스트레스 해소 - 육체적, 정신적인 스트레스가 심해지면, 비타민 C가 많
   이 소모되므로 비타민 C의 충분한 보충은, 스트레스에 대한 저항력을 높
   여준다.
4) 피부와 상처를 빨리 낫게 하며, 잇몸 출혈을 막 아주고 괴혈병 예방과 치
   료, 발암물질의 발생을 막아준다.
5) 혈액 속의 콜레스테롤 수치를 내려주는 완화제 역할을 한다.

섭취

1) 생으로 먹거나 살짝 익혀 먹는다. 조리 채소는 데치거나 삶기보다 기름에
   살짝 볶는 것이 손실이 적다.
2) 데치거나 볶은 국물에 비타민 C가 녹아있으므로 국물까지 먹는다.

3) 떫거나 쓴맛을 우려낼 때도 찬물에서 빨리 씻어낸다.

부족하면 -

1) 피부나 점막, 관절과 잇몸 등에 출혈이 되기 쉽고, 이가 잘 빠진다.

2) 뼈가 약해져 골절되기 쉽고 근육이 쇠약해지고, 심장이 비대해진다.

3) 감염이 잘되고, 피로감과 무력감, 자율신경 실조증이 발생된다.

4) 괴혈병, 감기 등에 잘 걸리며, 다친 상처가 잘 낫지 않고 뼈 성장 장애와 성장지연 등의 장애가 발생된다.

5) 담배 1개비 피울 때마다 비타민 C 25mg이 손실된다. 금연이 가장 좋고, 흡연자는 1일 필요량의 10-20배 이상 섭취해야 한다.

꼭 필요한 사람 -

1) 감기에 잘 걸리고 쉽게 피로를 느끼는 사람

2) 운동량이 많고 스트레스가 쌓이면, 부신 피질 호르몬이 분비되는데 비타민 C가 다량 소비되고, 흡연은 니코틴 중 카드뮴을 제독하는데 비타민 C와 찡크(Zink)가 많이 소모되므로 많은 양의 섭취가 필요하다. 1일 150-200g 이상 섭취

3) 임신부와 수유기의 엄마도 비타민 C를 많이 섭취해야 한다.

식품	100g당 함량
산과일 차	1250mg
앵두 버찌	1700mg
구아바	270mg
산딸기류	189mg
페터질리에(파슬리)	166mg

식품	100g당 함량
파프리카	140mg
파파야	75mg
오렌지	60mg
브로콜리	145mg
단감	75mg
딸기	80mg

그 외 신선한 과일과 검 녹색 채소, 감자, Hagebutten Tee(차)와 서양 보리수 등에 많이 함유되어 있다.

비타민 C의 항암효과

1) 콜라겐의 역할 - 고기나 야채에 함유된 성분이 결합하여 'U 트로소아민' 이라는 발암물질이 만들어지는데, 비타민 C가 'U'의 합성을 방해하고 'U' 의 세포 침입을 막아준다.
2) 비타민 C는 체내에서 인터페론을 만드는 작용을 한다. 인터페론은 바이러스의 증식을 막고, 종양이 생기면 합성되기 때문에 항암제 역할을 하여, 암 예방과 진행을 저지하는 효과가 있다.
3) 비타민 C는 비타민 B, E와 함께 응혈 작용으로 상처를 빨리 아물게 하고 담배, 환경 독소 배출, UV-LIcht(자외선), 인체 내, 자체 독소 등에 신속한 반응으로 상하는 것을 막고 종양 발생을 줄인다.

|| 판토텐산(Pantothensaure, 1일 필요량 10mg)

효능 - 지방과 당질을 에너지로 바꾸는 데 필수적인 효소이며, 구연산 순환 작용을 연결해 주는 보조효소 A를 만든다.

섭취 - Hefe(효모), 녹색 채소, 견과류와 곡물에 들어 있는데 특히 육류에 많이 함유되어 있다.

부족하면 - 특별한 증상은 없으나 저혈당증, 십이지장궤양, 식욕부진과 변비가 생길 수 있다고 한다.

‖ 염소(Chlor, 체중의 0.2%, 1일 필요량 0.12-0.25 mg)

효능 - 콜레스테롤의 축적을 막아, 간 기능을 촉진하며, 기억력의 저하를 막아준다.

섭취 - 달걀노른자, 간, 녹황색 채소, Hefe(효모), 보리, 밀 배아(엿기름) 등에 많다.

부족하면 - 간경변이나 동맥경화증을 촉진하고 노인성 치매가 쉽게 온다.

‖ 인체의 중요한 미네랄 물질의 부족을 유발하는 세 가지

알코올 - B1, B6, B12와 나이아신, 판토텐산, 마그네슘과 엽산이 알코올 분해에 사용되어 부족 현상을 초래한다.

카페인 - 커피와 차, Cola 등 카페인 음료는 칼륨과 마그네슘 등 중요 미네랄 물질을 소변으로 배출한다.

니코틴 - 비타민 C와 아연(Zink)은 담배 속의 카드뮴을 제독하는 데 많은 양이 소요되어 부족 현상을 초래한다.

그 외의 인체에 극소량이지만 없어서는 안 되는 무기질을 흔적 물질이라고
한다.

우리 몸에 극히 소량이 필요한 흔적 물질(Spurenelement)은 정상적인 식사로 충
분히 섭취되지만 장(소장, 대장) 질환으로 흡수장애가 발생하거나 극도의 편식으
로 인해 부족 현상이 올 수 있다.

식품	100g당 함유량
호박씨	7mg
에담머 치즈	5.3mg
땅콩 콩류	4mg
눌은 보리	4.1mg
납작 콩	3.7mg
밀가루	3.2mg
현미	1.5mg

엘레멘트	체중 비	1일 필요량	부족하면
아연(Zink)	1.4-2.3%	0.4-2.5g	성장 장애, 탈모, 불임, 상처 덧남
구리	0.08-0.12%	1-2.5mg	빈혈, 성장 장애
망간	0.01-0.03%	2-5mg	불임, 뼈 이상 성장
몰리브덴	0.02%	0.4mg	
요드	0.01-0.02%	0.1-0.2mg	갑상선종
코발트	0.01%	1.0mg	적혈구 색소 부족 현상
셀렌	0.02-0.1%	0.05mg	면역기관 장애로 허약해짐
크롬	0.006% 이상	0.005mg	
플루어		1.0mg	치석이 축적되고 충치 발생

설사를 멎게 하는 특효약, 원두커피 가루

효능 -

1) 장에서 수분을 흡수하여 설사를 멎게 한다.

2) 과잉 대장균과 독소를 흡수하여 배출시킨다.

3) 옅은 카페인 기운이 피로를 풀어주고, 장 연동운동을 촉진하여 장벽의 찌꺼기를 함께 배출한다.

4) 이러한 역할이 과민성 장 증후군과 각종 설사병과 변비를 치료하고 장내 유익균인 유산균과 유해균의 비율을 조절하여 대장의 건강을 유지하므로 대장암의 예방효과가 탁월하다.

만드는 법 -

휠터(걸름지)에 걸러 마시고 난, 원두커피 가루를 모아 말려서 팬에 약간 타게 볶는다. 식은 후에 깨끗한 유리병에 넣어 보관한다.

복용법 –

1) 설사 후에 바로, 큰 한 숟가락을 물에 개어 먹는데 물을 너무 많이 마시지 않는다.

2) 심한 사람은 매 저녁 식사 후 30분에 먹고 설사가 완전히 멎을 때까지 복용한다.

3) 식중독에 의한 보통의 설사는 단 1회 복용으로 쉽게 낫는다.

4) 변비에는 밤에 큰 한 술에 물 2-3잔을 마신다.

5) 변이 무르고 변비와 설사를 반복하는 사람은 1주일에 1회 저녁 식사 후 복용하여 장 청소를 하면 개선된다.

반대로 진한 커피를 너무 많이 마셔도 과민성 장 증후군이 있는 사람은 설사의 원인이 되기도 한다.

* 저자가 사용한 후 버리는 커피 찌꺼기를 설사병 치료하는 약으로 사용하게 된 것은 연구에 의한 것이 아니다.

독일의 발달된 의학으로도 백약이 무효한 설사병으로 고생하는 친구를 불쌍히 여기는 마음으로 어떻게 하면 나을 수 있을까? 고민하며 오래 기도하던 중, 식당에서 커피를 거르고 난 후 찌꺼기를 버리는데 갑자기 "이것을 먹어라!" 하는 음성 아닌 음성이 들린 것이다.

커피 찌꺼기를 먹으라고? 반신반의하며 그냥 먹기는 꺼림칙하여 말린 후 팬에 타게 볶아서 일부러 조금 상한 음식을 먹고 설사가 나서 한 숟가락 먹었더니 단번에 설사가 멎는 것이었다. 혹시나 해서 다시 한번 설사가 나도록 지나치게 매운 음식을 먹고 설사가 나서 다시 복용하였더니 한 번에 설사가 멎었다.

하나님께서 주신 지혜를 의심한 것을 회개하고 친구에게 권하였더니 며칠을

망설였다. 먹어도 죽지 않으니 속아도 밑져봐야 본전이라는 맘으로 먹으라고 강권했다. 설사 후 바로 큰 1술 먹고 저녁식사 30분후, 1술씩 먹으라고 했다. 5일간 복용을 권했더니 일주일 후에 환하게 웃는 낯으로 와서 설사병이 완전히 나았다고 좋아하였다. 이후로 30년이 넘도록 재발이 없다.

그 후로 저자가 설사병 환자에게 치료 약으로 사용하게 된 것이다.

의학적으로 탄 음식 섭취는 암을 유발한다고 알려져 있다. 독일에서는 200여 년 전부터 숯가루 알약을 만들어 설사 치료제로 사용해 왔으나 일시적 효과뿐 완치가 안 된다. 우리나라에서도 숯가루 때문에 문제가 되었는데 이로움보다 해가 더 크다. 모든 동식물은 자체 독을 가지고 있어 여러 가지 조리법을 통해 독을 제거하고 먹어야 안전하다. 음식은 타면서 그 독이 더 활성화된다. 특히 숯은 연소가 덜 된 가루이므로 그 독성(탄소)이 더 강하다.

그러나 커피 가루는 볶아서 그 독을 걸러 마셔서 독이 완전히 제거되었기 때문에 안전하다. 독이 중화된 탄소 성분은 인체에 해가 되지 않고 오히려 장벽을 자극하여 찌꺼기를 흡수하여 배설한다.

아이들뿐 아니라 어르신들도 가루약을 복용하기 어려우니까 제약회사에서 다른 성분이 포함되지 않은 섬유소 성분인 올리고당 등을 사용하여 알약으로 만들면 좋을 것이다.

저자가 보건복지부와 한 제약회사에 제의했으나 퇴짜를 맞았다.

식이요법(Diaet, Diet)

식이요법이란 독일어로 디애트, 영어로 다이어트인데 원래의 뜻은 어떤 질병의 치료와 중병이나 수술 후 망가진 신체 부위(장기)의 정상 회복과 떨어진 기력(체력)의 증진을 위한 식사요법이다.

일반 정상 식사와 다른 식단으로 질병에 따른 음식을 조절하는 치료법이다.

질병별로 식이요법을 기술하려고 생각했으나 시중에 이미 많은 식이요법 책들이 나와 있고 질병과 환자의 증상과 상태에 따라 달라야 하므로 여기서는 식이요법에 대한 정확한 이해만 촉구하려고 한다.

사람은 질병, 특히 당뇨병과 신장병, 고혈압, 고지혈증과 통풍, 암과 알레르기 등 증상에 맞는 약과 함께 적절한 식이요법과 꾸준한 운동이 필요하다.

물론 체중조절을 위한 식이요법도 그중 하나이고 한방의 보약 개념과도 통한다.

문제는 한국에서는 다이어트가 굶어서 살 빼는 것으로 잘못된 인식이 굳어 있는 것이다.

20여 년 전부터 전 세계적으로 색다른 식이요법들이 연구되고 소개되어 논란이 일어나고 있다.

탄수화물을 줄이고 지방과 육식을 주로 하는 식사법과 육식을 제하고 채식 위주의 방법과 단일 과일이나 채소 요법, 해독주스와 주스요법 등 다양하지만, 어느 것은 옳고 어느 것은 틀렸다고 서로 주장이 엇갈리고 학자들 간에도 의논이 분분하다.

그러나 인간이 먹는 모든 음식의 재료와 향신료에는 각각의 맛과 영양과 독소가 다 다르다. 육식으로 축적된 독소에 의한 질병이 채식으로 바꾸자 쌓였던 독소가 배출되어 어느 시점에 질병이 치유되는 경우가 있고 탄수화물에 의해 축적된 독소가 지방과 육식으로 어느 시점에 곡물의 독소가 배출되고 질병이 호전될 수 있다.

채식이 몸에 좋고 육식이 해롭거나 육식이 단백질이 많으므로 몸에 좋은 것은 아니다.

육식으로 먹는 동물의 단백질이 어떻게 만들어지는가? 풀과 곡류를 먹고 자라서 단백질이 형성된 것이다. 채식과 곡물을 먹어도 골고루 먹으면 충분한 단백질 섭취를 할 수 있고 육식을 하면서도 채소를 충분히 함께 먹으면 독소가 중화된다.

중병이나 암 수술 후 회복 중인 환자들은 의사의 지시에 따라 흡수가 잘되는 육식을 통해 병을 이길 기력을 회복해야 한다.

잘못된 것은 좋아하는 것만 먹고 필요 이상으로 지나치게 많이 먹는 것이 문제다. 우리 몸은 부족한 영양소에 따라 먹고 싶은 음식이 당긴다.

가장 좋은 건강법은 우리 몸이 요구할 때 채식과 육식을 골고루 섞어 적당량을 먹는 것이다.

질병과 환자의 체질과 건강 상태에 따라 각각 다른 의사의 처방에 따라 규칙적인 식사와 자신에게 맞는 적당한 운동으로 적절한 체중과 나이에 맞는 피부와 지능을 유지하여 고통 없는 인생 백세시대를 열어나가야 할 것이다.

자연 치료요법

인간을 비롯한 땅 위에 존재하는 모든 동식물은 외부로부터의 상처나 내부의 질병을 스스로 치료하고 회복하는 자연치유 능력을 소유하고 있다. 인간처럼 약을 먹고 바르고 수술하는 것이 아니라 그대로 있어도 저절로 원상 회복되는 것이다.

인간의 자연 치료요법은 인간과 만물에 생명을 주는 자연에 존재하는 에너지와 물질을 이용하여 치료하는 방법이다.

이 에너지와 물질들은 생명을 유지하는 데 없어서는 안 될 꼭 필요불가결한 요소들이다.

생명인 물과 공기, 생명의 빛 태양광선 햇볕, 흙(땅)인 지구의 자기장 에너지와 나무숲의 피톤치드 등이다. 인간이 생명을 유지하고 살아가는 데 있어 꼭 필요한 다섯 가지 요소를 말할 때 물과 공기, 햇빛과 소금과 비타민이라고도 한다.

지구의 자기장 에너지는 인체의 균형을 잡아주고 울창한 나무숲은 탄소동화작용을 통해, 낮 동안에 탄산가스를 빨아들이고 산소를 방출하며 특히 피톤치드라는 자연 치료물질을 배출해 허약해진 인체의 면역력을 회복시켜 준다.

흙은 순환하는 에너지로 나무와 각종 식물과 채소를 자라게 하고 열매 맺게 한다. 소금은 땅속의 광염과 바닷물을 통해 자연에서 얻고 비타민은 흙의 기를 통해 각종 채소와 열매에서 얻는다.

생명의 기본이 되는 5요소 물과 공기와 햇빛, 흙과 생체전기에 대해 알아보자.

생명의 물

인류는 원시시대를 지나 사냥과 목축 생활에서 농경시대에 들어서며 생명의 젖줄인 시내, 강과 바닷가에 모여 살기 시작했다. 산악지대에서는 산성을 쌓아 적의 침략을 막았고 바다와 강가에서는 성밖에 수로를 파서 적을 막았으며 고립된 분지 도시에는 수로를 파 물을 수급하고 저장하였다.

물은 수소 원자 2(H2) + 산소 원자 1(O)의 비율로 구성된다.

전기 음성도가 큰 산소(-) 원자가 결합 전자쌍을 자기 쪽으로 끌어당기는 힘이 발생하는데 이 힘을 쌍극자 모멘트라고 한다.

O 〈 H2 = 물이다. 따라서 산소는 -전하(음이온)를 갖고, 수소는 +전하(양이온)를 갖는다. 그러므로 물은 한 분자에 -와 + 양극을 가지므로 극성물질이 된다.

물은 극성물질이므로 같은 극성물질은 잘 녹이지만 무극성물질은 잘 안 녹는다. 그러나 다른 물질에 비해 극성이 커서 무극성물질도 약간은 녹일 수 있다.

물은 극성임과 동시에 수소결합을 형성한다.

수소결합은 - 극성분자 중에서 분자 내에 플로오드, 질소, 산소 중 하나를 가지고 있으면 플로오드나 질소와 산소 중 하나와 수소가 강한 인력으로 서로를 잡아당기는데 이 현상을 수소결합이라고 한다.

‖ 물은 생명이다.

물은 생명인 동시에 생명이 태어나는 근원이며 생명을 보존한다. 어미의 자궁, 물주머니 속에서 10개월을 살아야 바깥세상을 볼 수 있다. 햇빛을 볼 수 있고 스스로 공기를 마실 수 있다.

물의 원천은 비다. 지상에 있는 물이 햇볕에 의해 수증기가 되어 대기 중에 모여 일정한 무게를 갖게 되면 바람과 기압권의 영향을 받아 빗물이 되어 땅 위에 내리는 것이다. 빗물은 대기를 통과하면서 공기 중 질소를 결합하여 땅에 내리므로 땅 위의 모든 산천 초목에게 천연 비료가 되어 생명을 주는 생명의 물이 된다.

이 빗물은 땅에 흡수되어 6개월 이상 걸러지고 자연 정수되어 지하수가 되면서 그 수원의 주변 환경에 따라 수많은 각종 무기질을 함유한 생명의 물이 되는 것이다.

좋은 물 - 좋은 물은 환원력이 있는 물로 온갖 무기질을 함유한 맑고 깨끗한 살아 있는 물이다. 즉 생명력이 있는 물이다.

좋은 물은 건강한 물로 수소가 충분하게 결합되어 있는 물이다. 한국의 정선된 약수나 수돗물은 미네랄이 풍부하여 건강한 좋은 물이다. 한국처럼 수돗물을 그냥 마실 수 있는 나라는 세계에서 10여 개국에 지나지 않는다.

나쁜 물 – 화학물질로 오염되어 독이 들어 있고, 부패하여 세균이 많아 마시면 병이 들고 심하면 죽게 되는 죽은 물이다.

해로운 물 – 산화력을 가진 물로 활성산소를 많이 가진 물은 해로운 물이다. 대장균 등으로 오염된 물과 어떤 이유로 수소가 많이 소비되어(빼앗겨) 산소 비율이 높은 물이다.

깨끗한 물 – 약품이나 정수를 통해 세균이 없고 맑고 깨끗하나 무기질마저 모두 걸러내어 마셔서 해는 없으나 영양분이 없어 생명력이 없는 물이다. 정수기의 물은 깨끗하나 무기질마저 걸러내어 말 그대로 맹물일 수 있다.

자연과 물의 기능 –

1) 물은 그다지 온도가 높아지지 않으면서도 많은 열을 저장할 수 있어 지구의 온화한 기후형성에 도움이 된다.
2) 물은 얼면 부피가 커진다. 얼음은 수면으로 떠올라 단열층을 형성한다. 만약 물이 다른 물질처럼 얼면서 밀도가 높아지면 호수와 강과 바다는 바닥부터 얼어 모든 것이 얼음 속에 갇힌다.
3) 물은 매우 투명하여 빛이 꼭 필요한 바닷속 생물들이 매우 깊은 곳에서도 살아갈 수 있다.
4) 물 분자들로 인해 표면장력이 생겨 물 표면은 탄력 있는 피부처럼 된다. 이런 장력 덕분에 곤충이 연못의 물 위를 뛰어다닐 수 있고 물방울이 생긴다. 키가 큰 나무들도 모세관 현상을 이용해 물을 끌어 올릴 수 있다.
5) 물은 현재까지 알려진 가장 우수한 용매다. 산소, 이산화탄소, 염분, 무기질 같은 매우 중요한 물질이 물에 녹아 있다.

바다는 지표면의 70%를 차지하고 있어 기후조절에 매우 중요하다. 대기와 바다는 끊임없이 열과 수분과 기체를 교환하여 바람과 파도의 형태로 운동량을 주고받는다. 둘이 힘을 합쳐 열대지역의 열을 극지방으로 옮겨 분산하므로 지구의 적절한 온도가 유지된다.

대부분 생물이 살아가려면 물이 액체 상태로 존재할 수 있도록 기온이 적당해야 한다.

인체와 물의 기능 –
1) 신체 구성의 70-80%가 물로 생명의 기본이다.
2) 더러운 것을 씻어내고 정화한다.
3) 독을 희석한다.
4) 노폐물을 배출한다.
5) 혈액에 영양소를 이동시켜 세포를 활성화해 생성과 성장, 세포 내의 모든 물질을 이동시켜 대사 반응을 돕는다.
6) 체온 변화에 민감하게 반응하여 체온을 안정시키고 조절한다.
7) 관절의 윤활유 역할로 뼈가 움직일 때 마찰을 최소화한다.

인체는 스스로 수분 조절 능력이 있어 땀을 많이 흘리면 소변량이 줄어든다. 인체가 물이 필요하면 스스로 갈증을 느끼게 하여 물을 마시게 되므로 억지로 1일 2-3L의 물을 꼭 마실 필요는 없다.

정상적인 기온에서 심한 운동이나 힘든 일을 하지 않을 때 성인은 1일 약 2.5L의 물이 필요하다.
사람은 매일 1L 정도는 음식을 통해 섭취하고 1.2-1.5L는 음료로 섭취하게 되는데 매일의 기온과 습도, 운동량과 하는 일에 따라 차이가 난다.

병적으로 땀이 많이 나는 사람이나 암이나 중병으로 노화가 급속히 진행되는 사람은 1일 2-3L의 물을 마셔야 하지만 건강한 사람은 보통 1일 1.5L 정도 마시면 충분하다.

물을 마시면 혈액과 림프액이 되어 온몸을 순환하는데 30초 후면 혈액에 흡수되고, 1분 후엔 뇌와 생식기관과 태아에 전달되고, 10분 후에는 피부조직에 이르며 20분 후에는 간과 심장과 신장에 도달한다.

마신 물의 80%는 소장 점막에서 영양소와 함께 흡수되어 문맥을 통해 혈액으로 들어간다. 인체 물의 70%는 연결 세포조직에 흡수된다. 물이 없으면 관절 등 연결 건의 움직임이 불가능하다. 나머지는 대장으로 내려가 변을 묽게 하고 일부는 대장 정맥을 통해 흡수된다.

‖ 인체조직과 물의 비중

신생아는 몸무게의 75%가 물이다. 물의 50%를 세포조직이 갖고 있다.

근육 조직은 65-75%가 수분으로 되어 있고, 체지방은 20-30%의 적은 양의 수분을 함유한다. 따라서 근육이 많은 사람은 수분 함량이 70%에 이르지만, 지방이 많은 사람은 수분 함량이 50%밖에 안 된다.

성인 기준 45L가 물로 장기와 세포조직이 30L, 특수세포액이 1.5L, 혈액이 4.5L, 눈물샘, 림프액이 2L, 관절 세포인 관절 활액이 2L, 나머지는 소화기 장기와 신장, 방광 등이 운용한다. 성인은 1일 수분 자연 소실률이 체중의 4%이고 아이들은 체중의 7%로 약 1.5L다. 따라서 최소한 1.5L의 수분 보충이 필요하다.

비만한 사람은 늘 수분 부족으로 헐떡이고 물을 많이 마시게 되지만 땀과 소변으로 배설되기 때문에 수분 부족 현상은 계속된다.

지방이 많이 축적된 사람은 마른 사람보다 음식을 먹지 않고 물만 마시고도

8주 이상 견딜 수 있지만, 상대적으로 물을 마시지 못하면 마른 사람보다 단 며칠밖에 살 수 없는 것은 물은 체내에 저장이나 보존이 안 되기 때문이다.

　인체의 물은 세포 안의 세포 내 액과 세포 밖(사이)의 세포 외 액으로 니뉘며 세포 외 액은 다른 영양소와 마찬가지로 혈액과 여러 조직과 세포 사이를 흐르는 세포 간 액, 즉 체액으로 혈액에 의해 세포 내 액과 연결된다.
　림프액과 타액, 눈물, 장과 선에서 분비되는 액과 척수액, 그리고 신장을 통해 걸러지는 소변과 피부를 통해 분비되는 땀 등도 모두 세포 외 액이다.

　물의 배출은 -
1) 피부를 통한 땀으로 1일 0.5-0.7L 배출
2) 소변으로 1일 약 1.5L 배출, 소변은 95%가 물
3) 호흡을 통한 증발 1일 0.2-0.3L 배출
4) 대변으로 1일 0.1-0.2L 배출, 대변 70%가 물이라고 하나 정확하지 않다.
　　변의 형태에 따라 다르다. 건강한 똥은 수분 함량이 20% 정도다.

　활성산소를 많이 가진 물이 해로운 물이다. 산화된 물, 즉 녹슨 물이다. 활성산소를 많이 포함된 물이 세포를 죽이거나 유전자 정보를 망가트리게 되면 돌연변이를 일으켜 암이나 기형적인 세포가 되고 질병과 노화의 원인이 된다.

　바닷물 속의 생선과 수초들은 바람이 일으키는 파도에 의해 끊임없이 산소가 발생하므로 산소 부족 없이 잘 살 수 있지만, 어항 속의 물고기는 정지된 물 속이라 호흡을 통해 산소는 줄어들고 이산화탄소가 늘어나 산소발생기를 통해 산소를 공급해 주지 않으면 몇 시간 안에 죽고 마는 것은 활성산소가 많이 포함되어 산화된 죽은 물이 되기 때문이다.

　이제까지 활성산소는 인체에 매우 유해한 물질이라고 알려졌으나 최근에는

활성산소가 인체에 침입한 세균이나 박테리아를 죽이고 세포 내에서 신호전달물질로 작용하여 세포의 성장과 분화를 조절하는 역할을 하는 것으로 알려졌다.

활성산소가 무조건 나쁜 것이 아니라 양의 문제로 지나치게 많으면 해가 되지만 적당한 양이 꼭 필요한 존재다.

수소수가 만병통치약이라고 선전하는 회사가 있으나 물이 H2O 수소 2에 산소 1이 결합 된 상태이기 때문에 수소는 물에 녹아들 수 없으므로 수소수는 존재 불가능하다. 수소는 원소 중에 가장 가벼워서 액체(물)에 주입하면 곧바로 배출된다.

핵분열 시에 발생하는 H3는 삼중수소로 방사능물질을 포함하고 있다. O3 활성산소처럼 예민하고 폭발력이 강해 인체에 해롭다.

‖ 인체에 물이 부족하면

사람은 대개 5일 정도 물을 마시지 못하면 죽는다.

인체 물의 70%는 연결 세포조직에 흡수된다. 관절 등에 수분이 부족하면 연결 건의 움직임이 불가능하다.

소변에서 지독한 냄새가 나고 색이 진하고 탁하다.

탈수증이 나타나 생기가 고갈된다.

1) 피부가 건조해지고 입안 등 속 점막이 마르며 세균이 번성하여 충치와 치주염이 발생 되고 피부와 근육이 탄력(신축성)이 없다.
2) 피곤하고 졸리며 정신이 희미해지고 심하면 의식을 잃고 코마 상태에 빠진다.
3) 혈전이 발생하며 피부와 근육에 경련이 일어나고 긴장하여 굳어진다.
4) 머리가 아프고 어지러우며 집중력이 떨어지고 억눌린 증상과 우울증이 온다.
5) 변비가 생기고 피부에 주름이 많아진다.

6) 혈액 속에 코티졸이 상승하고 무릎관절에서 소리가 나는 것도 수분 부족 현상으로 세포의 신진대사 장애가 발생한다.

‖ 탈수(물 부족)는 만병의 근원이 된다.

1) 천식 – 폐와 기관지가 말라 취약해지며 마른기침 등이 발생
2) 알레르기 – 전신의 면역체계가 약해진다.
3) 고(저)혈압 – 수분 부족으로 혈액이 탁해진다.
4) 당뇨와 비만 – 뇌의 신경전달물질인 세로토닌을 조절하는 체계에 영향을 미쳐서 발생
5) 류머티즘 관절염 – 손과 발, 팔다리와 허리, 전신의 뼈마디가 아프다.
6) 요통 – ① 근육경련, 경직 ② 디스크 퇴행과 탈출증 발생
7) 비만 – 배고픔과 갈증의 혼동을 일으켜 폭식 유발
8) 신장결석 – 수분 섭취 부족으로 소변이 농축되면 요산이 형성되고 칼슘이 축적되어 결석이 된다.
9) 파킨슨, 알츠하이머 등 치매와 뇌 질환이 발생한다.
10) 세포액이 부족하여 분열과 소통이 안 되어 노화가 빠르게 진행되고 염증과 암이 발생하기 쉽다.

위의 모든 항목은 대부분 물이 부족하여 혈액 순환장애로 일어나는 현상들이다.

반대로 짜게 먹는 것이 건강에 해롭다고 너무 싱겁게 먹으며 물을 필요 이상으로 3L씩 오랜 기간 마시면 체액 속에 염분이 빠져나가 0.9%의 비율이 깨지며 전해질과 무기질이 배출되어 면역력이 떨어지고 기운이 없으며 건강에 이상 증상이 나타난다.

좋은 물을 마시면 세포가 건강해져서 인슐린과 에스트로겐 등 각종 호르몬

과 효소의 합성과 분비, 신경의 균형(조화)과 골격이 정상적으로 발달 유지된다.

따라서 현대 의학으로 근원적 치료가 불가능한, 당뇨와 고혈압, 류머티스, 아토피성 피부질환과 알레르기와 신경성 질환들이 잘 치료된다.

이온이란? - 물이 자연 상태에서 이온화되면 수소이온(H+)과 수산화 이온(OH-)이 발생 된다. 물이 만들어낼 수 있는 이온은 양이온은 수소이온(H+)과 음이온은 수산화 이온(OH-)뿐이다.

산화란? - 수소 양이온(+)이 전자를 끌어당기면 산소 음이온(-) 주변에서 전자를 잃게 되므로 곧 수소를 잃게 되어 산소만 남는 현상을 말한다. 따라서 수소이온이 공급되면 산화를 막을 수 있다.

인체의 산성도는 PH로 구분하는데, PH는 수소이온 함유 수치로 정상적인 마시는 물이 PH 7.0으로 기준점이다. 인체 체액의 PH는 7.4로 약알칼리성이다. 혈액검사에서 PH 7.0 이하로 떨어져 PH 6.5-5.5로 산성화되면 인체의 산화가 급속히 진행되어 노화와 주름, 각종 성인병이 발생된다.

따라서 산성화로 일반건강검진에서 병명이 진단되지 않는 사람은 인체의 산과 알칼리의 중화를 위해 알칼리성 음식을 많이 섭취하고 식초를 이용한 각자 자신에게 맞는 알칼리수를 만들어 마시면 서서히 회복된다.

인체의 노화는 혈액을 통한 세포에서의 에너지 생성과정에서 발생하는 활성산소로 인한 세포의 죽음과 체액의 산과 알칼리 비율의 부조화에서 오는 산성화에 의한 두 가지 산화가 함께 진행되는 것이다.

* 인체의 건강은 체온과 관계가 깊으므로 될 수 있는 대로 찬물을 금하고 따뜻한 물을 마셔야 한다. 특히 저녁에 소변 때문에 물을 많이 마시지 말라고

하는데 자기 2시간 전까지 밤에 따뜻한 물 1잔 마시는 것과 아침 공복에 따뜻한 물 1잔 마시는 것이 아주 중요하다.

잠자는 동안에 우리 몸의 세포는 피로물질인 에너지 사용 후의 찌꺼기를 모아 배출 기관으로 이송하는데 그 길, 통로가 곧 물이기 때문이다.

인체의 길은 육로나 하늘길이 아니고 수로뿐이다. 따라서 물이 부족하면 길이 막히고 찌꺼기가 쌓여 정체된다. 혈액에 수분이 부족하면 탁해져 신장이 피를 잘 거르지 못한다. 자고 나도 피로가 덜 풀리고 염증과 병의 원인이 되고 대사 순환이 잘 안되어 비만의 원인도 된다.

생명의 기, 공기

공기는 질소 78%, 산소 21%, 아르곤 0.9%, 이산화탄소 0.034%로 이루어져 있다. 보통 공기하면 인체의 생존과 호흡에 필요한 산소만 생각할 수 있으나 전체적인 조화가 우리의 생존과 밀접하게 관계되어 있다.

왜 질소의 함량이 이렇게 높은가? 만약 산소가 질소만큼 많았으면 어떠했을까? 즉 산소와 질소의 비율이 바뀌었으면 어떻게 될까?

그러면 오늘날과 같은 지구는 존재하지 않았을 것이다. 만물과 인간, 모든 생명체가 존재할 수 없는 불타는 별이 되었을 것이다.

공기 중의 산소 비율이 높아지면 대기는 점화성이 높아져, 지구는 불바다가 되었을 것이요, 폭발해서 사라졌을 가능성도 있다.

오늘날 지구의 대기환경 문제가 심각하다. 많은 사람이 그 제일 원인으로 화석연료의 무제한적 사용을 이야기한다. 수많은 공장과 자동차의 배기가스와 온실가스의 영향으로 대기권을 통과하는 햇빛 중 해로운 자외선을 차단해 주던 오존층이 파괴되어 정수리의 머리털이 빠져서 대머리가 되듯이 대기층이 뻥 뚫렸다는 것이다.

그로 인해 너무 강한 자외선 때문에 피부암을 비롯한 각종 피부병과 인체와 동식물의 성장에도 영향을 미쳐 돌연변이로 인한 장애와 질병을 유발하고 있다.

그러나 실제로 배기가스와 온실가스의 영향은 1% 이하에 불과하다. 태양계에 속한 행성들의 주위를 둘러싸고 있는 대기 가스의 변화는 태양의 지속적인 폭발에 의한 폭풍의 열섬과 강한 방사능 열광에 의한 것이기 때문이다.

우리가 휘황찬란한 빛의 향연이라 부르며 황홀해하는 북극권의 오로라에서 볼 수 있듯이 극광은 태양 흑점의 폭발 영향으로 대기권의 전자와 태양의 강렬한 방사선 빛이 상층권에서 만나면서 일어나는 빛의 굴절 파노라마다.

다른 행성들도 마찬가지이겠지만 우리가 사는 지구에 다다른 태양열 폭풍의 영향으로 북중태평양, 동태평양과 북대서양에서 발생하는 열대 저기압인 허리케인이나 토네이도(회오리바람)와 북서 태평양 열대 저기압인 태풍과 호주 부근에서 발생하는 사이클론 등이 자주 그리고 강하게 나타나는 것이다.

남미의 페루 연안에서 적도에 이르는 태평양상의 수온이 3-5년 주기로 상승하여 세계 각지에 홍수와 가뭄과 폭설 등을 일으키는 기상이변 현상인 엘니뇨 발생 원인이 아직도 밝혀지지 않았다고 하는데, 이 모든 이상기후 현상이 태양열 폭풍의 영향으로 발생한다고 봐야 할 것이다.

지진대의 이동과 돌출, 화산폭발과 활동 등도 마찬가지로 태양 흑점의 폭발에 의한 열 폭풍의 영향이라고 생각된다.

태양계의 행성들이 태양과의 거리에 따라 너무 뜨겁거나 너무 추워서, 그리고 물과 산소를 포함한 대기 유무로 생명체가 존재하고 못 하고 하는 것이다. 앞으로 우주과학의 발달에 따라 광활한 우주의 수많은 은하의 다른 태양계의 행성에 지구와 같은 만물과 생명체가 존재하는지 밝혀지겠지만, 아직까지는 지구가 유일한 것 같다.

지구와 인류의 종말을 앞당기고 싶지 않다면 저주의 핵무기 개발과 축적을 경쟁하듯 일삼고 서로 위협할 것이 아니라, 앞으로도 계속될 태양열 폭풍과 강력한 방사선 빛에 의한 대기권의 파괴를 막아 지구의 대기와 산소를 지켜낼 수 있는 방도를 연구하여 대처해 나가야 할 것이다.

사람은 호흡을 통해 들이마신 만큼의 질소를 다시 뱉어낸다. 그러면 공기 중의 이 수많은 질소는 어디에 사용되는가?
질소는 흙 속에 사는 질소고정 박테리아의 영양원으로 작용하고 박테리아는 식물성장에 꼭 필요한 질소비료를 합성한다. 또 비가 내릴 때 번개와 같은 방전으로 공기 중의 질소가 질산염으로 전환되어 토양에 필요한 비료를 합성하여 빗물에 섞여 내려 천연 비료가 되는 것이다.

극히 적은 비율의 이산화탄소는 정상적인 온실가스의 역할로 지구의 생명체가 살아가는 데 적당한 기온을 유지하는 역할을 하고 대기 중에 함유된 이산화탄소는 지구상의 식물들이 햇볕을 받아 광합성작용을 통해 포도당을 생성하여 열매를 맺고 성장하기에 충분한 양이다. 그래서 공기는 인간뿐 아니라 만물의 생명이다.

문제는 너무 많은 이산화탄소가 배출되어 대기권까지 상승하므로 너무 뜨거운 적선과 해로운 자외선을 막아주던 오존을 파괴하는 것이다. 인간 삶의 편의를 위해 만들어진 문명의 이기와 황금만능의 욕심에 씌운 인간들의 어리석음이 자기 발등을 스스로 찍은 것이다. 탄소중립과 탄소제로를 외치지만 너무 때가 늦지 않았기를 바랄 뿐이다.

호흡과 산소

호흡의 가스 교체 – 우리는 보통 흡식 곧 들숨에서는 산소만 들이마시고 호식 곧 날숨에서는 탄산가스만 내쉬는 것으로 생각하고 알기 쉬운데 그렇지 않다.

가스	흡식(들숨)	호식(날숨)
질소(Stickstoff)	78%	78%
산소(Saurstoff)	21%	4%
탄산가스	1%	4%
습기, 흔적 Edel 가스	3%	–

사람은 1분 동안에 7.5L의 공기를 들이쉬고, 7.5L의 공기를 내쉰다.

흡식에서는 호식보다 산소를 6% 더 들이쉬고 탄산가스는 1%만 들이쉬며, 호식에서는 산소를 6% 적게 내쉬고, 6%는 폐에서 혈액에 공급되어 전신으로 보낸다. 탄산가스는 3% 더 많이 내쉬게 되고 질소는 흡식과 호식에서 항상 같은 양이다.

‖ 활성산소의 역할과 해로움

사람은 1일 평균 2만 회 이상 호흡을 통해 공기 11,000L를 들이쉬고 내쉰다.

그중 산소 약 1,500 - 2,000L를 호흡하는데, 이 중 6%인 약 90-120L가 혈액에 흡수되고 말초에서 에너지 발생 후, 1/3인 30-40L 정도는 몸 밖으로 배출되지 않고 활성산소가 된다.

활성산소는 외부에서 침입한 세균과 박테리아를 죽이고 세포 내에서 신호전달물질로 작용하여 세포의 성장과 분화를 조절하는 역할을 한다.

세포호흡에서 산소는 포도당을 이산화탄소와 물로 완전히 산화시켜 APT를 생성한다.

세포호흡의 전자 전달계가 진행되는 과정에서 부수적으로 하이드 톡실 라디칼(HO)과 과산화 물 이온(O_2-)과 같은 활성산소가 발생한다.

정상적인 산소는 체내에서 약 100초 이상 머물지만, 활성산소(Free Radical)는 100만분의 1초-10억분의 1초 동안 생겼다가 순식간에 없어진다.

이처럼 활성산소는 눈 깜짝할 사이에 존재하는 물질이지만, 반응성이 아주 강해서 그 양이 필요 이상 많이 발생할 때 세포막(당 사슬)을 공격하여 세포의 기능과 DNA의 손상을 유발한다.

활성산소는 결합할 자유전자가 없거나 항산화물질이 없을 때 양이 급속히 많아지면 세포에서의 신호진달 체계를 망가트리고 면역력을 저하해 당뇨병, 동맥경화, 암 등을 유발하고 세포의 재생을 막아(세포가 죽거나 암세포화) 노화를 촉진시킨다.

그러나 활성산소 자체가 해로운 것이 아니라 양의 문제다. 인체는 영양소의 산화를 통해 에너지를 얻기 때문에 활성산소는 에너지 발생과정의 찌꺼기로 필연적으로 발생한다.

너무 심한 운동이나 극심한 정신적 스트레스 등으로 활성산소가 지나치게 많이 발생하면 세포와 혈액 등의 조직을 파괴하여 피로물질로 변형되어 온갖 질병과 노화의 원인이 된다.

인체는 모든 생명체와 마찬가지로 세포조직 내의 조화가 잘 이루어져야 건강하다. 대장에서 대장균이 음식물 찌꺼기를 마지막으로 분해하여 항문을 통해 변을 내보내는데, 부패하여 감염된 음식을 섭취하면 식중독균이 대장균을 빠르게 증식시켜 복통과 설사를 일으키고 탈수 증세를 일으켜 고통스럽게 만들고 심하면 사망에까지 이르게 된다.

대장균이 없어서는 안 될 이로운 역할을 하지만 그 양이 급속히 증가하면 해로워져 질병을 일으키는 병원균이 되는 것처럼 활성산소도 이와 같은 이치다.

강한 스트레스가 인체에 질병을 일으키는 원인이 되지만 약간의 스트레스는 오히려 건강을 지키는 자극제 역할을 하는 것과 같다.

생명을 죽이는 독약이 양을 조절하여 쓰면 죽을 생명을 살리는 명약이 되는 것처럼 말이다.

우리 몸의 혈액에 공급된 산소 중 3%는 혈장 속에 녹아들고 97%는 적혈구가 싣고 말단 세포에 배달되어 에너지를 만드는 데 사용된다.

‖ 미토콘드리아와 세포호흡

동식물의 진핵세포 속에 존재하는 미토콘드리아는 세포의 호흡을 수행하는 작은 기관으로 인체의 핵발전소와 같은 역할로 말초 세포에서 에너지를 생성한다.

타원형으로 둥글거나 막대 모양을 하고 있으며 크기는 0.2-0.5um 정도로 아주 작은 기관으로 한 개의 세포 속에 200-2,000개가 들어있고, 간세포처럼 할 일이 많고 왕성한 활동할 때는 2천 개 이상이 된다.

미토콘드리아는 1897년 독일의 생물학자 C. 베터가 처음 발견하였고 당시에는 가는 실 모양으로 관찰되었다. 그 후 1950년대 과학자들이 전자현미경을 통해 미토콘드리아가 매우 복잡한 구조로 되어 있음을 밝혀냈다.

미토콘드리아는 외막과 내막의 이중 막으로 싸여 있다. 외막은 매끈하여 연속적이지만 내막은 안쪽으로 오므렸다 펴는 함입 작용을 반복해서 하는데 이 함입 부위를 **크리스테**라고 한다. 외막과 내막에는 다양한 효소가 존재하여 당이나 지방산과 같은 영양물질을 산화(분해)시킨다.

이 **크리스테**의 함입 작용을 세포호흡이라 하는데 이 호흡을 통해 산화적 인산화반응을 통해 생명체의 에너지인 **아데노신 3인산**(Adenosine Triphosphate /APT)이 합성된다.

폐에서 산소를 공급받은 혈액이 심장의 펌프작용을 통해 대동맥에서 소동맥으로 다시 말초혈관을 따라 세포에 다다르면 각 세포는 자기가 필요한 영양소를 받아들이고 동시에 내뿜어지는 산소를 통해 **크리스테**의 함입 작용, 세포호흡으로 산화시켜 에너지를 발생시킨다.

‖ 산소를 이용한 치료

산소 부족(저산소증)으로 인한 모든 질병은 혈액 순환장애 때문이다.

스포츠 선수들의 부상이나 수술 후 상처의 회복과 화상이나 외상으로 인한 상처의 피부재생, 당뇨와 당뇨 합병증, 대퇴골두 무혈성 괴사와 암 종양과 피부노화나 공황장애를 비롯한 공포증과 치매 등 모두 뇌세포와 말초 세포에 혈액을 통한 영양소와 산소가 공급되지 않아서 발생된다.

특히 암 종양은 저산소 상태가 계속되면 살아남기 위해 주변에 많은 신생혈관을 만들어 암 조직을 계속 키운다. 따라서 고압산소기를 통해, 많은 양의 산소가 공급되면 암 조직의 성장을 저해하고 면역력이 높아져 자연 살상 세포가 암세포를 공격하여 종양을 작게 만든다.

전부는 아니지만 암 환자들이 혼탁한 도심을 벗어나 물 맑고 공기 좋은 산골이나 바닷가에 내려가 생활하면서 상태가 호전되고 완치에까지 이르고 있다.

공황장애와 저산소 증에 의한 호흡곤란과 병원에서 수술 후나 산소포화도가 낮은 환자에게는 산소 호흡기를 통한 100% 순수한 산소를 흡입함으로 상태가 호전되고 생명을 유지할 수 있다.

독일이나 일본 등 여러 나라에서는 벌써 10여 년 전부터 의료용이 아닌 산소 카페가 개업하여 복잡하고 혼탁한 도시 속의 피곤한 사람들에게 새로운 생명력을 불어넣어 주고 있다.

스포츠나 수술 등의 상처나 화상과 외상으로 인한 상처의 피부재생에는 복식호흡으로 산소를 충분히 공급하고, 손가락 지압으로 통증 완화는 물론 혈액순환 개선을 통해 빠른 회복을 기대할 수 있다.

두통과 뇌경색, 노화와 치매, 당뇨와 당뇨 합병증, 중풍 후유증으로 손발 저림과 마비증세 등은 특히 혈액 순환장애로부터 시작되는 질병이기 때문에 **복식호흡**으로 산소를 충분히 공급하고, **손 발가락 지압**으로 혈액 순환이 개선되고, 통증을 없애줌으로 병을 예방하고 치료한다.

인체의 건강은 적당한 체온유지(36-37°C)와 적정의 PH(7.4의 약알칼리성)를 유지해야 면역계가 적절하게 작용하기 때문에 원활한 혈액 순환을 통해 영양과 산소가 충분하게 공급되어야 한다.

저산소증으로 인한 모든 질병은 혈액 순환장애로 인해 말초 세포에 영양과 산소가 제대로 공급되지 못해서 발생하기 때문이다.

혈액에 더 많은 산소가 공급되면 혈전이나 색전, 지방에 의해 혈관이 좁아지고 혈관 내피가 손상된 경우에도 충분한 산소가 손상된 혈관 내피를 빠르게 회복시켜, 체온과 PH가 적당하여 신진대사가 활발하게 이루어지면 혈관 내의 피로물질을 분해하고 혈관 내벽에 붙어있는 콜레스테롤과 끈적끈적한 당염 등 노폐물을 잘 배설시키므로 혈액 순환이 개선된다.

혈액 순환이 개선되면 산소가 충분하게 공급되어 면역력이 증강되고 잘 조절되므로 알레르기나 자가 면역질환이 예방되고 치료에 효과가 있다.

‖ 호흡 기능을 좋게 하는 법

산소 부족 상태 – 약하고 느린 호흡(Hypoventilation)은 1분간의 호흡 횟수가 정상(16-18)보다 훨씬 적어 폐포의 환기가 잘 안되면 산소 부분압력이 줄어들고 탄산가스 부분압력이 높아져서 혈액 상의 산소 부족 상태가 된다(호흡 기능부전 상태).

원인은
1) 흉곽이나 복부가 아파서 약한 숨을 쉬게 된다. 예를 들어, 수술한 후나, 다쳤을 때 또는 늑막염이나 폐렴을 앓을 때
2) 건강이 좋지 않은 상태, 중병이나 수술 후, 노약할 때
3) 호흡기관 근육이나 기관지 염증으로 호흡중추에 이상이 있을 때

처치는

1) 양손 4지 끝을 강하게 지압하고 손을 전체적으로 주물러 주며 천천히 심호흡을 5회 정도 시킨다.

2) 심하면 즉시 119를 호출하고 가까운 병원에서 의사의 치료를 받는다.

탄산가스 부족 상태 – 급하게 내뿜는 빠른 호흡(Hyper – Ventilation), 즉 헐떡이는 숨은 1분간에 호흡 횟수가 정상 16-18보다 훨씬 많아(신체의 신진대사에 필요한 것보다) 폐포의 환기가 잘 안되어 탄산가스 부분압력이 줄어들고 산소 부분압력이 높아져서 탄산가스를 너무 많이 내보내어 혈액 중에 탄산가스 부족 상태가 된다.

원인은

1) 혈액 중에 칼슘 함량 부족으로 인한 호르몬 장애로 호르몬 활동성 종양이나 비타민 D 호르몬 부족과 예비 호르몬 부족

2) 정신적 충격이나 히스테리로 극심한 흥분과 고열 때문에

3) 신진대사의 불안정이나 변이

4) 중추신경의 장애로

5) 산소 부족 반응이 나타난다. 증상은 환자는 극도의 공포심과 불안에 떤다.

처치는

1) 환자를 안정(안심)시키고 작은 비닐봉지로 코와 입을 같이 씌워 내쉰 숨을 도로 들이마시게 한다. 그러면 혈중 탄산가스 농도가 균형을 되찾아 숨이 고르게 되고 안정을 되찾게 된다.

2) 심호흡을 10회 정도 시키고 이런 증상의 환자는 칼슘제를 1주일에 2회 복용하고, 호흡이상 느낌이 오면 즉시 심호흡을 깊고 길게 하는 연습을 평소에 생활화한다.

호흡곤란 상태에서는

1) 혈전으로 폐혈관 폐색, 폐동맥과 정맥이 막히면, 폐경색이 되어 숨을 못 쉬고 갑자기 사망하는 경우가 생긴다.

2) 오른쪽 심장(심실방)에 짐이 되어 혈액 순환이 안 되고 피가 한쪽으로 몰려 위험에 빠진다.

3) 얼굴색이 파랗게 질리면 즉시 양손 4지 끝을 강 지압하고 열 손가락을 주물러준다. 환자는 상체를 높여 편안하게 눕히고 창문을 열어 환기하고 발도 약간 높여준다.

    상태가 심각할 경우 사혈을 하고 인공호흡이나 산소마스크를 사용하고 심하면 119를 호출한다.

호흡정지 상태에서는

1) 즉시 열 손가락 끝에서 사혈을 하고 119를 호출한 후, 숨 쉬는데 장애가 되는 것을 제거하고, 입안과 목구멍의 이물질을 제거한 다음 턱을 올려 입이 벌어지게 하고 혀를 앞으로 당기고 상의 단추와 넥타이를 풀고 목을 곧게 펴 상체를 높여준다.

2) 인공호흡을 입에서 코로, 입에서 입으로 실행한다.

3) 주먹 바닥으로 가슴을 두세 번 가볍게 내려치고 심장 압박 마사지를 실행한다.

‖ 응급처치

즉시 응급처치를 하지 않으면 몇 분 안에 생명을 잃게 되고 너무 늦어도 호흡 기관지나 호흡중추의 기관지 근육에 마비가 올 수 있다.

보통 숨이 찬 것은 이산화탄소를 정상적으로 배출시키지 못할 때 생긴다. 목의 경동맥의 한 위치에서 신경세포가 이를 감지하여 뇌에 전달함으로 운동이나 힘든 일을 멈추게 한다.

1) 의식이 있을 때는 양손 4지 끝을 강하게 2분간 지압하고 양손 손가락 끝 전체를 지압한다.

2) 두 팔을 크게 벌리고 가슴을 펴 깊게 들이마시고(흡기), 팔을 앞으로 내리며 배를(허리) 크게 구부리며 길게 내쉰다(호기). 3-5번 하면 바로 회복된다.

‖ 면역기능 강화와 천식 치료를 위한 호흡 기능을 좋게 하는 법

1) 양 손바닥 중앙에서 3지 끝까지 +로 오르내리며 골고루 지압해 주고 특히 3지 2마디 선에서 3마디 중앙까지 집중적으로 지압한다.

2) 양손 4지 3혈을 +로 지압하고 손가락 끝쪽으로 자주 비벼주고 양손 4지 바깥쪽 혈을 통증이 멎을 때까지 지압하고 1일 3회 이상 지압한다.

3) 가슴을 최대한으로 넓게 펴며 숨을 들이쉬고 입술로 길게 내쉬는 심호흡(복식호흡)을 1일 3회 1회에 10회 정도 매일 꾸준히 실시한다.

4) 혀로 입안을 돌려 침을 자주 삼키고, 물은 1일 2L 이상 조금씩 씹듯이 자주 마신다.

5) 영양을 골고루 섭취하고 흡연과 술은 절대 금한다.

6) 손 발가락 지압과 가벼운 유산소 운동을 매일 한다.

‖ 복식호흡과 건강

사람이 태어날 때 우는 것은 울음보가 터지거나 붙어 있던 입이 떨어지는 것이 아니라, 어머니 뱃속에서는 탯줄을 통해 산소와 영양을 공급받아 자라다가 엄마의 자궁에서 세상 밖으로 나와 스스로 코로 숨을 쉬어야 하는데, 기도를 열고, 닫는 구개가 열리면서 첫 번째 숨이 터지며 나오는 것이 우는 소리다.

사람이 어린아이 때는 배가 볼록 솟았다가 내려오는 복식호흡을 하다가 걷기 시작하면서 복식호흡과 흉식호흡을 함께 하고 더 자라서 흉곽이 발달하면 흉식호흡으로 바뀐다.

흉식호흡은 코로 가슴과 폐까지만 들이쉬고 내쉬는 얕고 빠른 호흡이요, 복식호흡은 복막이 팽창하도록 깊게 들이쉬고 천천히 내쉬는 느린 호흡이다.

보통 성인의 흉식호흡은 1분에 16-18회 정도이고 복식호흡은 1분에 6회 숨을 쉬는데 연습에 따라 1분에 1-2회를 할 수 있다.

복식호흡에서는 보통 호흡보다 2-3L의 공기를 더 들이쉬고 1L의 공기를 더 내쉰다. 따라서 폐포에 예비 공기의 양이 많아지고 그만큼 산소량이 풍부해져 건강에 이롭다.

흥분했거나 숨이 찰 때 강한 스트레스나 정신적 충격을 받았을 때는 즉시 1분에 5회 정도의 긴 복식호흡을 2-3분 하면 안정을 찾을 수 있게 되는데 이것이 심호흡이다.

건강한 사람은 깊고 느리고 고르게 숨을 쉰다. 따라서 깊고 느리고 고르게 쉬는 복식호흡을 꾸준히 연습하여 익히면 건강해질 수 있다.
복식호흡을 1일 200회 이상 실시하면 뱃살이 빠지고 비만을 해소할 수 있다.

‖ 복식호흡의 건강효과

1) 심폐기능을 좋게 한다.
폐는 심장에서 보낸 혈액에 산소를 공급하는 기관이기 때문에 심호흡을 해서 산소가 폐에 가득 차면, 혈액에 산소가 충분해져 심장이 정상적으로 운동을 계속하여 튼튼해지고 횡경막을 상하로 확장, 수축시키므로 폐활량이 커져 폐의 기능 또한 좋아진다.

2) 위와 장의 운동을 좋게 하여 소화를 잘 시키고 변비를 예방한다.

흉막이 확장, 수축되며 복막도 함께 팽창과 수축을 반복하게 되므로 배의 근육이 단련되고 복압이 커져 위의 소화 운동을 돕고 소장과 대장을 자극하여 연동운동을 활발하게 해주어 소화 흡수와 배설작용을 잘하게 되므로 소화불량과 변비를 예방, 치료해 준다.

3) 체지방을 태워 비만을 예방, 치료한다.

세포 내의 에너지 신진대사를 활발하게 하여 체지방을 태워 소비한다. 복식호흡을 30분간 하면 2시간 걷는 만큼의 에너지가 소비되고 배 근육을 사용하기 때문에 뱃살이 빨리 빠진다.

4) 흥분에 의한 불안과 쇼크를 빨리 가라앉힌다.

스트레스를 받거나 화가 나서 흥분하면 교감신경이 활발해져서 심장박동과 호흡이 빨라지고 불규칙하게 거칠어진다.

혈관이 수축하며 심신이 긴장하게 된다. 이럴 때는 심호흡을 깊고 길게 5회 정도 하면 부교감신경이 활성화되어 심장박동과 호흡이 안정되고 산소공급이 많아지므로 혈관과 근육의 긴장이 풀리며 정상적인 안정을 되찾게 된다.

횡경막에 붙어 있는 미주신경이 부교감신경을 지배하는데, 복식호흡이 미주신경을 자극하여 부교감신경을 활성화하기 때문이다.

5) 우울증, 불안장애, 근육긴장을 해소한다.

우울증이나 대인기피증, 공황장애 등으로 극심한 공포증에 시달리는 불안한 증세는 정신병이 아니라 긴장병이다.

갑작스러운 충격이나 놀람, 오랜 기간의 따돌림이나 특히 직업상의 긴장과 경쟁, 퇴출의 압박과 조바심 등으로 받은 스트레스가 혈관과 심장, 폐와 근육에 영향을 미쳐, 심장박동이 빨라지고 호흡이 가빠지며 혈관이 충혈, 확장되어 혈압이 오르고 온몸의 근육이 긴장하여 경직된다.

이러한 증상이 반복되다 보면 어깨와 목에 힘이 들어가 굳어진다. 그러다가 긴장이 풀리면, 긴장이 풀리는 동시에 온몸의 힘이 싹 빠져나가는 것 같은 것을 느끼며 팔다리에 맥이 풀리고 심하면 온몸이 아프기 시작한다.

이런 증상이 나타나면 즉시 심호흡(복식호흡)을 5회 이상 실시하고 양손 4지 끝을 강하게 2분 동안 지압하고 기본 손가락 지압을 하면 바로 증상이 개선되고 안정된다.
평소에 복식호흡과 손가락 건강지압을 꾸준히 연마하면 의외로 쉽게 극복할 수 있다.

6) 스트레스를 풀어주고 집중력을 높여준다.

시험이나 면접, 운동 시합을 앞두고 불안하고 부담감에 긴장되어 잠도 잘 이루지 못하고 한숨이 절로 나오기도 한다. 또 과격한 운동 후나 어떤 충격으로 호흡이 가쁘고 온몸이 긴장되었을 때는 즉시 심호흡을 5회 실시하고 손가락 지압을 하면, 몸과 마음의 긴장과 호흡이 쉽게 정상적으로 회복되고 머리도 맑아져 집중력도 높아진다.

‖ 복식호흡의 연습과 실행

복식호흡은 기공의, 정공 요법에 해당한다. 복식호흡을 단련함으로 체내에 산소를 충분히 공급하고 에너지 대사 과정에서 발생한 찌꺼기인 인체의 미세먼지를 배출한다.

1) 코로 천천히 5초 동안 깊고 길게 들이쉬며 배를 최대한으로 내민다.

2) 입술을 약간 띤 상태로 후-우 하고 5초 동안 내쉬는데, 배가 최대한 등에 붙게 수축시켜 천천히 내쉰다.

3) 코로 5초 동안 들이쉬고 5초 동안 내쉰 다음, 5초 동안 단전(배꼽 아래 부위)에 힘을 주며 숨을 멈추기를 반복하는 것이 단전호흡이다.

4) 복식호흡은 처음에는 1분에 6회 정도 하고 차차 익숙해지면 1분에 4회 하고, 단전호흡은 처음에는 1분에 4회 하고 차차 1분에 2회로 줄여간다.

5) 처음에는 1일 3회 이상 1회에 5분씩 하고, 익숙해질수록 차차 횟수와 시간을 늘리면 건강이 날로 좋아지고 평소의 호흡을 복식호흡으로 하게 되면 최상의 건강법이라 할 수 있다.

* 주의할 점은 기 수련자들이 욕심을 부리다가 건강을 상하는 경우가 많은데, 과유불급으로 단전호흡을 익히려다 무호흡 상태가 지속되어 뇌세포와 신체에 산소 부족 현상이 나타나 신체 기능의 저하로 나타나는 부작용이다. 심하면 불구가 되기도 한다. 특히 기 치료사들이 돈의 유혹에 빠져 환자 치료에 욕심을 부리다가 기를 재충전하지 못하고 기가 완전히 소진되어 불구가 되는 경우도 종종 있다.

생명의 빛,
태양광선

빛이 있으라!

창조의 신화에서 흑암 속에 물과 공기는 이미 있었고 빛이 없으므로 혼돈에
빠져 있었다.

그래서 첫 번째 창조가 빛이었다. "빛이 있으라!" 하니 빛이 비춰 어둠이 밝
혀지고 밤과 낮이 나뉘게 되었다.

빛이 있은 다음에야 생명이 존재할 수 있다. 만약 빛이 있기 전에 생명이 존
재한다 해도 그 생명체는 살아갈 수 없고, 성장하지 못한다. 태양 빛은 생명의
빛이요 치료하는 광선이다.

빛은 사랑이다. 빛이 따스하고 밝은 것처럼, 사랑도 따스하고 밝은 것이다.
하나님이 사랑이니 두려움이 없다. 인간의 사랑이 아프고 이별이 두렵고, 슬프

고 눈물인 것은 참사랑이 아니기 때문이다.

구약성서에서 말하는 치료의 광선은 영적으로는 거룩한 성령의 빛, 성령의 능력이요, 자연계로는 만물을 소생시키고 성장하게 하는 생명의 빛 태양 햇볕이다. 적외선 등도 대양 빛처럼 치료하는 굉선이다.

과학적으로 증명된 바와 같이 빛이 있어도 빛을 받지 못한 수억 년 전 대빙하기에 동토의 땅 얼음 속에 갇혀 있던 탄저균과 피토 바이러스와 아메바가 현대에 와서 얼음이 녹고 햇빛을 받으니 다시 살아났다.

빛은 없거나 못 받아도 문제이지만 너무 과해도 해롭고 문제가 된다. 빛의 원리, 빛의 속성은 구약성경 속에 그려진 하나님의 속성과 일치한다. 사랑의 원리, 사랑의 속성과 같다.

빛은 없어서도 안 되지만 지나침은 모자람만 못하다. 빛이 좋다고 해서 뜨거운 태양이 24시간 지지 않고 비친다고 상상해 보라! 45-50˚C의 햇빛이 하루 7-8시간 뜨겁게 내리쬐는 사막에서 충분한 물을 준비하지 못하면 살아남지 못한다.

태양 표면의 온도가 6,000˚C가 넘는다. 중심부의 온도는 8,000-10,000˚C라고 짐작했으나 스스로 타오르며 빛을 발하는 항성의 중심 온도가 8,000만 ˚C에서 1억 ˚C에 이른다고 한다.

쇠와 돌이 녹는 용광로 온도가 1,300-2,000˚C다. 상상만 해도 몸서리치게 끔찍한 일이다.

빛은 밝음이고 열이며 따뜻함이요 모든 것을 있게 하고 또 있는 것을 보게 한다. 빛은 광선이고 광선은 사람의 눈으로 볼 수 있는 가시광선(무지개색 – 빨주노초파남보 7색)이 있고 그 좌우에 사람의 눈에 보이지 않는 불가시광선이 있다.

광선은 사람에게 이로운 광선이 있고 해로운 광선이 있으며, 이로우면서 해로운 광선과 해로우면서 이로운 광선이 있다.

우리를 따뜻하게 해주는 적외선과 원적외선이 있지만, 눈에 직접 쏘이면 눈이 나빠지고 심한 경우 실명할 수도 있고 오래 쏘이면 화상을 입게 된다.

화상과 피부암, 실명 위험이 많은, 자외선이 우리 몸에 필요한 비타민 D를 피부에서 합성해 주고, 사람을 죽이는 방사선으로 신체를 진단(X선)하고 암을 치료하기도 한다.

자외선(넘보라살) B는 피부를 통해 우리 몸에 꼭 필요한 비타민 D를 합성시켜 주는 귀한 역할을 하며, 피부를 그을리고 부드럽게 해주므로 골다공증 환자는 필수적이고 건강한 사람도 1일 40분-1시간 정도 햇빛을 받는 것이 좋다.

그러나 자외선이 너무 강하거나 오랜 시간 노출되면 시력이 나빠지고 백내장, 녹내장 발생의 위험이 있고 피부암 발생 등 해가 된다.

빛은 물과 공기와 함께 생물이 살아가는 데 없어서는 안 될 생명의 직접 요소다. 그 빛은 좋은 것이지만 너무 밝아도 너무 뜨거워도, 너무 멀리 떨어져 있어 너무 어둡거나 차가워도 생물이 살 수 없다.

지구가 속한 태양계의 중심이 되는 태양의 밝은 빛과 따뜻한 열이 생명을 탄생시키고 살아가는 영양과 에너지가 되는 것이다.

태양계의 여러 행성 중에서도 그 빛의 밝기와 밤과 낮의 조화와 적당한 열기에 의해 생물이 존재할 수 있는 유일한 행성인 지구에 만물과 우리 인간이 살고 있다.

물이 없으면 생물이 살 수 없으니 생명체가 존재할 수 없다. 공기가 없어도 생물이 살아갈 수 없으니 존재할 수 없는 것은 마찬가지다. 만약 물과 공기만 있고, 따뜻하고 밝은 햇빛이 없었다면 생물이 존재할 수 있었을까?

아니다. 창조 설화가 말하고 있는 것처럼 물과 공기가 이미 있었고 흑암의 혼돈이 있었으나 빛이 없으므로 생물이 살 수 없어 존재할 수 없었다.

생명을 키우고 지켜주는 에너지를 생육광선이라고 하는데, 그 대표적인 것이 태양광선이다.

태양광선 중에서도 인체에 가장 유익한 것이 원적외선인데 가시광선의 빨간 적선 다음에 적외선, 적외선 다음이 원적외선인데, 원적외선의 시작점인 근원 적외선의 4-14um의 파장이 최적의 생육광선이다.

태양			전력 주파
			장파
	불가시광선		마이크로파
			적외선
	빛	가시광선	빨주노초파남보
			자외선
	불가시광선		X선
			감마선
			우주선

적선			적외선
			중간 적외선
적선	4	14 Nm	**근원적외선(생육광선)**
			원적외선
			초원적외선

빛은 파장이 짧으면 물체에 부딪쳤을 때 반사되고 파장이 길면 잘 흡수되는데 원적외선은 열선으로 강한 흡수력을 가지고 있다.

특히 인체처럼 물과 단백질로 이루어진 유기 화합물에 침투력이 강해서 인체에 흡수되면서 1분에 2,000번씩 흔들어(파동)주어 세포조직의 분열을 활성화해준다.

‖ 태양광선의 파장과 효능

1) 각종 질병의 원인이 되는 세균을 죽인다.
2) 모세 혈관을 확장해 혈액 순환을 잘되게 하여 세포조직 생성을 돕는다.
3) 세포조직의 생성을 도와 신진대사를 촉진해, 만성 피로와 노화 방지 및 각종 성인병을 예방한다.
4) 식품의 신선도 유지와 맛의 증가, 물의 기능을 활성화해 냄새의 탈취와 해독작용을 한다.

자외선은 100-400nm로 장점은 비타민 D 형성과 성장과 적혈구 촉진, 살균과 치료 작용을 한다. 단점은 색소침착과 백내장 발생

가시광선은 400-700nm로 눈 망막 자극으로 조도가 낮으면 시력이 저하되고, 조도가 높아도 시력이 저하되며 시야 협착증이 발생하고 눈이 쉽게 피로해져 작업 능력이 떨어진다.

적외선은 700-780nm로 장점은 따뜻한 열선이다. 단점은 화상과 홍반, 일사병과 백내장 발생

인체에 유익한 밝기는 100-1,000LUX다.

자외선은 화학작용이 강해 화학 선이라고도 하는데 특히 화학 생리작용으로 체내에서 에르고스테롤로, 예비 비타민 D2)을 비타민 D2로 변화시킨다.
그러나 너무 자외선이 강하거나 오랜 시간 노출되면 시력과 피부암 등 해가 많다.

‖ 원적외선

열을 가진 모든 물체는 적외선을 방출한다. 태양은 가장 중요한 적외선의 자연 광원이며, 태양 빛의 조사량 중 60%가 적외선이다. 적외선 중 파장이 짧은 것이 근 원적외선이고, 파장이 긴 것이 원적외선이다.

원적외선은 피부에 2n/m 정도 침투하고, 근원적외선은 10n/m 이상 – 40n/m까지 침투하여 인체의 생명 세포를 활성화한다. 이를 바로 생육광선이라고 하는 따뜻한 햇볕, 생명의 빛이다.

따라서 따뜻한 햇볕을 1일 30-60분씩 쏘이면 근원적외선이 인체의 피부 깊숙이 침투하여 소독과 멸균 작용을 하고, 혈액 순환 작용을 원활하게 하여 영양공급이 좋아지고 노폐물을 잘 배출시켜 신진대사를 촉진하므로 세포조직을

활성화해 상처가 빨리 치료되고 진통 효과가 좋으며 근육과 관절치료에 효과가 매우 좋다.

‖ 근원적외선(6-14미크론)의 6대 작용

1) 온열 작용 – 피부 깊숙이 흡수되어 생물의 적정 체온을 유지와 상승시킨다. 머리가 아프지 않고 몸에 이상이 없으면 36.5-38.5° 사이가 가장 건강한 상태다.
2) 숙성 작용 – 성장발육이 미숙한 어린이와 청소년의 세포분열과 조직의 재생능력을 활성화해 성장을 촉진한다.
3) 자성 작용 – 이온의 작용으로 체내에 칼슘과 철분 영양의 균형을 조절 유지한다.
4) 건습 작용 – 체온을 유지하는 데 필요한 적정의 수분을 유지한다.
5) 중화 작용 – 중금속과 활성산소 등 노폐물을 땀과 소변으로 배설시켜 땀 냄새와 노인 냄새 등을 중화시킨다.
6) 공명 작용 – 인체의 지방질과 단백질, 탄수화물의 영양을 분해해 영양균형을 유지하고 세포의 분자와 원자를 자극하여 1분에 2,000번씩 진동시켜 혈액 순환을 잘되게 하여 인체의 면역력을 높여주어 피로회복과 수족냉증 등을 개선하고 자율신경의 조화를 활성화하여 통증을 감소하고 호르몬 분비를 정상으로 회복시켜 불면증을 해소하며 신진대사 작용을 촉진해 만성 피로와 노화 방지 등 성인병 예방에 최적이다.

‖ 음이온 효과

원적외선을 쐬면 인체에 음이온을 발생시켜 혈액을 약알칼리성으로 유지시켜 두므로 몸을 쾌적하게 만들고 긴장을 풀어주어 생체리듬을 정상적으로 회복시켜 질병에 대한 저항력, 즉 면역력을 강화해 주고 자율신경계가 활성화되어 진통 작용을 극대화하고 피로회복과 호르몬 분비를 정상화해 숙면하게 하며 말초 모세 혈관을 확장해 수족냉증 등을 개선하므로 만성 피로와 노화 방지 등 성인병 예방에 매우 효과가 좋다.

‖ 뜸과 적외선 등(Infrared Lamp)

뜸과 온열 기구(적외선 등, Infrared Lamp)는 똑같이 원적외선의 효과를 인체에 이용하여 체온을 정상으로 유지하므로 원기(면역력)를 회복시켜 주고 증강시켜 주는 최고의 건강 요법이다.

특히 암이나, 종양, 어혈이 뭉치고 근육이 경직되고, 혈액 순환이 안되어, 냉한 환부에 직접 치료하면 냉혈과 경직된 근육을 풀어주고 종양과 암세포의 증식을 억제하며, 인체의 면역력을 증강 시켜, 정상 세포의 활성화를 통해 암세포를 공격하므로 종양과 암도 치료할 수 있는 것이다.

고주파 레이저로 암세포를 공격하여 죽이므로 암을 치료하는 것도 같은 이치이다.

우리 인체의 세균이나 암세포는 43도 C만 넘으면 살아남을 수 없이 전멸한다. 문제는 우리 몸과 정상 세포 역시 43도 C를 견디지 못하고 죽는다는 것이다.

방사능을 쏘여 암세포를 죽일 수 있지만, 주변의 정상 세포까지 죽게 되어, 우리 몸이 큰 타격을 입어 고통을 당하고 생명이 단축되며, 어떤 경우는 생명의 위협 때문에 암세포를 다 죽이지 못하는 것이다.

하지만 얼마 되지 않는 시기에 인체의 정상 세포에 해를 주지 않고 암세포만을 완전히 제거할 수 있는 약물과 수술요법. 레이저 시술과 유전자 정상 회복

조작 등 다른 여러 가지 과학적 방법들이 빠르게 개발될 것이다.

뜸은 5천 년 이상의 역사를 두고 시술되어 온 온열 요법으로, 그 치료 방법이 개선되어왔으나 아직도 환부에 직접 뜨거나, 상응부인 손에 너무 뜨거운 고통이 따르고 많은 시간이 소요되며, 냄새와 연기는 탄소를 발생시켜 흡연에 버금가는 환경피해로 천식이나, 감기 환자들에게 매우 해롭다.

또한 제조된 뜸은 너무 비싸다. 역시 뜸은 원적외선뿐 아니라 일곱 가지 색의 가시광선과 해로운 자외선까지 방출하기 때문에 해로운 점도 너무 많다.

적외선 등(Infrared lamp)은 빛의 적색으로부터 시작하여 적외선, 근원적외선, 원적외선, 초원적외선을 방출하기 때문에 인체에 더 빠른 효과를 주고 냄새와 연기가 없어 친환경적이다.

시간도 뜸 뜨는 시간의 1/4이면 충분하고 가격 면에서 전기료와 뜸값을 계산하면 1/10수준이면 족하고, 뜨거운 고통도 본인 스스로 환부와 등의 거리를 조절할 수 있어 편리하다,

단, 주의해야 할 점은 등을 1회에 1시간 이상 사용하지 말 것과 눈을 보호하기 위해 꼭 짙은 색안경을 쓰거나, 눈을 감거나, 눈을 가리고 사용해야 한다. 손과 발, 그리고 통증 부위에 20분이 가장 적당하고, 30분 이상은 삼가며, 최소한 15분 이상 치료해야 제대로 효과를 볼 수 있다.

뜨겁다고 너무 멀리 떨어져 따뜻하게만 해서는 해롭지는 않으나, 치료에 큰 효과가 없고 데지 않을 정도로 뜨겁게 참으며 찜질방의 뜨거움을 즐기는 마음으로 하면 온몸이 따뜻해지고 땀이 나며, 몸이 가벼워지고 통증이 줄어들며 힘이 생겨나고 마음까지, 행복해져 건강을 회복할 수 있을 것이다.

효용 - 6대 작용으로 혈액 순환을 촉진해 신진대사를 조절하고, 피부 세포와 말초혈관에 산소농도를 높여주며, 피부와 근육의 흥분과 긴장을 풀어주고 신경을 자극하여 활발하게 하며, 안정되게 한다.

적용 - 손발 냉증, 혈액 순환장애, 하복부 냉증, 근육 뭉친데, 관절염, 여성 자궁물혹, 위와 대장의 용종(물혹), 요통 등 모든 통증과 비만 해소(특히 뱃살과 내장비만), 피부미용(민감한 피부는 사용에 주의할 것) 등에 매우 효과가 좋다.

1) 6대 작용으로 열이 몸속 깊이 침투하여 손발 복부가 차가워서 나타나는 모든 내과 질환 위장, 소장, 간장, 대장, 특히 과민성 설사와 냉증과 혈액 순환장애에 특히 효과가 좋다.
2) 혈액과 림프액의 순환을 촉진해 순환장애에서 오는 질환인 퇴행성 관절염, 오십견, 요통, 관절 질환과 근육 뭉친 데 등 모든 통증 질환에 좋다.
3) 미네랄 성분이 풍부하여 피부와 말초혈관에 산소농도를 높여주어 피부와 근육의 흥분과 긴장을 풀어주고 신경을 자극하여 활발하게 하고, 세포생성을 활성화해 알레르기, 아토피와 건조한 피부의 노화 예방에도 좋다(열에 민감한 피부는 조심).
4) 특히 노폐물을 땀과 함께 배출시키고 지방 분해를 촉진해 비만, 당뇨, 고혈압, 내장지방, 지방간 등, 성인병 질환에 아주 좋다(운동요법과 병행해야 한다).
5) 피를 따뜻하게 하여 고지혈증과 당뇨에 의한 혈전을 풀어주어 동맥경화에 의한 심장병을 예방하고 치료하는데 효과가 매우 좋다.

‖ 햇빛과 호르몬

세로토닌 - 체내에서 생산되는 귀중한 건강조절 생체호르몬이다. 인체 저항력의 주역인 T 림프구를 강하게 해주는 호르몬인데, 세로토닌 호르몬을 만드는 단백질 효소 중 아미노산 트립토판이 필요하다. 콩 종류에 많이 함유된 트립토판은 장에서 소화 흡수되어 그중 일부가 세로토닌으로 분해되는데, 이 과정에서 반드시 햇빛이 필요하다.

우울증은 절망 상태에 빠진 감정이 쌓이면 세로토닌 호르몬이 점점 감소하여 햇빛을 싫어하게 된다.
세로토닌 호르몬이 부족하면 우울증이 발생하고, 세로토닌 호르몬이 너무 많이 분비되어도 불면증이 발생하여 건강에 해롭다.

적당한 양의 세로토닌 호르몬이 마음을 평안하게 안정시키고 잠도 잘 자게 한다. 최소한 1일 30-60분 햇빛을 충분하게 받으며 걷거나 땀 흘려 운동을 하면, 원적외선의 따스한 에너지를 받아 힘이 넘쳐나고 행복하고 만족감을 느끼게 해준다. 해가 지고 밤이 되면 멜라토닌 호르몬이 잘 분비되어 잠을 잘 자게 된다.

‖ 빛으로 나아오라!

우울은 어둠이다. - 밝은 빛으로 나아오라!
우울은 마음이 젖어 있는 것이다. - 햇볕에 말려라!
우울은 생각이 젖어 있는 것이다. - 지혜의 빛에 말려라!
우울은 세포의 죽음이다. - 끊임없이 움직여 살려내라!
우울은 절망이다. - 희망의 끈을 찾아라!
우울은 패배다. - 살아 있어야 이길 수 있다.
우울증은 몸과 마음이 슬픔에 빠져 있는 것이다.
빛은 사랑이다. - 사랑의 품에 안겨라!

슬픔을 햇볕에 말리면 기쁨의 얼룩이 남는다.

멜라토닌 - 두뇌 깊은 곳에 있는 내분비기관 송과선에서 분비되는 세로토

닌 계열 호르몬으로 수면과 생체리듬 조절에 필요한 중요한 호르몬이며 항암
효과도 있는 강력한 항산화물질이다. 잠을 잘 자게 하여 불면증을 치료하고,
세포의 산소 대사 과정에서 발생하는 활성산소의 작용을 억제하여 노화를 방
지히며, 면역력을 증가시킨다.

활동과 휴식의 회전은 밤과 낮을 만드는 지구의 자전에 따른 대자연의 법칙
이다. 모든 사람은 힘든 하루의 일과가 끝나면 먹고 마시며 쉼으로 피로를 풀
고 내일을 위한 재충전이 필요하다. 수면은 가장 중요한 재충전의 기회이며 시
간이다. 수면의 시간도 중요하지만, 양만큼 질이 중요하다.

건강과 장수의 3요소가 잘 먹고 잘 싸고 잘 자는 것인데, 인생의 1/3을 아주
잘 자는 사람이 건강하고 오래 산다. 수면 부족은 체내 염증을 촉진하고 생체
리듬이 깨어지므로 면역체계에 혼란이 일어나 건강한 세포를 공격하는 자가
면역질환이 발생한다. 불면증은 큰 스트레스로 삶의 질을 떨어트리고 만병의
근원이 된다.

멜라토닌 호르몬은 해가 진 후, 어두울 때 밤에 분비되어 잠을 잘 자게 하는
호르몬으로 강력한 항산화 작용으로 뇌세포의 자살로 인한 손상을 방지하는
뇌 보호자 역할을 한다. 인체의 세포들은 강한 활성산소의 공격을 견디다 못해
자살하는 일이 생기기 때문이다. 알츠하이머, 파킨슨, 근육위축, 루게릭병 등
퇴행성 신경질환의 원인이 활성산소의 공격 때문이다.

멜라토닌 호르몬의 분비는 망막에 도달하는 빛에 반비례하여 밤이 되어 어
두워지면 분비량이 증가한다.
10대 초기에 가장 많이 분비되고 60세 이상 고령이 되면 분비가 거의 안 된
다고 한다. 통계적으로 여성이 남성보다 민감하고 감성적이라고 한다. 따라서
여성이 남성보다 우울증이 더 많다고 하는데, 우울증은 햇빛이나 광선과 관계

가 깊고 여성이 자연광선에 더 민감하기 때문이라고 한다.

우울증은 호르몬의 분비량에 비례한다고 하는데, 여성이 멜라토닌 호르몬의 분비가 더 많다고 한다. 멜라토닌 호르몬 분비가 잘되면 잘 자고 수면시간이 길어야 하는데 불면증도 여성이 더 많은 것을 보면 아직 확실하게 증명되지 않은 것 같다.

성호르몬이 왕성하게 분비되는 사람은 건강하다. 특히 여성은 질액이 충분하게 분비되면 성관계 시 통증이 거의 없고 흥분과 오르가즘의 절정을 맛볼 수 있고 엔돌핀과 세로토닌, 다이돌핀 등의 행복감을 주는 호르몬이 많이 분비되어 온몸이 짜릿한 쾌감을 느끼게 된다.

반대로 성호르몬 분비가 부족하고 질액 분비가 안 되면 성관계 시 극심한 통증 때문에 성관계를 기피하게 되고, 쾌감에 둔감해지며 행복 호르몬이 분비되지 않으므로 매사에 짜증이 나고 우울증이 심해지며 불면증도 악화한다.

따라서 부부간의 성관계는 서로 숨김없이 불만족한 점을 얘기하고 여성의 질액 분비가 적을 때는 크림을 이용하고 남성의 조루증은 부부관계를 갖기 하루 전에 미리 수음으로 사정을 하면, 다음 날 부부관계에 좋은 쾌감을 얻을 수 있다. 서로 원하는 것을 알아 배려하고 자신의 만족을 위해 급급하지 말고 사랑하는 사람의 만족을 위해 봉사해야 한다.

만성 불면증의 원인은 자율신경의 조화가 깨져서 발생한다. 낮 동안에는 교감신경의 작용으로 세로토닌 호르몬이 많이 분비되어 왕성하게 활동하게 하고, 해가 져서 밤이 오고 어두워지면 멜라토닌 호르몬이 많이 분비되어 편안하게 휴식하고 잠을 잘 자게 해야 하는데, 교감신경이 너무 과하게 작용하여 세로토닌 호르몬이 과다하게, 그리고 밤이 되어도 계속 분비되기 때문이다.

부교감신경이 이를 저해하여 교감신경의 작용을 차단해야 하는데, 어떤 원인, 즉 정신적, 신체적인 심한 충격으로 활성산소의 양이 급격히 증가하여 뇌세포를 공격하므로 인해 자율신경을 조절하는 뇌 부위에 이상이 생기거나 혼란으로 부교감신경의 작용이 제대로 작동하지 못하는 것이다.

저자의 식견으로는 우울증의 근본적인 원인이 멜라토닌 호르몬의 부족이나 과다에 상관있는 것이 사실이지만, 성호르몬의 이상 분비와도 관계가 깊다고 생각된다.

1일 1시간 정도의 햇빛을 충분히 받아 원적외선의 따뜻함과 자외선의 비타민 D 합성으로 세로토닌과 멜라토닌 호르몬의 분비가 정상적으로 분비되고, 1일 30분-1시간 정도의 걷기나 땀 흘리는 운동으로 근육량을 늘리고, 정상적인 부부의 1주일에 2-3회 정도의 성생활을 하면 신진대사가 활발해져 노폐물을 빨리 배출시키므로 잘 먹고, 잘 싸고, 잘 자는 강건한 몸과 정신을 갖게 되리라 확신한다.

‖ 자외선(Ultraviolet)

자색(보라)의 바깥쪽에 있어서 자외선, 순우리말로는 넘보라살이다.
자외선은 적외선과 달리 직접 닿는 영향보다 복사(반사)에 의한 영향이 더 크다. 자외선 복사는 복사파장, 태양의 천정각, 오존과 기타 미량의 가스와 구름과 에어로졸, 알베도, 고도, 지구와 태양 간의 거리 등에 영향을 받는다.

자외선 복사의 변화폭은 매우 크고 대기 변화에 영향을 많이 받는다. 따라서 오존층의 변화가 자외선의 복사량에 영향을 미치며 파장이 짧은 영역에서 변화가 크기 때문에 오존층의 감소에 따라 복사량이 증가함으로 기후와 환경의 중요한 문제가 된다.

원자외선은 아토피, 건선, 욕창, 무좀 등 세균성 질환에 뛰어난 살균효과가 있다. 밤에는 멜라토닌 호르몬 분비를 촉진하므로 불면증과 우울증 치료에도 도움이 된다.

차량과 건물 유리창의 자외선 차단 필름과 자외선 차단 크림은 원자외선 uv-C를 차단하므로, 자외선 차단제를 바르지 말고 1일 30분에서 1시간 동안 건물 밖에서 걷는 운동을 하면 충분함으로 적외선 등과는 달리 따로 자외선 기기의 치료는 불필요하다.

자외선은 uv-A와 uv-B, uv-C의 세 파장으로 분류한다.

1) uv-A는 320-400nm(나노미터) 사이의 파장을 가진 자외선으로 성층권에서 오존(O_3)층에 5%밖에 흡수되지 않고 대부분 지표면에 도달한다. 일명 해로운 자외선으로 햇볕에 노출되었을 때 멜라닌 색소를 생성시켜 피부색을 검게 만든다.

자외선 대부분을 차지하므로 생활 자외선이라 불리기도 하며 날씨와 계절에 상관없이 비 오는 날이나 실내에도 영향을 주고 피부 깊숙이 진피까지 침투하여 주름을 발생시키고 피부노화의 원인이 된다.

2) uv-B는 290-320nm(나노미터) 사이의 파장을 가진 자외선으로 90% 이상의 복사량이 성층권의 오존(O_3)층에 의해 대부분 흡수되고 일부만 지표면에 도달한다.

태양고도가 높을 때 피부가 빨개져 따갑고 물집이 생기는 염증 반응을 일으키는 화상을 입는 원인이 자외선 B의 영향이다.

기미, 주근깨, 검버섯을 발생시키고 피부암의 원인도 된다. 하지만 햇빛을 받으면 자외선 B의 작용으로 피부 안에 있는 혈관 속의 콜레스테롤이 피부 외피 쪽으로 스며 나오면서 혈관 속에서 완전한 비타민이 되기 전의 프로비타민 D2를 활성화해 인체에 칼슘 흡수를 위해 꼭 필요한 비타민 D2로 변화시키는데 1일 필요량의 80% 이상을 만든다.

이 과정을 통해 혈액 속의 콜레스테롤이 감소하여 혈관이 깨끗해지고 부드러워지며 혈압이 정상화되므로 심혈관계 질환이 개선된다.

3) uv-C는 100-290nm(나노미터) 사이의 파장을 가진 자외선으로 오존(O3)층에 완전히 흡수되던 것이 현대에 와서 여러 가지 원인으로 오존층이 파괴되어 지표면까지 도달하므로 문제가 되는 자외선이다.

생명체에 치명적으로 유해한 자외선으로 염색체를 변이시키고 단세포 유기물을 사멸시키며, 암 유발과 특히 눈의 각막에 아주 해롭다.

250nm 파장의 자외선이 가장 강한 살균력을 가지고 있어 우물물이나 하천 등의 살균, 소독 역할을 하며 식기, 의류 등의 표면 살균에는 효과가 좋다.

자외선의 장점은 살균과 형광, 전리와 광 전에 이용한다. 단점은 백내장의 원인이 되고 면역력을 저하하며 기초 세포의 악성종양을 만들어 피부암과 피부 노화, 피부홍반 등을 발생시킨다.

‖ 전기의 발견

전기의 발견은 고대 그리스의 철학자이자 과학자인 탈레스가 B.C 600년경에 호박이라는 보석을 우연히 모피에 문질렀는데, 이때 전하가 발생하여 물체를 끌어당기는 것을 보고 전기를 발견했다고 한다. 전기의 영문 표기인 'electric-ity'는 그리스어로 호박 이름(자연석)인 'electron'에서 유래했다.

이후 16세기 영국의 윌리엄 길버트는 호박이 지니는 전기와 자석이 지니는 자기를 명확하게 구분하여 지구가 하나의 커다란 자기장을 가진 자석임을 주장하여 전기와 자기의 구별이 시작되었다.

1752년 미국의 벤자민 프랭클린이 연을 이용해 번개의 전기적 성향을 증명하였고, 후(프)랑스의 물리학자 뒤페는 전하의 음(-)과 양(+)을 구별하는 방식을 발견하였으며 꾸준한 과학자들의 전기연구 결과 마침내 1879년 미국의 토머스 에디슨이 전구를 발명하여 전기 동력과 빛의 시대가 시작되었다.

어둠을 싫어하는 인간들이 어두운 밤을 밝힐 전구를 번갯불의 번쩍임에서 지혜를 얻은 것이다.

우리나라는 1886년에 고종황제가 에디슨 전기회사에 조선에 전기를 설치해 달라는 편지를 보내어 에디슨이 이를 받아들여 전기기술자 윌리엄 멕케이를 조선에 보내어 경복궁 건청궁에 발전소를 건설하여 이듬해 1887년 건청궁 앞마당과 연못 향원지에서 점등이 이루어졌다.
이는 동아시아에서는 최초이고 전 세계적으로도 일곱 번째로 전기를 이용해 전구를 밝힌 것이다.

‖ 오존(O3)이란?

오존은 지상에서 10-30km 높이에 위치하는 성층권 오존과 10km 이내에 위치하는 대류권 오존으로 분류된다.
약 85%는 성층권에 존재하지만, 자연적으로 오존이 만들어져 대류권에도 존재한다. 오존 자체는 산화력이 강해 생명체나 물질의 세포(조직)구조를 파괴할 수 있다. 즉 이온화한다. 이 때문에 살균력도 강하다.

성층권의 오존은 태양 빛 중 해로운 자외선을 흡수하는데 오존이 자외선을 흡수할 때 자외선이 산소분자 하나(O)를 떼어내어 오존은 산소분자(O_2)가 되고 자외선은 본래 가지고 있던 에너지를 잃어버린다.

만약 **성층권의 오존**이 없다면 해로운 자외선이 인체와 동식물에 위협이 된다. 그러나 **대류권의 오존**은 질소화합물(이산화질소)과 자외선의 반응으로 만들어지며 인체에 매우 해롭다.

오존을 활성산소라고 할 때도 있지만 수산화(oh) 라디칼과 같은 활성산소는 오존보다 더 강력한 산화력을 갖는다. 산화력이 강하다는 것은 홀로 안정되게 존재할 수 없으므로 주위 조직을 공격하거나 다른 분자와 결합하여 변형을 일으킨다.

인체에 음전하를 띤 자유전자가 충분하고 음식을 통해 항산화물질이 풍부하면 활성산소가 이들과 결합하여 중화되므로 안정되어 인체에 해를 끼치지 않는다.

생명의 기,
흙(지구)의 자기장 에너지

‖ 지구의 자구책

지구의 흙은 생명체를 품고 있다. 인간은 지질학이 발달하면서 과학적으로 유용한 모든 수단과 방법을 동원하는 흙에 대한 포렌식 기법을 사용하여 흙에 함유된 성분조사로 석유가 함유된 유전과 광물, 가스를 채굴하고 각 미생물의 종류에 따라 달라지는 흙의 상태와 종류를 분류해 냈다.

참고로 달의 흙은 밤에는 −300°C와 낮에는 −100°C의 기온 차이로 발생한 바위가 부서진 가루로 지구의 흙과는 다르다. 이유는 달에는 지구와 같은 사계절의 기후변화가 없기 때문이다.

지구의 자기장은 − 땅속 깊은 곳에서 발생 되는 자기(방사선)로 우주 공간에 뻗쳐, 보이지 않는 방패 막을 형성하고 있다. 자기장은 우주와 태양에서 오는 강력한 방사선으로부터 오는 위험에서 생물체를 보호한다.

태양의 위험은 태양풍과 태양 플레어와 코로나 질량 방출(CME) 등이 있다.

1) 태양풍은 – 태양에서 끊임없이 방출되는 미립자의 흐름인데 태양 흑점(태양 화산) 폭발로 주기적으로 더욱 강해지고 있다.

2) 태양 플레어는 – 태양 표면의 상층 대기에서 몇 분 만에 수소폭탄 수천만 개와 맞먹는 에너지를 뿜어내는 폭발 현상을 말한다.

3) 코로나 질량 방출이 – 일어나면 태양의 코로나에서 수십억 톤이 넘는 엄청난 양의 물질이 우주 공간으로 뿜어져 나온다. 극지방의 오로라 현상은 이 때문에 태양풍에 실려 오는 태양의 방사선과 지구의 자기장이 뿜어내는 방사선이 부디 쳐 일어나는 빛(방사선)의 향연이다.

지구의 대기를 – 구성하는 한 층인 성층권에는 극히 예민하며 강력한 산소인 오존(O3)층이 있어 우주와 태양에서 오는 방사선과 태양 빛의 자외선(UV)의 99%를 흡수한다.

1) 오존층은 위험한 자외선으로부터 인간과 플랑크톤을 비롯한 다양한 형태의 생명체를 보호한다.

2) 오존의 양은 고정되어 있는 것이 아니라 자외선의 강도에 따라 비례하여 변한다. 오존층은 능동적으로 변하면서 효과적으로 천연 방패 역할을 한다.

3) 대기는 하루에도 수백만 개의 지구를 향해 떨어지는 유성체들을 연소시킨다. 탈 때 밝은 빛을 내기 때문에 유성이라 부른다.

4) 오존은 가시광선과 열에너지와 같이 생명을 유지하는데 유용한 것을 통과시키고 지구 곳곳으로 열을 전달하며 밤에는 열이 식지 않도록 지구를 덮어주는 담요와 같은 역할을 한다.

천상천하지 간에 유아독존이라는 말이 있듯이 하늘과 땅 사이에 서 있는 것이 사람이다.

지표면에는 - 음전하를 띤 자유전자가 많다. - 음전하와 + 양전하를 한방이나 음양오행설에서는 남자는 양이고 여자는 음이라 하니 남자는 강하고 여자는 약하다는 것이요, +가 강하고 -가 약한 것으로 알고 주장하지만, 그 반대다. 전자의 +와 -는 강약이 아니고 전자의 흐름과 이온 성질의 형태를 말한다. 굳이 강약을 따지면 - 음이 강하고 + 양이 약한 것이다.

하늘(天)은 양(+)이고 땅(地)은 음(-)이라 한다. 그 이유는 하늘(공중)은 따뜻한 햇볕을 받아 + 양전하를 띠고 땅(지표면)은 - 음전하를 띠기 때문이다.
전자는 -(음)에서 +(양)으로 흐르기(이동) 때문에 - 음전하를 띤 차가운 땅에서 어느 정도 높이에 달하면 + 양전하를 띠게 된다.

밤낮을 음양이라 하는 것도 낮에는 태양열 때문에 대기 중에 + 양전하가 많으니까 양이라 하고 밤에는 햇볕이 없어 대지 온도가 내려가니까 - 음전하가 높아져 음이라 하는 것이다.
바람이 일어나는 원인도 바람은 기류의 움직임이므로 찬 공기는 - 음기 저기압에서 + 양기 고기압으로 따뜻해진 공기가 위로 올라가며 일어나는 것으로 - 음에서 + 양으로 기(에너지)가 움직이는 현상이다.

+ 양기는 통증을 더 심하게 하므로 교감신경과 같고 - 음기를 통하면 통증이 줄어드니까 부교감신경의 역할과 같다고 할 수 있다. 실제로 전하로 따지면 교감신경은 + 양이고 부교감신경은 - 음이다.
심장 오른쪽 심방과 심실의 윗부분 동방결절에서 발전되는 생체전기와 세포의 말단인 미토콘드리아의 발전소에서 발전되는 생체전기는 몸의 장기 기능과 대사 순환 작용을 움직이는 생체전기 에너지다.

동양의학뿐 아니라 현대 의학에서도 남성의 성 기능이 떨어진 것을 정력이 약하다, 양기 부족이다고 말하는데, 터무니없는 말이다. 양기 부족이 아니라 양기가 넘쳐나는 것이다. 음기가 보충되어 조절되지 않으니까 양기가 넘쳐 타서 음기 부족으로 힘을 못 쓰는 현상이다.

생기, 정기, 원기의 기초인 음기가 부족하여 에너지가 약해진 상태다. 기, 에너지 전기는 ─ 에서 +로 이동하는데 건전지가 다되어 에너지가 보충이 안 되니, 혈액 순환을 비롯한 신진대사 작용이 제대로 이루어지지 않아 기운이 빠지니까 마음은 원이로되 몸이 따라주지 않는 것이다.

‖ 접지(어싱) 요법

천상천하지 간에 서 있다는 것은 인간의 생명은 땅, 흙에서 와서 흙으로 돌아가는 것으로 지구 자기장의 영향 아래, 지표면인 땅의 ─ 전하의 기, 힘, 에너지를 받고 태양의 따뜻한 열과 빛을 받아서 생명을 유지하고 땅과 햇볕의 기운을 받고 자란 식물과 동물을 섭취하여 생기를 얻어 생존하는 것이다.

100년 전까지만 해도 사람들은 대부분 땅을 밟고 흙과 함께 살아왔다. 끊임없는 전쟁과 불가항력의 자연재해 속에 속수무책으로 당하고, 이마에 땀을 흘려도 먹고 살기가 어려운 사람들이 많았다.

편안함과 쾌적함을 찾는 인간들의 노력으로 높은 굽의 구두와 고층 건물이 건설되고 먹는 것이 풍요로워지면서 구약시대 이후로 단축됐던 인간의 수명이 풍부한 영양과 발달된 의학으로 급속히 연장되었지만, 비례하여 예전에 없던 수많은 질병으로 인해 고통을 당하고 있다.

그 중요한 원인 중의 하나가 땅으로부터 직접 받는 원기로부터의 단절이다.

인간들이 전기를 발명하면서 감전을 막기 위해 저항(암페어)과 어스의 방법을 알아내어 사용하고 있다. 여기서는 접지(어싱)에 대해 알아보고자 한다.

‖ 접지(어싱)란 무엇인가?

인간이 전기에너지를 사용하는 데 땅(대지)은 아주 귀한 존재다. 전압의 측정은 땅의 전위인 0 전위를 기준으로 설정하고 측정한다. 절대적인 전위는 존재하지 않지만 측정되는 것은 두 지점 간의 전위차이다. 그 두 지점의 하나인 땅이 기준 전압이 된다.

전기에너지를 사용하기 위해서는 땅에 연결하는 어스가 꼭 필요하다. 어스 장치가 안 되어 있으면 감전 때문에 기계도 파손되고 인간의 생명도 잃을 수 있다. 어스로 기계나 인체를 에너지 기준점인 땅에 연결하는 것을 **어싱**(Earthing), 땅에 통한다는 우리말로 땅과 연결하는 **접지**라고 한다.

피뢰침은 접지 장치요 어스 장치다. 우리가 사용하는 전기장판이나 전기 찜질팩이나 패드 등은 전기코드에 이미 어스(접지) 장치가 되어 있으므로 안전하고 우리 건강에 이로운 것이다.

어스는 전기를 안전하고 안정적으로 사용하기 위해서 매우 중요하다. 통신시스템이나 각종 가전과 전자제품을 사용할 때 전자의 간섭을 최소화해 벼락으로부터 보호하고 정전기를 제거하여 부품의 손상을 방지할 뿐 아니라, 이러한 제품을 설치하고 수리를 담당하는 사람들을 보호한다.

피뢰침이 불필요한 전하를 빼내어 대지로 흘려보낸다고 생각하지만, 상식과 과학에 맞지 않는 말이다.

대지의 음전하 0에서 1m 위로 올라갈 때마다 200V의 전압이 올라간다. - 음전하가 위로 올라가 + 양전하를 만나 대기 중에서 감전을 막아주는 안정적인 (중화) 전위를 유지해 주는 것이다. 땅 위에서 멀리 떨어진 높은 건물에서 살수록 인체의 양전하는 높아지고 음진하가 떨어져 그만큼 감전의 위험노 커진다고 할 수 있다.

구름 없이 하늘이 맑고 날씨가 좋으면 대기 상층부 100km는 전위가 250kv -500kv이고 땅은 0v이다. 따라서 날씨가 좋을 때는 대기의 전기전도가 땅(지표면)에 가까울수록 떨어진다.

아주 고층에서는 땅 위보다 공기 중의 양전하 성 입자가 많으므로 인체 내에 산화스트레스와 활성산소가 더 많이 만들어진다.

반대로 비가 많이 오거나 뇌우가 내리는 날씨에는 물은 전자가 잘 통하므로 물기를 타고 대기 중 높은 곳까지 - 음전하가 올라간다. 따라서 지구에는 매 순간 대략 1천-2천 번의 뇌우가 발생하고 천둥과 번개를 동반한 비, 뇌우가 내려칠 때 비구름 덩어리에서 지표면으로 평균 1암페어 정도의 전류가 발생한다.

분당 5천 번씩 번개가 치면서 1천-2천 암페어의 전류가 계속 흐르면서 지표면으로 음전하가 이동한다. 그 결과 지표면 반대쪽인 대기권 위쪽은 반대 전하인 양전하를 띠면서 평형을 이룬다.

‖ 접지(어싱)의 보호 효과

사람이 땅에 서 있을 때 키 175cm일 때 비전도체 신발이나 절연체 판이나 비닐장판 위에 서 있을 때 땅(대지)은 약 0V인데 175cm 머리 부위의 전압은 350V가 된다.

신발을 신지 않고 맨발로 땅에 서 있을 때는 땅의 - 음전자가 몸속으로 흡수되어 발에서 머리 끝까지 땅과 거의 비슷한 0V의 상태를 유지한다. 마치 우산을 쓴 것처럼 350V의 전압이 머리 위로 50cm 이상 위로 올라가 인체를 보호하는 현상이다.

175cm 위의 전압이 350V라면 우리가 실내에서 밖으로 나갈 때, 번개를 맞아 쇼크가 일어날 것으로 생각되지만, 공기는 전기 전도성이 낮아서 사실상 전류가 흐르지 않기 때문에 안전하다.

그러나 정전기를 일으키는 섬유제품 옷을 착용했을 때는 자동차나 쇠 문고리를 잡았을 때 정전기가 발생 되어 불편을 겪는다.

* <u>클린턴 오버, 스티븐 시나트라, 마틴 주저인 어싱</u>(EARTHING)(히어나우 시스템 김 연주 옮김) 참조

전기 장치에서 + 양전하는 움직이지 않는다. - 극에서 + 극으로 전자가 움직이므로 전류가 흐르는 것이다. 여기에 암페어(저항)를 달아 전류를 조절한다. 저항이 없으면 - 음전자가 한 번에 + 양전자로 달려가 스파크가 일어나 타거나 녹아버리기 때문이다.

생활가전의 전자제품들이 인체의 건강에 해로운 영향을 끼치는 것은 전자기장 때문이다. 전자기장은 집안이나 사무실뿐 아니라 야외 어디에나 존재한다. 발전소에서 보내는 송 배선 과정에서 방출되기 때문이다. 집안과 사무실에서는 우리나라는 북미와 같은 60Hz로 진동하는 전자기장이 발생한다. 유럽 쪽은 50Hz다.

상식적으로 절전을 위해 사용하지 않을 때는 전자기기의 플러그를 뽑아놓는데, 약간의 절약은 될지 모르나 건강에는 매우 해로운 행동이다. 벽의 콘센트

에서 60Hz의 전자파가 계속 발생해 나오기 때문이다. 전자기기에 연결되었을 때는 전자기기를 사용할 때만 전자파가 발생 되고, 사용하지 않을 때는 전자기기가 전자파를 차단하고 있기 때문이다.

60Hz 전자파라는 것은 60Hz의 진동을 가진 전기에너지를 말한다.

‖ 맨발로 흙을 밟을 때(어스)의 효과

1) 자유전자 – 전하가 인체에 전달되어 염증(관절염)이 줄어든다.
2) 아픈 곳의 통증이 줄어든다.
3) 자율신경계가 안정되어 교감신경의 흥분이 가라앉고 부교감신경이 활발하게 작용한다.
4) 인체의 양전자 기장을 중화시켜 줄여주고 주변의 강한 양전자 기장으로부터 인체를 보호한다.
5) 뇌 신경을 정상적으로 활발하게 해주어 정신이 맑아지고 두통이 사라지고 말초까지 혈액 순환도 잘되어 심리적인 정신건강을 향상한다.
6) 근육의 긴장이 완화되어 정상적으로 수축, 확장되며 코티졸 스트레스 수치도 정상화된다.
7) 상처가 빨리 치유되고 병약한 데서 빨리 회복된다.
8) 음양, 낮과 밤의 호르몬 세로토닌과 멜라토닌 호르몬의 분비가 정상화되어 불면증이 해소된다.

인체의 5대 순환 작용인

1) **혈액 순환**이 잘되어 심혈관계, 혈색과 심장질환, 냉증, 고지혈증, 고혈압 등이 개선된다.
2) **공기 순환**이 잘되어 호흡기계, 기관지, 천식, 폐 질환 등이 개선된다.
3) **신경 순환**이 잘되어 신경계, 신경안정과 조절, 통증과 우울, 조울증 등이 개선된다.

4) **림프 순환**이 잘되어 면역계, 류머티즘, 관절염, 감기 등 잔병에 잘 안 걸린다.

5) **신진대사 순환**이 잘되어 소화계, 속 쓰림과 위산 역류가 치료되어 영양균형을 이루므로 변비가 개선되고 대사증후군이 예방되어 질병 위험이 감소하고 노화 예방도 되어 자연스럽게 건강한 수명연장이 된다.

남성들의 발기기능이 좋아져서 성 기능(양기?)이 향상된다고 느끼는데 남성 성기의 발기는 혈액 순환과 관계가 있으므로 어싱을 통해 혈액 순환이 잘되어서 나타나는 현상이다. 또 전립선염 환자는 염증이 줄어들면서 부기도 빠져 밤에 소변보는 횟수도 줄고 소변보기가 편해질 수 있다.

해독작용 – 만성 염증과 섬유근육통, 과로, 불안, 정서장애, 우울증 증상으로 약을 먹던 사람은 어싱을 시작하고 불쾌감이나 가벼운 감기 증상을 느낄 수 있다. 인체에 디톡스 반응이 촉발되어 독소 배출이 활발해지기 때문이다.

한방용어로는 명현 현상이라고 한다. 감기 증상과 함께 메스껍고 심하면 설사도 할 수 있고, 찌릿찌릿한 느낌은 어싱을 통해 땅의 – 기운 에너지가 몸에 전달되어 막혔던 기를 뚫어가는(기가 통하는) 증상이다. 당뇨 환자의 경우 발 다리에 부종이 나타나고, 감각이 떨어지던 사람은 통증이 나타나고 쥐가 날 수도 있다.

인체의 모든 기관과 활동 기능은 뇌 신경의 지배 아래 있다. 말초신경은 1초 동안에 20회를 깜박이는 속도로 인체 말초 부위에 뇌의 명령을 하달한다. – 음전자가 부족하면 신경의 움직임도 약해지고 느려지며 심하면 신체 말단부위부터 혈액 순환이 안 되고 신경이 통하지 않아 저린 증상이 나타나고 마비까지 올 수 있다.

활성산소(자유라디칼)에 의한 체내 손상이 계속되면 노화가 일어난다. 또 DNA

를 손상해 돌연변이 세포를 만들어 질병을 일으키고 암세포도 만든다.

활성산소는 세포 안의 발전소인 미토콘드리아의 에너지를 만드는 대사 과정에서 자연적으로 발생한다. 문제는 이 활성산소가 미토콘드리아의 기능을 손상해 대사 순환을 방해하여 에너지 생산을 저해한다. 땅의 - 음전하(지기)는 인체에 생체전기 에너지를 보충해 준다.

활성산소(자유라디칼)는 - 음전하(v)가 부족하여 + 양전하(v)를 띠는데, 안정된 상태를 유지하기 위해 자유전자(- 음전하)를 찾아 움직인다. 급성염증이 발생했을 때 활성산소는 자유전자와 결합하기 위해 병원균이나 손상된 조직에서 전자를 빼앗아 온다. 이 과정에서 전자를 빼앗긴 해로운 세균은 죽게 되고 손상된 조직은 해체해서 제거한다.

활성산소는 항산화물질이나 자유전자, 수소를 만나서 배합될 때 중화되어 물이 되는데, 그 성질이 + 양전하를 띠기 때문에 - 음전하(자유전자)를 만나도 중화되어 산화 작용과 염증 반응이 줄어들고 멈춘다. 그렇게 되면 자가 면역질환도 진행을 멈추고 통증도 줄어든다. 안테나와 피뢰침의 어스 작용은 날뛰는 + 양전하를 빨아들여 땅의 - 음전하와 만나게 함으로 하나가 되어 편안히 잠잠해지는 것이다.

비만하고 노화가 빠르게 진행되는 사람은 활성산소 수치 검사를 해서 운동과 식이요법을 실천해 활성산소 수치를 낮춰야 한다.

활성산소 수치는 0-500은 정상, 500-1,000은 주의 1,000-3,000은 경계, 3,000-5,000은 위험하다.

대기의 + 양전하와 - 음전하가 만나면 번갯불과 함께 무서운 파괴력을 발휘하지만, 전기의 + 양극과 - 음극이 만나면 전깃불이 환하게 들어오고 큰 에너지를 발산해 거대한 모터를 돌리는 동력으로 사용된다.

상처가 치유되면 맑은 림프액 막이 피부를 보호하고 피부 세포조직이 회복되어 아문다. 이러한 치유과정이 끝나면 면역반응 때 생긴 다량의 활성산소(자유라디칼)는 몸속에 있는 자유전자(- 음전하)나 항산화물질과 결합하여 중화된다.

지구 자기장의 감소와 지구 생물체의 소멸 – 지구에 자기장이 존재하므로 우주에서 오는 방사선을 막아주어, 인간을 비롯한 모든 생물체를 생존하게 해주는데, 이 자기장의 세기(강도)가 최근 150년 동안에 10%가량 감소했다고 한다.

원인은 대규모 지진과 화산활동, 핵무기를 비롯한 수많은 무기사용, 지하자원 채취와 건설을 위한 대단위 폭발물의 폭파와 화석연료 사용으로 이산화탄소, 온실가스와 미세먼지, 끊임없는 태양 흑점 폭발에 의한 급격한 기후변화 등으로 동식물의 대량 멸종사태에 영향을 미치고, 사람은 더 많은 질병과 바이러스의 공격에 시달리고 있다.

자기장의 소멸은 대기를 잃어 물이 사라진 화성처럼 지구 또한 미래에 대기를 잃을 수 있고 그렇게 되면 앞으로 1,000년 안에 인류뿐 아니라 모든 생명체가 멸망할 최후의 날이 올 수도 있다고 봐야 할 것이다.

생명의 기,
생체전기

인간 생체전기의 전하(v)는 건강하게 태어날 때 약 5-6v다. 손발의 말초 부위에서 3-4v가 측정되고 가슴이나 머리 부위에서 7-8v가 측정되면 자유전자인 - 음전하가 부족하고 + 양전하를 띤 양전자 과다다.

생체전기의 발전은 심장의 동방결절에서 발전되는 생체전기는 심장의 박동, 펌프작용에만 국한된다. 이전에는 동방결절의 생체전기가 온몸의 생체전기라고 생각했으나 세포학이 발전하면서 인체의 모든 말초 세포에서 생체전기가 발전된다는 것을 알게 되었다.

생체전기의 발전은 인체의 각 세포에서 이루어지는데, 인체는 76%가 물이다. 음식이나 약물 등을 먹어 영양분이 흡수되면 물에 녹아서 전해질이 된다. 소금이 물에 녹으면 나트륨(Na)과 염소(Ci)로 나뉜다.

분리 과정에서 염소가 나트륨과 공유하고 있던 전자를 빼앗아 감으로 염소는 - 음이온, 나트륨은 전자가 모자라 + 양이온을 띤다. + 양의 기운(전하)을 가진 나트륨을 나트륨이온이라고 한다. 이 나트륨이온이 세포 안으로 들어왔다 나갈 때 전류가 발생한다.

나트륨이 세포 속으로 들어갈 때 필요한 힘을 세포투과율이라고 하는데, 나트륨이온이 세포 안으로 들어갈 수 있게 끌어당기는 힘이 인체에 흐르고 있는 전류다. 즉 생체전기다.

이렇게 인체의 모든 세포는 전류를 생성시키는 발전소이다.

생체전기는 인간이 출생할 때 약 5-6V 정도인데, 나이가 들면서 점점 줄어들다가 보충이 안 되고 완전히 방전되면 사망하는 것이다. 동방결절이 병들어 고장 나면 심장이 멈추고 죽게 되기 때문에 심장박동기(9V 건전지)를 시술하여 심장을 정상적으로 작동시켜 생명을 유지한다. 인체 전체의 약해진 생체전기의 충전은 흙을 밟으므로 땅으로부터 지구의 전자기장인 - 음전하를 띤 음전자를 받아들이는 것이다.

우리 몸은 60조-100조 개의 세포로 이루어져 있다. 이 모든 세포를 관장하는 것이 뇌 신경세포다. 따라서 뇌 신경세포가 건강해야, 정신뿐 아니라 모든 신체가 건강할 수 있다.

뇌는 1,000억 개의 신경세포와 1,000조 개의 신경세포 접합부인 당 사슬로 서로 연결되어 있다.

생체전기는 전신에 걸쳐 있는 60조-100조 개의 세포 속의 발전기인 미토콘드리아 안에서 발생한다. 우리가 먹은 음식이 소화 흡수되어 영양소가 간으로 가서 화학작용을 통해 에너지 발생 직전 상태가 되어 심장에 보내지면 심장의 수축과 이완작용을 통해 폐로 가서 산소를 공급받아 다시 심장으로 와서 대동맥으로 뿜어져 전신으로 보내진다.

말초혈관을 통해 예비에너지를 받은 미토콘드리아에서 혈액이 뿜어져 나오며 적혈구 속에 실려 온 산소에 의해 불태워져 에너지가 발생한다. 이것이 생체전기 에너지로 전신에 힘이 솟고 기분이 좋아지고 건강함을 느끼게 하는 생기다.

세포재생에 필요한 연료인 아데노신 3인산(ATP)이 라는 물질이 만들어질 때, 마치 날아가는 축구공이나 뜨거운 감자와 같이 전자가 전달된다.

흙을 밟음으로써 인체에 음전자가 무한히 제공되면 미토콘드리아 안에 전자가 풍부해져서 모든 세포의 ATP 생산이 활발해져 더 건강하고 젊음을 오래 유지할 수 있다.

‖ 스트레스와 통증

모든 통증은 스트레스다. 우리는 스트레스 하면 정신적인 것으로만 알고 있었다. 스트레스는 몸이 받는 고통을 우리 뇌가 느끼는 것이다. 모든 질병은 신경성이다. 인체의 어느 기관이 받는 고통이 뇌에 전달되어 뇌 신경이 스트레스를 받는데, 뇌 신경이 받는 스트레스가 바로 해결되지 않으면 해당 신체 부위에 통증으로 나타나고 그 통증을 빨리 해소해 주지 않으면 질병이 된다.

코티졸은 스트레스 호르몬이다. 만성 스트레스는 코티졸과 아드레날린 호르몬을 과다하게 분비한다. 걱정하거나 불안하면, 코티졸 호르몬이 많이 분비되어 온몸이 긴장 상태가 된다. 긴장 상태는 경계 태세로 맞서 싸우거나 불리하면 도망갈 태세를 준비하므로 우리 몸이 스스로 보호하기 위해 취하는 현상이다.

이 긴장을 풀어주는 것이 자율신경 중 부교감신경으로 심호흡을 하거나, 따뜻한 차를 마시고 다른 사람의 위로와 손가락 지압으로 몸의 긴장이 풀어지면 코티졸 수치도 떨어지면서 안정되는데 문제는 이러한 긴장 상태가 오래가거나 자주 반복되면 생체전기가 약해지고 생체리듬이 깨어져 신체 모든 기관에 이상이 생겨 병이 되고 우울증 등 뇌 신경질환으로 발전되는 것이다.

수면장애를 비롯해 고혈압, 혈액 순환장애, 소화기 순환 대사 장애와 기 순환 질환, 면역력이 떨어지며 자가 면역질환으로 발전하고 정서불안에 의한 조울증, 우울증과 혈당 불균형 등으로 당뇨병이 생기며 스트레스는 또 체내 염증을 촉진하며 혈액을 통해 전신으로 퍼진다.

상처가 나거나 부딪혀서 멍이 들고 부었을 때는 곧바로 손에서 그 신체의 반응점(ㄱ)을 찾아 지압으로 응급처치하고 치료해서 통증을 없애주어야 한다. 그리하면 뇌 신경의 스트레스가 풀어지고 통증이 사라지며 질병이 빨리 치료된다. 중요한 점은 질병이 완전히 치료되고 반응점에 통증이 나타나지 않을 때까지 반응 부위를 지압해주면 회복 후에 후유증이 나타나지 않는다는 것이다.

‖ 당 사슬과 글리코 영양소

60조-100조 개의 세포로 구성된 우리 몸은 1개의 세포에 10만 개의 당 사슬이 있어 이들이 자연치유력과 면역기능, 항상성 기능을 유지해 세포를 건강하게 함으로 몸의 건강을 지킨다.

당 사슬이 많이 분포된 신체 부위는 뇌 신경과 소화기, 생식세포, 혈구 세포 등으로 건강한 정상 세포에는 10만 개의 당 사슬이 있지만, 지구환경의 오염에 노출된 현대인은 3-4만 개 정도만 존재한다. 중환자나 암 환자, 자가 면역질환자의 경우에는 1만 개 정도밖에 없다. 따라서 당 사슬에 문제가 생기면 면역장애와 뇌 신경에도 문제가 발생한다.

자연계에는 200여 종류의 탄수화물 단당류가 존재하지만, 우리 몸에 유익한 필수 영양소는 여덟 가지 당이다.

1) 글루코스(Glucos, 포도당) - 주식인 쌀, 밀가루, 과일 등에서 너무 많이 섭취한다.

2) 갈락토스(유당) - 우유와 유제품에 많이 포함되어 있다.

3) 만노스

4) 퓨코스

5) N 아세틸 뉴라민산

6) N 아세틸 갈락토사민

7) N 아세틸 글루코사민

8) 자일로스

포도당과 유당은 식사를 통해 섭취하지만, 나머지 여섯 가지는 간에서 만들어지는데, 스트레스와 환경오염과 나쁜 식습관으로 간 기능이 나빠지고 노화와 질병이 악화되며, 당 사슬이 만들어지지 못한다.

산모의 모유 중 7일 동안의 젖을 초유라 하는데 초유에만 다당체인 글리코 영양소(여덟 가지 필수 당)가 포함되어 있다. 그 외에 여덟 가지 영양소가 포함된 식품이나 물질은 없다.

글리코 영양소(다당체)는 촉수, 즉 안테나 역할을 하는 당 사슬로 구성되어 있는데 병원체와 이물질이 발견되면 곧바로 대식세포에 정보를 보낸다. 대식세포가 정상적으로 작동하여 침입자인 세균과 이물질과 죽은 세포를 빨리 먹어 치워야 세포의 분열과 대사 과정이 정상으로 기능하여 인체가 건강할 수 있다.

과일의 경우 완숙되어 스스로 떨어질 때 글루코 영양소가 충족되는데 판매와 운송을 위해 덜 익은 과일을 수확하므로 영양분이 거의 없다. 예로 비타민 A를 1일 필요량을 위해 과거에는 완숙된 복숭아 2개면 충분했는데 오늘날은 52개를 먹어야 한다고 한다.

인체의 피로는 간의 피로다. 소화가 안되는 것도 간 기능이 약하기 때문이다. 거기에 많은 양의 술과 흡연으로 간 기능을 떨어트리면서 기능성 식품이나 기능성 음료를 마시는 것은 간에 더 부담을 주는 독을 마시는 것이다.

포도당과 유당은 충분한 정도가 아니라 너무 과하게 먹어서 탈이다. 나머지 영양소는 간만 튼튼하면 간에서 스스로 만드는 것이니 특별히 더 먹거나 마실 필요가 없는 것이다.

이 여덟 가지 필수 당을 글리코 영양소라고 부른다. 당 사슬의 영양소인 글리코 영양소는 유익한(좋은) 당으로 생명 유지에 가장 중요한 요소다.

1) 똑똑한(Smart) 당이요
2) 필수(Essential) 당이다.

글리코 영양소가 단백질과 결합하여 당단백질(Glyco - Protein)이 만들어지고 이 당단백질에 포함된 당분이 세포의 당 사슬(Glyco form, 당 안테나, 촉수, 곤충의 더듬이)이 건강한 세포의 표면으로 나와 세포 간에 서로 의사소통을 하여 우리 몸 안에서 일어나는 모든 신진대사와 생물학적 기능을 가능하게 한다.

당단백질은 3차원의 형태로 만들어진다. 긴 사슬, 짧은 사슬, 나뭇가지 모양의 사슬, 직선 모양의 사슬로 모든 건강한 세포의 표면에 작은 숲을 형성하여 박테리아, 바이러스, 독소 등 해로운 적군의 침입을 막는다.

여덟 가지 필수 당은 곡식이나 과일과 채소가 태양 볕에서 완숙했을 때 만들어진다. 글리코 영양소가 부족하면 세포 간의 대화 혹은 신호가 제대로 전달되지 않아 많은 질병이 발생한다.

우리 몸이 정상적으로 기능하기 위해서는 면역세포가 제대로 작동해야 하며 특히 뇌 신경세포가 정상적으로 기능하기 위해서는 글리코 영양소가 절대적으로 필요하다.

‖ 글리코 영양소의 기능

1) 면역체 유사 기능인 항체, 항염 기능으로 박테리아(세균), 바이러스를 죽이고 방어한다.

2) 뇌 신경세포와 중추신경계에 관여하여 인지와 식별 기능을 한다.

3) 대사기능에 관여해 줄기세포를 활성화한다.

4) 호르몬을 흡수하여 조절하고 세포면역 및 면역계를 조정한다.

5) 당질 부호로 세포 간의 정보를 교환하는 통신 기능을 한다.

6) 독소를 제거하여 산화스트레스에서 세포를 보호한다.

7) 수정 시 난자가 정자를 유인하는 데 작용하여 임신에 관여한다.

8) 상처와 화상의 신체적 스트레스를 줄여주고 손상된 조직의 치유와 세포 재생과 세포의 복제, 성장과 구조형성 등 세포의 생존에 필수적이다.

9) 류머티스 골관절염의 통증 완화와 관절의 움직임을 좋게 하고, 칼슘 흡수를 자극하여 칼슘 결핍증을 예방한다.

10) 치주, 구강 내 염증과 입술 터짐을 낫게 하고, 기관지, 알레르기성, 피부염의 피부 반응을 억제한다.

11) 열이 오를 때 세포를 보호하고 손상을 치료해, 열을 잘 견디게 한다.

12) 만성 피로증과 섬유 근육 통증의 증상을 완화한다.

13) 선천적 대사 질환에 효과가 있어 탄수화물 결핍 당단백질 증후군과 당뇨병 치료에 좋고 신체적 스트레스를 받을 때 효과가 있다.

14) 천식에 좋고 기도 감염과 비활동성 세균과 바이러스의 폐 감염과 손상을 보호한다.

15) 강력한 운동 시에 스트레스(산화스트레스)받는 세포들을 보호하고 보수한다.

16) 심리적 스트레스로 인한 감염과 위장궤양과 건 강한 소화를 위한 결장 세포 유지를 돕고 치매 환자의 기억력을 향상한다.

17) 음주와 흡연의 욕구를 감소시킨다.

18) 태아기의 뇌 신경 조직의 주 구성 요소인 당지질을 합성하는 물질이요 뇌를 발달시키는 물질이다.

‖ 글리코 영양소 부족할 때의 질환

1) 세포 간의 교통오류 – 자가 면역질환인 류머티스 관절염, 골관절염, 루푸스, 다발성 경화증, 당뇨병, 건선, 아토피 등 발생

2) 과면역반응 – 천식, 알레르기, 비염, 두드러기, 습진

3) 저면역반응 – 암, 세균감염(기관지염, 소화성 궤양, 요도염) 바이러스 감염(감기, 유행성 독감, 헤어페스, B형간염, Aids)

4) 선천성 당화 결함(CDGS)

5) 기타 학습장애, 주의력 집중 장애, 행동 과다 장애, 알츠하이머, 치매, 불임, 심장병, 자폐증과 우울증, 불안장애, 알코올과 흡연중독

6) 암세포는 당 사슬인 촉수가 망가져서 돌연변이를 일으킨 세포다.

‖ 불로장생은 가능한가?

100년을 채 살지 못하는 유한한 인생의 오랜 꿈은 불로장생이다. 한국의 경우에 불과 반세기 전만 해도 굶주림과 영양실조의 생존에 찌든, 얼굴이 대부분이었다.

경제가 좋아지고 과학이 발달하며 식생활이 개선되고 의학이 함께 발달하면서 21세기에 와서는 영양과잉으로 인한 비만과 많은 질병에 시달리게 되었다. 인간수명이 많이 늘어나긴 했으나 거기에 만족하지 않고 유전자 연구를 통해 세포의 분열과 멈춤, 재생과 활성화의 방법들을 찾고 있다.

‖ 불로장생의 꿈

늙지 않고 혈기 넘치는 젊은 몸으로 오래, 영원히 사는 것은 불가능한 일인가?

영원히 살 수 없는 인생의 꿈은 사후의 영생을 꿈꾸지만, 과학이 발달하며 백세시대가 열리자 보다 150년, 200년을 살 수는 없을까? 하고 욕심이 생겼다.

전 세계의 생명과학자들이 반세기 동안 인체의 신비를 연구해 온 결과로 DNA의 연구를 통해 질병 치료를 위한 유전자 조작과 변형, 미토콘드리아와 활성산소, 세포의 재생과 염색체 끝부분의 텔로미어를 발견하고 인간의 수명이 이들의 작용과 관계한다는 사실을 밝혀내었다.

텔로미어(Telomire)는 그리스어로 끝을 의미하는 Telos와 부위를 의미하는 Meros의 합성어다.

텔로미어는 염색체의 말단에 위치하여 세포가 분열할 때 염색체가 분해(망가지는)되는 것을 막아준다. 세포가 한 번 분열할 때마다 염색체 말단으로부터 50-200개의 DNA 텔로미어 뉴클레오타이드를 잃어버린다. 따라서 텔로미어의 길이가 짧아지고 길이가 짧아질수록 세포가 늙는 것이다.

텔로미어의 연구 진행 과정을 살펴보면

1, 1961년 레오날드 하이홀릭 박사는 생물의 장기에 따라 세포의 분열 횟수가 정해져 있고 정해진 분열이 끝나면 노화해 죽는다는 사실을 입증하였다.

태아의 세포는 100번 정도 분열하여 성장하고 노인은 20-30번 분열하고 노화가 진행된다. 전체적으로 고양이는 8번, 말은 20번, 인간은 60번 세포분열을 한다고 한다.

2, 엘리자베스 블랙번 교수가 1975-1977년 사이에 텔로미어를 발견하였고 텔로미어의 길이가 짧아지는 것이 노화의 원인이라고 밝혔다. 텔로미어 연구로 다른 대학의 두 교수와 함께 2009년 노벨 생리학상을 수상하였다.

3, 분자생물학자인 빌 맨드루스 교수가 텔로머레이스라는 효소를 발견하여 연구 결과 세포에서 분비되는 텔로머레이스 효소가 염색체의 끝부분인 텔로미어가 망가지는 것을 보호하여 텔로미어의 길이가 줄어드는 것을 방어하고 있다고 밝혔다.

또 쌍둥이 형제를 비교 연구하여 우주정거장에 1년간 머물렀던 우주비행사인 동생의 텔로미어가 고향에 있던 형의 텔로미어보다 16% 이상 더 길었다고 측정되었으나 6개월 후에는 같아졌다고 한다. 특수한 환경에 적응하기 위해 불필요한 세포분열이 잠깐 멈춘 것이다.

4, 2011년 하버드의대 톤 델피노 교수가 노화시킨 쥐에 텔로머레이스를 주입하는 실험으로 텔로미어의 연장 가능성을 입증하였고 동시에 작아졌던 뇌(세포)의 크기도 회복되었다고 한다.

5, 텔로머레이스는 텔로미어의 DNA를 복구하는 효소로 이 효소의 방어 작용으로 염색체가 망가지는 것을 예방하여 길이가 짧아지는 것을 막아 주어 진 수명까지 유지해 간다.
문제는 이 효소가 지나치게 많이 분비되면 세포가 계속하여 분열하고 따라서 암세포가 많아져 암이 발병된다는 것이다.

진핵세포로 이루어진 생물체에서 텔로머레이스 효소가 활발한 세포는 소장 내부의 표(상)피 세포다. 면역체의 60% 이상이 소장에 있기 때문이다.

모든 생물은 자신의 유진자(DNA)를 계속하여 복제한다. 염색체는 자신의 끝부분을 완벽하게 복제하지 못하면 끝부분인 텔로미어가 망가지기 시작한다. 염색체는 세포의 수명이 끝날 때까지 계속 DNA를 복제하며 그 끝부분인 텔로미어가 닳아서 없어진다. 세포의 수명이 다해 죽으면 노화가 시작되고 인체 전체의 세포분열이 멈추는 것이 죽음이다.

다른 포유류의 텔로미어 길이와 수명 관계는 의문이나 인간의 수명 관계는 분명하다.

‖ 장수를 위한 연구

1. 노화(죽은) 세포 제거 - 인체가 건강하여 면역시스템이 정상이면 노화되어 죽은 세포들의 사체를 흡수하여 밖으로 배출하지만, 면역력이 떨어져 이를 제거하지 못하면 쓰레기가 쌓여 썩으며 염증을 일으킨다. 곧 염증의 원인은 제거되지 않은 노화(죽은) 세포의 쓰레기다.

퇴행성 관절염은 혈관을 타고 돌아다니던 염증이 관절 부위에서 막히고 쌓여 일어나는 대표적인 염증 질환이다.

한국의 울산과학기술원의 김채규 교수팀이 2019년 노화 세포를 제거하는 물질 UBXO 101을 발견하고 연구하여 미국 실리콘 밸리 기업인 유니티 바이오 테크놀로지에 기술이전 하여 1차 임상을 마치고 퇴행성 관절염 환자를 대상으로 임상을 진행하고 있다고 한다.

2, 유전자(DNA) 조작 - 태아의 희귀질환이나 신체장애를 미리 진단하여 유전자 조작을 통한 변형과 치료, 병변 부위의 제거 등으로 건강한 아이를 낳을 수 있도록 하는 연구가 계속되어 80% 정도의 성공을 거두고 있다.

동물 유전자 조작을 통해 노화 세포가 스스로 사멸 제거되도록 하는 연구가 성공하여 약 33% 정도의 수명연장이 가능하다는 것이 입증되었으며 인간에게 적용하는 임상을 앞두고 있다.

3, 3D, 4D 프린터로 인조 장기 생산 - 3D프린터를 이용하여 제품을 만들기 시작하였다. 설계도와 재료를 넣고 작동시키면 원하는 제품이 만들어져 나오는 시대가 된 것이다.

모든 물건의 생산이 가능해졌다. 인체도 뼈나 외부적 형태의 복원에 끝나지 않고 줄기세포를 이용하여 모든 장기를 복사가 아닌 복제를 만들어낼 수 있게 되었다. 사고나 질병으로 망가지고 고장 난 부위를 앞으로는 의사가 아니라 4D 프린터 회사가 고쳐줄 것이다.

4, 고압산소 요법(HBOT) - 고압산소 요법으로 텔로미어 길이의 수명을 20% 이상 연장이 가능하다고 한다.

방법은 - 5일간 1일 90분간 고압산소 호흡을 한다. 2일 쉬고 5일간 반복하여 12주에 걸쳐 60회 실시한다.

효과 확인은 - 시작 전 채혈로 산소포화도 측정, 2주 후 채혈, 30회 후 채혈, 60회 끝난 후 채혈하여 산소포화도를 비교한다.

말초혈액 단핵세포는 림프구와 단핵구로 구성되어 있다. 반면에 적혈구와 혈소판에는 핵이 없다.

림프구는 백혈구의 마지막 형태로 T세포(T 도움 세포와 T 독성 살해 세포)와 B세포 그리고 NK 자연 살해 세포가 있다.

HTOT(고압산소테라피)는 - T 도움 세포 중 노화 세포가 37.3% 감소 효과, T 독성 살해 세포는 10.96% 감소 효과,

B세포의 가장 큰 변화로 노인의 인지력이 크게 향상된다.

1) 텔로미어 길이 연장으로 수명연장 기능
2) 뇌 혈류 개선으로 인지력 향상
3) 혈관 내피 성장과 신혈관 생성으로 빠른 상처 치료
4) 신경생성과 줄기세포 확산
5) 미토콘드리아 생물생성 등의 효과 입증

고압산소 마스크 치료로 면역력이 향상되어 노화(죽은) 세포의 사체가 제거되고 염증이 사라지므로 상처가 빨리 치료되는 것이다

적응으로 - 일산화탄소 중독과 치유되지 않는 오랜 상처의 치료와 방사선 치료로 난 상처 치료와 저산소증 등이다.

* 유럽과 일본 등에서 일시적으로 창업 성행했던 산소방이나 산소 카페는 코로나19 방역으로 인한 장시간 마스크 사용으로 저산소증이 우려되고 미세먼지가 일상화되는 시점에서 젊은이들의 창업에 도움이 될 것이다. 우후죽순처럼 많아도 안 되고 10km-20km 반경에 한 곳 정도로 허가되면 좋을 것이다. 인구가 조밀한 대도시에서는 2km에 한 곳도 좋을 것이다.

5, 노화 억제 약 - 항산화, 항노화 물질들이 발견되어 이미 그 성능이 증명된

약물들도 많이 있다.

1) **레스베라트롤**(Resveratrol)은 - 포도, 오디, 리스 베리, 그린 베리 등 딸기 류 등 여러 식물이 미생물과의 접촉에서 자신을 보호하기 위해 분비하는 피토알렉신(Phytoalexin)이라는 강한 항균물질로 포도는 레스베라트롤이라 는 대표적으로 강한 항생물질을 분비한다.

2) **라파마이신**은 - 1970년 칠레 남단에서 2,000마일 이상 떨어진 남태평양 폴리네시아 군도의 이스터섬(동쪽) 라파 부이 섬 지역의 모아이 석상 밑 의 흙에서 처음 발견된 토양균인 박테리아가 만들어내는 항균성 물질로 1999년 면역억제제로 승인되었다.

라파마이신은 장기이식 수술할 때 일어나는 면역반응을 억제하는 면역억제 제이다. 최근에 노화 방지에 효과가 있음이 밝혀져 수명연장과 피부노화 예방 기억력 저하를 예방하므로 치매 예방과 잇몸질환에 치료 효과가 있다고 밝혀 지고 있다.

부작용으로 오래 사용할 때 신장 기능이 약화 되고 반대급부로 세포분열의 활성화와 함께 암세포분열도 활성화된다.

최근에 캘리포니아 주립 의대에서 유진자를 연구 중인 카이스트 출신의 젊은 **이준희** 연구원이 노화를 조절하는 기능을 가진 단백질을 발견하였다.

세스트린(Sestrin) 이라는 단백질이 노화 및 근육감소, 동맥경화 등 노화 관련 질병을 일으키는 단백질들을 조절한다는 사실을 초파리 연구를 통해 알아 냈다고 과학 저널에 발표되었다.

Kaist의 **정종경** 교수 연구팀은 당뇨와 비만치료제인 인산화 단백질 효소 (AMPK)가 항암치료에 효과가 있으며 노화를 늦추는 현상을 발견하였다.

세포에 에너지가 부족해지면 에이엠피케이(AMPK, Activated Kinase)라는 인산화 단백질 효소가 활성화되면서 노화가 늦춰지고, 과다영양상태가 되면 티오알(Tor)이라는 표적 단백질이 활성화되면서 노화가 촉진된다.

AMPK가 활성화되면 Tor를 억제한다. 따라서 AMPK를 활성화하는 약이나 Tor를 억제하는 약을 사용하면 포유류와 몇몇 모델 동물들의 비만과 암과 당뇨를 치료하고 노화도 늦출 수 있다.

첫 번째 레스베라트롤 효소와 아래 세 번째 메트포르민 효소는 AMPK를 활성화하고 라파마이신은 Tor를 억제하는 물질로 만든 약이다.

3) 메트포르민(Metformin)은 - 1920년에 개발된 당뇨치료제로 식물 고트스루라는 프랑스 라일락으로 흰색과 파란색, 보라색과 자주색 꽃이 피는 1m 크기의 다년생 허브로 유기 화합 물질인 구아니딘(Guenidin)이라는 성분을 변형시켜 만든 약이다. 구아니딘은 세포분열 시 미토콘드리아를 활성화해 염증을 억제하므로 세포노화를 지연시키는 것으로 알려졌다.

이 외로 젊은 피의 수혈이라는 요법도 있으나 별 효과가 없는 것으로 판명되었다.

‖ 유전자 가위

지구상에 존재하는 모든 미생물은 외부환경의 자극과 위협으로부터 자신을 보호하고 살아남기 위해 자신의 유전자를 잘라내고 붙이는 유전자 가위를 가지고 있어 위협이 되는 약물이나 항원 체에 견딜 수 있고 전파력도 더 강한 종으로 변이한다.

대표적으로 지금 인류가 겪고 있는 코로나19 바이러스다. 인간이 항원체 백신을 만들어 예방 접종을 시작하자 어느새 영국의 알파 변이에 이어 남아공의 베타 변이를 일으키고 브라질과 일본에서 감마 변이에 이어 가장 바이러스 수가 많고 전파력이 강한 인도의 델타 변이까지 발생하여 인간의 노력을 비웃고 있는 듯하다.

인간의 유전자도 유전자 가위가 있는지, 정확히 알 수 없으나 인간이 가진 유전자 가위는 손과 의술이다. 다친 상처를 치료하고 부러진 뼈를 붙이고 병든 장기를 잘라내고 이으며 암 덩어리를 떼어내고 장기이식을 하며 치료 약과 예방약까지 만들어 치료하고 있다.

이미 임신 중인 자궁 속 태아의 기형과 희귀병을 진단하여 유전자를 유전자(의술) 가위로 잘라내고 조작하여 건강한 아이를 낳을 수 있게 하는 단계에 이르렀다. 앞으로 과학과 의학이 더 발전하면 암은 곧 정복될 것이고 유전적 요소를 유전자 가위로 제거하고 조작하여, 텔로미어의 길이를 연장하면 인간의 꿈인 150년, 200년을 건강하게 살 수 있는 날이 올 것 같다.

지구상에 존재하는 미생물은 인간이 멸종하더라도 다른 생명체가 존재하는 한 멸종되지 않을 것이다.

‖ 장수를 위한 사람의 노력

신체 특히 근육에 에너지를 공급하는 세포의 작은 발전소인 미토콘드리아가 노화하면 활성산소 밀도가 높아져 주위 조직을 파괴한다. 세포는 자기 소화 작용을 하는 대식세포가 있어서 손상된 미토콘드리아와 노화 세포를 흡수하고(먹어 치운다) 새로운 미토콘드리아로 대체한다.

세포막에는 불포화지방산이 많이 있는데 결점이 활성산소에 의해 쉽게 산화되어 과산화 지질이 되어 연쇄적으로 세포에 상처를 입히므로 노화가 촉진된다. 이에 대표적 항산화 비타민 E가 강한 항산화 작용으로 과산화 지질의 생성을 억제한다. 비타민 E를 토코페롤 효소라고도 한다.

비타민 E는 세포막을 건강하게 유지하여 노화를 방지하고 피로회복과 항암 작용도 강하다.

식품에는 - 해바라기유, 카놀라유, 아몬드, 땅콩, 호박, 연어알과 명란과 대부분 식용유에 많이 포함되어 있다.

인체 활동(운동)이 부족하면

1) 스트레스(자극)에 예민해진다.
2) 신체조직이 붓거나 굳어진다. - 목, 어깨, 등, 관절
3) 긴장 상태의 신체조직에 산소공급이 잘 안 되어 폐기물(쓰레기)이 많이 발생 된다.
4) 산소공급 부족으로 폐기물 배출이 안 되면 혈관과 림프관 벽에 찌꺼기(혈전, 당분, 콜레스테롤이 늘어 붙어 혈액 순환장애가 오고 심하면 경화가 진행된다.
5) 찌꺼기가 눌어붙은 조직의 세포가 죽고 통증점(부위)이 확대된다.
6) 삼차신경 통증점이 중단 없이 계속 긴장하거나 해소가 빨리 안 되면 통증이 계속된다.

자동차가 휘발유와 전기로 움직이듯이 인체는 영양 섭취를 통해 움직인다. 인체는 일일 필요량의 영양분이 섭취되지 않으면 근육에 저장된 예비 영양분을 소비한다.

인체는 아무것으로나 배부르면 되는 것이 아니요, 나이 들면 어차피 늙어가는 것이 아니다. 필요한 기본 3대 영양소와 비타민, 소량의 미네랄 성분들을 일

정한 필요량을 꼭 섭취해야 아프지 않고 활동하고, 늙지 않고 나이가 들어갈 수 있다.

만약 비타민과 소량의 미네랄 성분들이 부족할 때 바로 아프거나 병이 들거나 금방 죽는 것은 아니지만, 세월이 쌓이며 신체가 약해지고 아프고 병들고 늙어지는 것이다.

나이 들며 잔병에 시달리고 관절과 뼈마디가 쑤시고 이와 머리카락이 빠지는 것은 잘못된, 식습관(편식으로 필수 영양소 부족)과 운동 부족에서 온다.

건강하게 오래 살기 위해서 육체적, 정신적(명상과 독서) 운동을 꾸준히 해야 한다.

처방으로 -

1, 틈틈이 운동 - 걷기와 맨손체조(스트레칭), 근육 운동

2, 식이요법 - 소식과 저칼로리 단백질 식사

3, 적당한 일과 일정하고 충분한 수면

4, 유산균과 식이섬유 섭취

5, 명상(망상이 아닌)과 깨달음(진리)을 실천한다.

손가락
건강지압

초판 1쇄 발행 2022. 6. 3.

지은이 이완수
펴낸이 김병호
펴낸곳 주식회사 바른북스

편집진행 김수현
디자인 최유리

등록 2019년 4월 3일 제2019-000040호
주소 서울시 성동구 연무장5길 9-16, 301호 (성수동2가, 블루스톤타워)
대표전화 070-7857-9719 | **경영지원** 02-3409-9719 | **팩스** 070-7610-9820

•바른북스는 여러분의 다양한 아이디어와 원고 투고를 설레는 마음으로 기다리고 있습니다.

이메일 barunbooks21@naver.com | **원고투고** barunbooks21@naver.com
홈페이지 www.barunbooks.com | **공식 블로그** blog.naver.com/barunbooks7
공식 포스트 post.naver.com/barunbooks7 | **페이스북** facebook.com/barunbooks7

ⓒ 이완수, 2022
ISBN 979-11-6545-090-8 03510